薪火传承

——永炎篇2

主编　张华敏　王燕平　于智敏

主审　王永炎

编委　（以姓氏笔画为序）

于智敏　王燕平　田金洲　刘向哲

孙长岗　李　鲲　张华敏　郭　蕾

常富业　谢颖桢

人民卫生出版社

图书在版编目（CIP）数据

薪火传承：永炎篇 2 / 张华敏，王燕平，于智敏主编.
—北京：人民卫生出版社，2016
ISBN 978-7-117-23849-6

Ⅰ. ①薪… Ⅱ. ①张… ②王… ③于… Ⅲ. ①中国
医药学 - 研究 Ⅳ. ①R2

中国版本图书馆 CIP 数据核字（2016）第 313609 号

| 人卫智网 | www.ipmph.com | 医学教育、学术、考试、健康，购书智慧智能综合服务平台 |
| 人卫官网 | www.pmph.com | 人卫官方资讯发布平台 |

薪火传承——永炎篇 2

主　　编：张华敏　王燕平　于智敏
出版发行：人民卫生出版社（中继线 010-59780011）
地　　址：北京市朝阳区潘家园南里 19 号
邮　　编：100021
E - mail：pmph @ pmph.com
购书热线：010-59787592　010-59787584　010-65264830
印　　刷：中国农业出版社印刷厂
经　　销：新华书店
开　　本：787×1092　1/16　印张：18
字　　数：427 千字
版　　次：2017 年 1 月第 1 版　2017 年 1 月第 1 版第 1 次印刷
标准书号：ISBN 978-7-117-23849-6/R·23850
定　　价：62.00 元

打击盗版举报电话：010-59787491　E-mail：WQ @ pmph.com
（凡属印装质量问题请与本社市场营销中心联系退换）

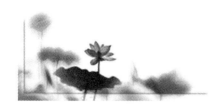

古往今来的贤哲均谓，人生最难的是如何对待自己，知道你是谁，你要做什么？又不要做什么？人活着，能与自然、社会和谐地共存，不论做人做事，宽以待人，为他人及社会群体做工作，严于责己、克制虚名，为团队修身，要活出意义与价值来。"理念是伟大的"，述学路径要实事求是，我崇尚一心向学且学而不倦。读书学医业医的前30年里，我确实对人生的真谛没有思考，不过做一个认真的学生和认真的医生还算合格。有幸遇到王玉川和董建华先生以身示教，在先生们的抚育教导下，我渐渐懂得做人处事的道理，就治学而言要老老实实，必得下苦功夫，补养成教育一课，而后要心境平和，精进沉潜；就述学写作而言，切忌张扬，多虚心听取学人与读者意见，怀敬畏感激之心，其论章不怕反复校正修订，以求知识与技能的积淀渐渐加深。

回溯读大学时，我曾多次下乡劳动和下矿山采煤，为工农治病，渐而悟得了劳动人民勤劳质朴的情感，同时锻炼了自己的体魄，潜移默化地培育了一种自讨苦吃为民众服务的自觉性。毕业后留校工作，于1963年我被派到安徽农村劳动做半农半医，在生产大队与乡民同吃同住同劳动，后又参加社会主义教育运动，到公社卫生院业医，造就了"全科医生"的本领，其后1969年在河南宁陵"六·二六卫校"办学和1972年在复课中带学生于京郊怀柔县巡回医疗过程中，体会到日出而作、日落而息的田园生活与大自然的亲和力，似是一个做"明医"的有力途径。与农民朝夕相处，随后抗震救灾与参加防疫的合计六年多的时间里，对于"人生"要做什么和不要做什么渐有所悟，可歌可泣的壮举与令人憎恶的卑劣让我终生难以忘记。缘此，做人对人生观的磨砺，做医生对救死扶伤的责任铭刻在心，确是心灵净化的一个过程。而对专业的知识与技能在救治过程中体现出做过"全科"的适应性而深感自慰。

1992年，王玉川老师将我推向了社会学术界，承担了国务院学位委员会中医药学学科评议组的召集人。届时心中忐忑不安，因评议组的成员多数是我的前辈，都是在中医药学术界有真知卓见的学者，细思量当是我向前辈学习的好机会，应该多请教，虚心地学和谨慎地做。至2004年我连续做了三届召集人，其间对学科的学术建设做了些考察，就行业内高校博士学位点授权的扩增、学位教育改革、博士不博与创新能力不足等问题做了些分析与探讨。先后发表了"中医药学学科建设目标"、"学科研究方向"的思考，以及学科带头人在学科建设中的地位与作用等文章。

恩师董建华先生连任过三届全国人大常委，曾力荐我进全国人大常委会，意在为中医事业的发展与中医法的制定争取话语权。先生性格豁达，治学严谨，为人耿直。曾言及学术思想，衷恳地对我说："自己仅是从最熟知、最着力研究的温热病、脾胃病的理论中获得新知并将其践履于临床诊疗,取得了些许经验与技术,恐与创新学术思想还有距离",先生希冀传承给后学再做深化研究。我牢记先生的教诲,必须清楚我做了些什么?在何层面上?为此从不敢轻言学术思想。逐渐悟出当今为学术思想在中医学具有生命科学与人文科学双重属性的高概念时代,应该是学科知识和技能的进步带动了学科框架的更新,以适应科学与人文的融通,在大科学背景下促进自然与社会环境的和谐,提升为民众服务的内驱力。如此,为我设定了努力的方向。

1998年初夏,我带领团队开始策划"国家重点基础研究发展计划——中医方剂关键科学问题的研究",至2004年顺利完成了该项目的研究工作。其后还参与了"证候与疾病方剂相关性科学问题研究"的策划,同时还启动了国家自然科学基金重大研究项目"中医药若干重要科学问题研究",在项目运作过程中向课题组全体成员推荐读《复杂》一书,并邀请清华李衍达院士和中科院戴汝为院士参加了课题组成员的读书会,以谋求在复杂系统科学领域里开展中医药学相关科学问题的遴选、策划与实施,尤其是对非线性、不确定性研究方法学的探索。通过世界卫生组织(WHO)中风康复研究,其后我又承担世界卫生组织(WHO)西太区资助的《中医循证临床实践指南》的编纂,开拓了视野。从思维科学角度对医学发展的趋势有了新认识。在西学东渐与东学西渐并行的时期,心物一元论的兴起,整体论与还原论整合可能性的存在,大科学时代学者愈来愈重视关系本体论的研究。我的学生李梢、王忠博士运用多组学技术对方证相应做网络药理学研究,探索用现代科学技术诠证辨证论治相关理论与实践。课题组项目的运作和协调项目内外人际关系的磨砺,渐渐使我懂得在东、西文化冲突的前提下,遥望中医西医的融通共进、互补互动,构建统一的新医药学是任重而道远,确实急不得。20世纪中医与西医的纷争仍不绝于耳,我能理解中医前辈们于1929年因废止旧医案为求生存而呐喊奋争的伟大,实令吾辈学人尊敬而钦佩。与此同时我对20世纪还原论盛行与产业革命并行的西医学的进步从无异议。但我更尊崇恽铁樵先生维护中医的世界观而又主张吸收西医之长与之化合以产生新中医的观点。然而今天已是高概念大数据技术的新时代了,整体论与系统论的整合直面复杂性科学是未来发展的机遇。为寻求中医与西医的契合点,起步首先从"病络"的病机概念诠释入手,培养了郭蕾博士做诠释学方法论研究,而后是常富业与李鲲的博士后出站报告;进而在SARS与禽流感甲型H1N1流行过程中对"膜原、玄府"的研究;基于"禀赋与遗传"相关性研究;还有中风病"化痰通腑"法的系统总结与基于医案分析对中医学术发展的研究,先后带教了刘向哲、谢颖桢、孙长岗博士。传承博士后张华敏与于智敏对学术思想的有关理念观点做了探索性的有意义的一份工作,然而是否从方法学层面有利于寻求结合点则难说,也许会经历数十年,数以千次的擦肩而过,以述学路径看恐很遥远,然不能因此而丧其心志。

无需讳言,改革开放30多年来,中国经济建设的迅速发展,为民众生活的物质供求带来了极大的提高,然而同时带来了自然环境的污染,尽管倡导退耕还林、还湖、还草以及工业调结构有些效果,然距离回归自然生态仍是远所不及。就社会和谐而论,人们的核心价值观的扭曲显而可见。所谓软实力即文化诉求的吸引力、影响力、说服力,有待积极地培育。作为教育者当首先受教育,力求以学人的良知奉献于社会。

晚近我阅读了上海交通大学中文系夏中义教授所撰《朱光潜美学十辨》,其于第八章"青年马克思与中国第一次美学热"中曾指出:"以人道主义的最高理想,自然科学和社会科学终于要统一为'人学',因此我力闯片面反映论,强调实践论。"过去在中国语境中将

"实践"注释为对"物质生产、政治斗争和科学实验"等人类生活的哲学命名,虽不宜说有悖本义,但这未必是青年马克思的思想聚焦。事实上文化人类学的遥深视野,是让人们更关注人类"实践"这一足以改造世界且完善人性的行为过程。又指出人类"实践"的特点具有自由性、自觉性和审美性。由此新辟人类世界的人性自由化与自然的人化。论及我的学习体会是只有孜孜不倦地去实践,为新医药学的奠基作铺路石子,才不枉此一生。言到魏晋时期隐居的伟大诗人陶渊明的"形影神",探讨人生命题的意象:"形"指个体拥有的自然的生命存在;"影"宣示当官以得立功立德立言;而"神"当指陶渊明创解且践行的人生真谛。"神释"与"释神",是陶咏叹人的活法,其实也是在歌唱真正令其心仪且皈依的"惜生"之道。陈寅恪说《形影神》主题是"惜生",重在怎样活,人生不如大自然长久,人生在世总得做点什么,其主张"立善有遗爱"意谓"惟有立名即立善可以不朽",而结论是无论"形"、"影"皆未能在终极关怀层面,只有"神释"之功绩敞亮了五柳先生一人安身立命之所在,更在于终结了魏晋以降有涉人生抉择,数百年学术思想的主流。

"仁学"是医学的灵魂,仁学先要谈"人",而谈人当先说自己。我信奉儒学、道学、佛学主张以游方之外出世的精神,做游方之内入世的事业,出世朝向挣脱世俗,入世即为群体本位服务,佛学则要求普度众生。谈人,中国社会终于跨出这一步了,活在这世上,没什么能比"人"的存在更质朴、更亲和、更宝贵、更神圣了。仁者爱人,人活着体味人间的温度,每个人均应提供他人一份温暖,提供社会一份爱。人应坚执开放的姿态,积极地为他人谋生存、谋幸福,要活得认真、活出意义,努力克服世相的庸俗陋劣,朝着自然人化做应做的事。不言而喻,作为一名医生与教师,更应该为构建医者与患者的道德共同体多做有益的工作,至于教师当以学为人师、行为示范严格责己而为之。

在我生病期间,我的学生们编辑了《王永炎院士集》,完成了《王永炎学术思想研究》,是值得欣慰的事。他们在中医药学学科由求生存向谋发展转型的时期,富有文化自觉的精神,确是一代应时而生的专家。每当读到他们的学位论文和出站报告的时候,他们总要说一些感恩的话,对我加以励勉。作为传道授业者,我要说的是:"我做得不够好,你不需要偿还,只要传承下去即可,能在传承的基础上创新是师生共同的希望。"2014年,我获得了中国标准化终身成就奖,我很在乎这个奖,它表征了我们团队在最重要领域的成就,我对学生们和学长们所做出的贡献表示敬重与"心满"。我能够充当他们的老师和领路人,作为一名学术带头人感到"意足"。然后,要懂得恰到好处地后退,以便看到团队前进的方向和下一代人的智慧。其实,我在这个领域发展中的工作,更令我确信一件事,即应时应势而为的结果。我感慨地说:"自己做了什么?只有付出辛苦!"只有站在中医药事业复兴的机遇面前,赋予我北京中医药大学与中国中医科学院教授与行政负责人的岗位,才有可能做成这些事。作为教师应该尽心尽力为学生树立良好的形象,尤其在今天人们核心价值观多元变化的情形下,学生们的素养和信念是保持进步的动力。我习惯对在读的学生严要求,一旦走入社会,为其确立学者的身份做些有益的工作,这也许是为开创新时代医疗卫生事业应尽的绵薄之力。

王永炎

2016年6月8日

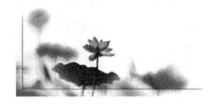

前言

　　这是一部从中医药学学科理念与发展、中医药概念诠释与解析、中医临床诊疗思路与方法三个方面系统整理、总结著名中医药学家王永炎先生学术思想的著作。

　　王永炎先生是当今著名的医学专家，其思维敏锐，学验俱丰。先生之于中医药理论、临床、教学、科研、学科建设、中西医整合等诸多领域都有较高的造诣与建树，是中医药行业的领军人物。在半个多世纪的工作中，走遍全国北、南、西、东救灾防病，探访考察药市医院，进而参政议政，为中医药学的发展建言献策，又亲赴临床第一线，为广大患者解决心身病痛，还主持国家重大科技攻关项目，教书育人。王院士门人弟子众多，可谓桃李满天下。在王老师的指导下，门人弟子们在诸多领域对王永炎老师学术思想多所阐发，取得许多标志性研究成果。

　　本书内容主要包括理念、临床、诠释三部分，这是既往研究尚未系统涉及的，因而是开创性的。本书编写的主要目的，就是希望通过"理念篇"的阐述，展现王先生对学科发展框架的思考并寻找中医药学的学术方向与思路方法，思考中医药学的前途命运与未来，这不仅关乎中医药学的前途，也与我们每个人的命运息息相关。"临床篇"通过鲜活的临床案例，探寻王永炎临床诊疗的思维过程和用药特色，以开启智慧，使读者在今后的临床诊疗工作中强化创新思维的培养。"诠释篇"通过对证候、玄府、禀赋、病络等几个极具中医特色核心概念的诠释，由理解、解释向临床应用转化，通过概念的解析搭建中西医学融会交流的桥梁与平台，为构建统一的新医药学做一份基础性工作。

　　本书的编写者都是王永炎的门人弟子。全书内容既有编写者作为博士、博士后工作期间完成的学位论文和出站报告，也有近年来随师查房、侍诊、病例讨论的心得与体悟。之所以选择这三方面作为本书的主要内容进行阐发，主要是基于王先生的一贯主张：中医药学的发展一定要面向未来，最为重要的是树立正确的学科建设与发展理念，做好学科建设和人才培养；加强临床研究，提高中医药创新能力；重视概念诠释，阐明中医理论。

　　概而言之，本书的主要内容与学术见解如下：

　　第一部分为"理念篇"。主要是阐发王永炎学科发展思路与理念。学科是与知识相联系的一个学术概念。学科的不断分化和形成，标志着科学知识体系的不断发展和进步。中医学与西医学同属于医学门类，同在生命科学的大范畴中。中医药学学科以生物学为基础，与理化数学相交融，与人文哲学相渗透，是具有中国特色的生命科学。王先生提出："对学科属性的认识，于探寻中医学术发展的途径有两点启示：一是以大学科的观念为指导，多学科地开展中医学术研究；二是重视基础理论研究，进一步挖掘、整理哲学的原理对医学的指导作用。两者应是相辅相成的关系，如能结合得好，必将推动中医学术的进步."在大科学背景下弘扬中医学的原创思维与原创优势,明确中医药学的学术方向,适应大环境的变迁,服务大卫生的需求,对于中医药发展至关重要。

　　本书的第二部分为"临床篇"。通过部分临床验案的分析,探寻王永炎先生的临床诊疗思路;查房实录意在分析王先生的临床思维路径,启发读者在临床工作中开启智慧,触类旁通,培养创新思维。

　　王先生从医执教近60年,对脑健康与脑病防治、老年医学、现代难治病等项目做过探索性研究工作,其中有许多真知灼见如零金碎玉镶嵌于医案医话、查房记录与病例讨论中,这些都有待于彰显以通达世事。

　　例如,对于通里攻下法的认识,先生在临床上治疗中风病腑实证,并不拘泥于化痰通腑法,而是针对不同病因病机,灵活应用各种通腑法,通过证候研究发现中风病证候演变规律,根据中风病病势传变转归,对中风病存在呃逆、厥逆、吐血或呕血、抽搐、戴阳证这5种危重变证灵活运用。这些都体现了王永炎先生"以象为素,以素为候,以候为证"的理念,提出的"五步查房法"堪称范式,具有普适的价值。

　　第三部分是"诠释篇"。在概念诠释方面,王先生主张"对中医药的概念进行诠释也是创新",认为诠释学是集理解、解释与应用三位一体的科学,对于学科的框架概念进行诠证就是创新。如中医学的证候、玄府、禀赋、病络、冲、任、天癸、气液等概念是西医学中没有的,通过诠释要给出一个清楚的解析,使这些中医概念让寻常人能够懂得,能够接受。对西医学没有的概念给予诠释,如果能在国内外生物医学期刊上发表,让他们接受并吸收了,就是对医学科学的充实,也是对中医理论与实践的丰富发展,也能为构建统一的新医药学奠基。

　　本书理论性较强,侧重观念与思路的阐发,但绝不晦涩难懂,也不高深莫测,希望读者在平心静气的条件下沉稳思考阅读。阅读时重点思考我们究竟应该从中读到、读出、读懂什么?

　　首先,要了解思路与方法。成本较低、较为可行的做法是从理念思路上入手。因为"思想观念的正确与否是决定一切的",没有正确的思想观念就不会有正确的行动,有时会事倍功半甚至南辕北辙。其次,要处理好"学"与"术","知"和"行"的关系,既要勤于思考,又要勇于实践。第三要"崇尚国故","追思前贤",处理好继承和创新的关系。

　　王永炎先生主张,中医学人要"读经典,做临床,参名师,悟妙道"。本书所展示的内容,看似分为三个部分,实则紧紧围绕同一个主题,目的是为了提升我们的境界。

　　与绝大多数中医学家学术思想整理研究略有不同,本书将思路、理念、方法与具体的临床病症诊疗,中医概念诠释有机结合起来,可谓相互印证,触类旁通。如果能就某一个问题有所感悟,庶几可以举一反三。

　　本书的全部学术观点与内容、结论都经过王永炎先生的认可并经过相关专家委员会的开题、论证与答辩,具有一定的代表性与前瞻性。对王永炎先生学术思想的整理、挖掘、提炼与理性思维的升华,成为本书的主要特色,书中的绝大多数内容是原创。经典论著是本书创新的源泉。因而本书是一部将理论与实践、观念与方法、思维与创新联系起来进行整理的学术著作。

　　恩格斯在《自然辩证法》中指出:"每一个时代的理论思维,从而我们时代的理论思维,都是一种历史的产物,它在不同的时代具有完全不同的形式,同时具有完全不同的内容。"

列宁指出:"在分析任何一个社会问题时,马克思主义理论的绝对要求,就是要把问题提到一定的历史范围之内。"本书所选择的内容,是作者在特定的时空环境下研究整理的产物,具有一定的时代性特征,这是需要说明的。

本书所要表达的主要内容,是王永炎先生的学术思想。什么是"学术思想"?用王永炎先生的话来说,所谓"学术思想",应该是学者高层次的学术成就,是长期锲而不舍坚持读经典、做临床,在取得若干鲜活的诊疗经验的基础上凝聚的学术闪光点与提炼的思想精华,其中蕴含着创新思维和创新成果。学术思想必须有理论内涵并能指导临床实践,提高临床防治水平,这样的学术思想才有持久的生命力。它不是单纯的临床经验,但源于一病、一证、一法、一方、一药的诊治经验与心得体会,又在此基础上进行高度的抽象概括和理性提升。这是一种很高的境界,也是我们的奋斗目标与努力的方向。

王永炎先生仍然坚持不敢轻言学术思想,我们此次的整理、总结虽远未企及,但我们已经竭尽全力表达了我们所要研究、表达的思想。可以肯定,我们所表达的这种思想,应该是符合客观事实的正确思想。

应该指出,王永炎先生是国内外知名的专家学者,在理论、科研、教学、临床等各个领域都有高深的造诣,涉猎学科广泛而深入,先生在每个领域都取得过一定的创新成果,本书不可能全部涉及,更不可能面面俱到。管中窥豹,可见一斑,是余愿也。

从内容上看,本书通过三个专篇,为读者展现了王永炎先生学术思想的片段。从深层次而言,本书所要传达的,是基于思想实施提炼的具有普适价值的规律与结论,传承的是学术,突出的是创新,体现的是继承性与前瞻性,保持的是学术的独立性与纯洁性,重点是理论与实践的统一性。这既是王先生一贯的学术主张,也是我们工作的指导原则。

说实在的,我们是怀着崇敬而又诚惶诚恐的心情来从事这项工作的。在《薪火传承—永炎篇2》即将付梓之际,仰望星空,脑海中闪现的,是先生在科研第一线努力探索,求真、融合、奋进的场景;是先生辛勤耕耘,教书育人,提携后学的无私奉献;是王永炎先生半个多世纪来在临床一线救死扶伤,心系患者的感人画面。

科学启真,人文崇善,艺术求美。在王永炎先生身上,我们看到了科学人文的互补互动,真善美的水乳交融。

经典是根,临床是本,仁术是魂。在王永炎先生身上,我们看到了一个博览群书,读经典而勤求古训,大胆实践,做临床而博采众长,尊师重教,参拜名师而小心诠证,圆融和合,信愿行一体而传承创新的智者形象。

"仰之弥高,钻之弥坚,可以语上也;出乎其类,拔乎其萃,宜若登天然"。《薪火传承—永炎篇2》已初撰成,但对王永炎先生全面深入系统的学习研究才刚刚起步。书不尽言,词不达意,期志同道合之士,以筚路蓝缕之志,澄怀观道,共创未来。

2016年8月19日

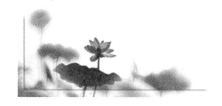

目录

上篇
理念篇

　　学科为学术的分类,是指一定科学领域或一门科学的分支。学科是与知识相联系的一个学术概念。从古代开始产生各类知识之时,就同时产生了许多关于学科分类的思想。15~18世纪,文艺复兴阶段的科技大繁荣,哲学开始分化出一系列独立的学科。进入19世纪,出现越来越多独立的学科。学科的不断分化和形成,标志着科学知识体系的不断发展和进步。

　　中医药学研究的对象和领域是人,是生活在自然界和社会环境中的人,是人的健康及如何维护与促进健康;是人的疾病及如何预防与治疗疾病,并使人康复。从这一角度来看,中医学与西医学同属于医学门类,同在生命科学的大范畴中。从我们国家1992年发布的首个《学科分类与代码》国家标准中,"中医学"、"中药学"就作为医药卫生门类下的一级学科而存在。2009年的修订版中改为了"中医学与中药学"一级学科。而中医药学则具备了自然科学和社会科学的双重属性。中医药学学科以生物学为基础,与理化数学相交融,与人文哲学相渗透,是具有中国特色的生命科学,有着丰厚的中国文化底蕴。中医学正是因为其具备的双重属性,所以在学科发展过程中,则更多地受到了文化冲突的影响。可以说中医百年来的发展过程,就是一个中西文化冲突的过程。对于学科属性认识的意义,王永炎教授认为:"提出对学科属性的认识,对探寻中医学术发展的途径有两点启示:一是以人学科的观念为指导,多学科地开展中医学术研究;另一是重视基础理论研究,进一步挖掘、整理哲学的原理对医学的指导作用。两者应是相辅相成的关系,如能结合得好,必将推动中医学术的进步。"

　　当前,科学的大格局正在发生着深刻的变化。在大科学背景下如何弘扬中医学的原创思维与原创优势?中医药学的学术方向如何变革?中医药学学科如何适应大环境的变迁、服务大卫生的需求等成为摆在中医药学人面前的重要命题之一。

中、西医虽然同属于生命科学范畴，但由于历史、文化背景、思想方法的不同，两者的发展轨迹迥异。从20世纪初的西学东渐到近年来的东学西渐，从西医的迅速传播、中医的几近灭亡到中西医并重、中西医结合的这样发展过程，无不体现了东西方文化、现代科学技术对医学发展的重大影响。中医药学许多问题的范围、规模、成本和复杂性远远超出中医药学自身的能力，在大科学时代的背景下，开展多学科合作成为中医药学进入国际科学前沿的重要途径。中医药的发展既面临着难得机遇，也面临着重要的转型期，因此，如何明确中医药学学科变革与创新方向，对于中医药发展至关重要。

王永炎教授非常关注中医药学学科的发展，从1995年至今先生发表的关于中医药学学科发展文献共计120余篇。内容涉及中医药面临的形势、发展趋势，中医药学学科建设的目标、发展动力和具体研究方向，中医药传承、创新、科研、教育，中医药方法学、从多学科角度审视中医，以及如何发挥中医药学的原创优势等方方面面。导师提出的许多观点如"中医是非线性复杂巨系统"，"证候的内实外虚、动态时空、多维界面的特征"，"中医研究应进行系统论指导下还原分析"，"读经典、做临床、成明医"等在行业内外有着重要的影响，对中医药学术发展起着重要的引领作用，同时也促进了中医药的学科发展。因此，有必要对王永炎教授关于学科发展的学术思想进行总结、提炼、阐释和发挥，从而为中医药学学科发展提供新的思路。

王永炎教授提出了"面对新需求，开启新思维，力争新创造"，要求我们在新的时代背景下，针对社会发展和人民群众的健康需求，提出新的思路。不懂历史就没有前瞻的未来，新思维从哪里来？从我们的文化中来。要立足于东西方文化从比较入手，结合当代科技背景，认真研究中医药学学科发展的方向与趋势。

因此，本部分在梳理王永炎教授关于中医药学学科发展的学术论文、报告及著作的基础上，总结他在中医药学学科发展方面的学术观点。并运用文献学、信息学、比较学等研究方法，以东学西学比较为切入点，分析中医药学学科的形成及演变过程，面临的形势以及未来发展的趋势，为中医药学学科健康发展提供参考。

第一章
中西文化冲突下的中医药学发展

　　文化是和谐的,但是文化也具有侵略性。文化的冲突与政治、经济、军事、外交冲突是密切相关的,而且文化冲突是根源。在经济全球化的大背景下,文化全球化的问题日益突显。文化的全球化与民族化、融合与冲突、同质化与异质化、一体化与多元化等问题日益成为人们关注的焦点。融合是人类文化发展的总趋势,冲突也伴随其中。文化交往是文化多元方向发展的重要途径,文化交往有文化平行、文化交融、文化冲突三种情况,文化冲突是文化交往中比较棘手、比较重要的问题,文化冲突的出现有深刻的根源和各种相关的原因。因此,我们必须认识到,文化冲突对于科技、卫生事业的影响深刻,是我们国学国医复兴的主要障碍,必须扫清科学主义的困扰。至今文化冲突对于中医药的影响依然存在,所以值得讨论文化冲突的重要性和现实意义,以及其对中医药发展的影响。

一、文化冲突下的中西医差异

　　1. 东西文化的比较　一家文化不过是一个民族生活的种种方面。所谓"文化",总的来说不外乎三个方面:一是指精神生活方面,如宗教、哲学、科学、艺术等。宗教、艺术是偏于情感的,哲学、科学是偏于理智的;二是指社会生活方面,对于生活在周围的人,如家族、朋友、社会、国家之间的相处方式都属于社会生活一方面,如伦理习惯、经济制度、政治制度等;三是指物质生活方面,如吃穿住行,人类在自然界中生存的方式。一个民族的医学是深受其文化及哲学影响的,本部分重点要分析东西方文化及哲学对医学的影响,以及中医与西医差异,因此西方文化泛指整个西方文化及哲学,东方文化则主要指中国文化,不包括亚洲其他国家或地区的文化。

　　(1)东西方哲学特点:中国人从19世纪以来的哲学研究,都是从根本上、本质上进行的东西比较的研究。我们历史上没有"哲学"这个词,更没有相应的学科。它是日本人在19世纪后期引进西方学术思想时,根据中文造的一个词。中国现代意义上的哲学是于20世纪早期开始,由一些学者从西洋、东洋引入而逐渐造就的。

　　关于两种哲学传统的具体特点:首先,传统西方哲学最受西式数学的影响,它的创始人,以及中间的一些极重要的哲学家,或者本人就是大数学家,或者是与数学有极深渊源的。如泰勒士、毕达哥拉斯、柏拉图、笛卡尔、莱布尼兹、胡塞尔、罗素、维特根斯坦等。中国哲学家不是最受那种形式突出的数学的影响,而是首先感受到四时即春秋变化的阴阳大化的奇妙,孔子及其弟子们写的《易·传》对中国哲学影响极大。还有像诗歌、历史、音乐这些时间之艺也在中国古代哲学行程中发挥了重要作用。西方传统哲学认为最真实的终极存在一定是不变的,是形式化的或可以形式化的。而中国哲学认为终极存在一定是和变化内在相关的,处于变和不变的交织状态。如梁漱溟在其著作中对于西方哲学的情势做了一下描述:"希腊的思想本来各方面都很发达:有向外的研究,也有内向的研究;有对于自然的研究,也有对于人事的研究;有对于静体的研究,也有对于变化的研究。但是到了后来西洋只有偏于向外的,对于自然的、对于静体的一方面特别发达,而别种思想渐渐不提,这就是因为西洋人所走是第一条路向。在第一条路向本来是向前看的,所以就作向外的研究;前面所遇就是自然,所以对于自然研究;自然乍看是一块静体,所以成静体的研究。自从希腊哲学的鼻祖泰理斯起,就来究问宇宙的本体问题——研究宇宙是由什么材料组成的,或说是水、或说是火……种种。等到文艺复兴之后,他们既重走第一条路向,所以近世哲学还是一元多元、唯心唯物等问题,仍旧接续古代的形而上学,总想探讨宇宙之本源、究竟。"梁先生亦对中国的形而上学与西方和印度的形而上学的不同,从两个方面进行了总结,"(一)问题不同:……像这种呆板的静体的问题,中国人并不讨论。中国自极古的时候传下来的形而上学,作一切大小高低学术之根本思想的是一套完全讲变化的——绝非静体的。他们只讲些变化上抽象的道理,很没有去过问具体的问题……(二)方法不同:中国形而上学所讲,既为变化的问题,则其所用之法,也当然与西洋印度不同。因此讲具体的问题所用的都是一些静的、呆板的概念,在讲变化时绝对不能适用,他所用的名词只是抽象的、虚的意味。不但阴阳乾坤只表示意味而非实物,就是具体的东西如'潜龙'、'牝马'之类,到他手里也都成了抽象的意味,若呆板的认为是一条龙、一匹马,那便是大错了……这就是直觉。我们要认识这种抽象的意味或倾向,完全要用直觉去体会玩味,才能用到所谓'阴'、'阳'、'乾'、'坤'。固为感觉所得不到,亦非由理智作用之运施而后得抽象概念。"西方哲学认为真理是唯一的,或者是形式本身的存在方式,或者是判断对于对象状况的符合,与错误是不相容的。而中国哲理认为真理是发生型的,原本的真理状态恰恰是主客彼此还没有分开的形成之中的状态,正在出现。西方的传统思维造就了两个世界,即现象世界和本体世界,变化的世界和不变的世界,在其中,知和行是分开的,事实和价值是分离的,哲学和人文是两分的。学术研究则以研究这个领域的相关对象为主,学科越分越细,学术和做人、信仰、修养没有直接的关系。中国这点也是与之不同的,中国古代没有两个世界的划分,学问知识讲究举一反三,学问和做人、信仰、情趣息息相通。

方法论层次,中西传统方法论也是不一样的,传统西方哲学用的是概念化、观念化的方法。抓住一个思想、一个表述的真实的意义,要通过概念抓住它的本质。一个词的真实意义要通过概念来定义,然后形成判断和推理,最后构造出思想体系。中国哲学用的是一种重中国式境域中生成意义和存在者的方法,即重情境、重语境的方法,比如技艺化的方法。概括来说,中国哲学重视"主体性"与"内在道德性"。中国思想的三大主流,即儒、释、道三教,都重主体性,然而只有儒学思想这主流中的主流,把主体性附加以特殊的规定,而成为"内在道德性",即成为道德的主体性。西方哲学刚刚相反,不重主体性,而重客体性。它大体是以"知识"为中心而展开的。它有很好的逻辑,有反省知识的知识论,有客观的、分解的本体论与宇宙论,它有很好的逻辑思辨与工巧的架构。

(2)东西方文化研究从差异比较向互补交融演变:当中国人刚刚接触到西方文化时,西方文化表现出的最典型特征可以归纳为科学化和民主化。科学化主要表现在西方人征服自然的欲望及行为。比如同为制作东西,方法却不同,我们虽然也会打铁、炼钢、做火药、做木活、造房子、建桥梁等制作工程,但是我们的制作工程都专靠工匠心心相传的手艺,西方却一切要根据科学,不在手艺,工业如此,农业也如此,就连种地也有许多分门别类的学问。这种一定要求一个客观公认标准的,便是科学的精神;这种不考虑客观规程而专要崇尚个人才气的,便是艺术的精神,因此两者比较,处处都是科学与艺术的比较。梁漱溟对东西方文化差异有这样一段描述"科学求公例原则,要大家共认证实的;所以前人所有的今人都有得,其所贵便在新发明……当然仅今胜于古。艺术在乎天才秘巧,是个人独得的,前人的造诣,后人每觉赶不上,其所贵便在祖传秘诀,而自然要叹今不如古……西方的文物需要看他最新的而说为今化,东方的文物要求之往古而说为古化,也就是因为西方的文明是成就于科学之上;而东方则为艺术式的成就也。"西方人走上了科学化的道路,不仅仅表现在对自然界的认识及改造,从政治、社会、经济等各个领域都有专门的学问和研究,目标都是去寻求公认、客观的知识,因果相应的道理,所以形成了一门门的学问,从而形成现代科学的一个个学科分支。而中国人都是学四书五经的,包括上至天文,下至地理,外到对自然的认识,内到对道德、礼仪以及历史、司法的认识等,全凭个人的悟性,然后在实际中去应用。关于某一学科的知识很少有详实、完整的记载,中国既秉承艺术的精神,则很难产生出一门一样的学问来。西方文化与东方文化的另一个差异就是西方民主化进程要早于中国,西方人要求平等、自由、共和的觉悟要比中国人早得多,中国人几千年一直是小农经济,家为主体,君君臣臣,父父子子,"仁义礼智孝"成为中华文化思想的核心。由上,可以把东西方文化的差异归纳为,"西方文化主要是以意欲向前要求为其根本精神的";而中国人的思想是安分、知足、寡欲、摄生,而不去提倡要求物质享乐的。"中华文化是以意欲自为调和、持中为其根本精神的"。在文艺复兴之后西方走上了科学化和民主化的道路,而中国仍在闭关锁国,把工业文明的先进视之为奇技淫巧,嗤之以鼻,埋下了中国近代失败的种子。

　　近世以来,西方文化始终处于强势文化的地位。百余年来在西方文化的侵袭下,中国始终在反思和批判中国传统文化。然而,西方文化带来经济飞速发展、物质生活水平迅速提高的同时,也带来了人类道德水准的下降,使人们在复杂问题面前束手无策。科学技术促进了社会进步,同时也带来了对环境、文化的破坏,造成了新的不平等,以新式奴役取代了老式奴役,特别是城市的污染和科学的盲目,给人们带来了紧张与危害,将人们引向核灭亡与生态死亡。目前,全世界的有识者都在考虑如何才能化解这一场有可能将人类引向毁灭的冲突。很多西方学者开始希冀从中国文化中发现某些普世价值以解决目前所遭遇的世界性问题。有学者认为当代西方思想与中国传统思想虽然看似不同,其实都是"深度"相通的,任何一种深厚的文化都可以发掘出有益于他种文化的共通价值。未来哲学的发展方向必是西方文化和东方文化的互补和交融。

　　2. 东西文化差异对医学的影响　文化、文明中孕育着医学体系,医学是人类文化的一个分支与产物。文化影响着医学的起源、发展,并可通过医学概念框架和方法论原则的形成,进而对医学理论内容和形式有影响。西方医学实际上是西方文化的一部分,中医实际上是中国古人对人体和疾病的认识的思想产物,是中国的文化和思想在医学领域的延伸。东西方不同的文化特点,决定了中西医学在起源、发展、基本理论、思维方法等方面的差异。

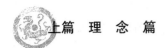

　　在解释宇宙发生等自然现象时,比较东西两种哲学的思维方式,中国的五行与古希腊的四元素、中国的阴阳学说与毕达哥拉斯宇宙论在古代相当近似,到了亚里士多德时代,希腊哲学走向物质探求和逻辑研究,开始应用物质科学技术探究人体功能和利用机械的物质转化解释生命现象之路。中国传统系统论思维认为世界的物质本原是混沌未分的统一体。从《周易》的"太极"、道家的"道"和"一"、儒家的"太一"到元气论的"元气",都认为世界本原是一个混沌未分的统一体,世界和万物是由这个混沌未分的统一体产生出来的。而西方原子论认为,整体是由部分组合而成的,复杂的高层次是由简单的低层次组合而成的,最终都是由最小的、作为本原的"原子"、"元素"组合而成的,据原子论的观点,人是"构成"的,而非"生成"的。

　　从时空角度而言,东方文化是时间型文化,呈周期性变化,西方文化是空间型文化,呈非周期性变化。中国文化意识主要以探讨时间意识为特征;西方文化意识则是精神现象与空间意识紧密相连。从中西两种医学范式的奠基性著作《黄帝内经》与《希波克拉底文集》中即可看出中西医学时间型与空间型文化的特点。《黄帝内经》中五行注重"行",即事物的动态功能及其变化之序,遵循时间与周期性变化。西方体液学说,偏重事物的组成要素、成分、比例等,具有典型的空间特征。邢玉瑞等指出:中西文化的差异本质上可看作是时间型文化与空间型文化的差异,即中医文化强调周期性变化,连续、合一、求同、无形;西医文化偏重非周期性变化,间断、分立、求异、有形。

　　思维方式与方法作为文化的内核,是主宰医学文化的基因,是临证诊疗的方法论指导。中西文化的思维方式和发展路径迥然不同,这种差异源自于不同的思维模式。李约瑟曾指出:"当希腊人和印度人很早就仔细地考虑形式逻辑的时候,中国人则一直倾向于发展辩证逻辑。与此相应,在希腊人和印度人发展机械原子论的时候,中国人则发展了有机宇宙的哲学。"西方思维强调个体性,中国思维关注整体性。个体性把复杂的事物分解成简单的要素逐一研究,化繁为简,化整为零;整体性则通过形象思维把事物看作有机的整体,进行联系比附综合判断,以简驭繁,联零为整。这种思维方式的差异源自于所关注问题的不同。西方文化具有关注自然的传统。西方关注自然本身,而中国关注人与自然的关系。以儒家为代表的中国先哲对世界的认识基于对现实社会政治、伦理问题的关注和需求,人才是一切学科的出发点和根本点,"究天人之际,通古今之变",中国文化的根本特点在于注重人与自然的关系、人与人的关系,自然奥秘是解释社会变化的启示,寻求平衡与和谐是处理各种关系的最高目的。显然,与西方相比,中国的文化是综合的、整体的、道德的、经验的。相对于西方文化的外向型论证、学习模式,中国文化更注重内心体悟、感知。中医的思维方式,基本上属于抽象的、综合的思维方式。东方哲学的根基是建立在"象"和"数"的这种极为抽象的基础上,"象"和"数"是东方哲学的精髓所在,很多伟大的思想家,就是运用"象"和"数"之理,建立起他们庞大的思想理论体系,指导着人世间各种政治、经济、文化、科学、道德、伦理活动。如太极图的这个"象"能够引申说明天地人世间的一切事物;河图洛书的这个"数"也能够引申说明天地人世间一切事物之间的关系。中医的"阴阳"、"五行"、"经络"、"气相"、"血相"都是抽象的,需要靠灵性去领悟,需要靠想象去意会,需要靠感觉即望、闻、问、切去判断,既拿不出什么数据,更拿不出化学分子式。中医尽管将人体的五脏六腑分别纳入"五行"之中,但绝不将它们割裂开来,而恰恰是将它们作为一个相互制衡的有机系统,完整地统一看待。中医尽管将人体的前后、表里、虚实、寒燥等分别划归"阴"、"阳"两大范畴,但不仅不将其割裂,反而特别强调"阴阳调和"。中医不是针对疾病的直接原因采取对抗性措施,而是强调"扶正祛邪"。而西方哲学即数理哲学是在西方文艺复兴时代形成的主流文化思想,它的思维方法是线性思维,基本上属于形象直观的、线性的思维方式,其形成的科学成果都是用形象思维方法研究出来的,诸如麦克斯韦的电磁波、道尔顿的新原子论、笛卡儿的解析几何、莱布尼兹的二进位制等,当数理哲学在西方形成一种文化思想之后,它的理念和思维模式就被贯穿到一切社会生活和文化生活之中。西医强调观察,如解剖学的肉眼观察和细胞学、细菌学的仪器观察,运用化验,拿出化学成分、化学分子式,让数据说话,割裂其他因素的条件下就某一种因素的反应进行实验,能够反复实验,并且在临床中往往是针对疾病的直接原因采取对抗性措施,特别注重消毒、灭菌、杀死癌细胞、切除癌变部位。这些都是西医直观与线性思维的表现。所以西医学从病因、病理、诊断、治疗都是形象的、直观的,每一种病的诊断都是通过直观的检查手段确定的,然后根据直观检查的结果针对性地进行治疗。例如,肺结核病,直观的检查结果是结核杆菌侵入肺部,西医就用异烟肼、利福平之类药物来抑制或杀灭结核杆菌。而中医把肺结核称为"肺痨",用补土生金法,补脾土以生肺金;泻火保金法,泻心火以保肺金,不使心火刑金。例如脑膜炎,西医通过直观检查发现脑膜炎双球菌侵犯脑部,采用抗生素来杀灭脑膜炎双球菌,而中医治疗脑膜炎,则是用卫、气、营、血辨证,三焦辨证。总之形象思维与抽象思维模式贯穿到中西医学的每一个诊疗活动之中。

东方医学的理论基础是中国哲学,具有宏观整体性特点。中医"天人合一"的思想,蕴含着极其深邃的智慧,它强调人与自然是一个整体,不可分割。一个人要想健康,他必须法于阴阳,顺应自然。中医理论体系的建立,其辨证论治的思维基础,超越了现象与本质、主体与客体、感性与理性的界限。中医认为:人是一个整体,诊断疾病时,必须四诊合参,以人为核心。在漫长的岁月当中,中医治愈了无数的疑难杂症,为中华民族的繁衍昌盛作出了不可磨灭的贡献。即使到了今天,在健康领域它依然有不可替代的优势。而西方的理论基础,随其社会的发展,西方工业革命给西方科学技术带来极大地发展,医学手段日新月异。15世纪的文艺复兴唤醒了人们的科学意识,出现了以实验为基础、以数学为语言的科学理论,发展针对具体疾患的药理学和治疗学。19世纪的道尔顿又提出了化学原子论,从此成为近现代科学的核心术语,并引导西医学逐渐地把研究视点投向实质脏器或实体物质等方面。由于力学和物理学的巨大成功,仿佛任何科学问题都可以还原为物理问题而得到解释,还原论就是如此产生的。在这种思想指导下,医学研究越来越向微细方向深入,从整体、器官、细胞,一直深入到达亚细胞与分子、基因水平。

中医与西医虽然研究对象相同,但在方法学、诊疗模式上并不重叠。中医重宏观辨证;西医则重微观分析。中医是临床经验医学,中药是临床试验的结果;西医则以解剖为基础,西药则是从化合物中筛选出来,讲究其安全性、有效性。中医医药不分家;西医则让医药分离。中医更擅于治疗功能性的病变,防患于未然;西医长于治疗实质性的病变,逆转病理改变。

3. 近世学风与西学东渐对中医药学的影响 在明中期至1840年鸦片战争前的三百年间,"实学"成为一种独立的学派和主导性的社会思潮。其主要内容是提倡经世致用,注重事功,承认物欲,提倡鉴别考证,重视经验实行。就其思想源流而言,则可追溯至宋明理学。西学东渐思潮与实学思潮几乎同时兴起,同步发展,二者互为补充,成为中国近代科技发展的重要社会历史条件。明清之际,近代科技在中国的出现,是西学东渐思潮与国内实学思潮合流的结果。明清思想家对比了西方以科学技术为代表的文化与中国儒家理学的差异,认为前者讲究"实",而后者讲究"空",要求以西方科技之"实"来补救儒家理学之"空"。

陈邦贤在《中国医学史》中曾引用丁福保《历代医学书目序》云:"西人东渐,余波撼荡,侵及医林,此又神农以后四千年以来未有之奇变也。"近代以来,国力衰颓、积贫积弱的现状让国人对传统文化产生了严重的怀疑和动摇。民族自信心沦陷后,西方被看作先进的代表,西方的民主与科学都被学习和提倡,传统被当作落后的象征遭到摒弃。这一时期,向西方学习、摆脱困境、重振国家成为整个民族的迫切愿望。尤其是五四新文化运动之后,中国社会对"科学"形成了宗教信仰般的热情崇拜,科学成为衡量一切事物的标准,提倡废除汉字、全盘西化的极端分子有之;倡导西学为体,中学为用的综合借鉴观念亦有之。中医药学作为传统文化的精粹,在这种思潮的影响下遭到了极大的质疑。

自唐宗海率先提出"中西医汇通"后,中医界就从未表现出全然排拒西医的本位思想,像张锡纯更以中西医药并用著称。尽管中西医在"文明"、"思维"、"种族"、"身体"等论述上有不同之处,但是在1929年废中医风潮以前,仍有不少学者主张汇通中西医;不过,随着"中西不同"的比较渐渐多起来,原来建构在自身传统文化上之国粹内的医学,也渐渐开始画出界线,和西医慢慢地进行切割。根据李经纬的研究,1930年后医界思潮主要以"废止中医"、"中医科学化"、"保存中医"最为盛行,言"汇通"者已不多见。

"五四"至今,国人鲜有对科学本身的质疑与批判,科学在中国俨然是终极真理。提倡中医的学者一般都是在中医历史中寻找科学要素,对与科学不符者或者回避,或者想方设法予以比附。反对中医者亦是以科学为绝对标准衡量、批判中医。但恽铁樵《群经见智录》则完全超脱于"中医是否科学"范畴之外,指出中医的脏腑定义不同于现代解剖学之脏腑,中医脏腑论述重在阐述其功能活动、病理变化之间的整体联系,"故《内经》之五藏,非血肉之五藏,乃四时之五藏。"恽铁樵强调并维护中医的世界观和方法论,并不以是否科学作为判断中西医高下的标准,这个见识显然高于当时诸多反对中医人士。但恽铁樵并不盲目排斥西医,他认为"居今日而言医学改革,必须与西洋医学相周旋。所谓与西洋医学相周旋,初非舍己从人之谓。假使中医有演进之价值,必须吸收西医之长与之化合以产生新中医,是今日中医必循之轨道",亦为今日中医的发展指出了一条更好的道路。

为了符合科学的范式,中医不得不将其自有逻辑做出"科学化"的解释。在这种唯"科学"是从的思想影响下,"祝由"、"咒禁"、"符箓"等实在难以归入"科学"范畴的诊疗方法,被当作封建迷信、文化糟粕,长期缺乏系统研究,文献材料也遭到删除的命运。例如1962年人民卫生出版社出版《圣济总录》时,将原书中七万字左右的"咒禁"资料直接删除。直到20世纪80年代以后,才借鉴西方心理学研究中的"心理慰藉作用"观点,重新回到研究视野。对华佗外科手术的高度评价也体现了这一问题。民国以来,历次反对中医浪潮中都有人质疑华佗外科术的真实性,但是考古发现证实中国远古时期就已经存在外科手术,考古成果中,复杂外科手术甚至开颅术案例屡见不鲜,说明古代中国确实有相当先进的外科手术能力。但华佗的手术成就随着他身亡而失传,迟至六朝已经遭到时人怀疑。这至少说明在传统中医学发展中,外科手术并非主流做法。然而近百年来,中医界对华佗外科事迹的推崇,主要因为华佗外科手术过程、麻醉等与西医诸多要素契合。这种对照西方科学的标准,在中医学浩瀚资源中撷取自己中意的细节,予以强调、夸张的做法,其意义重在重建民族自信,而于中医学的学科建设、理论发展意义不大。

中医百余年来一直处于"中医科学"、"中医不科学"的争论中从未停止过,也在"中医科学化"的道路上一直努力探索着。

二、建立在农耕文明基础上的中医药学

1. 传承着中国优秀文化的医学科学　王永炎教授认为:中医学是以生物学为基础,与理化数学交叉渗透,与人文哲学相互融合,具有丰厚中国文化底蕴的医学科学。中医学的整体观念、辨证论治、形神统一是自身学科的特色与优势,也是具备属性特征的科学内涵。中医学重视"人"和"患病的人",其治未病的理念是健康医学的基础;中医师看人治病最重视精、气、神;中医学重视临床,疗效是学科的生命力,其临床思维方法是逻辑思维与形象思维的结合。概言之,中医学是科学与人文融合比较好的学科,通常说科学为人文奠基,人文为科学导向,科学与人文和而不同,互补互动。

中华文明的起源并非单一文化中心,而是由大量散在于长江、黄河流域的古文化融合而成。考古发现了大量文化遗址存在于上古传说的三皇五帝时期,仰韶文化、河姆渡文化、良渚文化、半坡文化等众多文化聚落,显示出各自不同的风格与趋势。历经夏商周数千年的整合与发展,在西周时期形成了注重人与自然和谐相处、极具包容性的中华文明。这种多元发展的特性也在中医学中有很多表现,如《黄帝内经》就认为地理位置影响人的生理特征、疾病因素,不同地域的人群在治疗方法上也有针灸、砭石、汤药、祝由等区别。

先秦时期,诸子百家的繁荣继承并发展了中华文明的和谐观和包容性,产生了以阴阳五行为基础的世界观,以天人合一为目标的人生观,以和谐共处为原则的价值观,这些共同构成了中国古代的传统文化基本内容。而以"儒学"为核心的国学主体则从西汉的独尊儒术开始,经历了道教兴起、佛教传入的汉唐时代,吸收佛教、道教的影响形成宋明理学、阳明心学;又在西方传教士带来的天主教文化影响下,产生乾嘉汉学、道咸实学。从秦汉到明清两千余年间,中国传统文化在不断在吸收外来文化的基础上发展繁荣。中医学作为中国文化的代表,其理论发展参与了各个时代文化的发展和变化。

中医学作为一门理论与实践并重的学科,探讨"医道"和"医术"两方面内容。其中"医术"的部分有其内在发展趋势,多受社会生产力水平制约。而"医道"的内容则更多受上游学科即中国传统文化的本体论、认识论和方法论影响。因此,以农耕文明为特色的中国传统文化,对中医学的形成和发展有重要影响。

中医的阴阳与平衡观来源于易文化。"易"是中国最古老、最有影响力的文化代表。以阴阳为基础的八卦相传由伏羲所创,其历史甚至早于文字的产生。据记载,夏朝有"连山易",商朝有"归藏易",可惜都已失传。周文王父子在伏羲八卦的基础上演生六十四卦以表示世间万物,为"周易"。后有孔子做"十翼"解释《周易》的内容,称为《易传》,经传合称《周易》,为"六经"之首,博大精微,包罗万象,是传统文化的源头活水。"一阴一阳之谓道",易学的核心思想是以阴阳及其相互作用为基本工具,来认识和解释万物发展变化的原因和规律。中医学将阴阳引入生命认知,以之认识生命和疾病现象;同时将易学中阴阳的互根互用、消长平衡,以及五行的消长平衡、生克乘侮等关系,作为诊断和治疗的基

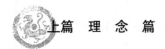

本依据。这是中医思想的核心理论，也是中华文明的独特精髓。

汉唐时期，佛教传入和道教发展对中华文明的理论发展有很大影响。道家思想的世界观是对"阴阳"的进一步阐释和丰富，认为"道"和"气"是化生万物的根本。中医受到这种影响，认为人体生命发生和人体生命进程推动调控的根源为"阴阳二气"，并遵循此规律来指导人体的生命结构、生理功能以及诊断、治疗、养生等各个方面的研究和运用。此外，道教在养生方面对中医颇有影响，老子在《道德经》中指出"人法地，地法天，天法道，道法自然"，庄子在《养生主》中也提出"依乎天理"，将养生的法则归结为遵循自然，顺应节律，克制欲望，致虚守静。在道教盛行的两晋隋唐时期，很多著名医学家都受到道教文化的影响，如葛洪、陶弘景、巢元方、孙思邈等。

佛教在印度本土创立时以部教为主，但其传入中国时，以龙树等人提倡的大乘佛教更适应中国传统文化主体的吸收和改造，很快融入了中国本土文化，演变出汉传佛教的各大宗派。其中吸收儒道思想最多的是"禅宗"一派，即中国特色的本土佛教。佛教尤其是禅宗对中国文化也产生了重大影响，中医学中表现最为明显的是佛教"地、水、火、风"四大元素创始说与阴阳五行结合成为病因阐释的重要理论，如佛学指出"人用四大成身，一大辄有一百一病"，陶弘景将《肘后方》增补后改称《补阙肘后百一方》，并用四大学说解释生理病理现象；巢元方在《诸病源候论·恶风候》中说"凡风病有四百四种，总而言之，不出五种，即是五风所摄"。将五行配四大之"风"，阐释风病的病机病因，孙思邈更进一步将四大与五行结合起来。此外佛教的慈悲观念、因果报应思想等，对中医的医德、医风和诊疗模式等都有影响。

儒学作为中国传统文化的主流，对中医的影响尤为巨大。早期中医理论的形成和发展离不开经学的概念与思维方式，中医基本的"气"、"精"、"神"的概念都来自于儒学典籍，后来中医流派分立、百家争鸣的理论创新也受到儒学门户相争、理论发展的影响。自宋代以来，文献中出现了"儒医"的提法，这是由于科举考试制度化，士农工商四民阶层逐渐形成，越来越多的士人进入医学领域。他们作为当时社会知识精英阶层，促进了中医和儒学的紧密结合。"儒之门户分于宋，医之门户分于金元"的现象，与大量儒士参与到中医理论与临床的社会现象有重要关系。儒学以"仁"为本的价值观、以"孝"为本的道德观，以及注重学术传承、重视经典释读等学术方法和理念，也都对中医学著述的丰富和繁荣产生重要影响。在认识和诊疗疾病中，借鉴宋儒明"理"通"经"的思维模式，强调医者当明医理，通医经，才能将医道之妙存于心而应于手。

具有中国传统文化特色之中医学，它孕育于几千年没有断层的绵绵不断的中华文明，与中国哲学融为一体。基于中国文化和中国哲学的中医早在几千年前就以艺术性的、整体化的视角提出，人体是个具有自组织、自适应、自调节、自稳态、自演化的开放的主体系统，从反映生命规律、健康与疾病的本质与相互转化规律以及有效地防病治病，保障人民健康的角度看，中医的科学性是不容置疑的，同时中医用艺术的形态承载科学与人文的内涵。中医学科学、人文与艺术的融合是中医学的特征。

2. 象思维与中医学　长期的农耕文明、象形文字造就了中国人的形象思维。王永炎教授在《概念时代应重视中医学原创思维的传承与发展》一文中提出："中医学原有的概念与形象思维是中医学原创思维的基础与源泉。对于其原创思维的传承、创新应以形象思维来阐述中医学的天人相应、形神兼备等有关学说，并联系综合集成的思想，论释辨证论治,然后从我国首创的复杂巨系统的观点阐述中医理论。从思维科学出发,与现代系统论相结合会为我国中医药的现代化发展奠定坚实的基础。因此,当前的迫切任务是基于经验,结合现代科学前沿方法学的构建,并运用其方法系统阐释与发展中医学的原创思维。"王永炎教授对象思维高度重视,指导团队开展系列的象思维研究,包括涉及中医"意象"思维理念、中医"象"与"意"的哲学思辨、象思维与中医辨证的相关性等,于智敏将象思维的路径从"观天地以察象"、"立象以尽意"、"得意而忘象"、"依象而思虑"、"据象以辨证"、"象思维与创新"六个方面论述了导师的学术思想。此外,还有其他学兄从心象与中医理论的关系进行深入研究者,此处不再赘述。

三、文化自觉与弘扬中医药

当前正值中国迎接文化大发展,促进文化大繁荣的时代,作为与中华文化密不可分的中医药学,王永炎教授认为在面对国家文化发展盛世与科技转型的重要阶段,如何处理好其与西方哲学、西方文化和西医学之间的关系,值得我们学人深入思考。社会学家费孝通教授提出的"文化自觉论"对于解决世界多元文化并存的时代中医药学学科的健康发展有所借鉴。

1. 何谓"文化自觉" "文化自觉"是费孝通先生1997年1月在北京大学重点学科汇报会上的讲话中提出的概念。费老说:"文化自觉,意思是生活在既定文化中的人对其文化有'自知之明',明白它的来历、形成的过程、所具有的特色和它发展的趋向。自知之明是为了加强对文化转型的自主能力,取得适应新环境。"费老这里强调的是要传承中华文明,传承的自然是优秀的中华文明。费老提到的核心内容是"自知之明"。关键一个是自己,一个是明白。自知之明是为了加强文化转型的自我能力,取得适应新环境。现在我们面对的复杂问题是前所未有的状况,我们必须要有新思维才能够有所进步。新的思维从哪来? 应该从中华民族几千年的文化中来,就是费老所说的自知之明,要了解中国文化的特点。作为医务工作者,要了解自己的医学、哲学、美学、宗教的特点,人文为科学奠基,科学促进人文发展。简而言之,当代的文化自觉就是自觉弘扬优质中华文化。

2. 文化自觉促进中医药健康发展 人类生存危机的出现是广泛、紧迫的,不是任何一个或几个国家或地区能应付的了的。生存危机是全球性的灾难,然而这种生存危机不是单纯的医学问题,文化冲突是其根源。

(1)日益显现的人类健康危机:经济利益最大化的社会快速发展态势对人类生存的自然和社会环境产生了极大的影响,导致人类生活方式和社会行为发生了很大变化,由此带来了种种与健康、疾病相关的社会问题,乃至出现人类生存危机。随心所欲的生活方式,及食品添加剂、农药、化肥、防腐剂等的使用都直接影响着人类的健康。环境污染导致的温室效应、抗生素的滥用,为新型传染病的出现提供了温床。美国2012年发生了自2004年以来最为严峻的一次西尼罗病毒疫情,至8月底仅得克萨斯州就报告有300多例感染病例,其中包括15人死亡,目前没有针对西尼罗病毒的特效药,保护人类的疫苗也尚未问世。仅靠疫苗的研制无法应付病毒的不断变异。2012年手足口病高发,发病的孩子凡是疹子特别多、口腔里的疱疹也很多,这样的孩子基本没有生命危险;凡是那疹子隐而不发的,往往容易出现重症而导致死亡。这符合中医透疹泄毒的原则,在目前疫苗还没出现的状况

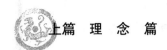

下，中医药可以发挥重要作用。

城市化的人口膨胀带来了教育、医疗资源的紧缺，尤其是人类赖以生存的水资源紧缺、饥饿、营养不良等在一些国家地区依然严重威胁着生命健康；另一方面，营养过剩和生活方式不健康导致的疾病如肥胖、高血压、冠心病、脂肪肝、动脉粥样硬化、糖尿病等发病率大幅度提高。心脑血管病的发病率和死亡率在发达国家虽都略有下降，而在我们国家还是在上升。近年来肿瘤因其对患者身体较高的损害性和致死率，已经成为对人类健康造成重要威胁的重要疾病之一。美国在肿瘤研究方面投资巨大，但效果不显著。因此其在肿瘤防治策略上发生了原则性的改变，那就是不过度治疗，加强宣教，可以采用补充及替代医学自然疗法。此外，随着社会竞争的日益激烈，生活节奏的加快及人生观和价值观的扭曲，人们的情绪、心理、精神发生很多变化，导致抑郁症和心因性精神障碍的发病率不断地攀升，抑郁症现在患病率已经是11.8%。我国已经进入老龄化社会，老年病患者增多，就整个医疗卫生资源而言，人们到了老年期的医疗费用消费大约占其总花费的70%，而老年人在临终前两年的医疗费用消费又占到70%里的70%。

因此，人类面临前所未有的健康危机状态，这种危机状态迫使我们从理念上有所准备。要顺应自然，要把唯心史观和唯物史观结合起来，达到自然、社会与健康的和谐。

（2）国医理念缘于国学，要了解中华文化的优与劣：儒、释、道为中华文明的一源三流，核心是儒学。儒家强调"和而不同"，道家强调"崇尚自然"，墨家强调"人文关爱"。国医的理念缘于国学，中华民族在农耕文明的基础上形成的生命观、健康观，以人为本，重视物质和精神活动的统一；强调涵养道德，修为养性，形神一体，天人合一。这些理念一直指导着健康维护和疾病防治。

费孝通先生在一次讲话中提到"我们需要一种新的自觉。考虑到世界上不同文化、不同历史、不同心态的人今后必须和平共处在这个地球上，我们不能不为已不能再关门自扫门前雪的人们，找出一条共同生活下去的出路。"这段文字写在1992年6月。在国内，当时市场经济刚刚开始全面推进，而费孝通先生却提出了如何在21世纪处理国际之间的问题，提出了环境和能源问题，提出了可持续发展的问题，以及民族和民族、宗教与宗教和国与国之间的关系。这显然是一种超越其所处具体社会和思想环境的眼光和关怀。而在国际上，也是直到一年后，美国学者亨廷顿才提出了所谓"文明的冲突"问题。

近十年西方学者也首肯了农耕文明的优势。农耕文明的劣势一直是被批判的，特别是1919年的"五四运动"，提出"打倒孔家店"、废除三从四德等，甚至提出废除国医。但是农耕文明是一种优质的文化。儒、释、道，特别是新儒学派，已经采取了批判的继承。"象"、"象思维"、"象科学"就是农耕文明的产物。包括"气"，生气通天、大而无外。分子水平可以是小而无内，还可以往下做，做到更加精细。但应从整体出发，把整体观念和还原分析结合起来，这是科学研究必然要走的路。人类对疾病和健康的认识也一定要涉及影像学和大生化以外的人的自我感受与修为，所谓的PRO和DRO的结合，重视循证证据的临床试验与证候组学、方剂组学、腧穴组学的基础研究。大科学时代，如太空和海洋领域的探索，追求精准才是科学，然而真理妄加一分便是谬误。但科学家们同时也意识到，追求精准不是唯一的目标，如对于天体的探讨，黑洞、α、γ能量的研究，所需要的根本办法是非线性的、混沌的研究方法，它同样是科学的范畴。

当前的自然与健康不和谐的根本问题来自于文化冲突。如何面对健康的危机？这需要来认识人类发展过程中不同民族的文化价值,大力提倡不同民族文化之间的包容和融通,这是国学国医复兴的关键。中华民族的长盛不衰与文明的灿烂,重要的原因在于不同民族文化间的包容与融通。欧洲文艺复兴的融通也提供了很好的范例。因此,不能说农耕文明就是小农经济、目光短浅,要看到农耕文明顺应自然的优势。当前应该学习新儒学派,要补课,既要了解笛卡尔、康德、尼采、黑格尔等这些哲学家对于人生、健康的认识,将唯物史观和唯心史观结合,又要致力于中国文化、中国哲学与中国医学的比较研究,唯心史观和唯物史观的融合要把他们之间的沟通和交流,与自然和健康的认识连接起来。

3. 中医药如何应对健康危机 中医以天地人整体观来把握人的健康维护与疾病防治,如"人以天地之气生,四时之法成"、"四气调神"、"生气通天",都体现出顺应四时、形与神俱、融通整合的理念。这些先进的理念使得中医在诊疗当代疾病具有独特而显著的疗效。中医"整体观念"、"辨证论治"等理念及方法与器物对现代医学的研究与发展也有很大地启迪,如个体化诊疗、网络医学等。中医学也顺应了转化医学、健康医学、个体化医学的趋势,在应对健康危机中将能发挥巨大的作用。

党和政府一直非常关注和支持中医药事业的发展。中医政策的第一句话是"中医不能丢";第二句话是"中西医并重"。中医现在仍然属于弱势学科;第三句话是"中医现代化"。关于"中医现代化"的理解有很多分歧;第四句话是"中西医结合"。中医现在的形势应该是春天来了,但乍暖还寒。我们需要改变这种状态。仅靠孔子学院还不能解决问题,要让西方人理解中国人的哲学。像恽铁樵、陆渊雷、章太炎,精通西学而后致力于国学、国医。体现"大一"和"小一"的整合,勿忘大一,大而无外,从整体出发回归整体。要从不同的地域传统的文化当中寻找发展的智慧和力量,来推进人类文明的进步,寻找未来发展的道路,这是一个历史的经验。英国著名的哲学家伯特兰·罗素在《中西文明比较》中认为:"不同文明之间的交流,过去常常被证明是人类文明进步的里程碑"。人类的自然和健康的和谐需要不同文明之间的沟通、交流。

中医西医要融通共进,但要以我为主,我主人随。虽然我们不片面追求现代医学的科研评价体系,但是在世界顶级杂志上发表中医药研究的文章,对于提升中医药的地位和国际影响确有裨益。过分强调师承教育模式会影响中医药人才培养的规模,会使中医药队伍萎缩,但是师承教育与博士后人才培养相结合不失为中医药人才培养的有效途径。如网络医学,有时候研究的就是证候学、症状学,就是PRO这部分病人的自我感受,然后与基因组结合分析。中医药学学科的创新和变革要重视原创思维和原创优势,重视在传承的基础上创新。我们需要这种包容、沟通,应置于大科学背景下,适应大环境的变迁,服务大卫生的需求,科学人文融合互动,东学西学兼收并蓄,构建统一的医学药学。

(张华敏　陈昱良　佟　琳)

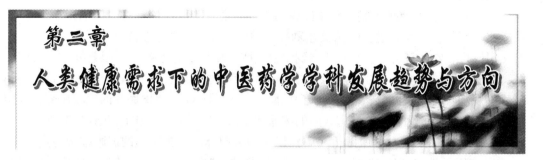

第二章
人类健康需求下的中医药学学科发展趋势与方向

一、中医药学学科建设体系日益成熟

中医分科，由来已久。《周礼》分医为四，后来又有祝由十三科。尽管这种分类很粗糙，很原始，但毕竟表明中医在发展过程中的专向与细化。现在按照中医药学的内在体系，可以清晰地进行学科分级。学科建设的本质是学术建设，其核心问题是培养开发学术研究人员的能力，使学术研究活动获得最大的效值。王永炎教授曾任第五届国务院学科评议组中医学、中药学召集人，在任期间对中医药学学科建设相关问题尤为关注，发表系列文章，现试将其思考及建议归纳如下：

1. 中医药学学科建设目标要明确　1949年以来，在党和国家政府的关心和扶持下，中医药事业发展迅速，中医药学术空前繁荣，中医药教育蓬勃发展，现代中医药学学科体系逐步形成并发展壮大。随着教育部《授予博士、硕士学位和培养研究生的二级学科自主设置实施细则》发布以来，中医药的学科学位授予内容更为丰富。

学科的发展要适应国家经济建设与社会进步的重大需求，建设目标的定位要与时俱进，应是有限的目标，学科领域不宜过宽，凝集出的科学问题不宜太多。王永炎教授提出"中医学一级学科建设的目标应是继承与发展中医学优势特色，为全面提高人类健康素质和防治常见病、多发病与现代难治病服务。中医基础学科要联系临床实践，中医临床学科要结合基础理论与应用基础研究。""实施学科建设目标亟需引进现代科学的方法手段，诸如生物信息学、分子生物学、应用统计学、循证医学等学科的相关技术，还要构建证候与方剂研究的物质基础、生物效应与数据评价、利用、挖掘技术平台，还有天文学、气象学、应用数学、理论物理学的相关方法。"

2. 学科建设的研究方向需要积累和稳定　学科建设有层次，研究方向是关键环节又是核心内容。学科发展目标是确定与构建研究方向的指导思想，学术梯队建设是实施研究方向的保障。研究方向是学科设置的研究领域，一般说研究方向在二级学科之下设置。王永炎教授对学科研究方向的遴选和培植提出如下建议：

（1）围绕高水平学术带头人遴选、确立研究方向，必须有著名教授的支撑。老一代学术带头人，执掌学科的学科研究方向的带头人和后备的年轻学科带头人都具有显著的学术成就和一定的知名度，为学科建设奠定良好的基础。

（2）承担国家与省部级各类重大研究计划的课题项目带动学科建设，培植学科新生长点，形成研究方向，体现本学科与本单位的优势与特色。

（3）重视学科起步的前沿构建研究方向，如治未病理念与亚健康干预的研究，循证医学在中医临床试验的方法学研究,还有中医药学与分子生物学、生物信息学、数理统计学前沿交叉渗透,尤其是信息科学应贯穿学科内外上下的全方位,当作制高点对待。总之学科新生长点应在百米起跑线上通过竞争而涌现出来。

（4）新的研究方向可来自原有稳定的研究方向,是原有研究方向的延伸、拓展与分化。允许一位学术带头人牵头两个研究方向,常常是后备学术带头人继续新的研究方向并逐步地完善与发展。

（5）国家、社会急需的领域构建研究方向,如中华人民共和国中医药条例颁布实施以后,中医诊疗技术标准的建设,再如我国进入世界贸易组织（WTO）与药品管理法的实施,中药材资源保护与饮片的炮制加工都将成为相关学科需要强化或构建的研究方向。

（6）从高校、院所、医院总体业务建设出发,选择共同的领域如证候学、病毒病、老年病等汇聚基础、临床、中药、针灸多学科参与建设的研究方向,以提高整体水平。学科研究方向要保持稳定性,要连续几代人做下去,在原有方向上可以培育出新的研究方向,一般由学科后备带头人牵头完成。

3. 人才梯队建设是学科发展的重中之重　实现学科发展目标,稳定学科研究方向与构建学科人才梯队是学科建设相互关联的三个要素。王永炎教授非常关心学科建设中人才梯队的培养,尤其是学科带头人的培养。提出学科带头人的培养途径有三: 首先是研究方向,在稳定的基础上有创新发展的学术骨干可接替上一代学科带头人;通过学术引进消化吸收,多学科交叉渗透融合,构建新的研究方向,成为第一代的学科带头人;再者是承担重大课题项目的负责人。对于博士授权的新学科点,在设定学科发展目标之后,应着眼于中医药学学科门类的新领域,在百米起跑线上构建研究方向,如中医预防理念与预防医学、中医循证医学、生命科学原理与中医学、心理学、逻辑学融入中医学的临床基础研究等,按计划选拔人才,送国内外领衔学术机构专门培训,这也是学科带头人培养的途径之一。

4. 二级学科发展的建议　王永炎教授既关注一级学科发展的理念、目标及研究方向,也对一些二级学科的建设做了深入的思考。

（1）完善中医辨证方法体系: 辨证论治是中医学的特色方法学体系,王永炎教授多年对中医证候特征有着深入的研究,2004年,以973项目"证候规范及其与疾病方剂相关性研究"为切入点,首次将证候概括为"多维界面"与"内实外虚"、"动态时空"的特征,且三者可分而不可离,贯穿于证候始终。为了完善辨证方法体系,适应证候量化诊断与评价的研究,需要从辨证行为的理念与证候因素的提炼两个方面进一步深化。要继承"以象为素,以素为候,以候为证"的理念与传统方法。提出了遵循"以象为素,以素为候,以候为证,病证结合,方证相应"的原则,完善与推广辨证方法体系。证候因素,应证组合,降维升阶,从系统复杂性出发回归到清晰明了的规则;从非线性设计过渡到线性结果;从个案分析研究开始,推广到群体诊疗方案大样本的疗效观察。并对证候进行概念诠释,深化有关证候属性如普遍性、复杂性、动态性、个体性、涌现性,有关证候演变的动力系统,有关证候表述的规范、证候量化诊断的描述、提高证候诊断水平的途径与方法、病证结合的中介——症分布规律、辨证论治临床评价方法等有重要意义与价值,为辨证论治临床疗效评价方法提供理论依据,为完善临床评价体系,客观、真实、可靠地辨证论治效果奠定基础。

（2）加强中医学派研究: 中医学派形成的学术根基延续了很长的时间,但真正意义上的中医学派出现较晚。《四库全书总目·子部·医家类》说："儒之门户分于宋,医之门户分于金元。"确实在一定程度上反映了中医学发展的实际情况。王永炎教授认为中医医史文献研究和学派研究是利用中医传统方法研究中医的典范。关于学派的选择,可以进行医史学研究。选择学说理论相对完善、临床特色相对鲜明、传承关系相对清晰、医家团队相对强大的中医学派作为研究范本。学派研究的思路和方法:首先,要摸清属于这一学派的所属医家与可用的医学文献,将整理总结该学派的独特理论与诊疗方法作为研究的切入点;第二,对同一学派的不同时代医家进行比较研究。掌握学派在传承过程中,什么被继承,什么被舍弃,有了什么样的演变和发展;第三,从时、空两个方面进行学派之外的立体比较,确定什么才是真正属于该学派的原创性理论与特色;第四,将学派的创始与传承放到学科与社会的大背景下,研究该学派为什么出现,为什么发展,对当前的中医学有什么影响,对整个中医学科的建设有什么意义。

（3）中药创新研究:中药学在高概念时代的传承与发展,对我国医疗卫生保健具有重要的现实意义。国家建立基本药物制度,制度的设计与实施,既要符合国情又必须依据国际规范。按照1985年内罗毕会议精神,药品要不断提高科技含量同时要降低治疗成本,目的是最大限度地提高社会可及性。在我国迫切的任务是逐步解决好九亿农村人口常见疾病的治疗用药问题,显而易见,中药是提高医疗服务公平性的重要保障之一,其优势无可替代,与化药生物制剂具有等同的作用。具体到中药材饮片与中成药的保护利用和开发研究,应重视"品质性效用"一体化系统工程的设计与实施。从效用研究着眼,迫在眉睫的是已上市的中成药大品种做上市后安全性有效性的再评价,与此同时运用化学生物学的方法提高药品质量标准。从总体上提高国家用药水平。论及品质研究,中药材的生态环境、道地性与优质相关性、栽培技术等已成为世人瞩目的重大课题。至于药性研究贯穿基础与临床,体现中医药学自身规律的时代特征,要在传承的基础上创新。用现代科学方法研究中药,既要体现中医药特点,又要提高其科学水平。不仅应对单味药进行化学结构成分分析并提取其中有效化学成分,更重要的是以中医药理论为指导,对中药复方进行研究,筛选有效成分,进行药效学研究,同时通过动物实验,制作病理模型探讨其治疗机制,再进一步在临床上验证。由此可见,处理好中药复方、单味药及有效成分三者之间的关系,显得至关重要。中药复方体现了中医用药特点,科学地揭示方剂的功能、配伍规律以及组方中的药效变化,有助于阐明理法方药的内涵,也有利于说明多种药物多种成分配合治疗的优越性。

二、科技进步有力地促进学科发展

1. 科技创新是中医学术发展的必然要求　　王永炎教授十分关注中医药的创新发展,关于中医药的创新也多有论述。他在中医药创新中尤其关注理念和思维方法的问题。早在2000年就提出:"21世纪中医药的现代化发展,不单纯是技术问题,而主要是指导思想、思维方法和观念的问题。中医治疗不是采用单纯对抗疗法。而是以中药方剂为主,采用整体综合调节形式,针对疾病的主要发病环节,通过多途径、多环节作用于人体的多层面、多靶点,使其整体水平、器官水平、细胞水平、亚细胞水平、分子水平得到相应调整。正是因为医学模式的不同,中医学的研究和发展,只能借鉴而绝不可能完全照搬西医学的研究发展模式。以往的中医药科学研究大多是在现代思维模式指导下进行的，这可能是事倍功半的原因之一。在中医药的现代研究思维方法中应自觉地将整体观念作为指导思想，这是极其重要的"。"中医药发展过程可概括为继承、验证、质疑、创新四个阶段。在这个过程中要提倡两种科学精神，一是怀疑精神，只有发现问题才能解决问题；二是创新精神，要在继承的基础上创新。"

王永炎教授认为"创新是中华民族伟大复兴的需要，它体现在思维、设计、速度、效率、效果之上，其中最主要的是创新思维和最终体现为可供检验的效果。其次，创新要有目标、方向和项目课题。这是经过深思熟虑、凝聚而成的，因此不可能是短期行为。在中医药方面选择的空间很大，如用现代科技方法来揭示中医药的科学内涵、创新发展中医药学的理论等。最后，创新除了要有器物、技术、设备、资金等条件外，最重要还是对创新人才的培养。现实已经把中国推向了世界舞台，我国与欧美、非洲、亚洲各国的文化和经济交流日益频繁，但熟知这些业务和外文的人才奇缺；在专业方面仍缺少领军的复合型人才。

他对基础研究十分重视，认为："纯基础研究工作，一旦取得有显示度的结果，就有可能产生划时代的效果，如相对论的提出、电磁理论的形成、超导与半导体的现象，以及生物遗传因子双螺旋结构的发现等。"这对近年科技体制改革有非常重要的意义。"开展基础研究有三个要素。一是提出新问题，即文献上没有"解"的新问题，或是另有"新解"的旧问题。二是深入思考，考虑与问题有关的理论和现象以及"解"的可能方向。三是大胆设想或假设，这才是解决问题的关键。只有提出新问题，才能求得新的科学知识，鼓励求真求异。"

关于创新的条件和方法，王永炎教授认为："独立与自由是创新的基础。中医药学学科具有自然科学与社会科学的双重属性，要弘扬中医学的原创思维与原创优势，重视传承，在传承的基础上创新。这是一种整合，中医和西医，特别是中医优势的临床思维，从循证、诠释到学派的研究，应该充实现代医学科学，进而构建统一的医学。毫无疑问，这就是大科学背景下最重要的整合，实施整合的运作机制，既要跳出中医药学学科的领域，又要服务于中医药事业的战略任务，强化国家意识，要欢迎一切热爱和愿意参与中医药研究的科学与人文相关学科的志士仁人。寻求新型的举国体制，举国体制在中国有其优势和特色，"两弹一星"就是举国体制成功的典范；要营造宽松的环境，允许失败，倡导"独立之精神，自由之思想"，独立与自由是创新的基础，若没有独立之精神、自由之思想，何谈创新，又何谈原创的创新？"

创新的方法上，王永炎教授提出："在现阶段概念的诠释与诠证、术语的规范研究也是一种创新。因为创新是指引入或产生新事物并且造成变化。引入现代诠释学、术语学所做的研究，应归入创新的范畴。"他将诠释学引入中医理论研究中，并指导团队开展了大量的概念诠释研究，为中医药的研究开辟了新的方法学途径。

总之，在中医药学学科发展中，王永炎教授认为创新是主线，但不可忽略传承，中医药学学科的进步和事业的发展需要创新，但首先是继承基础上的创新，继承中医学的原创思维与原创优势显得十分重要。因此，创新重要的是理念、理论及方法的创新。

2. 坚持中医药现代化的根本道路 "中医现代化"、"中药现代化"从20世纪90年代末以来一直成为关注的热点之一。1996年，我国正式提出了中药现代化的口号，相继在1998

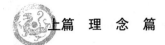

年有学者开始探讨中医现代化的内涵。王永炎教授于2000年在《中医杂志》发表了《关于中医学跨世纪发展若干问题的思考》一文,开始表述他对中医药现代化的若干想法及思考。

在其《关于中医学跨世纪发展的若干问题的思考》中提出:中医学要想适应当代社会的需要,就必须将传统中医学的优势和特色与现代科学技术相结合而发展下去,这个过程就是中医现代化。中医现代化是一个发展过程,它有两个不同范畴的概念。其一是中医药学术和中医行业的现代化发展,但它更主要的是体现了生产、社会、哲学等因素对一门自然科学发展的影响;其二是中医学学科的现代化发展,是其在科学理论和应用技术上的完善和进步,它必将受到理论与实践、继承与创新、分化与综合等内在因素的制约,有其内在的规律。他指出要确立中医现代化发展的基本策略、提出中医学学科现代化发展的重大问题和关键技术、制定中医现代化科技发展战略与目标,方能有力地支撑和促进中医现代化,加快中医现代化发展进程。这与科技部、国家中医药管理局后期立项开展了系列软科学研究课题,如"中医现代化科技发展战略研究"、"中医药现代化发展战略研究"、"中医现代化发展战略研究"相一致,也就是坚持中医药现代化是中医药发展的必经之路,但是要从行业角度加强顶层设计,制订好战略规划,才能避免走弯路。2002年,《对新世纪中医药发展几个问题的思考》一文中提到要"坚持中医药现代化的根本道路",认为中医药要走向国际化,被世界接受和认可,都要求中医、中药必须走现代化的道路。

王永炎教授指出:制约中医学向现代化发展的两个瓶颈,一是"证候理论"的现代科学阐释,即体现个体化具体治疗的辨证论治思想及其方法,它突出地反映了中医学科学的健康观和疾病观,与今天新的健康观念和医学模式不谋而合;二是方剂的物质基础与作用机理,它远非通过单一化合物结构的分离和修饰,达到特异单一作用的西药制药和作用模式,而是有自己独特的药学特征,即方剂通过主要药效组分在多靶点或靶器官上,发挥整体综合调节作用,达到治疗、预防、康复与保健的功效。当然在短时间内搞清、阐明上述两大问题是非常困难的,因为阐明"某事物为什么是这样的",要比说明"某事物是这样的"要困难得多,后者只要说出客观的、科学的理由和证据即可,而前者则须在此基础上阐明其复杂的机理,这需要长期、全面的高质量的研究和大量的积累。关于证候及方剂的研究,中医界从未停止过,从国家973计划、攻关或支撑计划到国家自然科学基金一直将中医证候及方剂研究列为重点研究领域,但仍未取得突破性进展。所以到了今天,证候与方剂理论的研究仍然是中医药科学研究的瓶颈之一。

在中医现代化中提倡既要重视中医临床研究,又要重视多学科方法的引进。他指出:"中医学是一门实践性很强、重视经验积累的医学,只采用现代实验医学的方法是不够的。在整体辨证思维指导下,在强调以临床为中心,以实践为根本的前提下,基础研究和临床研究相结合,提出理论假说,并逐步建立新概念、新理论,这是中医学发展应遵循的原则。""要重视科学方法的运用,特别是应用数学方法,包括计算机技术,建立和完善系统的中医药疗效评价体系,提高中医药临床疗效的客观显示度,如合理的DME设计、可靠的数理统计资料、中医药数据库、科学的评价方法等。同时要对中医学的一些概念、基本单元、学科分级的界定,共有标准的制订等进行进一步的规范化研究,既要能体现中医学特色和优势,又要思考与现代相关学科的衔接,这代表着一个学科的成熟度。"

　　他对中医药现代化的发展方向十分认可,认为中医药现代化是中医药通往世界的必由之路。中医药要发展,就必须紧密地与现代科技相结合,与西医学趋同发展,互相补充,以此提高自己的综合实力。中医现代化是在大科学背景下,保持和发扬中医原创思维和原创优势,有效利用现代科学技术和方法,丰富和发展中医理论,提高中医药临床实践能力和水平,促进中医药创新发展,使中医药更好地服务于民众及国际化的实践过程和发展目标。

　　3. "中医研究"与"研究中医"并行　要"中医研究",而不要"研究中医",是已故国医大师陆广莘先生提出来的,他在2011年7月27日于《健康报》"要中医研究而非研究中医"一文中,对二者定义如下:"中医研究即用传统的中医思维、传统方法和经典理论去研究、传承和发展中医,而研究中医是用现代的科学技术来验证中医的正确性"。王永炎教授深知陆老先生这份热爱中医之深厚感情,强调"中医研究"是为了加强中医为主体研究。但导师仍认为在现阶段"中医研究"与"研究中医"应并行。

　　中医研究,是坚持中医主体发展,我主人随。要坚持和弘扬中医药学的原创思维和原创优势,在继承的基础上发展中医,兼容多学科研究成果。要符合中医学术创新模式,从临床到理论再到临床,不断提高中医药临床疗效,创新中医药理论。这要求中医学人在开展科学研究时,要提出中医的命题,要用中医的思维,要选用适合中医的方法。中医研究才能防止"中医西化"。

　　然而时至今日,仅仅依靠中医传统方法研究中医也是不够的。"研究中医"是中医开放包容的态势,欢迎多学科热爱中医的仁人志士开展中医的研究。"研究中医"的目的不仅仅在于"用现代的科学技术来验证中医的正确性",更深远的意义则在于以下三个方面:一是揭示中医原理的现代机制。通过对中医原理现代机制的揭示,弄清疗效发生的内在联系,破解"知其然不知其所以然"的历史难题。二是使中医理论的现代表述成为可能。只有通过研究中医,弄清中医理论在现代科学水平上的表达,才能使中医理论得到现代科学的解释,才有可能用现代语言进行表述。三是可能有更深层次的发现。随着研究的拓展与深入,可能会有在宏观层面难以有新的发现。研究中医,离不开对人体微观世界的探索,可以为理论突破创造条件。研究中医方能达到共识疗效、扩大中医的可及性,提高中医的国际认可度。

　　因此,当下"中医研究"、"研究中医"都应该被鼓励、被认可、被推广。

　　4. 中医标准化研究　标准是衡量事物的准则,是学科成熟程度的标志,是中医药学学科发展的必然需求,是最高层次的科研成果。标准化的意义,就在于能够在一定范围内持续获得最佳秩序和效益,从而不断推动经济发展和社会进步。标准在制定过程中具有综合性和共识性,在执行过程中具有权威性和约束力,并随着时空的转化不断地提高、不断地修订,因此标准制修订工作是一项长期的工作。

　　当今中医药标准化工作面临的形势是喜忧参半。

　　喜的是中医药标准化工作在"十一五"期间,有了更好、更快、更大的发展,形成了中医药专家广泛参与、全行业关注、支持和参与标准化建设的良好氛围,中医药标准制修订步伐明显加快,相对独立、完整的中医药标准体系框架初步形成。中医药标准化工作的支撑体系建设得到加强,涌现出一批能够承担中医药标准化研究制定的组织机构,凝聚起一支医教研产相互配合、精通中医专业技术、熟悉标准管理知识的复合型专家队伍。国

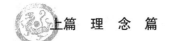

际标准化工作取得了突破性进展,我国实质性参与世界卫生组织(WHO)国际疾病分类代码(ICD-11)传统医学部分的制定,在国际标准化组织中医药标准化技术委员会(ISO/TC249)平台,我国2个中医药国际标准项目通过了国际立项,并获得了3个国际工作组召集人席位,可以说,这是具有跨时代意义的重大成就,与针灸腧穴标准的制定与日同辉,而又有当今的时空特征。

忧的是中医药标准化工作存在的问题也很突出。一是思想认识的问题。中医药界某些学者对标准的制定存在比较严重的误区,认为高层次的科研成果可以为标准,并可在全国推行,甚至可推荐为国际标准,很显然这是一种误解。因为标准具有综合性,是多人多项成果的搜集、整理、升华,是最高层次科技成果的整合。单一的科研成果尚无广泛的专家共识,也缺乏严格的科学验证以及时间和实践的检验。二是科学研究的问题。在部分疾病上,有三五个,甚至十几个指南、规范、标准,究其原因在于缺乏制定中医药标准的创新方法学,这是我们必须要关注的。将循证医学引入到中医诊疗指南的制定中,不可否认对提高诊疗指南的质量具有一定的作用。目前,中医医案被认为是最低等级的循证证据,王永炎教授对其存在质疑。早年上海章太炎先生就说,中医对人类贡献最著者莫过于医案。如果我们按病证诊疗整合医案,采用现代的数理统计方法作有效的分析,基于临床数据的医案研究将能提高其循证证据的级别。三是统筹协调的问题。标准的制定、推广、应用、反馈、修订应该是螺旋上升的过程,目前制定的许多标准束之高阁,实际应用较差。要加强政府主管部门对相关标准的管理,加强标准制修订与标准的推广应用的统筹协调。同时,也应注意到标准的制定与知识产权保护之间的关系。

中医中药是为数不多的几个具有自主知识产权的民族产业之一,在制定国际标准时,具有一定的主动权,中医药国际标准的制定应该本着"我主人随"的原则。然而,国际指南的制定具有一定的原则和规范,中医中药要想走向国际,和国际接轨,必须制定符合国际标准规则的临床实践指南。中医指南的制修订要注重创新方法学的研究。要集成古代和现代中医药成果的精华,注重资源整合,要厚今薄古,古为今用,通过整合现代科技成果而不断修订、更新、完善。对于循证医学、定性研究、专家共识等,综合科研成果、获得循证证据的手段,应在充分学习应用的基础上,加以改进,克服局限性,使之能够服务于中医指南的制修订。在安全、有效、稳定的大前提下建立规范的中医药临床实践指南,成为人们均应该遵守的规则,否则难以比较,无法约束而使行业行为处于无序的状态。要从全球的视野去制定具有较好临床证据的、切实可行的中医药指南,这样才有一定的广度和高度,才有和谐友好发展的人文环境,才能提升中医药学的国际学术影响力。

针对中医药标准化工作面临的形势,王永炎院士在研究对策方面提出5点建议。

第一,关于时空转换。中国是中医的发源地,而后传到日本、韩国及世界各地。日本尊仲景学说,发展汉方医学,代表人物如吉益东洞、丹波元坚,代表性著作《药征》《杂病广要》传到中国并被推广。中医在韩国被称为韩医学,宗太极八卦,代表著作如《东医宝鉴》。值得重视的是我们要学习日本人、韩国人,他们较早学习并应用符合国际规范的方法学来制修订标准,拥有一批掌握国际规范的标准化人才,而我们起步较晚,缺乏这样的人才,应该抓紧时间培养懂历史、重传统、善于标准制定、熟悉国际规则、能够运用英文和多语种的人才,争取国际标准制定的主导权和制高点。

第二,关于科学主义。大家应该看到,过分追求精准仍然是今天的现实,然而它正在发生着变化。标准的制定要求精准才可操作,然而这并非是唯一的准则,当今科学的格局正发生着深刻的变化,非线性、不确定性物质运动被列为科学的范畴。以种子种苗的研究为例,既要看到植物学相关生态研究的成果,又要朝向两端延伸,宏观到观天象、察物候,微观到基因组学、蛋白组学、代谢组学,而后是微观和宏观的链接、综合和分析的链接、实体本体论和关系本体论的链接,然而这仅仅是一种研究思路,如能找到契合点则意味着突破,但常常擦肩而过,显然这仅仅是一个开始,渴望对接是任重道远的企盼。

第三,关于文化冲突。文化的冲突是标准竞争最基本的因素,政治、经济、军事、外交的冲突最终都是和文化冲突密切相关的。中医学是医学体系的重要组成部分,是防治疾病、维护人类健康的生命科学,中医药有文化但不完全是文化,中医药研究也不应是从文化到文化,然而文化冲突必须重视。标准是掌握学科主动权的重要工具。应该看到我国与日本在标准化建设上尚有一定的差距。这源于近现代我们标准化发展没能跟上时代发展的步伐,没能适应全球标准化发展的趋势。就中医中药来说,我们是发祥地,具有原创的思维,体现优秀的传统文化。中医药原创思维是意象思维、具象思维,最后是形象思维,我们的原创优势是现代传染病,特别是病毒性传染病,我们和转化医学、个体化医学靠得最近,所以中医药标准的制定应该以我为主体,我主人随,最终能够做出中医认可、西医共识,中国人认可、外国人也认同的标准,这是一件困难的事,要达成共识是我们努力的目标。

第四,关于国内情况。标准化工作首先应当增强自我意识,通过宣传教育,在临床上深入转化医学,加强现有科技成果、临床实践经验等对标准制修订的技术支撑,促进标准在科研、教育、医疗产业等领域的推广运用。其次,注重中医药标准化的创新方法学研究。对于循证医学、疗效评价做综合研究,获得基于临床试验数据共识性的循证证据,对循证医学技术手段应在充分学习应用的基础上,加以改进完善,使之能够服务于中医标准的制修订。最后发挥政府的职能,推进将形成中医药标准草案作为重大项目立项实施和评估及评审验收的基本要求,推进中医药的教材、著作、论文等的撰写与现有中医药标准的衔接,推进建立标准研究制定、推广运用、评价反馈、再修订的螺旋式上升的中医药标准制修订机制。

第五,关于整合资源。标准的制修订要集成古代和现代中医药成果的精华,注重古代和现代的资源整合,原则上要厚今薄古,古为今用,通过不断整合当下最先进的得到广泛共识的科研成果而不断修订、更新、完善。针对当前部分疾病存在三五个以至七八个指南,标准规范不统一的现象,要加强整合,发挥各专业标准化技术委员会的技术指导作用,鼓励多个社会团体、学会组织联合协作制定标准。同时,中医药标准化工作需要行业内外的统筹整合,应追求大学科、广覆盖,要将中医药标准化的发展置于大学科背景下,要跳出学科限制,要服务于中医药事业的发展,天地生、数理化、逻辑学、运筹学等都是不可缺少的。最后,要加强国际合作,整合国际资源,调动国际学术组织的力量,通过国际科技合作,扩大我国在中医药科研领域的影响力,加强政府间的对话,注重在合作共赢前提下的竞争,争取更多国际利益相关方的支持。

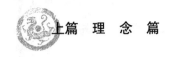

三、传承是中医药学学科发展的基石

传承是中医传递思想、方法、技能的重要形式，通过传承使中医学术绵延相续，承前启后，生生不息。中医学术传承历史悠久。《礼记·曲礼》："医不三世，不服其药"，即有传承之意。

1. 读经典做临床是培养优秀中医临床人才的重要途径　"读经典做临床"是王永炎教授针对优秀中医临床人才研修项目提出的中医临床人才培养的重要方法和途径，后又逐渐完善为"读经典、做临床、参名师、悟妙道"，提出十年来已经成为行业内公认的临床人才培养模式。

纵观历代名医，大凡成为中医大家者，无一不娴熟经典，并通过临床实践灵活运用而创立新说，推动学术的发展。孙思邈尝谓："凡欲为大医，必须谙《素问》《甲乙》《黄帝针经》、张仲景、王叔和等诸部经方"。读经典的作用大概可以概括为两种：一种是掌握历代医家的诊疗经验。中医学作为一门经验特色鲜明的医学科学，其理论体系的建构，主要来自于临床实践经验以及日常生活经验的归纳总结，从经验归纳总结所形成的理论，或者是对经验的约定性说明，或者只是经验的替代工具，是对一组经验现象的捆绑，反映了中医经验医学的特色。因此，对前人经验的吸取以及自己临床经验的积累，也就成了提高临床医生技能的必由之路！另一种作用则是为了更好地掌握中医临床思维。近现代以来，中医药理论分化与新的学科体系逐步建立并不断完善，中医药理论也逐步从经典著作中分化、独立出来，但中医思维方法的研究则严重滞后，而中医经典蕴含着丰富的中医思维方法。因此，通过读经典可以达到训练中医思维方法的目的。大概正由于此，人们常常将读经典与感悟、悟道相联系。与很多青年中医讨论为何阅读经典，也认为现代中医临床各科已经基本归纳了各类疾病的常用治法及方药，读经典更多的是为了体会其中医临床诊治思维。

医学是一门实践科学，中医也好，西医也好，都需要经过大量的临床实践才能不断提高临床水平。历代医学家取得的辉煌成就和精湛医术都是其寻求古训、立足临床的结果。《褚氏遗书》中说"博涉知病，多诊识脉，屡用达药。"这里"博涉"、"多诊"、"屡用"，都说明了实践的重要作用。王永炎教授认为悟性主要体现在联系临床，提高思想、思考、思辩的能力，破解疑难病例获取疗效。第一是熟读一本临证案头书，诸如《医家四要》《笔花医镜》《医学心悟》《医宗必读》等可以任选，作为读经典医籍研修晋阶保底的基本功。第二是诊疗环境，建议城市与乡村、医院与诊所、病房与门诊可以兼顾，总以多临证多研讨为主。若参师三五位以上，年诊千例以上，必有上乘学问。第三是求真务实。"读经典做临床"关键在"做"字上苦下功夫，敢于置疑而后验证、诠释，进而创新，务必活学活用，最可贵的是取得鲜活的临床经验。"经验"是感知，距理性思考还远，然而第一手感性的知识至关重要。

家传、师授、学派的继承与太医院的教习，曾是历代培育名医的门径。在延续西方模式多年的中医高等教育体制下，师承教育又重新回到中医教育体制中。读经典、做临床、参名师，方能培养能使其明于医道而谓的"明医"。导师强调的"庭训"、"尊师重教的养成教育"、"背诵经典"、"临证"乃成为明医的重要途径。参名师是提速成为明医的有效方式，这种"随师侍诊"、"耳提面命"、"衣钵相传"的方式，最能让弟子切身领悟导师的学术真谛，直接承受导师的临证经验，将所读经典与临证实践有效结合。有文章将名师独特的作用具体可以反映在以下4个方面：①展示高超医技，树立中医信念。②指导经典学习，熏陶求是作风。如朱良春教授曾从师于近代大家章次公，章师学识渊博，理论精深，所倡导的"发皇古义，融汇新知"的革新精神，求实的治学主张，精切的辨证功夫，独到的用药经验，对他的一生产生了很大的影响。③展示临证过程，切入临床实际。张琪教授说道："徒弟跟随老师临证，学成就能独立看病，而且疗效较好。"④沟通理论实践，破解关键疑惑。章真如教授认为："从君一席话，胜读十年书"，许多书本上学不到的东西，往往一语茅塞顿开。因此，若每日虽有正确的学习方法，没有名师的指点，学习上往往会走许多弯路，难获得成功。无师自通者，寥如晨星。拜师学艺无疑是一条捷径。朱良春教授认为自己受到名师指导，得益匪浅。因在实习阶段就拜章先生为师，跟随临证抄方，遇到关键性的环节时，章师每每提醒一卜，启迪是深刻的，获益是最大的。那么，是不是经过读经典、勤临床、参名师就一定能成为名医呢？"明医"能否成为"名医"的关键在于他是否能够"悟妙道"。这里的妙道指的不仅是中医的医术，还有中医的思维、学理，甚至包括中医医德，能够融汇新知、创立新说者。只有达到悟妙道的境界，才能成为一代大医。

"读经典、做临床、参名师、悟妙道"是培养临床名家的重要途径。

2. 回归学术本位，培育中医创新人才　进入21世纪，全球关注的高等教育改革已朝向高等教育大众化与精英培养并重的方向迈进。鉴于我国目前正处在从人力大国向人才强国转变的历史进程中，随着社会的发展，高等教育存在的问题也日益凸显。回首2005年钱学森先生辞世前，感慨地提出"为什么我们的学校总是培养不出杰出的人才？"这是钱老对我国高等教育和人才培养提出的深刻命题。适应创新型国家的战略需求，各行业各学科都要思考并作出回答。联系中医药学学科晚近迎来了良好的发展机遇，中医从求生存向谋发展过渡，急切期待着领军的学科创新人才培养能够落到实处。为此从人才培养的理念到措施都需要进行认真的研讨。

（1）坚持理性思考，明晰历史隐忧

1）培养与运用理性思考：科学研究应坚持理性思考。理性思考主要是逻辑思维模式，是有充分的理论依据，能对事物进行观察、比较、分析、综合、抽象与概括的一种思维。也就是说理性思考是建立在证据和逻辑推理基础上的思维方式。一个优秀的科学家不仅要在学术研究、理论创新上能够坚持理性思考，对待学术环境、学术背景同样需要能够坚持理性思考，能够正确分析和对待政治变革、经济发展、文化冲突等对科学研究的影响。当今，很多中青年科学家及学科带头人是双肩挑干部，如此尤其要坚持理性，能正确对待文化冲突。对政治、经济、社会形势，从哲学、史学、文化多视角进行诠释，坚持自己对当前形势和周边事物的独立见解，朝向懂政治、学经济、做学问的复合型人才迈进。

回顾历史，我们需要理性分析三千年以降、三百年以上作为大国强国在科技与教育具备强势的支撑，及至后三百年的衰败与复兴的经验与教训。对于世界四大文明古国之一的中国，曾经创造过辉煌灿烂的古代文明，为什么近现代出现了衰落？为什么近代科学不在中国文明或印度文明中间产生，而只在欧洲发展起来？显然，近三百年来农耕文明与工业文明的冲突，尤其是清代闭关锁国抑制了中国早期工商业的发展，使近代科技的形成与发展失去了基本的土壤与条件。如儒学思想虽然强调"忠"、"孝"伦理、三纲五常的法统，但其本质还是为维护君主封建统治的，使中国大一统的封建统治延续了两千多年而没有根本改变。这些都需要认真思考，认识中国自然科学发展的社会背景及其特有的文化形

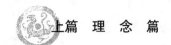

态。正确把握工业文明与农耕文明的历史背景,正确把握中国学术发展的现实与未来的愿景是十分重要的。

2)理性分析中医药发展趋势:作为中医学人,要能够从哲学、史学、医学角度理性分析中医药学的发展和趋势。缘起工业文明追求的是精准的对象,将灵与肉做二元分析,至今已开始认真的反思;国学国医主张农耕文明弘扬的自然混沌,是天、地、人一体,形与神俱的一元论,现在已经成为一股复兴的思潮。王永炎教授倡导的系统论指导下的还原分析渐为医学界同道接受。现在是西学东渐、东学西渐并行的一个时期,既要注重东学和西学的分歧所在,又要探寻两者整合的切入点。从生物医药领域来看,健康医学、转化医学、个体化医学都是整体观的体现。人们开始重视中医学的原创思维,但仅仅从理念层面去认识是不够的,原创思维的主旨就是形象思维,称为唯象学说,主张象与体的结合。研讨形象思维就必须把握唯物史观和唯心史观的辩证关系。对唯心史观的学习要补课,既要克服玄学的悖论,又要坚持批判地继承。中医有文化,而中医非文化。将中医学定位在生物医药领域,是以健康与防治疾病为核心,然而中医学也是与人文科学融汇最好的生命科学,要把握好这种辩证关系。

纵观历史,可以发现社会的动荡形成了一个怪圈,极左的或极右的思想常常易于占上风,中间的往往沉寂。而极左或极右的思潮大多都是非理性的,而恰恰"中和"的形态代表了社会发展,是文明进步的常态。所以,应提倡淡定修身,提倡中和、中庸、中道。中庸、中道不是很多人理解的老好人、平庸,不是折中的意思,而是修为符合现实、顺应社会发展客观规律。因此,要克服极左、极右思潮的影响。科学家要坚持理性,要善于运用逻辑思维,才能够发现真理,为学术繁荣与学科建设多做有益的工作。

(2)克服体制弊病,选才彰显任贤

1)创新教育与科研体制机制:全球问责大学社会适应性差、培养不出创新人才,而中国教育存在的问题远比全球严重得多。中国教育在近30年发展得相当快,但在最重要的任务即培养杰出的领军人才方面却少有建树。现行的教育体制不利于学生发展自我的特色。追求高分的应试教育限制了学生创造力的发展。著名教育家陶行知说"生活即教育",然而,在中小学教育中,更多的孩子感受的是"教育即应试"。梦想是创造力的源泉,而在疲于应试的奔跑与喘息中,我们的孩子还会有梦想吗?教育过于追求公平,实际上,公平是相对的,公平的相对性有其可操作性的一面,也有越其常规不公平操作的一面。对于高校招生自主权很多学校领导不要也不敢要,我们呼唤了教育改革这么多年,然而举步维艰。显然首先要克服教育体制、机制的弊病。

科学研究过分追求热门,以需求引领下的招投标必导致急功近利。不是所有的科学研究都要以满足需求为目标,科学研究更多的应该鼓励自由探索。急功近利使得科学家难以静心思考,很难在自己感兴趣的领域持续深入地研究,当前多数学者都是按照招标指南设计课题,课题组长忙着寻找经费维护团队的生存。晚近,科研院所有了自主选题,由于青年人缺乏独立思考和实践的锻炼,多数按照领导和老师的思路去做,而没有发挥好自主选题培育创新人才的作用。所以,功利科研与应试教育一样都是体制的弊病。

苹果CEO乔布斯去世了,他留给世界最为宝贵的就是持久不衰的创新精神。如果乔布斯不来到美国,而是一直在叙利亚,还会有今天的苹果传奇吗?应该说是美国曾有过的快速发展的经济和自由公平的竞争环境成就了乔布斯。创造力固然有天赋的因素,但它的启动与爆发更多地需要依托将创新精神转化为全新理念与实践行动、管理方式和运行规则，以及制度环境与科学机制的创新。因此，如何营造多元、开放、独立、自由的环境，积极倡导和培育大胆怀疑、勇于创新、宽容失败、崇尚竞争的创新文化，这将是个无法回避的问题。

2）发现与培养特色人才：鼓励教师和科研管理者们成为能够发现特色、识别人才的伯乐，并持之以恒的给予支持，不计回报。华罗庚，初中毕业，自学成才，由于其在数学上的突出表现被清华大学破格录取，成为一代数学大师。陈寅恪，留学多国，不求学位，只为治学，虽然没有任何学位，但他是清华国学院的教授，是国学大师，对史学、文学、哲学乃至于天文地理无不通晓。再有非常突出的例子是生物遗传学之父——孟德尔。他也是有独立精神，有特色、执着的人才。他考不上维也纳大学，因考取不到职业教师执照只能做代课老师，在修道院工作却不会传教，但他在修道院建立的实验室里凭着个人的志趣，用了十年的时间，在遗传学理论方面取得重大成就。在他死后30年，他的理论才被认可。他做的就是这种有贡献、有特色、超前的工作。孟德尔取得的重大发现不得不提的就是他所在的修道院的院长，这位名叫耐普的院长独具慧眼地发现了孟德尔的特色，并给予了超常的支持，应该说正是由于他一如既往、尽心竭力的支持成就了孟德尔，造就了这位超越时代的天才，催生了现代遗传学。耐普院长也许是世界上最有成效的伯乐之一。作为科研管理者也应该提高发现人才和科学评价的能力，科学研究的主体是人，管理者在创新机制、合理配置资源的同时，也要为国家发现人才、培养人才，大力支持科学工作者，使他们在科学研究中发挥最大的才智。

3）保护争议，求真求实：科学研究中要保护争议，务必求真求实，提倡敢于怀疑的科学精神。科学上超前的工作，由于数据不完备或者不符合当时学术主流，早期多有争议。加之中国官本位思想，难以接受有争议的人和事，不能容忍超常人才的缺陷和过失，因此，面对争议多弃而不用，缺乏耐心引导。其实，产生争议是好事，必须要回归到学术本位，应鼓励争议和争鸣。中医学术史上涌现出的众多流派正是百家争鸣、百花齐放的结果。各学派不断吸收融合，互相渗透交叉汇流成干，形成中医学继往开来的一条长河。当代的中医药学更要敢于创新，要坚持理性，有批判地继承。如中医标准化建设工作，早年提出的时候，有些中医老先生表示反对，认为中医圆机活法、不求精准，中医搞标准会淡化辨证论治。然而，我们坚持一个学科成熟的标志就在于有没有标准，标准是科学研究成果的最高层次，现在中医药标准化工作推进得很快，逐步形成了共识。所以，提倡年轻一代要有批判的思想。当然对于老先生为中医求生存的感情应予以尊重。目前，还缺少评价真实世界的标准体系，RCT（随机对照试验）不仅对评价中医疗效有问题，对西医复杂性多因素慢病的干预评价也解决不了。但是在没有创新方法学方案之前，用RCT评价更容易得到国内外医学界的认可。总体看，当今的学人不怕争议还尚待时日。一旦某项研究创新的趋势明显，有成功的希望，就应该得到支持，而且要允许失败、宽容失败。青蒿素给我们造就了一个国际大奖，但也显示出规避风险、规避争议和举国体制带来的问题。争议与和谐并不矛盾，保护争议需要政策。科研体制也要回归学术本位，学术本位就是顺应自然、求真、求实、求异。要真正落实就必须创造一种开放、友好的学术环境，身体力行陈寅恪先生倡导的"独立之精神，自由之思想"。相信现在的中国能够发现和培养出创新杰出的人才。

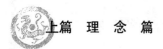

（3）培养青年学人，营造成才环境

1）青年学人是创新的主力：在科学研究中年轻人是主力军，很多重要的原创性工作都是由年轻人做出的，支持青年学人，符合创新规律。作为青年学人，首先应该树立敢为人先，破旧立新的精神。要淡定淡雅、克服急功近利，以博雅教育为核心价值观。科学面前人人平等，青年学人要敢于提出异议，勇于挑战权威。

青年学人的成长离不开高年资学者的支持。作为老一辈科学家应该多与青年学人交流，激励他们勇于突破、追求卓越，在思路和方法上给予他们启迪，为他们提供条件，帮助他们组建团队。

科研管理者素质迫切需要提高，要积极为年轻人营造创新环境，在评审中公正客观地对待青年学人，年轻人能够以学术实力获得支持，既会激发他们创新的激情，又使他们不为了寻找经费奔波而安心科研。积极探索加强自主选题在培养青年人创新能力中的作用，将课题运作与学科梯队建设有机融合，项目运作着眼于成果，学科建设着眼于人才，探索两者有机结合的机制，在项目运作中促进人才成长。

2）为青年学人创造条件：大科学时代多学科的协作是科技创新的核心推动力，因此要跳出中医药学学科领域，欢迎一切热爱和愿意参与中医药科学研究的学者加入，因此，需要培养和整合复合型人才。

基础研究最为薄弱，也最为艰难。基础研究尤其需要科研人员的淡定、淡雅、中道、中和，从而避免震荡时期的极左极右。中医药学学科发展首先要肯定疗效、规范标准、发现机理。从事机理层面的基础研究如何融汇社会科学领域的成果，如何把结果加以校正核实需要时间和实践的检验。所以，基础研究最重要的是把握理念，而基础研究突破的重任更需要年轻人来完成。积极呼吁改善投招标，973项目、基金委重大计划等基础研究项目首先应该选择的是年轻的团队负责人，先选堪以重任的年轻科学家，信任他们，让他们去组建团队，完成设计，这样才能把基础研究做好。

（4）笃定中医信仰，发扬原创优势：中医药行业与其他行业一样求贤若渴，迫切呼唤创新人才。中医药创新人才首先应该热爱中医、忠诚中医。热爱中医，是要对中医事业有深厚的感情，认可中医的学术原创性，对中医的发展充满信心，克服曾有过的学科弱势的不自信。试想一个整天质疑中医是否科学的人如何能创新中医药呢？忠诚中医，就是得明白中医是怎么回事，了解中医与哲学、史学等人文学科的相关性，能理性地分析中医，有批判地继承。也就是说你首先是一个明白的中医。这里不是排斥多学科参与，中医药是一个开放的巨系统，需要多学科思路与方法的借鉴，但要我主人随，要中医研究，而不是研究中医。

其次，要发掘中医办教育的优质资源。应该倡导博雅教育作为中医药大学的核心价值观。重新思考、考察与调研书院式的教育，发掘其中的优质资源，充实目前的高等教育。宋代书院强调基本功的训练，强调案头书，提倡学生主动制订读书计划，而后师长们根据学生的问题做辅导。如果在韩愈的传道、授业、解惑的基础上再加强创意，将会走出来一条中国人自己的路。中医中药教学可以重新考察、探讨太医院的教习模式。太医院的教习强调案例教学，相当于现代的教学查房；还要进一步弘扬与推广策论的撰写，由老师问策，学生射策，而后撰写策论，这才是原汁原味的中医。可以向全国推广传承博士后的培养模式，在本专业里选拔优秀人才传承老专家、老中医的经验，在继承导师学术思想的基础上进行深入研究。还可以尝试非医多学科专业的博士后班,吸引多学科人才参与中医研究。

第三,弘扬中医的原创思维与原创优势。要补读一些尼采、康德的书,中国的学问要读陈寅恪、熊十力、马一浮的著作。科学与人文融合是中医药学的双重属性,也正是后科学时代要研究的主要对象。中医药学重视临床,重视临床思维的方法,中医诊疗能否取得疗效,关键在于悟性,在于思维、思想、思考、思辨的能力,还要靠实践中临床鲜活的经验积累。这是现象理论指导下的实践。中医学理论的原创优势体现在理论框架上,即是天人相应、形神一体、辨证论治。把中医的优势与现代科学技术整合起来,在系统论指导下的还原分析,走出自主创新的可行之路。

中医药事业正处在一个良好的发展期,中医药人才是决定中医药事业成败的关键。我们需要领军人才、需要临床优秀人才、需要科技创新人才,但这些人才的形成首先需要的是一个宽松的环境。建设一支德才兼备,甘于为事业奉献的人才队伍,任重而道远。

四、中医药学学科方向的变革与目标

随着全球科学格局的变化,中医药学的学科方向需要调整变革与创新。所谓科学大格局应该包括概念的更新,思维模式的转变,理论框架的构建与付诸实践行动的指南。其中重要的因素,应该是科学概念的更新和宇宙观的深化。关于暗物质、暗能量、反物质的研究,引起科学格局的大变化,核心就是非线性、不确定性纳入科学对象,属于科学的范畴,它已经在全球科技界达成共识,这将有利于中医药学的发展和研究。王永炎教授指出"中医药学学科建设,要坚持我主人随,原创思维与原创的优势。重视传承,在传承的基础上创新。要置于大课题背景下,要适应大环境的变迁。所谓大环境的变迁,应该包括自然生态与人文生态。要服务大卫生的需求,就是医疗卫生体制的改革,要朝向社会民众。要提高我国为民众服务的公平性和社会的可及性,那就是让广大群众能够得到合理的治疗,能够吃得上药、吃得起药,能够把适宜的技术用上去,能够解除他们的痛苦。

1. 全球化进程将促进中西医的不断交叉、融合　"全球化"这个词出现并不久,以前大家讲的是"西化"、"现代化",全球化和西化、现代化有很大不同。世界不同的文明如果是走向现代化了,那么他们之间的差异性就越来越少。以前的全球化确实是个西方化和现代化的过程,从科学、技术、信息、金融、旅游、环保等都可以看出社会趋同景象越来越严重。但随着变化的加剧和观念转型的深入,他们之间已不完全等同。全球化除了趋同的方面外,更加强了认同意识,全球化使得认同意识和认同力量加强。从长远观点来看,世界将汇合为一个单一文明。宋健指出"全球化使不同国家和文明日趋接近。在文明交汇的过程中,人们可以发现大量共同点和基本的共同价值。……全球化的发展将为各具特色的文明的发展创造更广阔的空间。"全球化可能带来毫无个性的同质化,它无视差异,追求一种至高无上的权利。从观念上看,全球化并不单纯是一个同质化的过程,反之,全球化使本土的觉悟、意识、敏感、情绪和热情空前凸显出来。"全球化或许会消解国家的权威,或许会改变主权和民族性的含义,但它同时还强化着认同意识的重要性。我们世界的全球化程度越高,对认同的向往就越强烈"(E.约翰逊,艾思本研究所主任)。在20世纪末,最有意义的反省之一就是承认全球化并不意味着同质化。许多人都放弃了现代化趋于克服差别这样一种观念。毋宁说,全球化既减少了种族、社会、文化和宗教的差别,同时也强化了他们的矛盾和冲突。如今,在全球社群中,我们正面对着两种彼此冲突甚至矛盾的力量:一种是国际化或全球化,另一种是地方化或社群化。对于因为这些东西方文化冲突带来的种种事件,杜维明在他的《儒家文明与文明对话》著作中,提出了应该加强不同文明的对话。他引用了康新思有关人类意识演化三阶段的理论。值得注意的是"第二个轴心时代开始于1900年左右。它是一个我们如今身在其中并发现自己的时代,并且,这一时代也持续到将来。我对这些时代的理解来自于德日进关于意识演化的一般理论。我们的时代如今正在发生着从分化到会聚的转变。""原初与轴心意识的会聚为将来创造出一种新的转化。一种新的意识形式正在诞生,这种意识需要一个新的名称,我称之为第二个轴心时代。在这一时期,第一个轴心时代的各个主要宗教正在通过环绕地球的全球网络以及全球的宗教对话会聚到一起。同时,各种本土的传统正在重新唤醒前轴心意识沉睡的响度。这样的话,第二个轴心时代就可以恰如其分地被称为会聚的时代。"杜维明从而推测,在会聚的时代,日常人类生存中的惯例是高度分化和复杂的。在这样一种知识社会中,一个显著的特征就是"和而不同"或"异中之同"。它超越了所有形式的两分,包括身与心、精神与物质、凡俗与神圣、创造者与受造物以及主体和客体。它寻求在抽象的普遍主义和封闭的特殊主义之间保持一种动态的平衡。在会聚的时代,人类意识从两方面来看是全球性的。

在这种全球化的大潮中,发展科技和应用科技成为应对可持续发展问题最有效的方法,科技实力和科技竞争力也已成为公认的衡量、评价综合实力和竞争力极为重要的指标。互联网及计算机技术的迅速发展,科技全球化成为科技界面对的重要挑战。科技全球化,是指科技活动已不局限于一国之内,科技人才与资源、研究对象、研究成果、影响和作用都戴上了国际性的色彩。表现在:第一,科技活动内容的全球化。像许多科学技术问题如大气、海洋、人类基因组计划、脑计划等,是涉及多国利益的区域性或全球性的研究课题,因而各国科技者都予以极大关注,而这些问题研究的范围及其适用性也必然是全球性质的。第二,科技活动地域范围的全球化。第三,科技活动主体的全球化。第四,科技体制的全球化。第五,科技活动影响的全球化。应对科技全球化过程中,各国极为强调走本国国情的道路,将科技全球化与科技本土化密切结合。关于科技本土化,有学者指出它包括四个方面含义:一是研究本土事物;二是解决本身问题;三是用本国语言表达、记载和传播科技;四是建立独树一帜的学统。而这往往体现在国家科技政策当中。在全球化作为一个时代特征对中国的影响日益加深之时,中国政府提出了加强自主创新、建设创新型国家的战略。从表面来看,虽然这个与改革开放相衔接的大战略的制定和实施与发达国家的核心技术控制相关,但是从全球化的内在逻辑来看,实际上这是中国对世界贡献方式的转变,或者说,这是中国对全球负责任的一种体现。而最彻底的贡献方式就是拿出我国最具原创性的知识体系。正是源于原创性及其潜力,中国政府选择了以中医药作为突破口。

全球化的趋势必然带来东西方文明的碰撞、融合,"西方和东方"这样一种排斥性的两分法必须为一种整合的正在形成的世界文化的观念所取代。这种东西文化的会聚、融合必然对基于西方文明和东方文明产生的西医学和中医学产生深远影响,也为中医、西医的融合提供了理论上的可能性。

2.多学科交叉与整合为中西医融合提供了理念、技术及方法

(1)高概念、大数据时代中医研究的机遇及朝向

1）高概念思维模式：美国现代知名作家丹尼尔·平克在他的著作《全新思维》中指出：发达国家正从信息时代走向概念时代，我们将面临一个全新的思维模式。概念时代究竟意味着什么？概念是人类对世界认识也就是认知过程所形成的一种基本模式，是人类知识组成的最小单元，是思维的基础。概念间存在着各种复杂的联系。所以说，作为一个时代标志的概念，无疑与思维，特别是高概念、高感性的思维，也就是形象思维和创造性思维息息相关。在信息时代，经济和社会的基础是线性思维、逻辑能力以及类似计算机运用的能力；而在概念时代，经济和社会的基础是创造性思维、共情力和把握全局的能力。过去几十年属于某些具有特定思维的人，即编写代码的电脑程序员、起草协议的律师和处理各种数据的MBA。然而事情正在发生改变，未来将属于那些具有独特思维、与众不同的人，即有创造性思维、共情性思维、模式辨别思维或探寻意义型思维的人。

高概念时代的另一特征是科学与人文的融合。科学求真求实求异，人文求善求敬求和。当今医学发展医生的职责不仅是防治疾病，更要实施人文关怀。这与历来重视"形神统一"、"注重医患沟通"的中医学相一致。

2）大数据技术：1980年，著名未来学家阿尔文·托夫勒便在《第三次浪潮》一书中，将大数据热情地赞颂为"第三次浪潮的华彩乐章"。大约从2009年开始，"大数据"成为互联网信息技术行业的流行词汇。百度对大数据的定义是，所涉及的资料量规模巨大到无法通过目前主流软件工具，在合理时间内达到撷取、管理、处理、并整理成为帮助企业经营决策更积极目的的资讯。比较公认的大数据具有的4V特点：Volume（大量）、Velocity（高速）、Variety（多样）、Value（价值）。在维克托·迈尔-舍恩伯格及肯尼斯·库克耶编写的《大数据时代》中指出"这是当今社会所独有的一种新型能力：以一种前所未有的方式，通过对海量数据进行分析，获得有巨大价值的产品和服务，或深刻的洞见。""大数据的精髓在于我们分析信息时的三个转变，这些转变将改变我们理解和组建社会的方法。第一个转变就是，在大数据时代，我们可以分析更多的数据，有时候甚至可以处理和某个特别现象相关的所有数据，而不再依赖随机采样；第二个改变就是，研究数据如此之多，以至于我们不再热衷于追求精确度；第三个转变因前两个转变而促成，即我们不再热衷于寻找因果关系。"作者还提出了"大数据时代我们需要改变我们的操作方式，使用我们能收集到的所有数据，而不仅仅是适应样本。我们不能再把精确性当成重心，我们需要接受混乱和错误的存在。另外，我们应该侧重于分析相关关系，而不再寻求每个预测背后的原因。"这对于不以精准擅长和不追求明确病因的中医学来说无疑是个利好的消息。

3）高概念、大数据为中医研究拓宽了时空：概念时代的到来，与之相应的是人们对创新意识的要求更加迫切，原创思维得到高度重视。中医药学是东方哲学观影响下历代医家通过数千年的临床实践和观察所总结出的对生命、健康和疾病的认识所形成的具有特定概念、理论、方法与技术的医学体系，与西医学的视角与思维方式完全不同。中医药学素以形象思维和整体观念为核心，重视临床医学，强调天人相应、形神一体。这一思维模式也体现了科学与人文融合，晚近倡导的叙事医学更重视观察病人情绪、感情、心理、认知的变化，将医生既往的心理访察的日志升级为平行病历与现实记载症状、体征、各项理化指标摆在同等重要的地位。以医生能够作为癌病与临床流行病人的精神支柱为最高期望。因此，中医学原创思维的传承和发展适应概念时代的需求，重视概念并将其拓展到高概念，将形象思维、具象思维与逻辑思维相结合，将中医原创思维向全新思维过渡，以保持

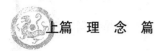
其在新时代的不断发展。

中医药数据目前并不是以数据量大为特点,而是以其多样性和价值性为特点的大数据。大数据技术的迅猛发展使得中医药意象思维和体验感受的表达越来越成为可能。大数据关注整体数据,不求精确,这与中医药学注重人体整体的健康状态和疾病反应以及与社会、环境、心理因素等综合影响相一致。

中医学所重视的相关关系在大数据时代得到认可。阴阳五行学说框架下的人体与自然、人体各脏腑的生理与病理关系认识,是中医药基础理论的显著特征。这种从现象理论出发的脏腑关系,以及临床从脏腑关系、气血相关、天人相应等角度认识疾病、治疗疾病的实践活动都体现了中医药理论重视关系本体性的特点。大数据对相关关系的认识,使得不再必须发现精确的因果关系,这种相关关系帮助中医发现机体及其相关环境改变导致的平衡与和谐的破坏(病因),以及这种状态的改善(疗效)。因此,高概念思维、大数据技术将会促进实体本体论与关系本体论的结合,转变述而不作的面貌,中医理论研究正在悄然兴起,有待复兴。

高概念、大数据时代为中医临床与基础转化研究创造了前所未有的良机。关键在于整合,针对现象理论,意象结合,可容纳非线性数据,将中医研究(自身理论与临床)与研究中医(西医学、生物学、化学、信息学等多学科的成果与问题)兼容和合;将"循证医学叙事化"与"叙事医学循证化"结合反映古今中外对一个专题的大数据集成,做整体顶层设计,注重中医学原创优势,其中最急重的是提高临床疗效。

4)整体论指导下的还原分析,最终要回归到整体发挥效力:已故国医大师陆广莘先生认为:"疾病医学、疾病对抗医学是用物质世界的知识解决生命现象,是对象性思维的认识论的知识论层次,它的机械构成论观念的认知方向是向后、向下、向外的。向后专注溯因分析认识论,向下坚持微观实体本质论,向外信奉线性因果决定论。"而中医学的本质"是创生性实践的生生之道,其人本主义意向性思维的致思方向是向前、向上、向内的。中医学是人的生生之气作为主体性开放流通自组演化调节的目标动力系统"。这样的目标动力系统,单纯依靠整体论或者还原论的方法和技术都难以阐释。

上个世纪还原论的盛行,技术的进步,为人类物质文明与信息传媒带来极大的提高。然而对系统不确定性诸多复杂现象的认知却无能为力,复杂系统绝非还原成几个简单的因素就可以合理解释;还原分析的研究成果还是一柄双刃剑。缘于此整体论再次进入人类认知的视野,然则是融入系统论的现代意义的整体论。古代哲人倡导"道法自然",人生存于天地之间的整体论;西方哲人柏拉图讲"理念"与"实体"从整体把握实体本体与关系本体的结合。惠子(惠施)论宇宙是由大而无外的大一与小而无内的小一构成的,古时的整体论直觉复杂变化的事物自有其深刻的内涵,但失之对规律表述的清晰性也缺乏实践的可操作性。我们学术界经常争辩的"脑主神明?"还是"心主神明?""脑与心谁为主?"专家学者们为了证实自己的观点,从理论溯源到临床应用再到基础研究验证开展了大量研究,结果仍然是各执一词。其实"心"、"脑"无论从生理基础还是疾病特点都有相同之处,尤其在临床实践中"脑心同治"往往起到很好疗效,这就需要从多学科、多领域、多层面开展多元的中医理论研究。透视组学一定要用系统论来指导,要从整体出发,进行还原分析的研究。或者是不同的组织,或者是不同的脏器,通过还原分析的研究,一定要回归到整体上来。重视表征、重视观察、司外揣内这是中医学的特点。基因蛋白代谢组学和证候之间的关联,希望能够对接,然而它非常可能是平行的擦肩而过,对于新的技术应该着眼于组合方法系统,组合成方法系统才是一种创造性功能。

因此,我们主张从整体出发做还原分析,希望能回归到整体上来发挥效力,融通整体论与还原论内在的合理性。无疑针对复杂系统科学的研究方法的探索还任重道远。高概念思维、大数据技术的引入相信可以缩短这个过程。

5)诠释也是创新,扩大中医药学术影响力:运用诠释学的方法对中医的理论、方法进行现代语言的阐释及传播,厘清中医药学概念做辐射推广,充实西医学同样也是创新。诠释学作为一门关于传达、翻译、解释和阐明的学科,在西方已有漫长的历史。诠释的基本要求就是在所要诠释客体(文本)的框架上,注入时代的血肉,增添时代的灵魂,创新发展的翅膀。这些新生的血肉和灵魂,便成为中医学发展的内容和标志。中医学理论的发展,都是经验丰富的著名医家,在熟读经典的基础上通过不断丰富的临床思维和临床实践,进而对经典的概念、学说或理论等进行解析、勾勒与诠释。因此,历代著名医家,可以说大多都是经典理论诠释的医学大家,正是依靠他们精通的理论基础和丰富的临床实践,赋予了睿智的诠释思维,推动着中医学理论的传承与创新。我们以往运用诠释学方法对中医的基本概念天癸、冲任、禀赋、病络、玄府等进行了研究,基本技术路径是:文献阅读→脉络梳理→框架勾勒→理论诠析→临床实践→提炼升华。这些研究运用时代语言,对中医的经典理论进行解读和充实,并结合疾病病例、心理等发病特征,阐释经典理论的指导作用,这样或许使经典的文本产生新意,或许促进了经典理论在当今的疾病防治中发挥了更大的作用,扩大了应用范围,从而推动中医理论体系的不断充实与完善。

总之,高概念思维及大数据时代的到来,无疑会促进现代生命科学的理论和技术与中医药学交叉渗透,从而有助于中医药基础理论研究的突破。中、西医应整合集成、优势互补,力争在理论层面有新见解、新发现、新学说,为创建统一的新医学、新药学奠定基础。

(2)大科学背景朝向中医发展:近半个多世纪以来的中医药科研实践表明,单纯的还原论和机械因果决定论方法不能解决复杂的中医药问题,难以收到理想的研究成果。大科学的不断发展,突破了传统的研究和思维方式,为中医药研究带来了新的发展机遇。

19世纪末20世纪初出现的量子理论和相对论,深刻揭示了微观物质世界的基本规律和时间与空间的本质属性,颠覆了人类对宇宙和自然的"常识性"观念,孕育和体现了整体性、几率解释的思想,突破了经典科学的还原论。

20世纪40年代创立的系统论、控制论和信息论,要求把事物当作一个整体或系统来研究,强调整体与局部、局部与局部、系统本身与外部环境之间互为依存、相互影响和制约的关系;研究系统的状态、功能、行为方式及变动趋势,揭示不同系统的共同的控制规律以及使系统按照预定目标运行的技术,实现了科学研究从还原论到整体论的飞跃,也在理论上为中医整体观的现代化提供了重要依据。

之后,在20世纪70年代兴起的耗散结构论、协同论、突变论,揭示了耗散结构微观机制的关于非平衡系统行为,认为系统只有在远离平衡的条件下,才有可能向着有秩序、有组织、多功能的方向进化;强调自然界是由许多小系统组织起来的统一体大系统,一个大系统中的许多小系统既相互作用,又相互制约,其平衡结构,旧结构转变为新结构,有着一定的规律;通过探讨客观世界中不同层次上各类系统普遍存在着的突变式质变过程,揭示出系统突变式质变的一般方式。推进了系统科学研究,揭示出物质世界客观的复杂性。

至20世纪80年代,复杂性科学的诞生,标志着系统科学发展的新阶段,这是以复杂性系统为研究对象,以超越还原论为方法论特征,以揭示和解释复杂系统运行规律为主要任务,以提高人们认识世界、探究世界和改造世界的能力为主要目的的一种新兴科学研究形态。复杂性科学的发展,不仅引发了自然科学界的变革,而且日益渗透到哲学、人文社会科学领域,带来了研究方法论和思维方式上的突破和创新。形成了具有非线性、不确定性、自组织性和涌现性特征的新的复杂性科学方法论。王永炎教授在多个场合强调,要认真的学习复杂科学这本书,要学复杂系统科学的理念,中医药学属于混沌、组性不确定的学科,要重视关系的理论,而后落实到实体的理论的研究。我们常常是用太极图来表达中国人的学问,表达中国古代哲学的思想。这是一个平面给出来的示意图,中国人的学问、哲学思维落脚到人体的健康、疾病,它是立体的。另外,黑色的鱼,白色的眼,白色的鱼,黑色的眼,当中隔着S线。第二它是动态的,当它快速旋转的时候,就再也看不出来黑与白,而它是灰色,你再也看不到眼了。当动态时空,就出现多维的界面,这时候太极就没有外面的圈了。它是复杂非线性的,它是不确定性的,它可以演化成千千万万,千变万化。这种哲学来自象形文字,来自农耕文明。就不是西方的奴隶社会,而后进入了工业文明,所以它还原论就是那样盛行。大科学格局的改变有利于中医药的发展。

量子力学、相对论、信息论、系统论、控制论、耗散结构论、突变论、协同论,以及复杂性科学等的提出,与中医在医学思想和哲学思想上有诸多深刻的一致性,为东西方文化、哲学以及科学的沟通创造了条件,也为中医吸收大科学成果,与大科学融合奠定了良好的基础。

大科学对科学的范畴加以拓展,将不确定性、非线性的研究对象列入科学范畴,注重解决复杂的科学问题,强调多学科交叉,其主要特征就是研究问题的整体性,考察问题的动态性,解决问题的综合性。中医学具有人文和自然的双重属性,具有非线性、不确定的特征,呈现出多学科交叉融合、系统集成多元化、综合性的特点。因此,大科学的发展和兴起,对中医药学理论与方法学的诠释和发展具有重要的支撑作用,也为中医找到融入国际科学共同体道路创造了条件。

中医药高校、科研院所应该建设多学科的联合体。多学科的联合体具有三项标志:第一是多学科、多机构、多层次;第二是要引领转化医学的研究方向,朝向社区、农村,进行慢病的防控,同时要强化突发传染病防控体系的建设;第三多学科联合体是要医、产、学、研资结合,来提高学科自主运作的能力。资是指把维护健康、调治疾病的工作做好,就能够取得基本医疗保险、商业保险、促进健康基金会等的参与和支持,就能够进入资本的市场。

3. 东学西学兼收并蓄,迈向统一的新医药学 关于中医药学学科方向的调整,王永炎教授提出:"应在自然哲学引领下,实施健康医学行动,针对优势病种,以辨证论治为主体方向,更新评价方法体系,获取共识的疗效,提高社会可及性及国际学术影响力。其目标是科学人文融合互动,东学西学兼收并蓄,构建统一新医学、新药学,为人类的健康事业做贡献。"

(1)自然哲学引领下的整体医学:虽然中医学具有人文科学的属性,但是中医学依然是医学科学,属于自然科学领域,因此,王永炎教授强调要在自然哲学引领下,按照自然科学去研究、去发展。中医学强调天地人相参、精气神一体,是整体医学的概念。当今中医研究应该是整体医学指导下的还原分析,从科研的设计就应该注重整体医学的引领,而后进行还原分析。

　　体现中医药优势的重点在临床,首先要做的是肯定疗效,而后规范标准,能够有可推广可普适的指南,再而后是发现机理。其中的核心是"共识疗效",共识疗效就是中医承认,西医也承认;中国人认可,外国人也认可的疗效。然而,取得共识的疗效却是一个难点、重点、热点,是一个很艰巨的任务。社会可及性和国际影响力之间的矛盾也应该解决,提高社会可及性,服务民众,适应医疗卫生体制改革,百姓都能够得到好处,能够起到惠民的作用,符合当今社会民生的需求。然而类属这样的研究,要在国外的专业杂志,甚至国外比较高层次的综合性刊物上发表文章,难度却很大,这就是矛盾。由于中西医两种体系的冲突仍然存在,所以这仍然是需要破解的难题。

　　另外,难题是构建"中医评价体系"的问题,创新方法学的基本问题还没有得到解决,中医的辨证论治是属于复杂性的干预,而真实世界要求患者报告的临床结局(PRO)与医生报告的临床结局(DRO)两者结合,甚至有更广的社会医学的内容也需要探索。对于循证医学,循证医学不等于RCT,循证医学不一定完全适合于我们中医。应该一学、二用、三改进,一定要分析它的局限性。王永炎教授在重视循证医学的同时,对晚近新兴的叙事医学也高度重视,提出"叙事医学与循证医学不可偏废,共同促进医学与人文发展。"王永炎教授认为:循证医学的发展固然为医学临床决策提供了高质量的群体证据,也要求医生根据患者的价值观和意愿调整治疗方案,提出"遵从人的意愿而不能迷信证据",然而单纯地"列出最优的治疗方案选项,征求患者意见"的机械程式极有可能在临床中被简化成"患者或家属签字同意",共同决策所要求的"医患充分沟通与理解"也许难免流于形式。叙事医学与循证医学的结合,即叙事循证医学的出现为最佳科学证据与最贴切个体证据的结合提供了契机,通过叙事的循证化与循证的叙事化两种实践,着力于整合找证据与听故事,既给予患者医学科学证据,也同时提供医学人文关切,从治疗疾病与缓解病痛两个层面设置符合整体治疗观念的双轨临床诊疗路径。

　　(2)朝向健康医学、转化医学和个体化医学:王永炎教授认为学术方向变革的前提是,21世纪的医学不应该继续以疾病为主要的研究问题,应当以人类和人群健康作为主要的研究方向。随着经济快速发展和人们生活水平的提高,人们对于健康的关注的重点也从不生病及延长寿命,转变为追求更好的生命和生活质量。WHO对于健康的定义是"一种身体、心理与社会适应的完好状态,而不仅仅是没有疾病或身体虚弱"。因此,医学的任务从以疾病为中心转移到以健康为中心。健康医学是一个评估、维护和促进个体与群体健康的综合系统。与传统的医疗服务相比,健康医学从单一的对抗疾病本身转向整体性的管理与调节,从生理、心理、社会等多个角度,在推进人与环境的和谐适应基础上,构建一体化的健康网络。中医集养生、保健、预防、治疗、康复于一体,其"治未病"理念中"未病先防、既病防变、瘥后防复"的原则,涵盖了包括健康、亚健康、已病和康复人群在内的全人群服务对象,全程关注和干预影响健康的综合因素,从整体层面辨证论治开展的个体化医学服务,更符合健康医学的趋势。

　　王永炎教授提出:学术方向的调整,由以治病为主转向以人类健康为主要的研究方向,把转化医学作为重点,要凸显个体化医学的优势,要参与全球卫生信息化,重视高概念医学的导向,推动医学的发展。

　　学术方向的调整包括了当今的4P医学已经走向了5P,在预防医学、预测医学、个体化医学和参与医学的基础上又加入了精准医学。参与医学是自然科学与社会科学的融合,是科学与人文的融合的医学。美国医学院，建立了转化医学的中心，美国国立卫生院，2006年起实施临床与科研成果转化奖励计划，叫做CDSAS，美国国立卫生院每年投入5个亿用以推进转化医学。转化医学要求重点要前移，移到预防上来，重心要下移，要移到社区和乡村。这个转化医学的目标很清楚，是学科进步、民众受益。转化医学大体包括这样内容，临床到基础。西医提出来基础到临床，中医多少年的积累，是重视临床医学，而且是临床到基础，临床是开端，通过基础、机理的研究，再回到临床上来，临床医学是核心，基础理论的升华，中药的源泉就在临床。医院要到院前去转化，院前就是社区、乡镇、农村，临床上的技术、制法、方药要向产业转化，研究的成果要向效益转化，医教研产要向人才培养转化。转化医学的模式具有普适的价值和永续的动力，需要稳定的结构。

WHO指出21世纪的医学将从疾病医学向健康医学发展，从群体治疗向个体治疗发展。个体化医疗的模式，反映了医疗卫生领域学科发展的前沿，在未来医学发展中具有举足轻重的作用。中医的辨证论治是最典型的个体化医疗的体现。新近提出的精准医学也是个体化医学的理念，美国总统奥巴马在2015年国情咨文演讲中提出"精确医学计划"，提议在2016财年向该计划投入2.15亿美元，推动个性化医疗发展。最新消息报道我国精准医学有望被列入国家"十三五"科技发展规划。科技部规划，在2030年前，中国精准医学将投入600亿元，其中中央财政支付200亿元，企业和地方财政配套400亿元。因此，未来中医药学发展应进一步发挥其个体化诊疗的优势。

（3）科学人文互动融合，东学西学兼收并蓄：王永炎教授认为：学术方向的调整最高的理念是宇宙观，如何看宇宙？老子认为宇宙是大而无外小而无内，大一能够融入小一。大一是天体、地学、物候；小一是基因、蛋白质、分子、中子。综合和分析、宏观和微观，要逆行的对接。宏观的研究向下，微观的研究向上，如果能够对接，找到契合点，这就是一个重大的创新。然而这个对接往往是擦肩而过，平行的擦肩而过，没有能够契合在一起。大概需要几代人，需要几十年上百年的工作。然而，大一能够融入小一，小一能够融入大一，大一小一能够兼容，东学西学能够兼容，科学人文能够融合互动，构建统一的新医学新药学。

构建统一的新医学新药学，早在毛泽东时代就已经提出。毛主席指出："中国医药学是我国人民几千年来同疾病作斗争的经验总结。它包含着中国人民同疾病作斗争的丰富经验和理论知识，它是一个伟大的宝库，必须继续努力发掘，并加以提高。""西方的医学和其他有关的近代科学、生理学、病理生物化学、细菌学、解剖学……这些近代科学都要学。但是，学了西医的人，其中一部分又要学中医，以便把中医中药知识和西医西药的知识结合起来，创造中国统一的新医学、新药学。"毛主席的论断我们依然要坚持。至于现在中西药结合这个学科的理念，学科的发展，都有很多不同的声音和争论，然而构建统一的新医学是一个重要的方向。

在这其中，"科学人文互动融合、东学西学兼收并蓄"是一个重要的理念。

科学与人文虽有不同的认知方式和思维方式，但远非绝对独立，而是可以互通、互识、互相为用的。这是因为作为自然一部分的"人"与自然本身原来就有一致性。例如我们经常说的黄金分割的例子。《涅槃与再生》一书指出："由于现代科学的深入研究，人们不断发现过去不曾注意到的、不同领域所具有的共同属性，而且现代科学提供了手段，使得对这些共通属性和相互关系的研究成为可能……20世纪后半叶已经出现大量学科交叉研究的现象：人们开始把孤立、割裂的门类重新联结在一起，把事物的各部分、各方面、各种因素综合起来考察,力求找出其共同性、规律性及其相互联系的结构、功能和方式,从而得出宏观的结论。另一方面,世界各种事物,各种运动过程已不仅不再被认为是偶然孤立的现象,而且也不被认为是某些现象或过程机械相加的总和。因此,不能把互动的、有机的整体仅仅分割为静止的、已死的部分来研究,必须在整体各部分的相互依赖、相互制约的动态过程中来揭示事物的特征。"

因此,要科学与人文互动,象与体融通。中国长期的农耕文明,使用象形文字而不是拼音文字,国人与国学,主张观天象、察物候,这都是象思维。但是现在对象思维的重视和应用却有所淡化。中医主张象与体的结合,象与体能结合,中医、西医就能结合。中医认为人身三宝精、气、神,精与气表达了物质、能量、信息的机能。中医学认为:"神"统摄精气并与天地合参,神的表达,就是思辨、思维、思想;道是规则,是法则,要道法自然;道不明,失其道,就必遭报应。精气神和天地人,核心是"道法自然"。上个世纪,科学曾经抛弃了混沌,人们一味追求唯物主义,漠视唯心主义,中国的心论、经学、理学、易学、宗教一度被淡化,然而今天科学发展的格局重新注重混沌的内涵。新理学、新经学、新易学、新心学以及宗教,体现的都是形而上层次的混沌。因此,应该重新审视上述学派的立场,从中发掘对中医学进步有益的内容。人们要追求的是纯正之真、仁爱之善、和谐之美,科学与人文、宗教、社会的融合,将会构建真、善、美的通途。

东学西学兼收并蓄,系统论还原论融通。正如前述,全球化正在加速地球逐渐形成单一文明;量子力学、相对论、信息论、系统论、控制论、耗散结构论、突变论、协同论,以及复杂性科学等的提出,与中医在医学思想和哲学思想上有诸多深刻的一致性,为东西方文化、哲学以及科学的沟通创造了条件;应该敏锐地看到科学的范畴在拓展,系统论指导下的还原分析正在兴起。融合古今、汇通东西是中国及至中医发展的必然趋势。早在上个世纪二三十年代的中国知识界就已提出这样的看法:中国现代化必须走一条融合古今、汇通中西的道路。新儒家把古今中西之争化解为现代与传统的对话,以及西方启蒙与中土儒识的互通,在学术界、知识界、文化界都创造了新的论域。

总之,世界文化、哲学的发展都是一个东西融合共进的趋势,受之影响的医学也必要经历结合、整合及融合的过程,中医西医融通共进,从而迈向统一的医药学。

(张华敏　王燕平　张志强)

参考文献

[1] 陈主初. 病理生理学[M]. 北京: 人民卫生出版社,2001.

[2] 吾敬东,刘云卿,郭美华. 对话东西方哲学[M]. 上海: 上海三联书店,2012.

[3] 梁漱溟. 东西文化及其哲学[M]. 台北: 台湾商务印书馆,2002.

[4] 牟宗三. 中国哲学的特质[M]. 长春: 吉林出版集团有限责任公司,2010.

[5] 乐黛云,钱林森,金丝燕. 迎接新的文化转型时期[M]. 上海: 上海文化出版社,2005.

[6] 乐黛云. 涅槃与再生[M]. 北京: 中央编译出版社,2015.

[7] 郭永松. 生命科学技术与社会文化生命伦理学探讨[M]. 杭州: 浙江大学出版社,2009.

[8] 赵军. 文化与时空[M]. 北京: 中国人民大学出版社,1989.

[9] 刑玉瑞. 中医思维方法[M]. 北京: 人民卫生出版社,2010.

[10] 傅荆原. 简说中华传统文化[M]. 北京: 中国民族文化出版社, 2012.

[11] 朱汉章. 针刀医学[M]. 北京: 中国中医药出版社, 2004.

[12] 刘建辉, 胡济民. 浅谈中西医结合之思维方式[J]. 现代中西医结合杂志, 2009, 18(22): 2640-2641.

[13] 段治文. 中国近现代科技思潮的兴起与变迁[M]. 杭州: 浙江大学出版社, 2012.

[14] 陈邦贤. 中国医学史[M]. 上海: 上海书店出版社, 1984.

[15] 皮国立. 所谓"国医"的内涵——略论中国医学之近代转型与再造[J]. 中山大学学报(社会科学版), 2009, (1): 64-77.

[16] 于赓哲, 梁丽. 古典医学的"西学镜像"[J]. 人文杂志, 2013, (10): 93-102.

[17] 李元庆. 晋文化·杀虎口文化与中华文明[J]. 山西社会主义学院学报, 2007, (4): 37-42.

[18] 安作璋, 王克奇. 黄河文化与中华文明[J]. 文史哲, 1992, (4): 3-13.

[19] 王礼贤, 杨春燕. 解读"阴阳四时者, 万物之终始"——兼议中医文化之农耕文明特质[J]. 医古文知识, 2004, (3): 4-5.

[20] 叶海涛. 中医理论基础是《易经》——评析陈立夫先生中医思想[J]. 医学与哲学, 1993, (12): 29-30.

[21] 蒋应时. 中医养生理论的核心与道家养生思想[J]. 中医研究, 1994, (4): 3-4.

[22] 曾维涛. 道家思想对中医养生理论的影响[J]. 江西中医学院学报, 2000, (S1): 186-187.

[23] 张继, 沈澍农. 佛家语中医文化基因解读[J]. 江西中医药, 2014, (11): 5-7+25.

[24] 邰东梅. 儒家仁学思想对中医学的影响[J]. 辽宁中医学院学报, 2005, (1): 93.

[25] 张荣华, 费宗惠.《费孝通论文化自觉》[M]. 呼和浩特: 内蒙古人民出版社, 2009.

[26] 朱苏力. 费孝通为儒家文化合理性提供最强的辩护[N]. 人民政协报, 2010-11-01.

[27] 江泽民. 论科学技术[M]. 北京: 中央文献出版社, 2001.

[28] 肖培根, 王永炎. 创新是我们的时代责任[J]. 中国中药杂志, 2011, 36(01): 93.

[29] 皋永利. 既要中医研究也要研究中医[N]. 中国中医药报, 2011-8-3.

[30] 周仲瑛. 读经典, 谈感悟[J]. 南京中医药大学学报, 2007, (5): 273-277.

[31] 邢玉瑞. 为什么要读经典[J]. 江西中医学院学报, 2010, (5): 1-3.

[32] 王琦. "读经典, 做临床"是造就新一代名医的必由之路——优秀中医临床人才研修项目考试阅卷后的思考[J]. 中医教育, 2005, (2): 81-83.

[33] 黄利兴, 刘英锋, 鲁纯纵, 等. 当代名老中医成才因素的系统分析[J]. 中华中医药杂志, 2011, (9): 1908-1914.

[34] 饶毅, 施一公. 支持年轻人构建中国科学的未来[N]. 人民日报, 2011-2-14.

[35] 杜维明. 儒家传统与文明对话[M]. 石家庄: 河北人民出版社, 2008.

[36] 张超中. 中医药的自主转型与知识创新——中医药知识创新战略研究之二(上)[J]. 亚太传统医药, 2007, 3(12): 5-10.

[37] 戴汝为. 我国中医药创新发展的机遇——从发达国家迈向"概念时代"谈起[J]. 世界科学技术: 中医药现代化. 2007, 9(3): 1-6.

[38] 邱宇鹤, 王锦, 周凤岩. 健康医学发展趋势及策略[J]. 中国医药科学, 2015, 5(2): 214-216.

中篇

临床篇

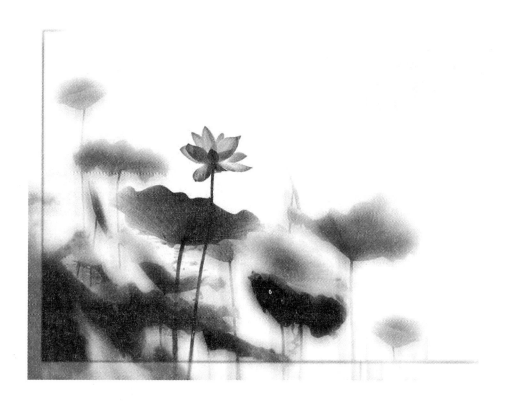

第三章
脑病临床验案

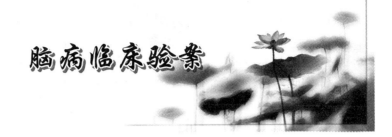

一、灵活应用通腑法治疗中风病4例

王永炎教授在临床上治疗中风病腑实证并不拘泥于化痰通腑法,而是针对不同病因病机,灵活应用各种通腑法,取得了良好的疗效。

验案一: 补虚宣肺化痰通腑

张某,男,64岁。病历号54932。主因昏迷伴右侧肢体活动不利5日,于1990年2月26日由急诊收入院。患者于5日前无明显诱因突然摔倒,不省人事,即送我院急诊,诊断为急性脑血管病,脑出血可能性大,予脱水降颅压及静点清开灵等治疗,症状有所好转,为求进一步系统诊治收入我科。刻下症: 嗜睡,右侧肢体活动不利,言语不利,不能进食,喉中痰鸣,二便失禁。舌淡红苔白腻,脉滑。中医诊断: 中风,中腑,辨证为风痰瘀血、闭阻脉络。西医诊断: 脑出血。治法: 息风化痰、活血通脉。方用化痰通络汤加味,处方: 法半夏10g,生白术10g,天麻10g,胆南星6g,丹参30g,香附15g,酒大黄5g,全瓜蒌15g。水煎服,每日1剂。

2月27日患者仍嗜睡,2日无大便,呼吸气粗,喉间有痰,苔中根部黄腻,考虑为痰热腑实,于上方加芦根30g,玄参30g,全瓜蒌加至30g。

3月1日患者仍嗜睡,大便不通,右下腹可触及肠中宿粪,呼吸音粗,舌苔黄干,但脉细弦滑,虚象明显。王永炎教授查房辨证为痰热腑实、气阴两伤,认为不可单用通下之剂,而应攻补兼施,标本同治,其痰堵气阻亦因腑气不通而致肺宣降不利,故新加黄龙汤合宣白承气汤加减。处方: 生大黄10g,全瓜蒌30g,胆南星6g,天麻15g,菖蒲6g,紫菀15g,杏仁10g,桑白皮10g,生晒参10g,当归10g,羚羊角粉2g(分冲)。水煎,鼻饲,每日1剂。当夜患者大便1次。3月2日仍嗜睡,但轻呼可醒,睁眼时间增长,次数增多。3月3日神志明显好转。

按: 新加黄龙汤出于《温病条辨》,功能为泄热通便、滋阴益气,用于热结便秘、气阴两虚、邪实而正虚之大便不通。宣白承气汤亦为《温病条辨》之代表方,可清肺定喘、泄热通便,用于肺气失宣、大便不通之证。此患者痰热腑实、气阴两伤,不可单用通下之剂,故取新加黄龙汤中人参补正,大黄逐邪,当归和血活血,以祛邪扶正。其痰堵气阻亦因腑气不通而致肺宣降不利,故用宣白承气汤之杏仁、瓜蒌宣降肺气、化痰定喘,大黄逐肠胃之结滞,宣上通下,脏腑合治。又佐以胆南星、菖蒲清热化痰,紫菀、桑白皮化痰宣肺,天麻、羚羊角粉息风清热。诸药合用,祛邪而兼顾扶正,使邪去而正气渐复。

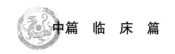
验案二：逐瘀通腑

徐某，女，57岁。病历号59863。主因右侧肢体活动不利伴言语不利3日，于1991年7月22日由急诊以"脑出血"收入院。患者于3日前晨起后突然出现右侧肢体活动不利，言语不利，送急诊予脱水降颅压及静点清开灵等治疗，后转入我科。刻下症：嗜睡，右侧肢体活动不利，言语不利，汗出，纳眠可，大便3日未行，舌红苔黄，中心为褐色，脉弦滑。中医诊断：中风，中腑，辨证为风火上扰。西医诊断：脑出血。治法：清热息风。方用天麻钩藤饮及通腑化痰冲剂。

7月25日患者大便不通，舌红苔白腻，中心为黄褐色，脉弦。头颅CT提示：左侧外囊出血，出血量约30ml。王永炎教授查房辨证为瘀血闭阻脑窍、腑气不通，治以活血化瘀通腑，方用桃仁承气汤加减。处方：桃仁10g，广虫6g，大黄15g，芒硝10g（冲），红花10g，代赭石10g（打碎先煎）。水煎服，每日1剂。7月26日大便得下，每日1次。之后继予此方加减，患者病情逐渐好转。

按：桃仁承气汤出于《温病条辨》，有清热凉血、攻逐瘀结之功。此患者头颅CT提示外囊出血30ml。离经之血便为瘀，故治以活血化瘀通腑，予桃仁承气汤加减。其中大黄苦寒，凉血化瘀，攻下热结，芒硝咸寒，润燥软坚攻下，二药相配，攻逐瘀结，荡涤邪热，导瘀热下行，桃仁、广虫、红花活血，代赭石降逆凉血，诸药配伍，共奏清热凉血、攻逐瘀结之效。然须注意其活血药可用桃仁、牛膝等引血下行之品，而慎用川芎等辛散行血之品。

验案三：疏利少阳通腑

王某，男，60岁。病历号13282。主因右侧肢体活动不利伴间断性头痛呕吐半天，于1989年1月28日入院。患者近日疲劳过度，于当日中午与同事谈话时突然头痛呕吐，随即出现言语不利，右侧肢体活动不利，即送我院急诊，诊断为急性脑血管病，脑出血可能性大，予脱水降颅压及静点清开灵等治疗无明显好转，遂转入我科。刻下症：嗜睡，头晕头痛，语言謇涩，呕吐，右侧肢体活动不利，大便干燥，2日未行，舌黯苔黄厚腻，脉弦滑。中医诊断：中风，中腑，辨证为痰热上扰清窍。西医诊断：脑出血。治法：通腑化痰兼活血。方用通腑化痰汤加味，处方：生大黄10g，芒硝10g（冲），红花10g，胆南星6g，丹参30g，全瓜蒌30g。水煎服，每日1剂。2月2日大便日数次，质稀，精神好转。2月17日，又大便不通3日，予通腑化痰汤，1日后大便下。2月21日，大便又不畅。

2月23日，患者大便干结，每日1次，舌黯苔白腻，脉弦滑。王永炎教授查房认为患者大便不通，予化痰通腑之剂后大便通畅，药停则又秘结不畅，应为肝疏泄之机失调。肝主疏泄条达，少阳气机不利则腑气不通，故大便难下，应平肝健脾、疏风化痰，予大柴胡汤。处方：柴胡9g，黄芩9g，半夏9g，白芍9g，大黄6g，枳实9g，生姜12g，大枣4枚。水煎服每日1剂。服药后大便每日2次，后大便基本正常，继用此方加减。4月13日患者右侧肢体活动不利好转，纳眠可，二便调，病情好转出院。

按：王永炎教授在《化痰通腑法治疗中风病158例疗效观察》中指出：中风患者大便得以通泻后，常见黄苔或黄腻苔持续不退，应考虑到少阳枢机不利，气郁生热的因素存在。此患者经数次通腑泻下，舌苔仍为腻苔，脉弦滑，大便干结，为少阳气机不利而致，予大柴胡汤疏理气机后，果然气畅腑通。

验案四：滋阴通腑

岳某，男，50岁。病历号20982。主因头痛、恶心伴左侧肢体活动不利15小时，于1981年1月25日入院。患者于15小时前因生气出现头痛，恶心，左侧肢体活动不利，口舌㖞斜，送急诊予降压、脱水降颅压及静点清开灵等治疗，病情平稳后转入我科。刻下症：左侧肢体活动不利，头痛，恶心，口舌㖞斜，痰声辘辘，二便失禁，胸闷，舌红苔黄而干，脉弦滑。中医诊断：中风，中经，辨证为风痰上扰、痰热腑实。西医诊断：脑出血。治法：化痰通腑息风。方用通腑化痰汤，处方：全瓜蒌30g，胆南星10g，生大黄10g，芒硝10g(冲)。水煎服，每日1剂。1月26日大便3次，稍稀。1月27日大便1次，呈黏液状。1月29日患者大便2日未行，舌红苔黄欠润，脉弦滑。王永炎教授查房认为其属痰热腑实、阴液已伤，应滋阴通腑、泻热化痰，予增液承气汤加味。处方：生地20g，玄参20g，麦冬20g，大黄10g，芒硝10g(冲)，钩藤30g，珍珠母30g。水煎服，每日1剂。1月31日大便正常，舌红苔薄黄，脉弦。之后予滋阴清热、活血化痰通络，病情好转，于3月12日出院。

按：增液承气汤出于《温病条辨》，以玄参、麦冬、生地养阴生津、润燥通便，大黄、芒硝泻下热结，为增水行舟而治本之方。此患者痰热腑实内结，耗伤津液，又兼数下伤阴，舌红苔黄欠润，故予增液承气汤加味治疗。

二、益气回阳法防治中风后热厥欲脱变证案

刘某，女，75岁，主因左侧肢体活动不利20余天于1991年2月28日入院。患者20余天前无明显诱因出现左手麻木、左侧肢体无力，2月8日于门诊查头颅CT示：左侧基底节区脑梗死，口服心痛定、环扁桃酯(抗栓丸)等治疗，病情逐渐加重，左侧肢体活动不能。2月25日出现头痛、恶心，呕吐1次，发热，于我院急诊就诊查：血压190/90mmHg，双眼左侧凝视障碍，左侧肌力0级，左侧巴宾斯基征(+)。血常规示白细胞、中性粒细胞偏高，予脱水降颅压、抗感染以及清开灵清热解毒等治疗，病情无明显改善，为求进一步治疗收入我科。入院时症见：左侧偏瘫，前额头痛，饮水呛咳，发热，纳差，大便3日未行，小便频数，舌红中有裂纹，无苔，脉沉弦结代。既往高血压病史40年，未规律服药。房颤病史10余年，口服地高辛治疗。查体：嗜睡，言语流利，对答切题，查体欠合作，双肺呼吸音略粗，未闻及干湿啰音，心律不齐，脉搏短绌。神经系统查体：双眼向右侧凝视，左侧鼻唇沟变浅，左侧面部及肢体深浅感觉减退，左侧肢体肌力0级，肌张力减弱，左侧腱反射活跃，双侧巴宾斯基征(+)。中医诊断：中风，中腑，风痰上扰清窍。西医诊断：①脑梗死，右颈内动脉系统；②高血压3级极高危组；③心房纤颤；④发热原因待查，肺系或泌尿系感染？

入院后予静点清热解毒及化瘀中药静脉制剂治疗，并予脱水降颅压、抗感、对症支持等治疗，嗜睡减轻、精神好转，但感染发热控制不佳，3月25日突然出现寒战，面色苍白，神志淡漠，又发作2次，3月27日王永炎教授查房指示：此患者年龄大，体质差，并有脑血管病基础，根据查体所见，患者神志虽清，但神疲淡漠有涣散的倾向，舌质由偏红转至偏淡，且无黄腻苔，健侧脉象虽弦滑有力，但患侧滑而虚缓，左侧肌张力低，左手肌力从其摸索、抓握的表现看较前减弱。因此目前虽有内热津伤，但寒战无热、舌淡脉虚、神散力弱则提示阳气耗伤，为气虚阳不足，有厥脱之势，治疗应积极回阳救逆、益气温阳，可以参附汤温

薪火传承——永炎篇 2

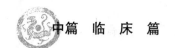

阳固脱,防止出现厥脱变证的危险。综合考虑患者由于中风后络脉郁阻,血行不畅,并且因毒热致气虚阳虚,故治疗以益气回阳兼活血通络、清热透毒转气,予参附汤加减。处方:生晒参10g,制附片15g,天仙子3g,赤芍15g,连翘15g,丹参30g。西医方面患者长期感染未有效控制且患者年老体弱,一方面警惕休克的发生,一方面宜防治多重感染。

遵王永炎教授指示的方案治疗后,患者精神逐渐好转,寒战消失,体温恢复正常,4月2日血培养结果回报无细菌生长,病情稳定,后经补阳还五汤、六味地黄汤等进一步调治,患者病情好转出院。

按:本例患者基础疾病多,性情急躁、早年丧夫且子女较多,长期紧张、辛劳,耗伤肝肾阴精,气阴两亏,中风后未及时治疗导致病情逐渐加重,同时合并感染且机体状况较差为后来出现变证的前提。王永炎教授指出神志的变化是辨别病势顺逆的重要标准,在临床上尤其重视神志的检查。在具体治疗过程中,重视痰火、火毒对中风病患者元气的危害,其反复发热,进而寒战,在元气损伤、热厥欲脱而即将出现病势逆转的关头,洞察神志变化的微小征兆,早期发现厥逆的征象,及时应用参附益气回阳,保护人身元阳之气、维护阴阳和合,防止了厥脱变证的发生。

三、化痰通腑治疗中风病呃逆变证1例

王永炎教授从事中风病临床研究数十年,在发现中风病证候演变规律、提出化痰通腑法、研制清开灵治疗中风病痰热证方面取得了丰硕研究成果。不仅如此,在中风病诊治规律研究基础上,王永炎教授进一步对不同寻常的中风病病势传变转归进行了系统深入的观察研究。王永炎教授发现中风中脏腑病至极期或中经转为中脏腑者,如见呃逆频频或突然神昏、四肢抽搐不已,或腹背灼热而四肢逆冷,或呕血便血,多病情凶险、病势往往急转直下。因此,早在上个世纪80年代王永炎教授即提出了中风病存在呃逆、厥逆、吐血或呕血、抽搐、戴阳证这5种预示疾病逆转危重的五大变证。

马某,男,60岁,病历号46743。因神识昏矇,右侧肢体活动不利3天,由急诊以"急性脑血管病,脑出血"于1987年11月16日收入病房。症见嗜睡,呼之能应,不能对答,时有躁动,右侧肢体不能活动,呃逆,呼吸气粗,醋声时作,面色潮红,口中臭味,大便三日未行,小便失禁,舌红卷缩,苔黄腻,脉弦滑大。中医诊断:中风,中脏腑,痰热内闭心窍。西医诊断:脑出血。予脱水降颅压等西医治疗及清开灵静点。17日其呃逆加重,呃声连连有力,考虑为颅压升高所致,予化痰通腑汤(星蒌承气汤加减):芒硝10g(分冲),生大黄10g,瓜蒌30g,胆星6g,丹参30g,1剂,频服以疏畅中焦气机,化痰通腑泻热,病情好转,神情转清,舌黯苔薄黄,脉沉弦。18日仍呃逆不止,予针灸治疗无效。19日凌晨患者大便2次,量多质稀呈褐色,继予化痰通腑汤治疗数日,保持腑气通畅,其呃逆逐步减轻,神志好转,能进少量流食,舌苔较前变薄,改化痰通络汤善后。

按:此患者为阳闭重证,属痰热内闭心窍,在口噤不开、水米不进的情况下出现呃逆变症,这是由于痰热阻滞中焦,蕴久必生内热,势必耗伤胃气,胃气败伤而进一步加重气血逆乱,气机不降而频频呃逆不止,这虽看似实证,但却是胃气衰败病情恶化的危险证候,如不能很快祛除痰热,开启阳闭,和降气机,则极有可能出现病机逆变,胃气衰败,阴阳离绝而发展为元气败脱,心神散乱之证,故应及时化痰通腑,逆转病势,腑气畅通则呃逆可望能

止,中风病情也相机好转。方中全瓜蒌清热化痰,理气散结;胆南星息风化痰清热,配全瓜蒌功专清热化痰,去中焦之浊邪;生大黄煎时后下,峻下热结,荡涤肠胃,通腑化浊;芒硝软坚散结,配生大黄通降腑气。四药相配,化痰热、通腑气,势宏力专,针对病因病机,其效犹胜于大承气汤。故随着患者腑气的通畅,其神志逐渐好转,而呃逆等症状亦随之好转。

四、调补肝肾治疗多发性硬化(筋痿)1例

冯某,女,33岁。缘双下肢软弱无力,双眼视物不清6个月于1991年4月26日收入我院。患者1987年8月无明显诱因,突然腰骶部瘙痒伴剧烈疼痛,逐渐发展为双上肢疼痛伴力弱。经给激素等药治疗后,症状缓解消失。其后每年发病,且症状表现各不相同,曾在北京某医院检查诊断为"多发性硬化"。本次发病症见四肢软弱无力,双上肢轻度颤抖,视物昏暗不清,头晕恶心,大便干燥,舌质绛红,苔薄白,脉沉细弦。神经系统检查:双侧瞳孔等大等圆,左眼轻微水平眼颤,右上肢肌力Ⅳ级,左上肢肌力Ⅱ级,右下肢肌力Ⅱ级,左下肢肌力Ⅰ级,肌张力低下,四肢肌肉无萎缩,病理征(-)。辨证为肝阴不足,内风夹痰走窜。治以平肝柔肝,化痰息风,处方如下:当归15g,白芍15g,丹参30g,茯苓15g,白豆蔻3g(打),黄柏6g,杜仲15g,何首乌15g,川续断10g,珍珠粉0.6g(分冲)。上方服药20剂,患者视物逐渐清晰,肢体逐渐恢复自如,头晕呕吐消失,余症明显好转。王永炎教授嘱上方加滋阴补肾之品以滋水涵木,制成丸药,以求缓图。处方如下:何首乌120g,当归30g,白芍30g,杜仲30g,川续断30g,太子参60g,茯苓30g,生苡仁30g,白豆蔻30g(打),黄柏10g,丹参30g,女贞子30g,墨旱莲60g,阿胶30g,鹿角胶30g,龟板胶30g,黄芪60g,陈皮15g。上方浓煎为膏,1次10g,1天3次,服用半年,随访至今,未见复发。

按:"多发性硬化"为现代难治病之一,来势较急,病情多变,易于复发。王永炎教授指出该患者每年复发,每次发作症状不同,具有风邪善动不居、变化无常的特点,患者双眼视瞻昏渺,双上肢颤抖,四肢软弱无力,为肝脏体窍之征。所以病位在肝,病因为风邪,风客淫气,精乃亡,邪伤肝也,肝气郁滞,失于柔润,气不周流而为诸症。治以调肝补肝,滋阴涵木而病渐愈。面对纷纭复杂的临床表现,王永炎教授根据疾病的临床症状辨证求因,根据脏腑学说定病性病位,临床治疗谨守病机,理、法、方、药丝丝入扣,故取卓效。

五、益气化痰、活血通窍并清开灵注射液治疗呆病、中风显效案

刘某,女,67岁,病例号048103,主因智能障碍4年,加重伴左侧肢体乏力1月余于1988年4月12日入院。近4年来患者总觉有人在捉弄、暗算、谋害自己,感觉自己被监视、食物中被放了毒药,错把不认识的人认成自己的儿女,并有幻听、幻视、幻嗅等感知障碍,未进行过任何治疗。1988年3月6日患者无明显诱因出现明显的性格和情绪改变,记忆力减退,烦躁易怒,语无伦次,乱撕衣物,弃衣而走,不识家门,不知饥饱,二便失禁,举动幼稚,不知羞耻。3月14日晨起觉左侧肢体力弱、感觉减退,双目失明,头晕头痛,恶心,曾呕吐一次(非喷射状)。近、远期记忆力均减退,理解、判断、计算等智能活动全面减退,不能自己穿衣服,将毛巾当上衣或将上衣当裤子往身上穿。到某医院查头颅CT示右侧内囊前肢新发梗死,予双嘧达莫(潘生丁)、环扁桃酯(抗栓丸)后肢体乏力、头晕头痛、恶心等症状缓解,视力恢

复,二便能自控。4月1日自服安宫牛黄丸后觉烦躁减轻,精神症状好转,反应亦较以前灵敏。刻下症:左侧肢体乏力、感觉减退,近远期记忆力均减退,理解、判断、定向、计算等智能活动全面减退。时急躁易怒,头晕头痛,汗出阵阵,手足心热,口苦,纳可,眠差,二便调。舌红、苔白腻,脉弦细滑。既往史:高血压病史18年,血压最高为180/130mmHg,间断服用降压药,血压维持在130/90mmHg。2次煤气中毒史,当时意识清楚,仅四肢活动不灵活,开窗通气后缓解。查体:神志清楚,语言流利,走路呈轻微拖拽步态。情绪不稳定,记忆力、判断力、记算力均有不同程度的减退。左侧面部及左下肢感觉减退;左巴宾斯基征(±),双侧霍夫曼征(+)。头颅CT示右侧内囊前肢梗死,脑室扩大,大脑轻度萎缩。诊断:中医:①呆病,辨证为气虚痰结、瘀血阻窍;②中风,辨证为气虚痰结、瘀血阻窍。西医诊断:①老年性痴呆;②脑血栓形成右颈内动脉系统;③高血压3级极高危组。

4月14日王永炎教授查房,对患者进行详细智能检查,指出患者近远期记忆力、定向力、判断力、计算力均减退。本例中风病诊断明确,目前症状以智能障碍为主要矛盾,故中医第一诊断为"呆病",主病在心脾。第二诊断为中风病可作为既往史记载。本病标在痰、瘀兼有痰热,证属气虚痰结、瘀血阻窍,兼痰热内扰,治以益气化痰、活血通窍,拟予洗心汤合化瘀药治疗;配合静点清开灵。并指示守方治疗,以观疗效。方药:明天麻15g,清半夏10g,菖蒲6g,土炒白术10g,太子参15g,赤芍10g,连翘10g,天竺黄6g,胆南星6g,川芎3g,丹参15g,白芷6g,珍珠粉(分冲)0.6g。

4月17日服药后患者自觉头晕头痛减轻,肢体乏力好转,回答问题较切题。入院以来未出现幻听、幻视、幻嗅等感觉障碍;情绪亦较平稳。20日患者病情较平稳,其记忆、判断及计算能力比入院时有一定好转,夜寐较好。守方继进。嘱患者对其病情要有耐心。

5月16日王永炎教授查房:患者神清,对答切题,个位数加减可,唯巅顶疼痛,头汗多,纳眠可,二便调,舌红苔白,脉弦细滑。王永炎教授指示原方川芎改为30g,加牛膝15g。5月27日王永炎教授查房:患者服药后头痛缓解,无明显智能障碍,左侧肢体乏力减轻,舌质淡,脉弦,好转出院。

按:患者有高血压病史,2次煤气中毒史,智能减退4年,因脑血管病出现左侧肢体乏力、智能障碍加重收入院。以智能障碍加重出现明显的性格和情绪改变,以记忆力减退,急躁易怒,乱撕衣物,弃衣而走为突出表现,王永炎教授因而将痴呆作为主要诊断治疗目标,针对痴呆气虚痰瘀阻窍之证,汤药予洗心汤加化瘀清化痰热之品,考虑患者兼见急躁易怒,头晕头痛,汗出阵阵,手足心热,口苦,舌红、苔白腻,脉弦细滑等属痰热内扰之证,故静脉予清开灵注射液,标本同治,缓急共谋,患者头晕头痛肢体乏力及认知病情逐渐好转,疗效显著。

本案患者认知智能功能因脑血管病显著加重下滑,经过益气化痰、活血通窍及清开灵注射液的标本同治,呆病、中风病显著好转的治验,为此后王永炎教授形成血管性痴呆波动下滑期以痰热内扰为主证的"浊毒损伤脑络"创新病机理论奠定临床基础。

六、清暑祛湿法治疗吉兰—巴雷综合征案

吉兰—巴雷综合征是以损害多数脊神经根及脑神经的临床综合征,以迅速出现四肢急性弛缓性瘫痪及轻度感觉障碍、脑脊液蛋白细胞分离为特征,多发生于呼吸道和消化道

病毒感染后1~2周,是一种与免疫反应有关的炎症性疾病。

吉兰—巴雷综合征起病多从下肢软瘫开始,2~3天内发展为四肢对称性迟缓性瘫痪,多数患者以双下肢软瘫为主,本病属于中医痿病的范畴。本病多发生于夏秋暑湿之季。急性期湿邪困阻为其共性特征。

王永炎教授认为,脾虚湿盛是本病发生的关键。脾为气血生化之源,脾主肌肉四肢。脾气虚弱,中气不足,若遇饮食不节、劳累过度更伤脾胃,湿浊内生,湿滞经脉,气血生化乏源,不能荣养四肢百脉,则四肢不举。

本病好发于7~8月份,正值盛夏暑湿当令,气候炎热潮湿,或涉水淋雨,或饮食不节、内外合邪,湿热困脾,湿热浸淫肌肉经脉,阻滞经络发为痿病。部分患者发病前1~2周有发热腹泻史可谓湿热下注的例证。正如《素问·生气通天论》中所谓:"因于湿,首如裹,湿热不攘,大筋软短,小筋弛长,软短为拘,弛长为痿"。

不仅如此,暑湿炎热,若兼过劳频频汗出,可并见津液耗伤而正气亦虚,气阴两伤的情况。

《素问·痿论》中提到的治疗原则:"治痿独取阳明"。其本质是治痿重在治理中焦脾胃。化湿祛湿、益气健脾等健运脾胃、调畅中焦气机的方法,都涵盖于治痿独取阳明法则之中。列举王永炎教授用清暑祛湿法加减治疗吉兰—巴雷综合征痿证。

验案一:

孙某,男,20岁,入院时间为:1991年8月6日,主诉"四肢进行性无力、瘫痪1周",患者发病前4天因饮食不洁,腹泻4次,来就诊时四肢软瘫,以双下肢为重,用力时有麻木感,腱反射消失,饮食较前减少,二便调,脑脊液检查:蛋白214.2mg/L,细胞(±),考虑诊断"吉兰—巴雷综合征",予以激素治疗后,效果不明显,王永炎老师查看病人,舌质红,苔黄腻,脉沉细,考虑患者发病为立秋前一周,时值暑季,病当属"急痿",目前湿热之象明显,病在中焦,恐传肝、肾、心、肺,此时投以四妙散合李东垣清暑益气汤,患者舌质红,提示热象较明显,故于方中加入清热解毒之品,以增强清热之力。苍术10g,黄柏6g,怀牛膝10g,生苡仁30g,白蔻仁3g,葛根15g,七叶一枝花15g,八月札10g,茯苓15g,黄芪15g,太子参10g,琥珀粉2g(冲),4剂以后,患者感觉症状有所缓解,下肢已能活动,上肢肌力也有所改善,依前方再服3剂,患者饮食、睡眠均正常,舌质仍偏红,但舌苔已由黄腻苔化为白苔,舌苔偏厚,王永炎教授认为这是湿热之象减退,脾气虚,四肢不收之象渐现,治疗偏重益气补虚,生黄芪45g,生晒参6g,茯苓15g,炒白术10g,当归10g,丹参15g,赤芍15g,伸筋草15g,大仙藤15g,香附10g,佩兰10g,琥珀粉2g(冲),七叶一枝花15g,八月札10g,患者服10剂,自觉症状好转后出院。

李东垣在《内外伤辨惑论》"暑伤胃气论"中提到:"时值长夏,湿热大胜,蒸蒸而炽。……宜清燥之剂治之,名之曰清暑益气汤。"并在清暑益气汤方后注中提到:"如湿热乘其肾肝,行走不正,脚膝痿弱,两足欹侧,已中痿邪,加酒洗黄柏、知母,令两足涌出气力矣。"上述病例的治疗,王永炎教授遵循古训的同时,一方面结合患者发病情况,以"急则治其标"为主,并认为"急痿"发病常以湿热毒邪损伤络脉,肌肉经脉失于濡养为主,因此在清暑祛湿同时加用清热解毒的七叶一枝花、八月札,另一方面又根据体质脉象,在急则治标的同时兼以扶正益气健脾,以四妙三仁合清暑益气治疗;待湿热渐减、脾虚之象凸显,方重点补益中焦脾胃、养血通经活络,故收奇效。

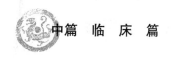
验案二：

黄某，男，27岁，入院时间为：1988年7月18日，主诉"四肢乏力进行性加重4天"，患者7月2日出差返回途中出现腹泻，后症状消失，于7月14日出现低热，咳嗽，咽痛，后症状缓解，两天后出现右侧肢体乏力，第二天又出现左侧肢体乏力，呈进行性加重，就诊时诉四肢乏力，站立不稳，行走困难，查体：四肢肌张力和腱反射均低下，王永炎教授查看病人，舌质淡，边有齿痕，苔白，脉细，证属暑湿内侵，正气不足，治疗以清暑益气汤，以清暑益气利湿为法，考虑患者舌象和脉象均显示为阳虚之象，故于方中稍佐以温阳之品。藿香10g，佩兰10g，黄芪15g，六一散（包）15g，西瓜翠衣10g，黄芩10g，生晒参10g，鲜荷叶10g，肉桂末（另冲）1g，川草薢15g，生苡仁30g，白蔻仁3g，同时予以氢化可的松200mg静点，一天一次。7月23日，患者咽喉不适，咽喉及扁桃体轻度充血，血象：NE%：73%，考虑慢性咽炎急性发作，舌质淡，苔薄白，脉弦细，考虑患者虽然还有阳虚的证候，但不受补，稍加温阳之品即化热化火，遂将方案改为清热解毒化湿为法。柴胡10g，黄芩10g，银花10g，连翘10g，藿香10g，佩兰10g，板蓝根10g，杏仁10g，桔梗10g，甘草6g，芦根20g，木瓜10g，丹皮10g，丹参10g。8月2日，患者自觉双下肢足趾背屈较前有力，将上方去木瓜、板蓝根，加生苡仁15g，白蔻仁3g加强淡渗利湿之力，同时将激素改为口服每日45mg，嘱患者多食用新鲜蔬菜。到8月27日患者病情稳定出院时，激素已改为口服强的松15mg，每天3次。

以上两个病案中可看出，对于吉兰—巴雷综合征的患者，发病往往表现为本虚标实之象，此时不急于补其本，应遵循的原则为"急则治其标"，先清利其中焦湿热，运化其气机，尤其是急性期者，往往借助激素治疗，这样也可导致患者容易出现虚热的证候，故于治疗中把握湿和热的偏重，辨证施治，待湿热解决以后，方可予以补肾养肝治本之剂。

七、运动神经元病验案两则

运动神经元病是一组病因未明、选择性地侵犯脊髓前角细胞、脑干运动神经核、皮质锥体细胞及锥体束的慢性进行性变性疾病。此病依其表现不同，可归属于中医不同病名，肢体无力、肌肉萎缩为主则为"痿证"；若见声音嘶哑，说话不清楚则为"喑痱"；若见肌束震颤，肢体痉挛性瘫痪，可归属为"痉证"范畴。对于本病的治疗，目前医学界缺乏有效的方法和药物，仅以支持及对症治疗为主。中医治疗本病有一定的优势，王永炎教授集多年治疗本病经验指出本病的治疗以控制病情进展为基础，以促进好转为目标。王永炎教授在治疗本病上有独到之处，临床疗效显著，现举验案两则如下。

验案一：

患者剑某，男，38岁，病历号：43411，1986年11月13日主因"渐进性四肢无力1年半，语言不清半年"入院。

患者1985年4月中旬无明显原因而右腿发软、无力、肌束震颤、跛行；6月病情加重，右手无力，笨拙，写字不灵活；7月左侧肢体出现无力，肌束震颤，行走不便，于海拉尔医院诊断为"运动神经元病"。11月需人扶才能行走，遂转治于齐齐哈尔市医院，效不佳。至1986年2月已不能行走，5月手不能抬举，并出现呼吸困难，痰多而咳出无力，构音不清，气短乏力,胸闷,吞咽困难,饮水发呛,颈软无力。先后于宣武医院、协和医院诊治,诊为"运动神经元病",疗效不佳。

入院症见:不能行走,上肢痿软无力,下肢拘急无力,构音不清,呼吸困难,平卧加重,胸闷,咳痰无力,全身畏寒,纳呆,吞咽困难,饮水发呛,口干不欲饮,眠可,大便干,小便黄,二便排出无力,无头痛眩晕和四肢麻木。查体:软腭偏低,颈软,抵抗力减弱,双侧颞咬肌轻中度萎缩,脊柱C4~T1段后凸畸形,双下肢肌张力增高,四肢肌肉萎缩,远端肌萎缩明显,未见明显震颤。双侧鼻唇沟反射、吸吮反射、双侧掌颌反射、双侧霍夫曼征均阳性。

既往史:3岁时因受惊吓发生抽搐,不省人事,之后未再发作。

入院诊断:中医诊断:痿痉并病,辨证为肝肾阴亏,脾虚湿阻。西医诊断运动神经元病。中药以补益肝肾,健脾除湿立法,生黄芪10g,党参10g,全当归15g,赤白芍各10g,何首乌15g,枸杞子10g,桑寄生10g,补骨脂10g,茯苓10g,生薏仁30g,香附30g,砂仁(打,后下)6g。服上药7剂后患者觉左手痉挛稍有缓解;服药14剂,患者自觉两肩与双上肢酸痛减轻,颈部较前有力,能自己抬头,并于卧位时前臂可以移动,仍觉痰多,纳差,上方减白芍,加白术15g,瓜蒌30g,服上方4剂后咳嗽减轻,双上肢肌力Ⅰ级,双下肢肌力Ⅱ⁺级,双下肢仍呈铅管样强直。患者四肢浮肿,舌红,苔白厚腻,脉沉细,考虑为脾虚湿阻,治以白豆蔻10g,生苡仁30g,杏仁10g,茯苓10g,菖蒲10g,远志10g,佩兰10g,白芷3g,木香10g,厚朴花10g,砂仁6g,瓜蒌15g,服上方3剂后,患者语言较入院时清晰,胸闷缓解,痰少,无咳嗽。患者12月28日出院,出院时四肢痿软、胸闷憋气有所减轻。

按:患者先天禀赋不足,幼年受惊恐而抽搐,昏不知人,恐伤肾,肾精更亏。肝肾同源,精血互生互化,肾精损则肝血不足,肝血不足进一步加重肾精亏虚;肾为先天之本,脾为后天之本,脾之健运、化生精微,需借助肾阳的推动,肾虚精亏则脾亦不足,脾虚则肾精不能充盈成熟,如此恶性循环。肾主骨生髓,司开合,为作强之官,技巧出焉,肾虚而见全身畏寒,排便无力,筋骨无力,不能行走,构音不清,吞咽困难;肝藏血主筋,肝血虚,筋失濡养,则腿痉而无力;脾主四肢肌肉,运化水湿,脾气渐虚,而见四肢痿软无力,脾生水谷精微,上输于肺,脾虚肺气亦虚,肺主呼吸,而见呼吸困难。方中予何首乌、枸杞子、桑寄生、补骨脂补肝肾,强筋骨;全当归、赤白芍养肝血以柔筋;生黄芪、党参、茯苓、生薏仁、砂仁益气健脾化湿;香附疏肝行气活血,调畅全身气机。依其证候变化,急则治其标,以白豆蔻、生苡仁、杏仁、茯苓、菖蒲、远志、佩兰、白芷、木香、厚朴花、砂仁、瓜蒌加重芳香化湿、健脾化痰之力,以养后天之本,遵循"治痿独取阳明"之法。

验案二:

孙某,男,36岁,病历号:19679,1977年11月15日主因"双下肢痉挛性瘫痪2年余"入院。

现病史:患者2年前感双下肢无力,伴腘窝处疼痛,外院诊为"髌骨软化症"并予针灸治疗。此后双下肢肌力逐渐减弱且强直以致呈痉挛性瘫。期间曾于其他医院疑诊"侧索硬化症",但治疗无效,反见病情加重。为求中医治疗来我院门诊,经服清化活络、健脾柔肝、舒筋活络药方十余付后,双下肢肌力增加,由原来的不能走动到可以步行数十米。

既往史:幼年曾患猩红热、麻疹、白喉、中耳炎,智力较正常人差。10年前搬重物时腰部扭伤,经按摩治愈;9年前滑冰时再次腰扭伤,进按摩治疗好转。3年前双眼视力下降,诊为"单纯性青光眼"。

薪火传承——永炎篇2

入院检查:反应迟钝,回答不切题。内科查体未见异常,脊柱畸形、侧弯,各棘突无压痛与叩击痛,腰向后及右侧弯时受限。神经系统:双眼矫正视力为:左0.1,右1.2,视野粗测无缺损,眼球各向活动不受限,无眼震。面部痛温觉存在,咬肌、翼状肌肌力好,额纹对称,鼻唇沟对称,示齿力均等。Rinne's试验AC>BC,Weber's试验居中,双软腭活动度好,腭垂居中,咽反射存在,耸肩转头双斜方肌、胸锁乳突肌肌力同。伸舌居中,未见舌肌萎缩及震颤。感觉系统:四肢躯干痛温觉存在,无感觉分离,髌骨关节以下痛觉似稍差,无明显感觉平面;右下肢音叉震动觉稍差,关节位置觉存在。运动平稳,四肢躯干肌肉萎缩不明显,髌骨上15cm处:右39.5cm,左40cm,胫骨粗隆下10cm:右29cm,左28.5cm。双上肢肌力正常,双下肢肌力Ⅳ级。双上肢肌张力正常,双下肢肌张力增高。指鼻稳准,轮替动作可,Romberg's征未查,腹壁反射极弱,提睾反射存在。

深反射:下颌反射活跃,肱二头肌、肱三头肌、桡骨骨膜反射均活跃,左>右,胸大肌反射正常存在,肋弓反射活跃,左>右,膝腱反射亢进,左>右,跟腱反射亢进,双Rossolimo's(+),Kernig's和Laseagne's均(+)。

王永炎教授查过病人后认为:患者以双下肢痉挛性截瘫、二便障碍为主,肌肉萎缩不甚明显,结合患者起病形式为渐进发展,以双下肢力弱为首发症状,有腰部扭伤病史,幼年体弱多病,猩红热、麻疹等病史;神经系统体征:以运动系统病变为主,双下肢肌张力增高;深反射亢进,左>右,浅反射减弱,双下肢肌力Ⅳ级,呈痉挛性截瘫,患者平素性情急躁易怒,舌苔薄白腻,脉细弦滑。中医诊断:痉痿并病,中医辨证以气阴不足,肝血不足,筋脉失于濡养导致拘紧强急;脾气不足,肌肉失于温煦,导致痿软力弱。西医诊断:考虑为原发性侧索硬化症。

治疗方面可以突出养血柔肝,兼以益气化湿。

处方:当归15g,赤白芍各6g,木瓜15g,生山楂30g,炙甘草3g,威灵仙15g,伸筋草12g,党参12g,茯苓15g,生山药15g,藏红花6g,白芥子3g。服药6剂后患者大便可,自觉双下肢肌力增加,纳眠可。舌质偏红,舌苔薄白,脉细弦滑。用上方去党参、茯苓,加补骨脂6g、猪牙皂6g。

服上方12付,患者锻炼走路,有所进步,自述排便障碍有好转,症状渐渐改善,舌苔薄黄,脉细弦。处方:当归15g,赤白芍各6g,木瓜12g,生山楂30g,炙甘草3g,威灵仙15g,伸筋草15g,芡实15g,莲子肉12g,白芥子3g,猪牙皂3g,鸡血藤30g。再服上方12付,患者诉走路较前轻快,可一手扶墙前进(入院时一手扶墙,一手拄杖),迈步时双足可离开地面1~2cm,双手握床头可自行蹲起3~4次,腰部受限较前有改善,大便每日1~2次。查体:脑神经(-),感觉系统(-),双下肢抬离床面的距离由入院时15cm增至40cm,腱反射亢进,右>左,未引出病理征。

按:该患者素体虚弱,先天后天皆有不足,脾肾俱虚。脾肾俱虚不仅气血生化乏源,肝不藏血,且水不涵木,肝失濡润、筋脉失养。患者性情急躁易怒,更伤肝之阴血,日久则渐生本病。患者入院时以肝失柔和、筋脉挛急为主,故治疗上以芍药甘草汤酸甘化阴,疏肝和脾、养血柔肝缓急;木瓜味酸入肝,又入脾经,化中焦之湿而醒脾和胃,兼具舒筋活络之功;伸筋草入肝,舒筋活络;威灵仙祛风湿、通经络,现代药理学研究表明其有松弛肌肉作用;当归入肝经,补血活血柔筋;白芥子、猪牙皂化痰通络,搜剔内外痰结。依据患者伴随症状不同,佐以益气活血或健脾补肾之品,因此取得较好疗效。

八、清开灵并清营汤加减治愈温毒（散发性病毒性脑炎）案

李某,女,32岁,病例号:47183。因头痛伴发热逐渐加重23天于1988年1月3日入院。患者23天前无明显诱因出现阵发性头痛,以双太阳穴明显,未予诊治。1周后因着凉而发热,头痛加重。并逐渐出现项强,角弓反张,呕吐呈不典型喷射状。12月28日在某医院查头颅CT未见异常,脑脊液检查诊为"病毒性脑炎",予抗炎等治疗,体温稍降,头痛稍减。为求进一步明确诊治入住我院。刻下症:头痛,发热,颧红,纳少,眠差,小便调,大便干,舌红绛,苔少而干如白粉状,脉沉细数。查体:神清,精神淡漠,语声低微,伸舌时稍偏左,颈强直,双侧掌颌反射(+),左下肢布鲁津斯基征(±),克尼格征(±)。中医诊断:温毒,辨证为毒热未尽,营阴耗伤。西医诊断:散发性病毒性脑炎。中药予清热解毒,透营护阴法治疗,拟清营汤,方药:水牛角粉30g,生地15g,玄参15g,竹叶心6g,银花15g,连翘15g,丹参15g,葛根20g,川芎10g。静滴清开灵60ml。

1月7日王永炎教授指出:患者目前间断头痛,为外邪侵入,应属温病范畴,不属于真头痛一病。患者新感,平素体质好,有口鼻、肺卫症状,符合风温特点,但病人项强、角弓反张时已无鼻部症状,所以病已不在卫分。今年应寒而反温,春温可以早发,其很快入营血分,发病快,易发痉,发痉多为春温,但其他症状不典型。温病有温热、湿温与温毒之别,综上此病应属温毒(余毒未尽、营阴已伤)。毒可伤阴耗气,治疗上强调解毒要早,早诊断后,大量使用螃蜞菊可治各种脑炎,辨证用药也要以清热解毒为主,静点清开灵之类。1月9日,患者头痛减轻,无恶心呕吐,继静点清开灵,观察治疗。

1月20日患者诉头部闷浊,无疼痛,无恶心呕吐,饮食、二便尚可,舌黯红苔薄白,脉沉细,予滋阴息风疗法,方药:生地25g,丹皮10g,麦冬10g,葛根40g,玄参15g,白蒺藜10g,菊花10g,知母10g,白芷10g。1月22日上方加僵蚕10g,板蓝根30g。1月29日患者无头痛、发热,头部闷胀感明显减轻。2月9日患者疼痛未再发作,无恶心呕吐,纳眠可,二便调,痊愈出院。

按:头痛伴发热逐渐加重,伴项强、角弓反张、呕吐,经查诊为病毒性脑炎,王永炎教授应用清开灵并清营汤治愈的案例。

根据病史、结合发病季节,中医诊断属温病范畴,综合患者头痛,发热,颧红,舌红绛,苔少而干如白粉状,脉沉细数等临床表现,王永炎教授指出此病应属温毒,为热入营分,而余毒未尽,营阴已伤。毒可伤阴耗气,治疗上强调解毒要早,辨证用药以清热解毒为主,因此提出使用清开灵注射液,同时配合清营分热之清营汤加减,患者头痛明显好转。

温病易化燥伤阴,本患者营阴久亏,阴虚风动,遂于后期给予滋阴息风之品,进一步巩固疗效,患者头痛再未发作,疗效显著。

九、益气滋肾温肾三步法治疗风痉风痹证（大舞蹈病）

钮某,女,56岁,病历号43641。主因"四肢不自主舞动8年"于1988年10月27日入院。患者于1981年开始出现双侧足趾不自主运动,头摇,双侧颞颌关节紧张,构音不清,1982年走路蹒跚难行,四肢均出现不自主舞动,服用"氨铬酸"及"脑复康",头摇及颞颌关节紧张等症状减轻。1988年8月以来经常于体位改变时头晕,血压维持在110/70mmHg左右,长期

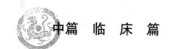

失眠,服安定方可入睡。入院症见:言语不清,口角左偏,行路不稳,双下肢舞动,以足趾关节明显,头晕,寐差,智力及记忆力减退,舌质偏暗,苔薄白,脉沉细滑。家族史:父亲及姐妹二人均有相同病史,一弟有精神病史。神经系统查体:构音不清,回答切题,智力、记忆力、计算力均较差,左侧鼻唇沟变浅,口角左偏,四肢肌力及肌张力正常,鸭行步态,感觉系统正常,四肢腱反射亢进,右侧巴宾斯基征可疑阳性。头颅CT示:脑老年性改变(萎缩性改变)。入院诊断:中医:①风搐(肝肾阴虚,虚风内动);②眩晕(肝肾阴虚,虚风内动)。西医:①大舞蹈病;②眩晕待查体位性低血压? 治以滋肾养肝,舒筋活络,佐以潜降。服药3天后失眠稍改善,余症状未见明显好转。

王永炎教授查房指出:患者构音不清,步履不稳,肢体无大幅度舞动,可见足趾瘈疭及手指细微蠕动,四肢肌力如常,张力不高,下肢腱反射活跃,无病理征,智力减退,记忆力及计算力差,舌质暗淡,苔薄白,脉沉细弦。中医诊断风搐成立,但中医诊断是动态的,可随病情演变而变化,风搐者,其指征为舞动幅度大,四肢实,整体不虚,状似霹雳,为纹状体病变,特别是壳核异常放电,这是患者病变早期的表现。现症见舞蹈动作变小,并有轻度神志混乱,则属"风痱"范畴。古人云风痱者,智无大乱,此即言智有小乱,如呆傻愚笨之表现,患者毕业于复旦大学工程经济系,但现在计算力极差,符合"智无大乱"之言,由风搐发展到风痱,乃由实转虚的过程。风搐之肢实,实在阳明,风痱之肢虚,虚在少阴,从现代医学而言,此属病变日久,皮层长期受抑制,代谢失常,导致皮层萎缩,因而舞动由霹雳样变为细微蠕动(即瘈疭),目前表现乃属皮层的抑制状态,故中医诊断为风搐—风痱(肝肾亏虚,气血衰少,脉络失濡)。治疗方面,病属晚期,可先予益气活血方药服用2~3周,后温阳补肾,可选用"三海"、"三胶"血肉有情之品,奇兵制胜,第一步先以益气活血方加减,方药如下:生黄芪30g,桃仁10g,红花10g,赤芍20g,归尾10g,地龙10g,川芎5g,珍珠母30g(先煎)。

服用2周后患者头晕症状缓解,体位改变时头晕亦显著好转,失眠改善,舞蹈动作不明显,因其面色萎白无泽,舌质暗淡,苔薄白,脉沉细无力,换用滋肾温肾方:鹿角胶10g,陈阿胶10g,紫河车10g,女贞子10g,旱莲草10g,知母10g,黄柏6g,丹参30g,丹皮6g,巴戟天10g,肉苁蓉10g,补骨脂10g,肉桂5g,砂仁3g,白蔻仁5g,冬虫夏草片口服,服药10剂后自觉精神较前好转,体力增加,失眠头晕症状消失,舞蹈动作基本消失,纳眠可,二便通调,继续治疗巩固疗效,于12月16日出院,出院口服滋肾温肾丸药调理。

按:先生治疗发病长达8年大舞蹈病取效案例。大舞蹈病又称慢性进行性舞蹈病(Huntington舞蹈症)。最常发生于35~40岁之间的成年人,是一种常染色体显性遗传病。开始一般逐渐出现不自主运动,如行动笨拙和不安,间断出现耸肩,手指抽搐和扮鬼脸等。以后发展至肢体及躯干肌肉舞蹈样动作,在情绪激动时加重,静坐、安静时减轻,睡眠时完全消失。随着病情进展,舞蹈样不自主运动可逐渐减轻,而肌张力障碍及动作迟缓、肌强直、姿势不稳等帕金森综合征渐趋明显。此外还可有精神异常及痴呆表现,在早期只是记忆力减退,注意力不能集中,也可出现情绪不稳定、猜疑妄想、幻觉等。本病预后不良。一旦出现症状,往往即进行性加重,症状一度缓解者甚少,平均延存10~25年。平均19年。目前尚无特效药物。

该患者为家族遗传性大舞蹈病,西药口服"氨铬酸"及"脑复康"等具有激活、保护和修复脑细胞的作用的药物,症状有所改善。中医言"诸风掉眩,皆属于肝",初以滋肾养肝,舒筋活络,佐以潜降治疗,但效果不显。

先生查房针对患者舞蹈症幅度的变化,从西医学角度由纹状体病变及与皮层动态关系进行剖析,从中医由风搐到风痱虚实演变深入阐述。指出其病程8年,步履不稳,足趾瘛疭及手指细微蠕动,智力减退,体位改变时头晕,舌质暗淡苔薄白,脉沉细弦,舞动幅度减弱,中医诊断由风搐到风痱,由实转虚,由肝风内动而至肝肾两虚、气血不足。治疗紧抓起则头眩,气血不能上承之表现,故先治以益气活血通络,气血得充,筋脉得畅,失眠、头晕及舞蹈动作均减轻,后期以温肾滋肾以固本,用鹿角胶、陈阿胶、紫河车、冬虫夏草血肉有情之品填补肝肾,以治气血精髓之伤,巴戟天、肉苁蓉、补骨脂、肉桂温补肾阳,启动真阳,运化气机,女贞子、旱莲草滋补肝肾之阴,知母、黄柏清下焦相火,丹参、丹皮清热活血,佐以砂仁、豆蔻防滋腻太过,服药后患者失眠头晕症状及舞蹈动作基本消失,诸证好转出院,以滋肾温肾丸巩固疗效。

从风搐久至风痱,风势减弱,起则头眩,面白善忘,先生察觉气虚显现,肝肾阴精不足已至肝肾阴阳两虚,在疾病演变中切中病机要害,是本案取效的关键。

十、舒筋通络汤合温胆汤治疗头晕头痛并失眠案

郑某,女,43岁,病历号43790。主因"头痛、头晕2年,加重半年"于1986年12月20日入院。现病史:患者2年前因生气出现右侧偏头痛,头晕,恶心,夜间失眠。在当地医院诊为"神经性头痛"、"梅尼埃综合征",曾服麦角胺、维生素B_6效果不显。半年前患者病情加重,右侧及后头部疼痛、麻木,伴恶心、呕吐,烦躁,心慌,颈部活动受限,在当地住院3个月,未明确诊断。本月患者来京,先后在空军总院、天坛医院诊为"颈椎病"、"神经性头痛",服用维生素B_6、地西泮(安定)及肌注654-2,疗效不显。为求明确诊断及系统治疗,遂入我院。入院时见:头痛以右侧、后部为重,感觉麻木,时恶心、呕吐,颈部疼痛,活动受限,双肩及上肢沉重无力,烦躁,胸闷心慌,口苦,不思饮食,食后腹胀,小便黄,眠差,须口服地西泮(安定)尚能入睡。经前一周出现头痛,烦躁,心慌,恶心,来潮后加重,经后平静。既往史:慢性胆道炎病史半年。查体:C2~T7棘突压痛(+),右侧面部浅感觉减弱,韦伯试验偏左,舌黯苔白腻,脉左滑右弦。颈部X线示:C5、6、7有增生。脑血流图示:右侧大脑供血不足。中医诊断:①头痛;②眩晕;③不寐。西医诊断:①椎基底动脉供血不足;②颈椎病;③神经血管性头痛;④慢性胆道炎。

12月25日王永炎教授查房后指出,本例患者头痛、头晕及睡眠障碍,应该将精神心理的影响因素考虑在内。同意入院诊断,完善颈椎病—颈脊神经根型的诊断。结合舌黯,苔黄腻,边有齿痕,方以舒筋通络,化瘀祛湿为法,方药:粉葛根10g,赤芍10g,白芍10g,威灵仙15g,川草薢10g,木瓜10g,伸筋草15g,牙皂6g,白芥子6g,炙甘草6g,黄芩10g,陈皮10g,柴胡6g。

1987年1月2日王永炎教授查房,病人头痛减轻,仍有眠差,胸闷,口干苦,厌食,大便黏滞不爽。舌红苔薄黄,脉弦。守方继服。

1月8日王永炎教授查房,患者眠差,烦躁,头痛,口干苦,小便黄,大便偏干。舌红苔薄黄,脉沉弦。上方基础上加用龙胆泻肝丸。1月27日患者头痛较前好转,仍夜间痛,眠差,继服中药治疗。

薪火传承——永炎篇2

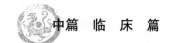

2月12日王永炎教授查房,患者头已不痛,以麻木感为主,失眠较重,腹胀,嗳气,舌淡苔薄黄,脉滑。王永炎教授认为此属胆虚痰热内扰,处方当以《内经》半夏秫米汤合温胆汤为法,方药:生半夏6g,秫米30g,陈皮10g,茯苓10g,竹茹10g,枳实10g,生姜10g,大枣4枚,生甘草6g。4付,水煎服。服药后失眠改善,以调血柔肝,理气和胃善后。

按:患者头晕头痛2年,起病及加重时以偏侧头痛伴恶心、呕吐为特点,开始医师考虑为偏头痛及神经性头痛,予麦角胺、维生素之类治疗无效,后按"颈椎病"对症治疗效果不显。王永炎教授查房,根据患者头痛以右侧为重,后部颈部疼痛伴麻木、恶心、呕吐,双肩及上肢沉重无力的特点,认为目前头痛头晕与颈椎病密切相关,而生气诱发头痛,经来时头痛加重,经后缓解,伴烦躁,胸闷心慌,口苦,不思饮食,食后腹胀,眠差等情况则考虑头痛与情绪精神因素有关。

根据患者痰瘀闭阻经络,气血津液不能上荣于头,故治疗以粉葛根、赤芍、白芍、威灵仙、川草薢、木瓜、伸筋草、牙皂、白芥子舒筋通络化痰,兼以黄芩、陈皮、柴胡枢利少阳气机,头痛头晕减轻。因患者仍有眠差,烦躁,口干苦,小便黄,舌红苔薄黄,脉沉弦,考虑肝胆郁火,湿热下注,上方基础上加用龙胆泻肝丸。经治两周,诸症好转,余失眠烦躁,考虑为胆虚痰热内扰,故以半夏秫米汤合温胆汤调理善后。

(任晋婷　谢颖桢)

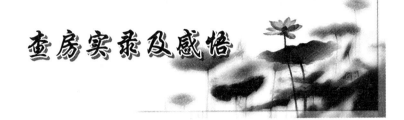

第四章

查房实录及感悟

一、详析四诊素材，慎思临证技巧

多发性硬化（multiple sclerosis，MS）属于神经系统疑难杂症，是以中枢神经系统白质脱髓鞘病变为特点的自身免疫性疾病，症状和体征的空间多发性和病程的时间多发性构成了MS的主要临床特点，病变可累及大脑白质、脊髓、脑干、小脑和视神经等。中医药治疗多发性硬化具有独特的疗效和特色，2011年12月13日东直门医院神经内科诸医师邀请学术带头人王永炎教授查房，指导1例多发性硬化患者的诊治。查房过程中，王永炎教授从规范采集的临床信息着手进行分析判断，传授了临床诊治的技能和技巧，演示了中医药诊治疾病的思路和重点，使大家受益匪浅。

1. 病例摘要　孙某，女，55岁，主因"右下肢无力反复发作10年，二便失禁1年"，于2011年11月9日由门诊以"多发性硬化"收入院。患者10年前无明显诱因出现高热（体温39℃以上），血常规示白细胞计数减少，行走困难，以右下肢为主，当地医院疑为白血病，转至北大医院神经内科，同过行腰穿查脑脊液、头颅MRI、诱发电位等检查，考虑诊断为多发性硬化，予激素冲击治疗后症状完全缓解。半年后患者发热后再次出现右下肢无力，行走困难，当地医院静点激素后症状完全缓解。5年前患者走路不稳渐进性加重，多次发作右眼前一过性黑影，不随眼球转动，数天后可消失，曾静点激素治疗，症状不能缓解。2006年6月于安定医院诊为抑郁症，服用赛乐特等药物，治疗3年后停药。2007年天坛医院加用环孢素治疗，服用后出现肝酶升高而停用。1年前患者右下肢无力渐进性加重，出现二便失禁，应用激素治疗症状无缓解，后一直服用强的松10mg/d。入院时症见：行走困难，右下肢无力、僵硬、弯曲困难，肢体怕冷，时有悲伤欲哭，纳呆食少，睡眠尚可，大便轻度失禁，便质偏干，2~3日1行，小便失禁，排尿不畅，尿频，排尿后余沥不尽。舌黯红，舌边尖有瘀斑，苔黄腻，脉弦滑。内科查体：脐下三横指以下叩诊浊音，余无异常。

神经系统检查：理解力正常，记忆力减退，计算力下降，脑神经检查无异常。右下肢肌力Ⅲ⁻级，肌张力略高，双腹壁反射消失，双侧肱二头肌反射、肱三头肌反射亢进，双膝反射、跟腱反射亢进，右霍夫曼征（+），右罗索利莫征（+），双侧巴宾斯基征（+），双侧查多克征（+），右侧踝阵挛（+）。右下肢痛觉减退。双下肢关节位置觉减退。双侧指鼻试验欠稳准，右侧跟膝胫试验不能完成，左侧跟膝胫试验欠稳准。

辅助检查：2011年5月4日协和医院脑脊液检查示：髓鞘碱性蛋白（MBP）：0.67nmol/L；可见寡克隆区带。2011年11月10日东直门医院视觉诱发电位（VEP）：P100潜伏期均延长。2011年11月17日膀胱B超示：膀胱憩室，尿潴留，残余尿316ml。2011年11月22日残余尿约

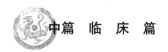

167ml。

量表测评：扩展的残疾状态量表（expanded disability status scale，EDSS）评分6.5分；Barthel指数评分55分；HAMD抑郁量表评分13分。

中医诊断：痿证，辨证为湿热浸淫。西医诊断：多发性硬化（继发进展型）。中医以清热利湿为法，四妙散加减，治疗后期以温补肾阳为法，地黄饮子加减；予清开灵注射液、苦碟子注射液清热解毒、活血通络，治疗后期予参麦注射液扶助正气；针灸取穴以督脉、足阳明经穴位为主；继续口服强的松10mg/d，并逐渐减量，现已减至5mg/d。

需要解决的难点：该患者病情复杂，虚实夹杂，中医如何辨证论治才能取得较好的疗效？患者口服激素是否可以停用？该患者的预后如何？

2. 王永炎教授查房经过　2011年12月13日9时请王永炎教授查房指导。周莉主管医师汇报病例后，由高颖主任医师、邹忆怀主任医师、李澎涛主任医师、谢颖桢主任医师、周莉副主任医师以及数名博士、硕士研究生陪同王永炎教授床旁查看患者。

王永炎教授床旁查看患者，以"您怎么不舒服"为首要问题，开始详细询问患者本人病情发展过程及目前自我感受，待患者叙述病情完毕后王永炎教授再向家属核实病情。询问后补充病史：患者家属诉说，第1次发病时双下肢软瘫如面条状，随后逐渐出现下肢僵硬感和弯曲困难。床边查体后，神经系统查体补充：面色黯红，眼底镜检查视乳头颞侧边缘清楚。右下肢肌张力高，呈铅管样改变，踝阵挛阳性，左下肢肌张力高。舌体偏瘦，舌苔薄而灰腻，舌有紫气，金津玉液发蓝，脉弦滑，双寸脉独虚，趺阳脉弦细，太阴脉虚，少阴脉虚。最后王永炎教授询问患者，您需要我帮您做点什么？患者提出，二便失禁是目前最痛苦的症状。

3. 病例讨论　谢颖桢主任医师：中医诊断考虑为，痿痉并病，中医辨证属于肝肾精亏、命门火衰、瘀阻脉络，病位在下焦。湿邪重时方药以化湿解毒为主，正虚时宜地黄饮子为主，酌加化湿之品，中药注射液以参麦注射液、苦碟子注射液扶助正气、活血通络为主。

邹忆怀主任医师：中医病名诊断时应该属于"痉"在前，"痿"在后，并根据二便情况，可考虑加用"癃闭"诊断。中医证候诊断：患者面色发黯，舌质色黯，正虚为主，但浊邪为持续存在问题，伏邪在内，外邪引动内邪而多次发病，应用脏腑辨证定位于肝肾。处方应以补虚为主，兼顾肾阴肾阳，同时加重活血通络力度，可选用具有破血逐瘀功效的方药。口服激素可考虑逐渐减用，但须慎重。临床有些患者往往需要小剂量强的松持续口服。

高颖主任医师：根据病人起病情况，以下肢软瘫为主，后逐渐出现肢体僵硬感，因此从病程来讲，痿在前，痉在后，中医诊断为，痿痉并病，目前以痉为主，导致了功能障碍。根据近年来对于多发性硬化患者中医四诊信息调查和诊治经验，我科提出，多发性硬化是在肾精不足、脏腑功能失调基础上，湿浊内蕴，浊毒内生，毒损督脉，戕害脑髓，络损髓伤，败坏形体而发病的病机理论。结合该患者临床表现，脏腑辨证病在肝肾，以肾为主，病位在脑与髓，头颅影像学检查属于中医望诊的延伸，证实了脑髓的损害。本病与脑血管病不同：脑血管病往往先损伤血脉，后损伤髓；而本病往往先损伤络脉，后损伤髓。病性以瘀为主，起病以湿热为主，毒邪伏内，故伏邪以湿和毒为主。现患者主要存在小便失禁，属于肾阳虚而膀胱气化不利；肢体强痉，病位在肝。因此治疗应以温阳补肾、柔肝缓急为主。多发性硬化起病高热者，毒邪为甚，起病缓而不伴有发热者毒邪不显。该患者起病即见高热，毒邪内盛，伤及络脉及髓，败坏形体，因此预后差。激素往往应用于多发性硬化急性期，能起到抗炎、调节免疫的作用,主要是改善症状,对于病程进展没有明确的作用。该患者初时属于复发—缓解型,激素治疗症状可完全或部分缓解,后逐渐发展为继发—进展型,激素疗效不佳。国外病理生理学、头颅影像学研究等证实,患者从复发—缓解型发展为继发—进展型时,往往是在白质病灶的同时,出现了灰质的损害,因此激素在这个阶段一般无疗效,反而会出现激素应用的不良反应如钙的缺失、感染几率的增加等,因此在病情平稳的情况下,应逐渐撤减激素。

王永炎教授: 中医病名: 诊断为"痿痉并病",痿在先,痉在后。中医辨证: 痉以血虚为主,在筋;痿以肾虚为主,在肌。该患者脑髓和络脉损伤为主,内有伏邪,辨为"内生五邪,髓络损伤",证候属于"髓伤络损,伏痰浊阻",浊毒贯彻始终。浊毒包括水、饮、湿、痰等,当浊毒遇外邪加临或正气不足时,病情复发。治疗:现二便失禁成为目前诊治重点,考虑为肾阳不足、气化不利,兼有毒邪。治疗建议:加用丹红注射液化络脉之瘀。自配颠倒散加三七以清热燥湿散瘀。药物如下:精制硫黄10g,雄黄10g,大黄20g,三七60g。配制2号胶囊(0.2g药粉/粒),2粒/次,每日2次。汤药选用八味丸加减。药物如下:大熟地15g,砂仁5g,红枣15g,山萸肉15g,怀山药15g,云茯苓24g,牡丹皮6g,泽泻15g,熟附片10g,上肉桂面1.2g(分冲),益智仁10g,台乌药10g,川草薢15g,茅苍术10g,功劳叶10g,仙鹤草10g。水煎服,日1剂。待病情改善后可加用血肉有情之品以缓解肌张力,如龟甲胶、鹿角胶、陈阿胶等。患者现病情进行性加重,智障明显,表明浊毒延续。双寸脉独虚,人迎脉不大,少阴脉摸不清,因此预后较差。患者病在肝肾,视点在脾胃,现病人虽无喘促,但脉象显示预后差。追踪国际对于多发性硬化病理生理学和免疫学方面的研究进展,完善该患者相关免疫学检查,如CD3、CD4、免疫球蛋白等。强的松5mg/d继续口服,病情平稳可考虑逐渐撤减。

遵王永炎教授指示的方案治疗后,患者精神状态逐渐好转,二便失禁症状明显改善,排尿较前有力,夜尿次数减少(5次/晚减为3次/晚),病情相对稳定。

4. 体会　在整个查房过程中,王永炎教授注重询问病史、体格检查、分析病例等。问诊时在仔细倾听病人诉说后,再与家属交流,核实病情的同时又了解了家属对治疗的期待。床边查体后要求患者下床行走,观察患者的步态。同时在诊断、治疗上,不仅重视中医的诊断、辨证,还充分应用西医相关的检查、治疗手段,发挥中医优势,积极解决病人之所苦。因此王永炎教授在查房后对东直门医院神经内科提出要求:在第一次接触病人时要询问"您怎么不舒服?"仔细倾听病人诉说后再询问病人家属,不要打断病人叙述,在询问病史和查体结束后要询问患者: 您需要我帮您做点什么? 充分了解患者的需求和对治疗的期望。

本次查房,王永炎教授强调了正确、全面采集中医四诊信息的重要性,重视从临床信息提炼证候要素,判断中医证候,确定临床诊治方案,体现了"以象为素,以素为候,以候为证"的理念。其中"象"是中医临证诊治的基础,包含了中医四诊信息和西医的相关检查结果,如头颅影像学等。医学科学精神体现了人类对客观性、真理性、合理性的追求与创造,重点在于科学理性地揭示疾病发展的客观规律。医学人文精神提倡对人的理解和关心,强调尊重人、理解人、抚慰人和关爱人。21世纪医学模式发生了变化,由原来的生物医学模式转化为生物—心理—社会医学模式,医学的对象是人,与社会、文化息息相关。因此,医学科学精神和医学人文精神的交融越来越为人们所重视和关注。医院的服务理念由,以疾病为中心,转化为以病人为中心,提倡保护个人权益和以人为中心的医学道德

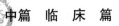

观和价值观;医生不仅要具备良好的技术素质,同时要求具有高尚的人文修养。中医学的核心在于整体观念和辨证论治,诊治过程中全方位考虑了患者的生理、心理和社会功能等,充分体现了医学人文精神。王永炎教授倡导的问诊首末问询句"您怎么不舒服","您需要我帮您做点什么",正是人文精神在问诊中的体现,对于培养医师的人文精神,提高医师的人性修养,具有潜移默化的作用。

(周 莉 高 颖 邹忆怀)

二、中医望诊须凝神,三部九候示内涵

1. 病例摘要 王某,女,78岁。主因视物晃动半个月,视物成双10日,由门诊以"颅内占位病变性质待查"于2011年2月25日收治入院。患者2011年春节过后出现纳食减少、右口角轻微麻木、大便数日一行、口干。半个月前赶庙会后出现视物晃动,继而视物成双。入院时症见:视物成双、晃动,头晕,伴恶心,右面、舌部麻木,右侧口角㖞斜,无头痛,双腿无力,行走需人搀扶。

查体:血压150/60mmHg,神清,双眼上视不能,右眼呈相对固定状,外展、内收受限,左眼内收不能,双眼向下活动尚可,双眼均有眼震,以左侧为著,复视。右侧额纹、示齿均减退,左眼睑上抬无力。伸舌居中。四肢肌力、肌张力正常。腱反射对称存在。右侧霍夫曼征(+),双侧巴宾斯基征(+),双侧查多克征(+)。舌质黯红,苔少,脉弦。

2011年2月23日头颅核磁示:右侧基底节区及脑干异常信号,双侧脑室周围小缺血灶。2011年2月24日头颅增强核磁示:颅内多发(右侧基底节区、左侧海马区及第四脑室)占位。2011年2月23日胸片示:双肺纹理重,左肺第七肋后水平可见结节影。

既往有高血压、冠心病病史20年余,平日口服络活喜1片/次,1次/日。血糖偏高2年余,未诊为糖尿病。

中医诊断:视歧,辨证为阴虚风动。西医诊断:①视物成双,颅内占位病变性质待查,脑淋巴瘤?②高血压1级,极高危组;③冠状动脉粥样硬化性心脏病;④腔隙性脑梗死。

入院后予马来酸桂哌齐特注射液改善脑循环、七叶皂苷钠减轻神经水肿、甘露醇脱水降颅压,以及相关对症处理。经过2周治疗,患者头晕、恶心症状有所好转,纳食转佳,大便仍干。3月8日邀请王永炎教授会诊,对患者的中西医诊断、中医药治疗及转归预后给予指导。

2. 查房记录

(1)检查患者:王永炎教授听取病例汇报后,亲自于床边查看患者。王永炎教授首先问候患者并稍作端详,以望其神,查形与神俱。继而全面细致地问诊,请患者回答自己的姓名、年龄、家庭住址等一般情况,以知其语言是否流利,有无意识、认知障碍。患者能清楚记住小学一年级老师的名字、喜欢的京剧大师、昨晚的菜肴等。王永炎教授言其思维敏捷,近远期记忆正常。王永炎教授以三部九候脉诊法亲临示教,进行了寸口脉、人迎脉、跌阳脉、少阴脉及少阳脉切诊。王永炎教授继望其舌,观察其舌体、舌态、舌质、舌苔、舌底脉络,并扪其舌面有无芒刺。王永炎教授详细讲述了检眼镜的重要性及用法,并示范眼底检查,本患者眼底反光较强。王永炎教授简明扼要地进行内科查体,腹部叩诊示右侧肝区有叩击痛,余无明显阳性体征。继而有重点地进行神经系统专科查体,按照脑神经、感觉功

能、锥体系、锥体外系及共济运动的顺序进行检查。详查脑神经：嘱患者头部不动，视其双眼向上、下、左、右各方向转动的灵活度，以查动眼神经的功能。患者双目上下运动可，向内运动不能，眼震（+），视物成双。令患者用力闭眼，查其眼轮匝肌力可。嘱患者用力睁眼，视其左右眼裂不对称，右0.7cm，左0.5cm，提示病及提上睑肌。王永炎教授遂带领学生们复习由动眼神经支配的几条眼外肌支配眼球活动的情况，他强调研究生要牢记神经解剖，这是熟练把握神经内科疾病的基础。王永炎教授用毛刷轻刺患者额、颧、下颌部，嘱患者左右比较，以检查三叉神经感觉功能，患者诉右侧感觉较左侧迟钝。用棉签轻触患者舌面，患者诉右侧感觉较左侧减弱。在面神经检查中，视患者右侧额纹消失，右侧鼻唇沟变浅，而鼓腮、示齿尚可，左右对称。在运动系统的检查中，令患者进行双侧手指伸展、握拳交替运动，其双手活动自如，远端肌力可。双下肢远端肌力正常。余肌力、肌张力无明显异常。经查患者浅、深反射正常存在，引出多个病理反射，如下颌反射（+），右侧霍夫曼征（+），右侧巴宾斯基征（+），双侧查多克征（+）。王永炎教授遂请在场同学思考，锥体束、网状结构及脑神经核在脑干中是如何排列的，何者在前、何者在后？

查体结束后，王永炎教授根据患者目前病情及入院以来取得的初步疗效，认为其病情有所好转，并有进一步改善的空间。他指出针对此患者的个体特点，日常调护当嘱患者进行适量锻炼，调畅情志，放宽心，不生气，少管事，少问事，少想事，饮食当清淡，避免肥甘厚腻。

（2）病例分析：王永炎教授于病例分析前提出，要提高对症状学的认识和重视程度，查看患者当从症状观察体悟的角度出发。回顾查房时症状学采集特点，总结有以下几个模式。其一，实习医师、住院医师、主治医师模式：查房时首先进行系统回顾，继而进行内科查体，然后进行神经内科专科检查。其二，院长或主任医师模式：查房时应抓住重点，不需面面俱到，若入院时主任已经看过患者，当次查房则旨在解决尚未解决的问题。其三，如今日模式，院士查房前首先由主管医师在科内对查房所见进行小结，强调出最可靠的症状，次之为兼症和兼症对主症的影响，在上级医师重点查体前对征候进行梳理和突出。

此外，王永炎教授讲授并规范了查房时各位医师的正确站位。其中，检查者应站在患者右侧询问病史和查体，主管医师站于王永炎教授右侧，主任医师等站于王永炎教授对面，即患者左侧，其他随诊医师围绕患者床旁站位。

王永炎教授指出，床边查体收集患者四诊信息时，张口问诊之前首先要沉下心，观察患者的神、色、形、态。沉下心来看到的东西，最为重要。如通过观察患者床边右侧有鞋，就能推测出患者是从右边卜床；通过观察患者床头柜上的摆设，发现其水杯中插有吸管，即可考虑患者可能有饮水呛咳。他指出最能体现神的是眼睛，患者眼本有病，但不是失神的表现。一进入病房便见患者左眼闭合，右眼半睁，不等提问便自诉右侧面麻木，亦不属神伤。观右侧眼裂增大，右侧鼻唇沟变浅，属右侧轻度周围性面瘫。患者歧视、眼球运动障碍，当属左动眼神经、右外展神经损伤。伸舌居中，舌下神经正常。舌体正常，舌质黯红，舌底脉络迂曲紫黯，舌面少津，舌中线两侧（左为肝，右为脾）有约1cm宽的朱红点，尖边密集、手触之似有芒刺，薄白苔，似有刺。寸口脉弦大，右侧为甚；人迎脉不大，跌阳脉不虚，少阴脉右细、左弦滑而大，少阳脉细弦而有力。神经系统查体示右侧巴宾斯基征（+）、双侧查多克征（+），为锥体束征（+），而该患者无退行性变的相关因素，没有急性病程如矢之中的的表现，手指、足趾活动正常，肌力正常，可除外中风。无神经系统变性病相关因素，

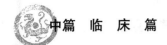

无病毒感染,无慢性病毒引起的自身免疫疾病,动眼神经麻痹与糖尿病合并依据不充分。患者虽血糖偏高、眼底动脉细、光反应强,但病变区域离视乳头远,且无视乳头苍白、供血不足等。

王永炎教授提出,诊断及鉴别诊断要重视CT、磁共振的结果,因其是望诊的延长。中医诊断:脑岩。患者回答问题流利,近远记忆力均正常,思维正常,说明皮层无损伤,"脑有九宫,中为泥丸",本患者为泥丸病变。西医诊断:脑瘤,淋巴瘤。根据病程、影像学检查,提示不是髓母细胞瘤、胶质细胞瘤及星形细胞瘤。

对于治疗,王永炎教授提出传统观点认为肾通于脑,主骨生髓。上病根在于下,属下焦气化不利,产生瘀痰,聚积成岩。现代观念认为脑的气血逆乱,化瘀生痰,痰瘀凝固成岩,比积聚更重。痰瘀成岩化火伤阴,患者以阴伤为主;又火与元气不两立,阴伤同时也存在元气损伤。故治疗予参麦注射液、丹红注射液静点以益气养阴、活血化瘀。对于便秘,看似胃肠问题,但病根在肾与脑,所谓肾者胃之关也,因此本患者便秘不好解决。因其占位病变在脑干背盖部第四脑室附近,涉及9、10、11、12脑神经,迷走神经受累影响自主神经功能,引起排便困难,治之当以润为主。王永炎教授处方如下:当归24g,川芎6g,玄参15g,白薇10g,丹参30g,生茜草10g,天门冬10g,麦门冬10g,枳实15g,青皮6g,肉苁蓉15g,火麻仁15g,天麻6g,钩藤15g,羚羊角粉0.6g(分冲)。同时加用散剂配合汤药服用,散剂予颠倒散。处方:生大黄30g,精制硫黄8g,雄黄8g,以上诸药共研细为末,装2号胶囊,每次1粒,每日2次。

王永炎教授提到目前西医尚无治疗此类肿瘤的有效方法,我们当在中医中药领域努力研究攻克该病的措施。即使目前还不能将肿瘤治愈,若能使肿瘤减小,症状得到控制、缓解(如本患者睁眼较前好转,生活质量提升,存活时间延长),也很有意义。美国2010—2011年治疗肿瘤有一大进步,其投入产出效率增加主要在于真正抑制了过度治疗,此外还与加强宣教、重视生活质量及心理干预,以及给予一定的草药等多方面努力有关。

最后王永炎教授指示,临诊面对患者首先应考虑属何病,中西医如何治疗,此外还要考虑如何护理。做好患者的心理抚慰工作非常重要,要与患者密切沟通,让患者回顾过去服务人民、报效国家时所做的诸种工作与奉献,感受其为社会作贡献油然而生的自豪感、价值感。该患者家住医院附近,除嘱患者门诊随诊外,还嘱主管大夫应定期进行随访,将治疗前移,走进社区家庭,实现转换医学理念。护理方面当清心宁神,让患者多回忆以前的事情体验成就感。家人和医生要多给予患者鼓励,保持周围环境安静,嘱其清淡饮食、适度活动。

3. 随访 患者经王永炎教授治疗方案治疗17日,病情好转,于2011年3月25日出院。出院时患者视物成双较入院时好转,但仍感模糊,头晕较入院时明显好转,无恶心,右面、舌麻木缓解,双下肢较前有力,可自己站立。2011年4月20日进行电话随访。患者出院后继续服用王永炎教授所开汤药及颠倒散。家属诉患者精神较好,视力较出院时进一步恢复,双下肢有力,已能自己行走,唯腰部酸软疼痛,纳眠可,二便调。嘱患者调适寒温、清淡饮食、保持情志舒畅,门诊随诊治疗。

4. 体会 具有中医内涵特色的诊疗技术在当今临床尤其应该受到充分重视。中医历来有"望而知之谓之神,闻而知之谓之圣"的认识,强调的就是当今被忽略的望诊、闻诊在诊疗中的重要性。因此,王永炎教授查房时在进行规范的西医内科查体及神经系统专科查体的基础上,坚持运用中医四诊方法对患者进行系统并有重点的查体,这对培养中医学人才、实现中医学术思想与诊疗技术的传承,提高中医技能、弘扬发展中医学具有重大意义。王永炎教授查房中医特色突出,中医内涵丰富,并强调对症状学的观察与体悟,对各级医生言传身教,使后学者认识到查房过程中应注意以下几方面。

（1）望诊应重视,望诊须沉静凝神:王永炎教授提醒大家在望闻问切四诊中要重视容易被忽视的望诊。在症状学调查中,特别强调从接触患者的一刹那开始,即应凝神静心观望患者的神色形态以及大量的非语言信息。望诊中的非语言信息带给医生关于患者病情程度、精神、心理、精力、情绪、生活自理能力以及体质状况的印象,包含大量与患者密切关联的社会、生物、心理、环境和人文内容,这对疾病发生发展认识和防治预后都会有不可小视的启示。

中医在望诊中特别重视对神和舌象的观察。所谓"血气者,人之神",通过望神可以对患者的病情轻重、邪正态势、病势转归以及患者的神魂魄意志状况有所认识。时至今日,虽然对神的评价尚无有效量化方法,但神的状况对诊断治疗与疗效评价、判断预后至关重要。中医对神的观察积累了丰富的经验,在临床中应不断应用、学习、研究并发展提高。至于对舌象的观察,应包括舌体、舌质、舌态、舌苔、舌底脉络等,舌象变化已成为认识判断疾病证候、发展及辨证治疗的主要依据。王永炎教授在查房中十分重视对舌象的观察。

（2）三部九候举寻按、察脏腑经脉虚实、把握病情转归预后:脉诊是中医四诊中重要的组成部分。《内经》中诊脉的方法丰富多样,每一脉法又各具特色。如三部九候诊法、人迎寸口对比诊法、独取寸口诊法、尺肤诊法、虚里诊法及手少阴脉诊法。三部九候诊法是《内经》脉诊中阐述最系统、最详尽的脉法,特列出专篇加以论述。《素问·三部九候论》曰:"故人有三部,部有三候,以决死生,以处百病,以调虚实,而除邪疾。"三部九候诊法辨病,强调九候相参,综合分析体现了诊法的整体观思想。其中尤以强调各部各候之间的相互参比意义。九候切脉均系属不同经脉,自上至下,遍及全身,故三部九候脉诊属于遍身切诊法。因其在临床应用时繁琐,故后世较少应用。

王永炎教授继承《内经》诊脉精华,在临床中特别重视三部九候诊法与人迎寸口对比诊法。根据临床实际情况,王永炎教授采取系统检查与重点检查相结合,三部九候遍诊法与人迎寸口、独取寸口脉诊法相结合,对患者进行有针对性的系统脉诊,全方位了解患者脏腑经络气血阴阳虚实消长,能够为临床辨证论治、判断病势顺逆提供全面详实的信息。切合临床实际的三部九候脉诊在临床应用中特别是在中风急重症以及疑难疾病诊疗评价、判断预后方面具有重要作用。

在科技高度发达、诊断技术日新月异、新医疗设备层出不穷的今天,传统诊疗手段和方法有逐渐被忽视和淡忘的倾向。西医学被忽视的传统物理学诊断方法尚具有其独特和难以替代的作用,具有中医理论内涵的中医诊疗方法更有无法取代的临床价值,应弘扬发展并不断提高。

（3）症状体征临床象,用心观察与体悟:王永炎教授查房体现了中西医汇通、立足中医、博采众长的特点。他借鉴其他学科的科技成果,最深刻最真实地了解认识病患。其中王永炎教授经常谈及的,把影像学检查作为望诊的延伸,即是吸纳物理学成果的一个例证。观察临床现象、查房查体严谨全面还体现在规范的西医学诊查方法的应用方面。除内科望触叩听基本检查外,神经系统检查从脑神经到肢体运动感觉共济,从深浅反射到各

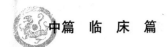

种病理征,从认知智能到精神心理,从动脉听诊到眼底观察,系统检查中又能结合疾病展开重点详细的检查,无一不体现王永炎教授敬业扎实的工作作风。

王永炎教授能用心观察体悟临床症状体征及应用各种科技方法获得的临床征象,抓住对疾病诊治最靠得住的症状和体征,区分兼见的症状体征,重点分析疾病发生发展过程中的共性病理环节,从而达到把握核心症状、分析关键病机、抓住治疗要害的目的。

(4)重视调养防护,实践转换医学理念:在治疗方面,王永炎教授发挥中医药特色、博采西医对疾病诊治所长,两者结合为患者提供最佳治疗方案。此外,他更加重视疾病调养、调护、预防,体现人文关怀,实践转换医学理念。例如对本患者鼓励安慰,进行心理抚慰,目的在于积极调动精神心理对神经免疫内分泌的作用,发挥后者对肿瘤的有益影响,应用定期随访辨证调节患者状态等措施都具有防治意义。

总之,注重症状学的观察和体悟对认识诊疗病患至关重要。望闻问切四诊合参,传承弘扬富有人文社会科学与自然科学内涵的中医诊疗方法,特别是运用当今容易被忽视、淡忘的望诊、闻诊及三部九候切诊等行之有效的方法技术,才能够尽可能对病患进行全面了解,克服忽视因人文环境社会因素带来的对病患认识的不全面性,在生物学与社会人文学方面体现实事求是的精神,才能够使中医药学在当今的医学诊疗实践中与时俱进、发展完善。

(谢颖桢 周 莉 徐 栋)

三、王永炎教授五步查房法

2009年12月18日9时,王永炎教授来到老年病房,开始例行查房。所查病例主诉:近日眩晕发作,起床加重,视物旋转,同时伴表情呆滞,无心慌出汗。发病前已有记忆力下降,睡眠困难,白天困倦,大便困难,3~4日一行,夜尿多。需要解决的问题是:中医诊断为何种疾病?如何施治?如何调养?王永炎教授站于患者病床左侧,患者平卧位,一位家属陪同。住院医师站在王永炎教授左侧,手持患者病历。主治医师站于病床右侧,面对王永炎教授。田金洲教授和时晶主任带领全体医生、实习学生、护士长列于患者对面。首先由主治医师简要汇报病历,之后王永炎教授向患者及家属耐心询问病情,最后运用问、查、阅、议、析五步查房法解析病情。

1. 病例摘要

时间:2009年12月18日,9时。

地点:东直门医院老年病科。

汇报医师:朱爱华副主任医师。

患者张某,女性,81岁,主因"眩晕反复发作4日,加重12小时"入院,入院时间为2009年12月14日18时。

现病史:患者4天前在家中无明显诱因出现眩晕、视物旋转、恶心,转头尤甚,否认呕吐、头痛、肢体不遂、肢麻等症状,血压240/90mmHg,自服硝苯地平缓释片10mg,复测血压降至160/85mmHg,眩晕症状较前缓解。至武警总医院急诊治疗,行头颅CT检查示:双侧多发腔隙性梗死,未及出血灶,诊断为:眩晕原因待查,予输液(用药不详)治疗。因患者情绪激动、多语,予地西泮类镇静药(不详)口服治疗。经治疗1日,症状缓解不明显,自行回家休养。今日17时患者无明显诱因出现眩晕症状加重,如坐舟车,言语不利,双下肢及左上肢力弱,伴耳鸣、乏力,为求系统诊治入我病区。

刻下症:眩晕时作,伴视物旋转,活动后明显,卧床时减轻,双下肢及左上肢力弱,言语不利,无口眼歪斜,无饮水呛咳,偶有咳嗽,痰少不易咯出。纳可,入睡困难,大便干,3~4日或7~8日一行,夜尿多。

既往史:高血压病史4年,最高血压270/100mmHg,服苯磺酸氨氯地平(络活喜)5mg/d,贝那普利(洛丁新)10mg/d;冠状动脉粥样硬化性心脏病病史4年,服单硝酸异山梨酯缓释片(依姆多)60mg/d,阿司匹林肠溶片0.1g/d;多发腔隙性脑梗死病史2年;否认糖尿病病史;左股骨颈骨折术后6个月,手术过程中曾有输血史;否认肝炎、结核等传染病病史。过敏史、个人史、月经史、婚育史从略,否认家族遗传病史。

一般查体:T 36.7℃,P 72次/分,R 18次/分,BP 160/70mmHg。意识清楚,体位自如,查体基本合作;皮肤黏膜无黄染,浅表淋巴结未及肿大;颈部血管听诊未闻及杂音,气管居中,双甲状腺无肿大,颈软无抵抗;胸廓对称,双侧呼吸运动均等,双肺叩诊清音,呼吸音稍粗,左下肺可及少量细湿啰音;心界无扩大,心率72次/分,律齐,各瓣膜听诊未闻及病理性杂音;腹平软,无胃型及蠕动波,肠鸣音4次/分;双下肢不肿。

神经系统检查:双瞳孔等大等圆,直径3mm,对光反射灵敏。双侧额纹对称,双睑裂对称,眼睑无下垂。口角无㖞斜,鼻唇沟等深对称,伸舌居中,无舌颤,轻度构音障碍。肌力:右上肢Ⅳ⁺级,左上肢Ⅳ⁻级,右下肢Ⅳ级,左下肢Ⅲ⁺级。四肢肌张力正常。双上肢肱二头肌腱反射(++),肱三头肌腱反射(++),双下肢膝腱反射(+),跟腱反射(++)。双侧痛觉、触觉、温度觉对称存在,振动觉、位置觉、运动觉正常,图形觉正常。右侧巴宾斯基征(+),左侧巴宾斯基征(-),余病理征未引出。指鼻试验稳准,跟膝胫试验不配合。认知功能检查:计算力、定向力、理解力、执行能力正常,近期记忆力下降,远期记忆力正常。舌黯红苔黄厚,脉弦滑。

辅助检查:2009年12月10日武警总医院头颅CT检查结果为"新发双侧多发腔隙性梗死"。入我院检查血常规:WBC 6.5×10^9/L,HGB 11.9g/dl,PLT 191×10^9/L,NE% 56.24%,LY% 30.93%。尿常规:BLD(+),WBC(HPF)0.58HPF,RBC(HPF)0.94HPF,比重1.015。便常规:正常。生化:K 4.06mmol/L,Na 140.3mmol/L,Cl 105.2mmol/L,GlU 7mmol/L,ALT 8IU/L,AST 16IU/L,BUN 10.8mmol/L,Crea 106μmol/L,CHO 4.6mmol/L,TG 0.95mmol/L。血凝:PT 11.4s,APTT 19.2s,TT 17s,INR 1.08,FIB 3.113g/L。心电图:窦性心律,左室高电压,ST-T改变。超声心动图:左室肥厚,二尖瓣轻度关闭不全。腹部B超:肝、胆、胰、脾、双肾未及明显异常。入院诊断:中医诊断:眩晕,风痰上扰。西医诊断:①眩晕原因待查。急性腔隙性脑梗死?高血压?椎基底动脉供血不足?梅尼埃综合征?②高血压3级(极高危);③腔隙性脑梗死;④冠状动脉粥样硬化性心脏病;⑤睡眠障碍;⑥轻度认知损害;⑦左股骨颈骨折术后。

诊疗方案:①卧床、低盐饮食;②氧疗;③抗血小板聚集,口服阿司匹林肠溶片0.1g/d;④改善心肌供血,予口服单硝酸异山梨酯片60mg/d;⑤控制血压,予非洛地平缓释片10mg/d、贝那普利10mg/d;⑥抗血小板聚集并改善脑循环,静点奥扎格雷钠注射液250ml,每日1次;⑦清热化痰,静点0.9%氯化钠注射液250ml+醒脑静注射液20ml,每日1次;⑧改善认知功能,尼莫地平片30mg/次,每日3次。⑨中药汤剂,治疗法则为平肝潜阳、化痰通络。天麻

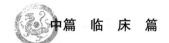

20g,钩藤(后下)30g,生石决明(先煎)30g,生地20g,川牛膝10g,杜仲10g,车前草10g,泽泻10g,黄芩10g,生山栀10g,全瓜蒌30g,枳实10g,玄参30g,石菖蒲30g,远志15g,羚羊角粉(分冲)0.6g。水煎服,日2次,早晚分服。

2. 疑点难点

(1)明确诊断:①患者发病后CT检查提示多发腔隙性梗死,但因患者既往有腔隙性病灶史,且老片丢失,所以不能明确此次CT所见是新发或是陈旧病灶? 另外,由于患者骨折后予钢板固定骨折部位,不能接受MRI检查,因此确定责任病灶有一定困难。②眩晕是单纯高血压引起,还是与特殊部位的梗死有关系? ③眩晕与类中风哪个诊断更合适?

(2)高血压的治疗:患者血压不稳定,在160~200/85~100mmHg之间波动,如何在使用西药降压的情况下,配合中药治疗以改善血压状况?

(3)睡眠障碍的治疗:患者夜间入睡困难,白天困倦,如何通过中药进行调整,恢复正常的睡眠节律?

(4)轻度认知损害的关注:患者认知功能检查发现近期记忆力下降,虽然没有达到痴呆状态,但应引起早期关注,这样做可以延缓病情发展。同时应判断认知功能下降的原因。

3. 王永炎教授查房过程(五步查房法)

(1)第1步:问。

患者眩晕发作时的表现? 患者诉眩晕,起床加重,伴视物旋转,不伴有心慌出汗,目前症状较入院时减轻,但改善不明显。夜眠差,入睡困难,白天困倦。患者诉病情完毕后,王永炎教授向家属核实病情,家属认为患者所述符合实际情况,并补充病情如下。患者近日表情呆滞,记忆力有所下降,大便困难,3~4日一行,夜尿多。王永炎教授继续向家属及病人询问既往史。患者及家属否认梅尼埃综合征、颈椎病史,否认既往反复头晕病史,平素血压较平稳(140~150/80~90mmHg)。

(2)第2步:查。

行一般查体后补充检查发现患者爪甲淡黯,右下肺有捻发音、细小湿啰音。神经系统查体补充:神志清,表情呆滞,眼底镜检查未见眼底出血,无动脉血管痉挛,光反应正常。双上肢肌张力增高,呈轻度齿轮样改变,左上肢肌力Ⅳ⁻级,左下肢肌力Ⅲ⁺级,右下肢肌力Ⅳ级,右上肢肌力Ⅳ⁺级。未引出病理征。舌象:舌体颤,老黄腻苔,舌面发灰,有紫气。脉象:右手脉沉弦细、尺侧独虚,左手脉弦滑不大,左手脉大于右手脉。人迎脉大,是趺阳脉的3倍;趺阳脉沉微细弱,少阴脉沉微细。

(3)第3步:阅。

查阅病历中所附所有检查结果报告单及影像学资料。

(4)第4步:议。

患者出现眩晕的原因是什么? 如何鉴别诊断? 除了主诉的症状,病人还有什么异常表现? 如何辨证分析?

(5)第5步:析。

1)明确眩晕诊断的原因:患者为高龄患者,急性发病,眩晕症状典型,与眩晕同时出现肢体活动不利及构音障碍,既往有高血压病史,首先要考虑急性脑血管病,行CT检查除外脑出血,初步诊断缺血性脑卒中。按发病机制不同又分为大血管动脉粥样硬化性脑梗死、心源性脑栓塞和腔隙性梗死。根据目前的相关体征,如眩晕、构音障碍及双侧肢体受累,考虑脑干部位双侧多发腔隙性梗死的可能性极大,应属后循环系统。长期高血压是脑动脉硬化的主要病因,血压波动也可能成为急性发病的原因,而由于在脑血管病急性期血压会反应性升高,因此此患者的血压较高,一方面与基础血压水平有关,另一方面与脑血管病急性期的应激有关系。眼底镜作为中医望诊的延伸,可以直接观察眼底动脉,而直接观察眼底动脉可以了解动脉硬化的程度,可以看有无出血或动脉痉挛,了解高血压的靶器官损害情况。

2)与眩晕有关的鉴别诊断:虽然病人以眩晕为主诉,椎基底动脉供血不足、颈椎病、梅尼埃综合征确实可能引起眩晕,但这些疾病不会出现此患者伴随的由神经损害引起的其他症状和体征。颈椎病所致的眩晕临床患病率较低,大多数表现为神经根型和交感型,多出现颈部疼痛不适、发僵、不对称的上肢远端麻木,发作时伴有心慌胸闷,而没有心血管病的证据支持。梅尼埃综合征属内耳疾病,发病人群较年轻,多见于50岁以下,且有反复发作病史,症状较重,伴有明显的恶心呕吐,持续时间可以长达数小时。此患者伴随耳鸣症状,可进一步请耳鼻喉科会诊明确病因,但老年人的耳鸣还是多与血管动脉粥样硬化有关系。经过鉴别分析,诊断为缺血性脑血管病,属于后循环系统。

3)补充诊断:患者表情呆滞、舌颤及双上肢肌张力轻度齿轮样增高,符合帕金森综合征表现。没有出现典型的手颤表现,考虑与陈旧腔隙性脑梗死有关,此种类型的梗死很多不表现为典型的肢体功能障碍。多发梗死损害锥体外系神经环路,会出现类似帕金森综合征的表现,予补充诊断血管源性帕金森综合征。

4)补充检查的意义:中医医生要善于利用现代化的诊断技术,诸如可以将头颅CT或MRI检查作为望诊信息的延伸,多采集四诊信息,作为中医诊疗的辨证依据,提高辨证水平,提高疗效。眼底镜检查操作简单,可以直接观察动脉及静脉的情况,判断是否有动脉痉挛、动脉硬化、眼底出血或渗出等,对于评估血管损伤至关重要,应作为常规技术加以学习和运用。

5)中医辨证分析:患者猝然发病,症见眩晕,如坐舟车,肢体不遂,言语欠利,双眼球浮动,属中医类中风范畴。眩晕是类中风的主症之一。类中风与真中风不同,后者可由外受风邪,外风引动内风或气血逆乱在脑而致噫气旋动,而类中风是风由内生所致。类中风多因年老体衰,肝肾阴虚,阴不制阳,化热生风,或饮食不节,脾失健运,痰浊内生,痰阻经络,瘀血内停,气机不畅,郁而化热生风,风邪上扰,脑络受损而致出现上述症状。右脉沉细、尺脉虚、少阴脉沉微细为肝肾不足之象,脉弦滑、苔黄腻为痰瘀之象,舌面发灰有紫气、爪甲淡黯为瘀血之象,舌体颤及眼球浮动为内风之象。舌面灰,说明病程较长,冰冻三尺非一日之寒。综上所述,中医诊断为类中风,亚型诊断为风眩,辨证为痰瘀化热、肝风内动。病位在脑,病性为本虚标实。腑气不通,毒邪内聚,毒损脑络,神机失养,故见表情呆滞、记忆力下降。中医辨证的关键是要学会取类比象,以象为素、以素为候、以候为证。目前中药方剂使用符合病机,但要考虑患者年老正气渐衰,且病证非一日形成,故用药要药少力专,勿伤正气。通过分析,现在可以回答提出的问题:①诊断需要中西医结合的手段和方法,两者结合意义较大;②眩晕与后循环系统梗死有关,而血压升高与脑血管病急性期的应激及基础血压有关;③类中风的诊断更合适,亚型诊断是风眩;④控制过高血压是急性期的处理原则,因血压过高会引起高血压脑病、脑出血,加重脑水肿,但要注意在降压时不能过度,不然会引起脑灌注不足,不利于病情恢复。目前病人在服药情况下血压波动

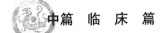

在(160~200)/(85~100)mmHg之间,不必积极加降压药物,血压高于180/100mmHg时可临时给予短效降压药,如卡托普利等;⑤患者认知功能轻度下降,病情波动,根据患者全身疾病情况,考虑可能与血管因素关系较为密切,考虑为血管性认知损害;⑥中医中药辨证论治可以对患者出现的情况,如高血压、睡眠障碍起到治疗作用。

4. 指导意见

中医诊断:类中风,风眩,中医辨证为痰瘀化热、肝风内动。西医诊断:①多发腔隙性梗死,为缺血性脑卒中的1个亚型;②高血压3级(极高危);③冠状动脉粥样硬化性心脏病;④血管性认知损害(轻度);⑤左股骨颈骨折术后。

治疗方案:继予醒脑静注射液清热解毒、化痰通络,配合中药汤剂平肝潜阳、清热化痰。喜炎平注射液(穿心莲内酯磺化物)具有较好的清热解毒作用,可以选用。

方药:明天麻6g,钩藤15g,黄芩10g,法半夏10g,萆薢15g,晚蚕砂(包煎)15g,山栀12g,胆南星6g,天竺黄6g,广郁金10g,石菖蒲6g,川牛膝15g,羚羊角粉(分冲)0.6g。水煎服,日1剂,早晚分服。

医嘱:嘱家属予病人清淡低盐易消化食物,顺应病人意愿,避免其情绪波动,嘱病人近1周卧床静养。5日后继观,经上述方案治疗后,患者病情好转,眩晕症状逐渐缓解,肢体症状也渐减轻,言语不利好转,睡眠改善,但大便仍干。2009年12月25日患者诉大便3日未解,故原方加生地30g,麦冬30g,玄参30g,枳实15g,服用后大便干好转;2009年12月28日患者出院时已无眩晕主诉,双下肢活动可,能自己行走,个别字词发音困难,纳可,眠可,大便每日1次,稍干。血压130/70mmHg,心率76次/分。肌力:双上肢IV⁺,左下肢IV级,右下肢IV⁺。双上肢肌张力增高同前,无明显变化。

5. 体会 高龄患者基础病较多,认知功能障碍、听力下降较为普遍,除了向患者了解病情外,还要向家属求证,详细的问诊会为诊断提供有力的证据。王永炎教授查房时特别向家属求证病人的主诉,家属否认了梅尼埃综合征、颈椎病病史,否认了反复头晕发作病史,为排除诊断提供了支持证据。查房后王永炎教授又向家属交待如何护理,重视家属在病人治疗过程的调摄与护理中所起的作用。由于本科室的专科特色,在患者入院当日即关注了患者的认知功能。因为痴呆是与衰老有关的疾病,因此患者被诊断为轻度认知损害,对其早期治疗和延缓病情发展能起到重要作用。但是在痴呆亚型诊断方面我们最初没有作出正确判断。同时笔者忽视了病人表情呆滞这样的表现,而对于双上肢的肌张力增高及舌颤,也没有考虑合并帕金森综合征这一诊断,缺乏思维的广度。临床很多病人的症状表现不典型,尤其是老年病人,除了主诉症状外,老年人多伴有其他疾病,应注意老年人合并疾病的识别、诊断与治疗,提高病人的生活质量。王永炎教授注重问、查、阅、议、析五步查房方法,问诊时不仅详细地倾听病人的诉说,还与家属交流,这样做不仅可以核实病人的情况,弥补病人表述的不足,同时也可以了解家属对于治疗的意愿,这对我们制订治疗方案很重要。循证医学强调临床证据的应用要充分估计病人的异质性,其中一个重要的方面就是病人的意愿,要提供病人和家属参与方案制订的机会,医疗绝不仅仅是医生单方面的事情,要真正体现治疗的个体性。检查时应用中西医结合手段,同时把西医诊断手段作为中医望诊的延续诊断,是诊断思路的创新。经对此病例的治疗过程进行分析后,笔者认识到临床工作是一个复杂的过程管理,涉及医生、护士、病人和家属等多个方面,治疗也不仅仅是医生开具处方,还应注重与病人、家属的交流,让病人和家属理解我们的治疗过程,增加依从性,提高疗效。详细阅读并分析病历诊断依据,不忽视任何微小的变化,然后通过议、析来全面把握病情。王永炎教授查房过程中充分利用了中医的特色诊疗技术:三部九候诊法。人迎脉大于趺阳脉3倍,人迎候头面之气,说明病位在上,与肝风内动、上扰清窍的病机相合;右手尺脉独虚,右手尺部脉候命门之气,与病人高龄命门火衰的病机相合;左右手脉相比较,左手不大,但大于右手脉,右脉沉细为平素脉象,而左手脉为病气的外象,印证了中医有诸内必形诸外的理论。丰富的诊法可以提高中医辨证的准确性。王永炎教授指导临床医师及学生遵循先人的诊疗手法,继承传统中医诊疗体系,牢记古训,批评了"按寸不及尺、握手不及足"的医疗态度,本着问、查、阅、议、析五步查房法全面掌握病人的信息,综合分析疾病的病机,从而确定诊断和治疗方案,使得患者的心身得到良好的治疗。所有跟随查房者深受启迪,今后应该更加迫切地抓紧中医经典的学习,并努力探讨这些方法的临床应用价值,发挥中医特色,提高临床疗效。

(时 晶 朱爱华 倪敬年)

四、瘀毒内陷泥丸宫,阴阳俱虚类中风

1. 病例摘要

患者高某,男性,53岁,主因"言语不能,双侧肢体瘫痪1月余"入院,现已住院53天。

患者平素性格内向,工作紧张劳累,有吸烟饮酒史,无家族遗传病史。于2010年12月10日因劳累及心情不适发作一次头晕,当时伴恶心呕吐,无视物旋转,经休息后缓解;2010年12月17日晚9时许头晕再发伴颈项疼痛,当时言语流利,肢体活动灵活,无恶心呕吐,无胸闷心慌,未予特殊处理;次日凌晨0时30分出现小便失禁,言语謇涩,四肢活动欠利,无抽搐,呕吐2次,呈非喷射状,病情迅速进展,送至北京红十字会急救中心时患者意识障碍,四肢瘫痪,查头颅CT未见异常,头颅MRI(2010年12月23日)示:脑干梗死。予醒脑静注射液、银杏达莫注射液、注射用吡拉西坦等药治疗,住院期间并发肺部感染、消化道出血,经对症治疗及行气管切开术后患者意识逐渐转清,但全身仅眼球能轻微上下活动,不能言语,四肢瘫,并频繁发作四肢强直伴呼吸急促、大汗出、汗出如浴、心率增快、血压升高。为进一步治疗于2011年1月18日转来我院。入院时症见:精神萎靡、双目少神、神清呆滞、表情淡漠、面色苍白无华、口唇色淡,不能言语,不能咀嚼或吞咽,四肢瘫软,时有四肢强直发作,发作则呼吸急促,汗湿衣被,夜间尤甚,咳嗽无力,咳大量白色黏涎痰,鼻饲流食,睡眠倒错,留置导尿,小便量可,不自主排便,大便失禁。T:36.5℃ P:99次/分 R:22次/分 BP:112/75mmHg,查体不能合作,双肺呼吸音粗,未闻及干湿啰音,心率99次/分,律齐,各瓣膜听诊区未闻及病理性杂音。肠鸣音弱,伸舌不能,舌质淡黯,舌苔白腻,脉细数。神经系统查体:神志清,呼之可睁眼,能理解语意,不能表达,可通过眨眼与外界沟通,双侧瞳孔等大等圆,直径约2.0mm,对光反射迟钝,双眼球结膜水肿,双眼微向内收,双眼外展不到位,双侧鼻唇沟变浅,伸舌不能,颈无抵抗,四肢肌力0级,肌张力低,腱反射存在,双侧巴宾斯基征、霍夫曼征(+)。感觉及共济运动检查不能配合。

入院诊断:中医诊断:中风中脏腑,辨证为气血亏虚、痰瘀阻窍。西医诊断:①言语不能、双侧肢体瘫痪,脑干梗死恢复期椎—基底动脉系统;②肺部感染;③气管切开术后;④低蛋白血症;⑤营养不良性贫血。

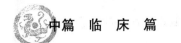

入院后治疗以化痰活血、佐以益气为法,口服中药汤剂,静点参麦注射液,配合抗感染、抗痉挛、化痰、营养支持治疗。近1月中药以益气活血为法,配合针灸、康复治疗。

经治两月,目前患者神清,精神时好时坏,面润有泽,时有情绪激动,言语不能,不能发音,可理解语意,通过眨眼、点头与外界沟通,可执行简单命令,如张口、闭眼、摇头。仍四肢瘫痪,汗出及阵发性肢体抽搐较前减少,多因情绪激动诱发,扶持能坐20~30分钟,喉中白痰较前减少,鼻饲流食,睡眠倒错较前好转,留置导尿,尿量可,大便两日一行,有无便意问之可示意。查体BP: 120/80mmHg,双肺呼吸音粗,心率78次/分,律齐。神经系统查体:眼球上下、向右活动充分,向左同向运动不充分,双侧鼻唇沟变浅,伸舌不能,颈无抵抗,四肢肌力0级,肌张力增高,腱反射亢进,双足内翻,双侧巴宾斯基征、霍夫曼征(+)。舌质淡黯,苔薄白腻,脉细滑。

2. 大查房记录

(1)听取病例汇报提出思考讨论问题:听取马洪明主管医师汇报病例后,王永炎教授指出本次大查房需要解决的3个问题,并作出以下几点指示。

中医诊断: 是否属中风中脏腑? 中脏还是中腑? 前人言"舌即难言,口吐涎",本患者伸舌不出,言语塞涩,似乎符合中脏的诊断。思考皮层问题还是延髓问题? 患者症状包括昏迷,病名诊断"中风"不加"真"对不对? 是否有其他病名诊断更加准确?

结合影像学检查,从MRI上看病灶具体部位。发病时间上属进展性卒中、不完全性梗死,空间当分别上段中脑、中段脑桥还是下段延髓? 患者的若干发作性症状表现,西医从电磁学、病理生理学上怎样解释? 与Jacson癫痫相同吗?

回顾入院后西药的使用,思考治疗方面西医能采取什么办法? 目前主要治疗手段为中医药,要做一下总体估计,是否可以治,哪方面可以治? 能治到什么程度,预后如何? 哪方面不能治?

病例摘要体现医师的水平,王永炎教授提出本次提交的摘要比较好,应该表扬,但摘要的层次可以更清晰一些,且应把中西医内容分解,中医内容的比重、中医术语的比重有待加强。

(2)床边查病人:王永炎教授于床边查看病人,针对本例特点,王永炎教授详于望闻、略于问诊,且躬亲示范神经系统查体。

首行望诊,以掌握患者神色形态之大概。王永炎教授视其右手,较之左侧,并请同学描述之,与自己的手掌比较后,言其形状有爪形手的感觉、手胀(属中风的一组症状)、拘挛。望患者偶尔有不自主吞咽动作,呼吸有顿挫感,言此提示不仅有肋间肌参与呼吸运动,尚有膈肌颤动。腹部望诊呈舟状腹,继而仔细行腹部听诊。王永炎教授观察后言尿色尚可,没有血尿。继行舌诊,望之舌质黯红、苔润,伸舌不出故舌体是否居中不好说。查房过程中,当王永炎教授提到能吃什么不能吃什么,患者出现强哭强笑表现,认为此提示皮层受累。视患者目前阵发强直,王永炎教授谓之打挺,并详询病史,马大夫及家属诉患者刚入院时一天发作10~20次,服丙戊酸钠无效,后换成氯硝安定有效,目前每天发作三四次,十几分钟缓解,继而肢体软瘫。

王永炎教授行三部九候脉诊法,先取寸口,继取人迎,后取跌阳、少阴脉;切之患者右侧寸口沉细弦,人迎脉不大,跌阳脉不虚,少阴脉伏。他指示,查房时注意脉诊,应规范三部九候脉诊法,按经络循行,跌阳脉、人迎脉不可不切,不可不记。

继行闻诊,王永炎教授指示,颈外动脉及眼动脉杂音若不方便可以不查,因为从病史提供的信息看病灶不在前循环,栓子是从后循环血管上去的,故不属主要检查项目。肺部听诊而呼吸音粗,大喘气时带动膈肌颤动,王永炎教授遂询问白细胞情况,认为$8 \times 10^9/L$尚属正常。心脏听诊中,王永炎教授授大家二尖瓣外侧区听诊,可闻及第二心音带钩,呈滑轮滚动音,但没延长至第一心音前面,没有第三、四心音,肺动脉瓣、主动脉瓣听不到上述杂音。他指示,临诊需进一步做心音图听一下舒张期杂音;等呼吸道感染控制好,哮鸣音和湿啰音消失再查心音,现在听诊音有干扰。继询问患者是否有风湿病史,若有确切风湿病史,可考虑做超声心动、胸部MRI,着重看二尖瓣,以确诊有无二尖瓣相对狭窄,因患者54岁,乳头肌拉的力量差了,出来这么个打嘟噜声,若不加杂音后半段,一二心音等同,若加上后半段,很像二尖瓣狭窄而每搏时振动造成的杂音。

王永炎教授详略有序地进行神经系统检查,患者压眶有痛感,角膜反射存在。四肢呈痉挛瘫痪,右侧腱反射亢进,双侧手阵挛、踝阵挛(+),右侧较左侧明显。王永炎教授详示病理反射检查,双侧霍夫曼征、罗索里摩征(+)右侧更突出,双侧尼瑞斯征、梅尔征(−),并指出尼瑞斯征、梅尔征正常情况下应该阳性。虽然巴宾斯基征没有引出四趾分开,查多克征没引出踇趾上翘,但都引出了踝阵挛,当认为双下肢病理征(+)。继询问入院后有没有给一个刺激,即引发患者阵挛的情况,马大夫述入院前2周时患者稍有刺激即引发全身强直,与现引出的病理征不同,服氯硝西泮后症状缓解,目前情绪激动时仍有发作。王永炎教授指示,本例要着重查感觉功能,告患者若有感觉就眨眼示意,患者配合较好,经查自鼻翼往下,痛觉丧失,听觉、振动觉等本体觉亦丧失。

在查体结束前王永炎教授向随诊各位医师及研究生询问还有什么需要检查,得到大家回复确认详尽检查后,王永炎教授简要地向患者交代病情及调养注意事项,他对患者讲:"你能活过来不容易,梗住的地方不太好,能活下来就是万幸。目前能听得懂,脑子能用,要注意静养,不要想更多的事。"患者眨眼示意明白并出现强哭的情绪反应。观察了解患者鼻饲内容为米汤、面汤后,嘱家属搞一些精的东西,患者糖耐量高,王永炎教授言巧克力类不能给,嘱增加无糖牛奶、豆浆,并强调一定要加菜汤,尽管目前病人品不出味道,白菜(百菜之王)、芹菜、胡萝卜是不可缺的,几种混合的汤都可以,目前静脉给液维持500ml水分不够,多了又有影响心脏功能之弊,故强调从胃肠道给菜汤。

随访:7月13日随访,患者两周前因无药而停服三黄散,其家属诉近2日伸舌略差,不能完全伸出。现每日可坐起约一小时,面部表情比较丰富,家属谈及其病情时患者有哭泣的表现,叫通过点头、眨眼等与人交流。

(3)病例讨论:讨论前主管大夫汇报影像资料

马洪明副主任医师:首先分析影像学资料,2010年12月18日影像学检查没有发现病灶。19日发现0.5cm病灶,定位在脑桥,中脑没有。23日MRI弥散像提示桥脑病灶明显,中脑、右侧大脑脚有病灶,主要集中在脑桥、中脑。

中医诊断为中风,患者症状较典型,中年男性,骤然发病、进展快,有中风先兆,发则头晕,目前主要表现为言语謇涩、四肢瘫痪,最重时有意识障碍,符合中风诊断的条件。对于中经络和中脏腑,若按照有无意识障碍分析,中脏成立,根据"中脏者,舌即难言,口吐涎"亦可认为中风中脏。

王永炎:中风病,下位诊断为真中风还是类中风?大家注意类中风中没有中经络中

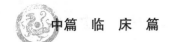

脏腑之分。中医定位诊断,毫无疑问在脑,脑有九宫"乾坎艮震巽离坤兑",其中额叶与边缘叶是上下关系、额叶与枕叶是前后关系,具体定位在哪?

马洪明:患者起病时风象明显,大的方面有正气大伤、精气不足表现,结合精神差、面色苍白少华、大汗出、咯稀薄白痰、舌淡白腻、脉细,辨证属气血不足、痰瘀阻窍。西医方面,对目前存在的症状体征,病理生理学认识如下:患者言语不能、肢体强直、肌肉瘫痪,提示双侧皮质核束和皮质脊髓束受损。言语问题不是皮质语言中枢受损导致的,考虑为肌肉瘫痪所致;强直症状考虑红核以下核受损,失去了中枢抑制,出现了这种强直发作,很像去脑强直,但患者没有意识障碍,也想请王永炎教授为我们讲授,在这种情况下能否诊断去脑强直?

王永炎:思考物质、能量、信息各发生了什么,物质即形态结构,功能涉及能量、信息,最重要的是三者之间的关联。

马洪明:患者预后不好。西医治疗上,患者颈动脉超声示软斑块,入院后发现高脂血症,西医予降脂药、抗血小板聚集药硫酸氢氯吡格雷(波利维)治疗。血压较稳定,出大汗时血压升高、心率增快,血糖正常。

王永炎:大家思考,他汀类药物、硫酸氢氯吡格雷(波利维)、阿司匹林等西医的四大金刚管用吗?中药饮片中有无这些组分,我们的复方与之相较长短优劣如何,我认为医嘱西药可以减一些。

马洪明:中医治疗目前是补阳还五汤益气活血,配合静点丹红注射液,并头皮针治疗。预后认为现在这个状态已经不错了,再往前发展可能性不大。

谢颖桢:中医诊断为中风中脏腑。中年男性,急性起病,患者长期劳累,病前曾生气,有中风先兆症状:眩晕、脊痛,而突发昏厥、瘫痪。从体质看属脾肾不足,病位在泥丸宫,脏腑定位在肾心肝脾肺,五脏均相关。气虚体质而暴受肝阳干扰,首先表现为督脉不通即脊痛,接着风象显现发为中风,认为是中脏腑。患者面色㿠白无华,头抬不起,口吐白黏涎沫,四肢瘫痪、二便失禁,辨证为阳虚中风,而中脏腑比较贴切患者病情。

从影像学看病变部位,在桥脑、中脑,是全部横贯性损伤,动眼神经核以下的上下通路的全部中断,患者只能闭眼示意,运动、感觉及自主神经均受影响。Jackson 癫痫病位在皮层的运动区,或有病灶或是受到刺激,可由脑梗继发出现,本患者病位在中脑及脑桥,可以与之鉴别。

西医治疗目前没有太好办法,损伤面积大时中医治疗能恢复到什么程度是需要思考的,完全恢复可能不大,将来生活能否自理也要打问号,可能的预后如使患者部分生活自理、精神好转等。通过本病例引发思考,能否对中风先兆患者进行中医药预防,在其出现头晕脊痛时稍加干预,继而防止其发病。

钟立群:首先病位问题,除王永炎教授刚刚查到的阳性体征,我曾注意过患者左眼呈内收位,所以病位诊断应考虑上下问题、核束问题、传入传出问题。除传导束闭锁,考虑动眼神经核亦受影响。

复习文献知,闭锁并不是预后不好的一种病,是可以有突破的,重点解决三个问题:感染、营养、抗凝治疗。我在做博士论文时了解到这方面的研究和文献,在发病早期予肝素静点,病人尚有恢复的可能,但本患者已3个月,预后不好说。

本例病理因素有"风"(虚风,气、阴、阳均虚)、"瘀"、"热"、"寒"(四末是凉的),考虑其病理要素的中心环节是"瘀",治疗以活血化瘀为主。但是我对攻补分寸的把握比较困惑；另外对"风"的理解，是不是以肌张力为客观依据，抗痉挛药物如何正确使用，中药在解决肌张力问题上的疗效如何，非常希望王永炎教授讲授解答。

邹忆怀：西医定位、定性诊断基本明确，脑梗死恢复期。中医病名诊断、辨证不是很清楚，入院后患者出现下肢持续阵挛、汗出、血压波动，我们一直很关注，但中医如何去认识、如何去描述不甚清晰。

病名诊断，按照中风的诊断标准，诊为中脏没有问题，王永炎教授刚才提到了真中风与类中风的问题，考虑属于类中风。真中风有五大典型症状：猝然昏仆、口眼歪斜、半身不遂、偏身麻木、言语謇涩，本患者有猝然昏仆和言语謇涩，如果是两大主证即可诊断，不能肯定其不属于真中风。但从病人的病史及整体状况看，诊为类中风是成立的，类中风又包括风眩、风懿、风喑、风痱及风痉等，从这个患者看，发病早期曾出现眩晕，风喑存在，风痉存在，但从总体拿一个病名来统病人的话，风懿比较合适，即"奄忽不知人"的一种病状；所以类中风以风懿为主，另外几个症状都有涉及。

定位方面，同意谢老师所说病在泥丸宫，"中为泥丸"，是脑的生命中枢和核心通路，如果定位在脑，即为泥丸；若按脏腑分类，刚才谢老师说心肾脾肺肝都有涉及，若要统的话，病位主要在心，在脑的背景下考虑脏腑，心为五脏六腑之大主，一旦受损，其他四脏都出现病变，故五脏中在心的因素多一些。辨证从风痰瘀血、从邪实正虚来考虑，是一个思路，但是不能看到所有东西。入院和目前是两个状态，同样和前面诊断相关的，王清任说"人身之元气有十分，"那五分是脉络闭阻而受损，故半身瘫痪，以这个思路去推论本患者，可见其十分元气都丧失了。故辨证属虚，而且是大虚。类似温病的逆传心包直中要害，造成的结果是损失了元气，观察到此类病人痰都特别多，考虑宗气、元气包括命门之火均有损失，最后导致元气大伤的状态，这是辨证考虑的问题。

病位在脑桥为主、右侧中脑有问题，基本上属横贯性损伤，刚才王永炎教授查房时患者颧弓反射、下颌反射存在，考虑是三叉脊髓束并未完全损伤。我最关心的问题是，癫痫最基本的病理背景是神经元的异常放电，若患者发作机理符合，则满足癫痫的诊断标准。但患者不是由皮层损伤继发的癫痫，即与Jackson癫痫是不同的，后者为皮层运动区病变继发的癫痫，我们以病理基础命名的癫痫归不进其疾病分类。桥脑以下的上运动神经元异常放电，同时因上运动神经元损害而导致下运动神经元的去抑制，患者呈现出易激惹和阵挛发作，不是去皮层状态，这种发作亦包括了自主神经症状，如出汗和血压的急剧波动。另外，我在思考患者为什么出现强哭？卒中后抑郁患者可以出现强哭，但患者不是大面积梗死后额叶或顶叶的软化，而形成这种情绪情感障碍。

王永炎：皮层没有原发病灶，那皮层受不受累？显然皮层是受累的，受什么累？受能量和信息的累。特别提醒大家物质、能量、信息三者相互关联，这种大的理念要有。科学与艺术之间有隐秘通路，把这个通路打通了，人们就聪明了，医学就进步了，这也是中医值得骄傲的地方。未来十年将有更多有才华的人来读中医，全世界将有更多更有见识的人要来学习中医。要把对物质、能量、信息相关性的研究上升到科学与艺术、科学与人文的沟通这样的理念上来。

邹忆怀：听王永炎教授讲后我想到，这个患者很典型，基本背景的结构损害是存在的，但上运动神经即皮层没有看到结构的变化，却有能量和信息的改变，如患者的强哭。

治疗方面保证出入量、内环境稳定、全身状态背景，维持全身状态，监测血管危险因素和相关血液因素的调整是重要的，目前治疗重点是保证全身状态，而非推动。中医治疗是基于诊断、判断基础上的调整调节，落实到症候，整体状态的证候，不落实在泥丸，在这种情况下能否让患者坐上座椅，能否在坐轮椅状况下纳眠自调，维持相对好的一个心情状态、认知状态，拥有较好的生活质量。目前痰、情绪、睡眠节律、二便等不利因素需要调整，给予中药后可以缓解到什么程度，最终应落实到症状。患者舌淡、无明显热象、舌苔腻、无明显黄厚，单纯从脾胃功能看尚可，活血化瘀稍晚些了，从全身状况看考虑是否需要温补命门，温补命门能达到什么程度，这方面经验不足，尚不十分清楚。

谢颖桢：请问王永炎教授，患者阵发的肢体强直、心慌、汗出是癫痫发作吗？

王永炎：做一个脑底的脑电图，用蝶骨电极，于下关穴扎3寸金针，一直扎进去，这个部位没什么危险，注意观察coffes节律，7~9Hz，不是α、β、γ节律，将中脑、桥脑脑电波引出来，以资鉴别。

柳红芳：我同意以上医师的观点，请问王永炎教授，患者属本虚标实，以虚为主，《内经》言"少火生气、壮火食气"，以往治疗多以大剂补气为法，请问王永炎教授怎样把握补益药的用量，使其维持在生气状态而不是食气状态？

马洪明："伤于形者，补之以气"这个"形"是什么意思？指的是形体消瘦还是反应迟钝？本患者属于这种状态吗？

钟立群：请问王永炎教授，五脏观念具体到我们脑病科，是否可以突破一下，是否可以加上脑？

王永炎：这是个值得研究的问题，现在依然在争论脑主神明还是心主神明，在我看来不需争论，"血气者，人之神"，两者可以统一。

中医诊断为中风病没有问题，但属类中风，因真中风的五大主证"猝然昏仆、口眼歪斜、半身不遂、偏身麻木、言语謇涩"，古往今来的描述：意识障碍、半身不遂、偏身麻木、舌不居中以及一侧软腭动度差，都是偏的，本患者不偏，只是左右比较而言，右侧阵挛较左侧症状为重，很多体征两侧都有，属长束病变，都是从皮层的大Beth细胞一直到脚底，都是锥体束、长束损害。当然可以找出许多不像真中风，而是类中风的症状，留作思考，请大家课下复习文献。第一级诊断为中风病，下面诊断类中风。类中下面还有11组主要症状，风眩、风懿、风喑、风痱及风痉都是存在的，没有风痹，因为患者表达不了，且鼻翼以下的痛觉丧失，痛、触、本体、实体觉全部丧失。认为诊断时没必要全都写上，在这11组症状中选一个加以概括，考虑风痉。今日查房我们看到的第一重要的、突出的、实在的、靠得住的是什么？是阵挛，是肌张力高的瘫。患者阵挛发作，未服用氯硝西泮时，是强直、是负肌阵挛，中医症状学称为四肢拘挛发作，毫无疑问内风是最重要的，患者发痉是最主要的症状，诊为中风病类中风风痉，概括了痱、喑、懿。为什么不能言语，毫无疑问不是皮层的问题，而是舌本病变。复习舌本病变涉及的脉络：足少阴肾夹舌本，足太阴脾连舌本、散舌下，足厥阴肝循喉咙、上颃颡……共与7个经络相关。是什么导致舌本病变？毫无疑问是瘀是痰，痰瘀造成舌本的痉挛状态，也是一个高兴奋状态、一个阳亢的状态，诊为风痉就可以了。故今日查房修正诊断，中风病类中风风痉，出院诊断要以大查房为准，这体现了我们的学科水平，出入院诊断的符合度100%不一定说明水平高。若诊为真中风中脏，只用"舌即难言口吐涎，九窍闭塞"解释不了患者的全部症状，如十几分钟发作一次的负肌阵挛，而类中风就能解释这个表现了。

病位在泥丸宫，辨证为瘀毒（瘀毒、痰毒、热毒，此人是瘀毒）内陷泥丸（瘀毒从外而来，从下边来的，冲上去的），阴阳俱损（不在气血层面说，暗含气阴大伤、阳气虚衰成分）。对风的理解，邹主任有文章阐述血中游风，说明血虚、血热可以生风，同样阳气不足亦能生风。但中风病阳虚生风者在临床少见，我在临床几十年不外五六例而已，阳虚能生风，因为风的本质是噫气，即逆乱的一团气，逆乱的一团气要旋动、动跃，自下螺旋式上越，瘀毒损阳，阳虚生风。

这个病人属重症，但有其乐观的一面，我的看法是不宜先期进补，实重于虚，而后是虚实兼夹，辛热甘温之剂大量使用容易造成壮火食气，现在不是重用甘温的时空间；考虑到少火生气而投用甘平益气，也不是目前突出的组方遣药的环节。伤于形者补之以气，患者当较原来消瘦，即或看不出消瘦，但实际肌纤维有萎缩，很显然形有伤，形有伤一般补之以气。本患者瘀毒内陷泥丸宫，不在皮层、边缘叶，不在乾坎艮震巽离坤兑（即皮层、边缘叶及间脑这8个区域），只能维护正气，不能损正气，针对瘀毒损伤泥丸脑络，目前应大剂平肝息风、祛瘀化痰，重剂不外乎大黄䗪虫丸或给颠倒散。颠倒散：大黄30g，硫黄（精制）10g，雄黄10g，装入2号胶囊，每次1粒，一日两次，渐加至每次2粒，一日两次；其中用硫黄意在启动一点真阳，改善全身气化，针对阳虚生风造成的瘀毒内陷泥丸宫。大黄䗪虫丸力量亦不小；丹红注射液力量不足，主张丹红注射液加量；另外可以考虑华蟾素，其为内消治肿瘤药物，复习相关文献再行使用；汤剂目前不用，避免加重鼻饲负担。故治疗：每日静滴20ml生脉注射液、80ml丹红注射液，分两次给，汤剂不用，配服颠倒散，配好前先用大黄䗪虫丸化服。针对核心病机、共性病理环节的把握，补正遵补阳还五汤，对于重用黄芪（4两）我提出一点，不可轻言重用黄芪，我用补阳还五汤常加"仿王清任补阳还五汤化裁"，重用其一有弊病；其二成分煮不出来，造成浪费，如黄芪多糖、皂苷等。

将物质、能量、信息结合起来考虑，此人为脑干梗死，属闭锁综合征，虽为进展性卒中，然而是不完全性梗死，与已故的国医大师焦树德焦老不同。焦老栓子来源于颈外动脉，软斑块脱落下来堵在基底动脉，基底动脉最宽直径4mm，但被大栓子堵上了，焦老深昏迷一直没有醒过来。此人是进展性卒中，不完全性梗死，为什么不同于焦老？本患者意识障碍在发病中经历了由浅至深再由深至浅的变化，目前患者能眨眼示意，且谈到能吃什么不能吃什么时出现强哭，非常痛苦，说明皮层没有病灶，能听懂。从形态结构脑干上中下关系看，三个部位均有问题，病灶主要在中脑桥脑，向上影响皮层，而后皮层影响下位结构，所以皮层有涉及，可以解释阵发性负肌强直，并画图示意。阵发性负肌强直，伴有呼吸急促、汗出如浴，这是哪的毛病？定位在下组脑神经核，9、10、11核，不能言语是构音障碍，不是失语：张口表达时口形对，无运动性失语；可以用实物检查将命名性失语排除；能听懂，感觉性失语不存在。结合吞咽困难，病灶在下组神经核，病理体征容易查到，桥脑有病灶，但是不深。前束加中网、后核，焦老网状结构严重损伤，深昏迷一直没醒，这个病人不是，倾向于闭锁综合征。这一类患者因脑干血供不足，常常引起皮层电磁的放射，而后产生一个序列的痉挛的发作，产生类Jackson癫痫。同意邹主任意见，类似癫痫发作，但是负肌痉挛，不是屈肌痉挛。应加强住院医师的培养，当护士来告知患者痫性发作时，应第一时间拿着手电筒跑步去病房，看患者若瞳孔散大、光反应没有反应，且小便失禁，说明癫痫发作。本患者的癫痫样强直属负肌强直综合征，与癫痫诊断不同，核束都损伤了。

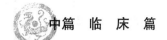

关于本例的预后,患者54岁,平素劳累,西医治疗目前没有好办法,我认为西药多数可以撤,要加强道道地地的中药治疗,中医药能否治疗是我们要回答的问题。留下一个关于预后的观察,患者通过我们的积极治疗,能否发生质的飞跃:第一层次自然生活;第二有一定用处。虽然已经3个多月了,我认为患者尚可进步,为什么?看MRI,这是望诊的延续;切之人迎不大、跌阳不虚;望舌质、舌苔不像有沉疴危象,尚富有生机。西医基本上属于边缘治疗,通过我们的积极治疗能不能显示出中医药学优势,需要大家多下功夫,加以重视,希望我们能在治疗本例患者中创出奇迹、奏响凯歌。

3. 大查房心得体会

（1）大查房特点总结

1）演绎法大查房,查前先提出思考讨论题:本次查房前王永炎教授根据所查患者为闭锁综合征及病例摘要的基本情况,当即提出三个讨论题目请大家查房思考,直接切中本例患者诊疗要害即对疾病诊断、对去脑强直发作的电磁病理生理认识、对目前治疗的措施与预后评价及中医药治疗目标。与平素多次大查房用归纳法从个体总结共性特征核心规律不同,本次查房应用演绎法是在共性规律认识基础上结合个体特征进行演绎分析。是典型疾病或共性规律强的病证诊治中常用的病情分析方法,目的在于通过分析共性基础上的个性特征、全面准确生动地研究完善个体化诊疗路径。

2）中西医融会查体,详略分明示教典型病状与体征:本次查房与以往不同,在床旁端详患者片刻后,略去问诊(因患者无法用语言表达),而是首先根据手的形状提问并示教中医手"拘挛"的典型体征,西医学描述作"手掌挛缩",直接查体引发出手阵挛、踝阵挛、Chevostek征、下颌反射等一系列发"痉"即西医所谓肌张力增高、反射亢进及四肢痉挛性瘫痪的特征,可谓查体直击要害,中西医结合将本病病状特征充分展示;对轻触即眨眼的睫毛反射与用力压眶未引出表情肌反射活动进行对比说明病灶损害水平;用毛刷进行的全身触觉前嘱患者有感觉即眨眼以配合检查,进一步确定了损伤的平面。此外对上下肢锥体束征以及正常应存在的尼瑞斯征、梅尔征进行示范。还对心脏听诊的杂音进行分析讲解;对类去脑强直发生的机理画示意图,对中脑脑干皮层投射关系进行联系与分析,区分去脑强直和去皮层强直,以及去大脑强直的生理病理。与以往不同的是根据病位认识本次查房省略了对眼动脉、颈内动脉的听诊,可谓详略得当。王永炎教授神经系统查体之系统规范而又提纲挈领、病理生理分析之深入浅出令在场医师折服。

3）物质—能量—信息动态联系,刻画疾病病状及其发生发展机理:从物质、能量、信息关联的角度分析物质、能量、信息各发生了什么,物质即形态结构,功能涉及能量、信息。王永炎教授从患者卒中四肢瘫、言语不能但意识障碍由浅—深—浅的现象认识到病患属于进展性卒中但确为不完全脑梗死的病理状态,因为患者桥脑中脑上行网状激活系统的功能保留,由此确认其相应形态结构相对完好,进而产生对血管不完全梗死状态的判断;对自发的类去脑强直并伴有汗出、心率加快、血压升高的发作,画图分析了脑干和皮层结构投射关系,病损后投射在物质能量方面的变化引发相应功能改变,导致下行抑制减弱易化增强而出现发作,汗出、心率加快、血压升高因涉及下位脑干舌咽迷走副神经的功能改变。

对于发病病变未涉及皮层,该患者却表现出强哭和Chevostek征阳性显示皮层受累的现象,王永炎教授依然从三者关系分析,认为脑干病变,引发皮层下行抑制纤维由于病灶区能量缺乏导致逆行性溃变,出现皮层失抑制功能改变。功能结构信息动态联系的分析方法,将疾病发生发展的各种病状蕴含的能量结构改变揭示得清楚彻底,令人叹服。

（2）创新学术思想在查房中的体现与运用

1）类中风风痉病名诊断新规范的运用:随着CT、MRI等神经影像技术应用普及,传统中风病五大主症以外以头痛、眩晕、目歧视、精神障碍等多种多样的症状为主要临床表现的脑卒中患者,依据影像手段得以确诊。根据这类脑卒中的临床诊断比较容易发生漏诊、误诊。王永炎教授提出了类中风全新的概念:类中风是临床上出现的不以半身不遂、口舌歪斜、神识昏蒙、舌强言謇或不语为主要临床表现,而以眩晕、身体感觉障碍,剧烈头痛,视物异常,不自主运动,精神障碍,癫痫样发作,失认或失读或失写等为主症的广义中风病的一个特殊类型,为广义中风病的二级病名,属西医脑卒中范畴。

在类中风包括类中风眩、类中风痹、类中头痛、类中视歧或视惑、类中风痱、类中风癫或风痴等、类中风痫、类中风瘛(瘛)、类中风痉等。根据本例患者临床肢体拘挛、拘挛、角弓反张阵发的情况诊为风痉,修正了入院时中脏腑的诊断。

风痉概括了几乎所有患者目前存在的临床病状,使"拘挛发痉"中医特征、西医上肌张力高、痉挛性瘫痪的特征彰显无遗。实现诊断及提取主症核心病机一体化。

2）"阳虚化风"中风创新病机的再体现:中风病是在气血内虚的基础上因劳倦内伤、忧思恼怒、嗜食厚味及烟酒等诱因,引起脏腑阴阳失调,气血逆乱,直冲犯脑,导致脑脉痹阻或血溢脑脉之外而发病。中风急性期以风、火、痰、瘀等标实证候为主。

其中风痰瘀血痹阻脉络、风火上扰为卒中发病主要病机。在长期大量临床实践中发现中风病还存在阳气不足虚风内动的发病机制,因此王永炎教授提出虚气留滞、阳虚(气虚)生风的中风病机新认识。本病患素体薄弱、又兼长期操劳耗伤元气,本次发病前有情志不畅气机郁滞之诱因,正是虚气留滞、阳气不足、气机逆乱化风,旋动动越螺旋式上逆致脑发为中风。发病之初以阳气虚损和风象为突出特征。阳(气)虚生风病机新认识为急性期从补气通络化瘀治疗提供理论基础。

3）"瘀毒内陷泥丸宫"——中医意象诊疗思维/模式生发鲜活高概念:中国传统文化最具特色的思维方式是意象思维,意象思维方式和意象理论渗透于中国传统文化的各个领域,中医学在中国传统文化的母体中孕育生成,其理论体系和实践模式无不蕴涵着意象思维的特质和神韵。汉代易学家王弼有"立象尽意"和"得意忘象"。这里的"意"是意象,这里的"象"则是现象和表象。掌握了事物的内涵属性(即意象)后,则不再受具体事物表面现象的局限。取象的内容除包含事物的表象外,还包含"特定事物的内涵属性、内部结构、实体与表象的关系,事物本身与其外界各事物的联系和制约关系等"。高概念是形象与逻辑的结合,是概念间的复杂联系。在中医学天人相应、形神一体、取象比类的临床实践中,意象思维方法在分析四诊信息概括病象集合的过程中常常形成对人体生理病理认识的"高概念",蕴涵创新内容与理念。

王永炎教授对本例闭锁综合征、风痉患者的病机分析时,通过对阳虚生风、气机逆乱导致血随逆乱之气上冲于脑之泥丸,脑络血气郁阻、化生瘀毒、内陷泥丸的意象思维诊断分析,特别一个"陷"字,凸显虚风特征,形成了对发病病理状况鲜活生动形象的认识,给在场各位医师脑海中带来一种扑面而来的视觉冲击,烙印深刻。

"瘀毒内陷泥丸宫"也是毒损脑络、败坏脑髓形体病机新理论在本例患者别开生面的

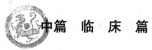

一种诠释。

不仅如此,王永炎教授查房中屡屡体现着多学科渗透交叉与融合的理念,每每在综合集成诊疗分析过程中孕育着创新的生机,对随诊医师及研究生中医意象诊疗思维的培养中开发着科学人文交融的智慧和永续的探究发展生命科学的动力。

(谢颖桢　马洪明　高兴慧)

参 考 文 献

[1] 任晋婷,孙立满,谢颖桢. 王永炎教授灵活应用通腑法治疗中风病验案举隅[J]. 北京中医药大学学报(中医临床版),2009,16(1):11-12.

[2] 谢颖桢,邹忆怀,任晋婷. 益气回阳法防治中风后热厥欲脱变证病案1则[J]. 北京中医药大学学报(中医临床版),2010,17(3):19-20.

[3] 孟繁兴,谢颖桢,任晋婷. 王永炎对中风变证的早期发现与治疗[J]. 中国中医基础医学杂志,2011,17(8):870-871.

[4] 刘金民. 王永炎教授治疗痿证验案2则[J]. 北京中医药大学学报,1995,18(2):57.

[5] 周莉,高颖,邹忆怀,等. 详析四诊素材,慎思临证技巧——王永炎教授查房实录[J]. 北京中医药大学学报(中医临床版),2012,19(2):37-39.

[6] 谢颖桢,周莉,徐栋,等. 中医望诊须凝神三部九候示内涵——王永炎教授大查房实录[J]. 北京中医药大学学报(中医临床版),2011,18(5):9-12.

[7] 时晶,朱爱华,倪敬年,等. 王永炎院士五步查房法实录——类中风病案举例[J]. 北京中医药大学学报(中医临床版),2011,18(4):18-21.

第五章

象思维与中医临床思维

一、临床思维假说

正确的思维来自实践,临床思维能力是在经过一段时间的临床实践之后,利用了临床认识运动周期短、重复多、见效快的特点,通过较短时期的实践活动锻炼的辩证思维能力。

正因为临床思维所具有以上的特殊性,所以,每次临床诊疗过程都是一次临床思维假说构建的过程。而临床思维假说的构建过程是一个从收集资料到做出分析判断,再到形成诊断假说,临床检验、验证直至最后诊治的反复过程。在此过程中:

1. 临床思维假说能够为医生的活动提供线索、指明方向 临床思维认识具有模糊性。首先,中医师在近乎"黑箱"的状态下诊察患者,很难对其体况、病况作出清晰明确的认识,只能进行一定程度的近似诊察。其次,在患者的病证较为复杂的情况下,医者很难立刻获得确切的诊断,必须建立合理的初步假定性诊断。再次,生理指标与病理指标都在较大幅度之间,使健康与亚健康、健康与疾病、疾病与疾病之间有许多指征交叉的情况。只有在思维假说的引导下,才可以缩小"问题"的空间,提高诊察和病证认识的目的性、针对性。

2. 临床思维假说先行不可避免 在疾病诊断过程中,"假说先行"是不可避免的。传统的临床思维观点认为,诊断必须在收集大量的、可靠的资料基础上才能提出。认知心理学的研究表明,当面临一个复杂的问题时,信息处理者不可避免地要产生某种概念框架,作为探索问题解决办法的最早步骤。有资料表明,越是有经验的医生,初步的印象诊断即临床思维假说的形成就越快。这种情况说明,临床思维假说并不是等到掌握了大量资料后才提出的,而是在最初的少数资料基础上就开始了不可避免的假说先行。

临床思维的形成和构建过程中必须坚持以下原则:注意基础理论的学习、坚持实践第一、全面占有资料、深入疾病的本质、不断更新知识。具体临床思维构建可具体解释为:资料收集的广泛性、思维过程的取象性、思维方式的辩证性、辨证论治的个体性、思维依据的经验性、思维结果的定性性。

二、象思维与取象比类

象思维,指运用带有直观、形象、感性的图像、符号等象工具来揭示认知世界的本质规律,从而构建宇宙统一模式的思维方式。象思维将宇宙自然的规律看成是合一的、相应的、类似的、互动的,借助太极图、阴阳五行、八卦、六十四卦、河图洛书、天干地支等象数符号,图式构建万事万物的宇宙模型,具有鲜明的整体性、全息性。象思维以物象为基础,从意象出发类推事物规律,以"象"为思维模型解说、推衍、模拟宇宙万物的存在形式、结构形态、运动变化规律,对宇宙、生命做宏观的、整合的、动态的研究,具有很大的普适性、包容性。

换言之,象思维又是一个现代名词,究竟什么是象思维呢?若要给象思维下个定义的话,象思维就是以事物的各种外在表现为依据,充分借用观察者已有的知识经验,通过广泛联系,旁征博引,体悟事物的内在本质或变化规律的一种思维方法。

最早提出"象思维"思维方式的文献是《周易》。《易传·系辞下》记载:"古者包牺氏之王天下也,仰则观象于天,俯则观法于地,观鸟兽之纹,与天地之宜,近取诸身,远取诸物,于是始作八卦,以通神明之德,以类万物之情。"提到观天地之象,以及近取身之象,远取物之象作八卦,以比拟万物情状之义,表达了取象比类的基本含义,是对"象思维"的最早描述。在《素问·五脏生成》记载的"五脏之象,可以类推",提及"象思维"在医学上的应用。

"书不尽言,言不尽意。然则圣人之意其可见乎? 圣人立象以尽意,设卦以尽情伪,系辞焉以尽其言,变而通之以尽利,鼓之舞之以尽神"(《周易·系辞传上》),由此可知先贤立象的目的是"尽意","意"是一种通过体悟提炼出来的非实体性的范畴,而不是实体性的知识或内容。"尽意"的过程即象思维的具体应用过程。

基于"象"涵义的不同,"象思维"的思维方法的具体应用也表现为几种不同的方式:一是根据已有事物的现象,来推演、认识、比附未知事物现象的过程,也就是现代所说的从特殊到特殊的类比推理,可以称之为取象比类;二是根据从现象中抽提出来的"共象"或"意象"来推演具体未知事物现象的过程,即从一般到特殊的推理过程,可称为据象类推;三是根据事物现象、征象、属性的相同或类似,对事物进行归类的认识方法,可称之为据象比附。

"取象比类"即在思维过程中对被研究对象与已知对象在某些方面相通、相似或相近的属性、规律、特质进行充分关联类比,找出共同的特征、根本内涵,以"象"为工具进行标志、归类,以达到模拟、领悟、认识客体为目的的方法(图5-1、图5-2)。对于中医学而言,取象比类就是将自然界、社会中所呈现出的象来类比解释人体的生理、病理现象,从而达到认识人体生理病理规律的一种方法。

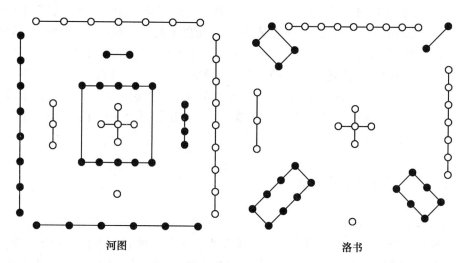

河图　　　　　　　　　　洛书

图5-1　河图、洛书

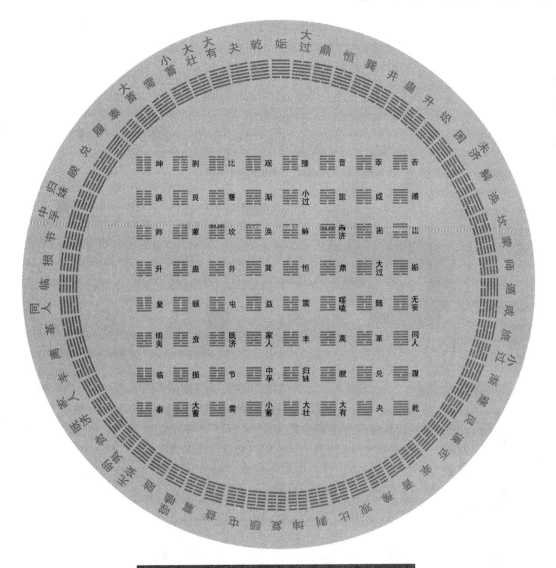

方位：乾南坤北，离东坎西。由圆图确认时间，
方图确认空间，即是古人的时空模拟图；圆图代表天
道规律，方图代表地道规律，体现"天圆地方"的格
局；圆图代表整个宇宙，方图则指宇宙中具体的个体。

图5-2　六十四卦方圆图

三、象思维与中医基础理论的构建

作为中华文化原创性思维的"象思维"是中医思维的母体。象思维作为一种认识论
和方法论，深刻影响了中医理论体系的形成。

1.象思维与中医哲学基础　《灵枢·阴阳系日月》指出阴阳"有名而无形"，"天地阴
阳者，不以数推，以象之谓也"（《素问·五运行大论》），因此，《内经》在《素问·阴阳应象
大论》《灵枢·五味》等多篇中，以阴阳五行理论为基础，运用取象思维方法，按照事物功

能行为相应或相似的原则,对自然界事物进行类比。将天地人三个领域中各种事物进行阴阳五行归类联系,概括归纳了自然界具有阴阳五行之象、阴阳五行之性的各种事物,并说明了事物之间的消长转化、生克制化关系,指出自然界万物是一个统一的整体,提出了人体以五脏为核心内外相应的整体系统结构(图5-3、图5-4)。

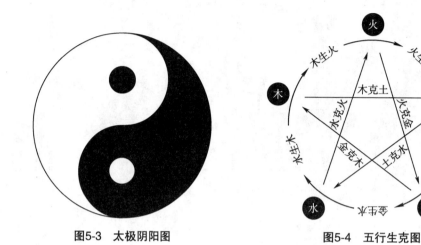

图5-3　太极阴阳图　　　　　　　　　　图5-4　五行生克图

2. 象思维与藏象理论　藏象学说是中医理论的核心,"藏象"二字从字面上就反映了其思维方法特征。中医学以五脏为核心的藏象学的建立主要是受五行观念的影响。五行、五脏配属说是《内经》最具典型意义的象数模型。《素问·五脏生成》指出"五脏之象,可以类推。"《素问·金匮真言论》以取象思维方法,提出了"五脏应四时,各有收受",详细阐述了五脏之象与万物之象相应。古代医家运用象思维方法,结合相应的解剖知识,建立了藏象理论,对人体脏腑的形态、性质、功能等进行了全面的认识和探究。

3. 象思维与经络理论　中医学十二经脉的命名也是运用了取象比类之法。"六律建阴阳诸经而合之十二月……十二经脉者,此五脏六腑之所以应天道"(《灵枢·经别》);"六气分治,司天地者……天地之大纪,人神之通应也"(《素问·至真要大论》)。从天人相应的观点出发,按照阴阳学说,阴阳之间总是消长进退,循环运转,阴极阳生,阳极阴生。因此,三阴三阳的运转总是按一阴(厥阴)→二阴(少阴)→三阴(太阴)→一阳(少阳)→二阳(阳明)→三阳(太阳)这样的次序进行,如此周而复始,如环无端。而正是阴阳消长进退的有序变化产生出一年春、夏、长夏、秋、冬季节和风、火、暑、湿、燥、寒六种气候上的变化。而人与天地之气相应,其经络运动规律与自然界变化是相通的。

4. 象思维与气血理论　中医学观察人体注重气之运动,中医临床家认识、思维方法的运用是一种动态的功能观察法,即观象—取象法,而不是静态的形态解剖法。

从发生学角度,对《内经》气血津液生成理论进行考察。如"夫人生于地,悬命于天,天地合气,命之曰人"(《素问·宝命全形论》)所述,人和天地自然有着统一的物质基础,决定了人和天地自然享有共同的规律。认为气血津液在生成上具有共性环节——肺脾合气,"肺脾合气生成论"导源于"天地合气而万物化生"这一关于自然界演化原理的"援物比类"。

5. 象思维与病因病机　在构建病因学说的象思维时,运用阴阳学说、五行学说的阴阳自和、五行制化及胜复理论,来揭示凡使人"失和"的因素是病因学说的共性,从整体观念出发,有人体内部失于和谐,人与自然失于和谐,人与社会失于和谐。《素问·调经论》:"夫邪之生也,或生于阴,或生于阳。其生于阳者,得之风雨寒暑;其生于阴者,得之饮食居处,阴阳喜怒。"

病生于阳——以"失衡"为主;其中自然界气候及运气失衡是外因,人体内的阴阳失衡是内因。病生于阴——以"过用"为主;其中有情志过极、饮食不节、劳逸过度、起居无常、病气遗传、药物过用等。在致病因素的作用下,人体脏腑气血的病理改变和病机变化必将在体表有所反映,即"有诸内必形诸外"。

因此,人体外在的各种病症表现(物象)实际上反映了人体内在脏腑气机虚实寒热的改变,在对纷繁复杂、千变万化的症状和体征进行归类,判断它们反映了相对应脏腑气血的变化时,中医学运用取象思维方法,提出了"证"(意象)的概念。

四、象思维与中医临床思维构建

"以象为素,以素为候,以候为证,据证言病,病症结合,方证相应"的中医临床诊疗的路径与模式,其核心与根本仍然是象思维。望闻问切,理法方药,象思维整体性、交叉性的贯穿于疾病诊疗过程的始终。

1."以象为素,以素为候"——象思维与中医临床诊断　中医诊断以司外揣内为基本方法,即观察外在的病理现象(症状、体征等),以推测内脏的变化。而此基本方法的建立,则是源自取象思维的推论。《灵枢·外揣》说:"日与月焉,水与镜焉,鼓与响焉。夫日月之明,不失其影,水镜之察,不失其形,鼓响之应,不后其声。动摇则应和,尽得其情。"通过"日月"、"水镜"、"鼓响"三种具体事物之间的关系,取象类推得出了"动摇则应和,尽得其情"的事理。而人之"内外相袭,若鼓之应桴,响之应声,影之应形",即"有诸内者形诸外",因此可用司外揣内的方法诊察疾病。

司外揣内的方法,必然着眼于患者所表现出的各种病理现象,而对"象"的认识,自然离不开取象思维的方法。故《素问·示从容论》说:"夫圣人之治病,循法守度,援物比类。"《素问·五脏生成》也指出:"夫脉之大小滑涩浮沉,可以指别;五脏之象,可以类推;五脏相音,可以意识;五色微诊,可以目察。能合脉色,可以万全。"中医临床诊断疾病的过程,正是在取象思维方法的引导下,根据望、闻、问、切所获得的资料(象),通过相关的物象或意象以达到认识病证规律(道象)的过程。

(1)望:中医学认为"十二经脉,三百六十五络,其血气皆上于面而走空窍"(《灵枢·邪气脏腑病形》)。故通过面部色泽的变化,可以诊察脏腑的虚实,气血的盛衰。从取象思维的角度而言,首先体现在以五行之象来确定病位。如《灵枢·五色》说:"以五色命脏,青为肝,赤为心,白为肺,黄为脾,黑为肾。"即从五色之不同以推断病变所在之脏腑。《素问·刺热》则以五行方位论病位,指出:"肝热病者左颊先赤,心热病者颜先赤,脾热病者鼻先赤,肺热病者右颊先赤,肾热病者颐先赤。"其次,取具体物象以阐述善色与恶色。如《素问·脉要精微论》中说:"赤欲如白(帛)裹朱,不欲如赭;白欲如鹅羽,不欲如盐;青欲如苍璧之泽,不欲如蓝;黄欲如罗裹雄黄,不欲如黄土;黑欲如重漆色,不欲如地苍。"《素问·五脏生成》篇也有类似的论述。通过取象揭示了善色——即原文所言"欲如"之色,其特征是色泽明润光泽,含蓄不露,是脏腑精气未衰的征象;恶色——即原文所指"不欲"之色,其特征是色泽晦黯枯槁,或过分暴露不藏,是脏腑精气衰竭的象征。同时提示出望色的要领在于五色皆以明润含蓄为顺,枯槁暴露为逆。第三,望色十法体现了同类相应的取象思维。望色十法即以色之浮、沉、清、浊、微、甚、散、抟、泽、夭,分别判断疾病的表、里、阴、阳、虚、实、新、久、轻、重。对此,清代医家汪宏在《望诊遵经》中论之甚详,其基本思想为:以浮沉分表里,浮者病在表,沉者病在里;以清浊分阴阳,清者病在阳,浊者病在阴;以微甚分虚实,微者正气虚,甚者邪气实;以散抟分久近,散者病近将解,抟者病久渐聚;以泽夭分成败,泽者气色滋润主生,夭者气色枯槁主死。

以观物取象方式去认识疾病,"象"必须足够丰富才有可能得出共相,"象"过少,对于共相的形成就会产生困难。中医诊断的基本原则就是四诊合参、审察内外、辨证求因,因此,中医学关注病人表现于外的几乎一切症状、体征,诸如脉象、面色、神情、体态等。可联系的"象"越多才越可能得出所需之意。

舌象就是在这种情况下被重视起来的。中医学对疾病的诊断、治疗都要以舌象的变化为重要依据。舌象不但是丰富的"象"中的重要组成部分,而且它本身也具有非常丰富的诊察内容,这一特性符合观物取象的认识要求。

察舌是为了取象,所取之象的意义如何,又要受传统文化精神的规定。从中西医学对舌的不同认识中我们可以看出,舌质、舌苔、舌味觉及舌下络脉的变化信息是西方医学从结构分析方面无法理解的因素,但这些对中医辨证而言却都有重要意义。即使对西医有意义的诊断资料,中医以观物取象方式也多给以不同意义的整合。例如对舌颤动的诊断,西医认为是甲状腺功能亢进,而中医则认为成因不外虚损和动风两方面。由于气血两虚,亡阳伤津,使筋脉失于温养和濡润,或为热极津伤而动风。观物取象原则在《内经》中也有明确表达,《素问·五运行大论》曰:"夫变化之用,天垂象,地成形……仰观其象,虽远可知也。"

其后,历代医学著作中都贯彻了这一认识原则,对症状、体征等疾病外在表现观察得日益详细,对证候的分类也日趋系统、规范起来。于是舌诊也经历了由一开始的简单症状描述,到理论体系形成,再到温病学说对舌诊的极大发挥并最终达到鼎盛的过程。对舌质、舌苔、舌体都有着详尽的描述和丰富的认识,"五脏六腑之病莫逃于舌"舌诊成为象思维在中医临床诊断中最典型的代表和最生动的体现。

（2）闻:听声音是中医闻诊的主要内容,即通过听辨患者言语气息的高低、强弱、清浊、缓急变化,以及脏腑病理变化所发出的异常声响,来判断疾病的病位及寒热虚实等。与西医诊断相比较而言,中医学则十分重视疾病状态下的声象变化,而且有着详细的观察体验。《素问·阴阳应象大论》首先提出了五脏肝、心、脾、肺、肾,各有对应的声象即呼、笑、歌、哭、呻,故据此声象的变化可以诊断相关脏之病症,如《医宗金鉴·四诊心法要诀》中说:"肝呼而声急,肝声失正,故知病生肝也。心笑而声雄,心声失正,故知病生心也。脾歌而声漫,脾声失正,故知病生脾也。肺哭而声促,肺声失正,故知病生肺也。肾呻而低微,肾声失正,故知病生肾也。"

中医对声象的观察体验可谓细致入微.因此常要借助于各种日常生活之象加以描述。如咳嗽,中医学家见此声象不仅可以判断病位在肺,还要进一步分辨其声象的差异,以判别病证之寒热虚实等。若咳声重浊沉闷,是寒痰湿浊停聚,为实证;咳声轻清低微,多因肺气虚损，属虚证；咳声不扬，痰稠色黄，为热证；咳有痰声，痰多易咯，属痰湿阻肺；干咳无痰，多属燥邪犯肺；咳声短促、阵发，发则连续不断，咳声终止时作鹭鸶叫，为百日咳；咳声如犬吠，伴有语声嘶哑，多见于白喉。又如对呕吐的辨析，若吐势徐缓，声音微弱，吐物清稀为虚寒证；吐势较猛，声音壮厉，吐出黏痰黄水，或酸腐或苦者属实热证；呕吐呈喷射状，属热扰神明。

（3）问：中医问诊也很重视对病理之象的剖析，如口渴一症，中医临床常常结合患者的意向加以细化，如口渴欲饮，多为燥证、热证；渴喜热饮，饮水不多，多为痰湿或阳虚；口渴而不多饮，多属湿热或温病营分证；口干但欲漱水不欲咽，则为内有瘀血。而且中医经常运用比喻来表达那些复杂、抽象的症状证候。譬若惊悸"如人将捕之"，肺痈"脓如米粥"，耳鸣如蛙聒、蝉鸣、潮声，眼睑水肿曰"目下有卧蚕"。又如清·高秉钧《疡科心得集》中对乳岩（癌）的描写："肿如堆粟，或如覆碗"，"深者如岩穴，凸者如泛莲"，把乳岩症状形容得极为贴切。

（4）切：脉诊是中医学独特的诊断方法，是指医生用手指切按患者动脉，根据脉动应指的形象，以了解病情，辨别病证的诊察方法。脉象是脉诊中最难把握的内容，素有"心中易了，指下难明"之感叹。故对脉象的认识必须借助于大量的物象加以形象的描述。

如《素问·平人气象论》论四时五脏的平、病、死脉之象，即借助于日常生活中的大量物象，如论肝的平、病、死脉说："平肝脉来，耎弱招招，如揭长竿末梢，曰肝平，春以胃气为本。病肝脉来，盈实而滑，如循长竿，曰肝病。死肝脉来，急益劲，如新张弓弦，曰肝死。"这里以高举长竿末梢、触摸竿身、新张弓弦，形象地说明了肝的平、病、死脉的脉体形象。

不仅如此，脉象的名称也往往借助于一定的象来表达与认识，如浮、沉、洪、滑、弦等，特别是怪脉之釜沸脉、鱼翔脉、虾游脉、屋漏脉、雀啄脉、解索脉、弹石脉、偃刀脉、转豆脉、麻促脉，无一例外均是取象思维的产物。

中医学在天人合一思想的指导下，认为人的生命活动与自然变化相应，脉象也有四时相应的变化，《素问·脉要精微论》中说："春日浮，如鱼之游在波；夏日在肤，泛泛乎万物有余；秋日下肤，蛰虫将去；冬日在骨，蛰虫周密，君子居室。"即以形象化的手段描述了四时正常的脉象变化。《素问·玉机真脏论》则根据五行学说，提出四时的脉象为"春脉如弦"、"夏脉如钩"、"秋脉如浮"、"冬脉如营"。这里则以比较具体的象来说明比较抽象的象。如春脉是什么，要用下定义的方式表达出来几乎是不可能的，也是不必要的。一个"如"字，就可以使人们在头脑中自觉地从以往体验中分辨出"春脉"的本质属性。当然，最初概括指出"春脉如弦"，则是经过长期的实践与思考、多次选择，才可能把"春脉"和"弦"这两种表面形态相距甚远的事物联系起来，通过比喻来揭示两者的共性，亦即"春脉"的本质。其他季节脉象的形成，也当如此。

诊脉以分候脏腑，最早当为《素问·三部九候论》所论上、中、下各有天、地、人的分经诊脉法，即在了解诊脉部位所属经脉的基础上，察其何处独异，而辨别病变所在的脏腑经络。《灵枢·禁服》则提出了"人迎寸口诊脉法"，以"寸口主中（内），人迎主外"，若"人迎大一倍于寸口，病在足少阳，一倍而躁，在手少阳。人迎二倍，病在足太阳，二倍而躁，病在手太阳。人迎三倍，病在足阳明，三倍而躁，病在手阳明。……寸口大于人迎一倍，病在足厥阴，一倍而躁，在手心主。寸口二倍，病在足少阴，二倍而躁，在手少阴。寸口三倍，病在足太阴，三倍而躁，在手太阴。"这种三阴三阳、五脏六腑完全相配的诊脉方法，无疑源自于阴阳推论,其立足于阴阳对比与上下划分的取脉方式。又为《难经》及后世寸口脉分候脏腑奠定了基础。《难经·十八难》说:"三部者,寸、关、尺也;九候者,浮、中、沉也。上部法天,主胸以上至头之有疾也;中部法人,主膈以下至脐之有疾也;下部法地,主脐以下至足之有疾也。"即两手寸口脉的前部之所以候心、肺,是因为这两个脏器位于人体的最上部;中间的左右关脉分候肝、脾,是由于这两个脏器位居人体的中部;最后的尺脉则对应人体最下部的两肾。可见脉象分候脏腑病位,基本上是根据部位的对应关系取象模拟而来。

(5)病证之象:中医对病证的诊断,正是由人的面象、声象、舌象、脉象等外在之象,充分运用物象或意象,推论疾病的病因、病机,进一步作出相关病证之象的判断。中医的证,从根本上说,是病变在人身自然整体功能层面的反应,本身即属于象的范畴。辨证即辨象,也就是认识病"象"的规律,确定人身自然整体功能病变的境域。由阴阳、表里、寒热、虚实到脏腑、六经、卫气营血等辨证的三个层次,其境域由大到小,由宽至严,由广(普遍)到狭(个案),这一认识过程始终着眼于象的层面,是对某种共有的象的认识与规定。例如,中医八纲辨证中的最基本概念阴阳,就是用四诊所得之象来描述的,而非严格的逻辑描述(表5-1)。

表5-1　阴证阳证鉴别表

名称	望诊	闻诊	问诊	切诊
阴证	好向壁卧,闭目恶明,不欲见人,身寒肢倦,神静无声	少言,呼吸微	欲得温,不渴,二便清白	脉沉或迟,身寒足冷
阳证	好向外卧,开目望明,喜见人,身仰肢撒,身轻,神烦	多言,呼吸粗	欲得寒,口渴引饮,便秘,溲赤	脉浮或数,身热足暖

中医对病的认识,也是基于现象层面的共象概括,如张仲景对六经病的概括即是如此,他论太阳病说:"太阳之为病,脉浮,头项强痛而恶寒。"三种病象的组合构成了太阳病概念的基本内涵。正由于对疾病的认识与规定着眼于象,所以中医学在对疾病的命名时,特别是外科疾病的命名,常常采用取象思维的方法,如湿疮乃取发病时疮面滋水淋沥之象而得名;瓜藤缠取其发病时小腿部多个结节沿腿部血管排列,如藤上的多个果实之象而得名;红蝴蝶疮取其皮疹发生于面部两颧,形如蝴蝶且呈红色之象而命名;狼疮得名于皮损处如狼咬噬般溃烂;红丝疔乃因表浅淋巴受急性感染时表皮有红丝如线而得名等。充分运用意象或物象模拟疾病的状况而命名疾病,可谓中医学疾病命名的一大特色。

中医专家诊断疾病也是采用取象思维的相似性分类,而不是像机器那样,事先脑子中已摆好了关于疾病的各种分类及满足每一类型的条件,然后严格按这些条件,看能归入哪些类型。事实上,中医专家在多年临床诊断的经验中,脑子中存储了很多有意义的病情实例,同时又具有一种模糊的直觉联想能力,当遇到一个新病例时,他是由相似性而联想到某一过去的病例,并与之比较,这种相似性是不能用严格的逻辑形式描述清楚的,也不能用语言描述,我们可以借助于心理学研究者罗希提供的经验论证据来进一步说明这一事实。罗希指出,人类并不是把事物作为抽象规律的实例来分类,而是把事物与范例相对照按相似性来分类,是实例与实例对比,而非实例与规则对比进行分类,她说:"范畴存入大脑,既不借助于该范畴中每个个体一览表,也不是该范畴成员必要充分的形式标准一览表,而是通过某种典型范畴成员的原型,是具体形象。"实际上,这是取象思维的充分应用与升华。

2."以候为证,据证言病"——象思维与中医辨证求因 中医学病因病机理论的建构也离不开取象思维。《黄帝内经》对六淫病因的认识,即是以自然界风、寒、暑、湿、燥、火六种气候变化的不同特征,与人体疾病情况下的临床表现相类比,寻找二者之间的相似关系,以确定病因的名称。如《素问·风论》说:"风者,善行数变。""故风者,百病之长也,至其变化,乃为他病也,无常方,然致有风气也。"《素问·阴阳应象大论》又说:"风胜则动。"自然界的风有善行数变、动摇不居的特点。

因此,临床上表现为游走多变、动摇震颤等类似自然界风的特点的病症,其病因即统归为风邪。对其他淫邪的认识,也与此基本相同,是以临床症状特点模拟自然界气候特点所得到的结果。正由于如此,刘长林认为成熟以后的六淫概念,虽然仍然包含着六种气候因素的意义,但从主要方面来看,它是标示能够使人体产生六类症状证候的病因符号,是依据人体证候特点对多种实体病因的六种综合归纳,是以机体整体反应为基准的关于外界病因的综合性功能模型,人们正是通过对六类症状证候的探察,确定和推求六淫病因的。

取象思维在《黄帝内经》病机理论中的应用,突出体现在《灵枢·五变》有关发病的论述中,该文在论述"一时遇风,同时得病,其病各异"的机制时说:"匠人磨斧斤,砺刀削,斫材木。木之阴阳,尚有坚脆,坚者不入,脆者皮弛,至其交节,而缺斧斤焉。夫一木之中,坚脆不同,坚者则刚,脆者易伤,况其材木之不同,皮之厚薄,汁之多少,而各异耶。夫木之早花先生叶者,遇春霜烈风,则花落而叶萎;久曝大旱,则脆木薄皮者,枝条汁少而叶萎;久阴淫雨,则薄皮多汁者,皮溃而漉;卒风暴起,则刚脆之木,枝折杌伤;秋霜疾风,则刚脆之木,根摇而叶落。凡此五者,各有所伤,况于人乎?"此即采用取象思维的方法,生动而富有启发地揭示了体质和发病的关系。

《灵枢·岁露论》从"人与天地相参也,与日月相应也"的观点出发,用月相盈亏对潮汐变化的影响,类比说明人体的生理和发病,指出:"故月满则海水西盛,人血气积,肌肉充,皮肤致,毛发坚,腠理郄,烟垢著。当是之时,虽遇贼风,其入浅不深。至其月郭空,则海水东盛,人气血虚,其卫气去,形独居,肌肉减,皮肤纵,腠理开,毛发残,腠理薄,烟垢落。当是之时,遇贼风则其入深,其病人也卒暴。"《素问·至真要大论》病机十九条对病机的分析,也离不开取象思维,如"诸风掉眩,皆属于肝"的病机定位,首先根据症状特点取象确定其病因为风,然后又根据五行类推而定位于肝。其他五脏定位的条文也依此类推。

另外,《素问·宝命全形论》指出:"夫盐之味咸者,其气令器津泄;弦绝者,其音嘶败;木敷(腐)者,其叶废;病深者,其声哕。"这里以盐使津泄、弦绝音嘶、木腐叶废三个实体现象揭示出一个意类——即事物存在着表里内外的联系。在此基础上,说明"病深"与"声哕"之间也存在着表里内外的联系,推论出哕逆可能是病势深重的结论,引导人们从"声"之"哕"去发现"病"之"深"。

3."病证结合,方证相应"——象思维与方药应用

(1)取象思维与治则治法:取象思维不仅在中医理论建构中有着重要的作用,而且在中医临床实践中也发挥着重要的影响。治病求本是中医治疗疾病的根本大法,强调治病

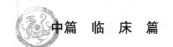

必须首先探求疾病的根本。

《素问·阴阳应象大论》云："阴阳者,天地之道也,万物之纲纪,变化之父母,生杀之本始,神明之府也,治病必求于本。"张志聪注释说："本者,本于阴阳也。人之脏腑气血,表里上下,皆本乎阴阳,而外淫之风寒暑湿,四时五行,亦总乎阴阳之二气。至于治病之气味,用针之左右,诊别色脉,引越高下,皆不出乎阴阳之理"(《素问集注》)。即认为阴阳是天地、万物变化、生杀的根本,由此而类推出阴阳也是疾病发生的根本,故治病必求于阴阳。

《黄帝内经》也常将论治与治国或兵法相类比,如《灵枢·师传》以治家治国与治病作类比,指出治国与治病"未有逆而能治之也,夫惟顺而已矣。"强调了能否按照疾病的规律施治是治疗成败的关键。《灵枢·逆顺》则以兵法类比治法,指出:"兵法曰:无迎逢逢之气,无击堂堂之阵。刺法曰:无刺熇熇之热,无刺漉漉之汗,无刺浑浑之脉,无刺病与脉相逆者。"通过类比提出在病邪亢盛时不可急于用针,应该待其邪势稍退,方可刺之的治疗策略。

因势利导,也是中医重要治则之一,它是指在治疗疾病的过程中,综合考虑诸种因素,顺应病位、病势特点,以及阴阳消长、脏腑气血运行的规律。把握最佳时机,采取最适宜的方式加以治疗,以最小的治疗成本达到最佳的疗效。因势利导涉及正气抗邪、气机升降、脏腑苦欲喜恶、经气运行、天时阴阳消长、天时五行变化、月相盈亏变化、地理差异以及患者体质情欲之势等,其中多采用取象思维的方法加以推论。如《灵枢·逆顺肥瘦》所云:"临深决水,不用功力,而水可竭,循掘决冲,而经可通也。此言气之滑涩,血之清浊,行之逆顺也。"张介宾注谓:"水有通塞,气有滑涩,血有清浊,行有逆顺。决水通经,皆因其势而利导之耳。宜通宜塞,必顺其宜,是得自然之道也"(《类经·针刺类》)。

《黄帝内经》原文及张氏注文,从自然之理类推疾病过程中正邪交争之势,顺势而治,达到以最小功力而收最大功效的目的。周学海《读医随笔》论其具体应用说:"凡风寒湿热散漫于周身之腠理者,无聚奸之术也,则因其散而发之;痰血水湿结积于胃与二肠、膀胱之内者,已属有形,势难消散,则因其聚而泄之渗之;邪在上脘,愠愠欲吐,是欲升不遂也,则因而吐之;邪在大肠,里急后重,是欲下不畅也,则因而利之。此顺乎病之势而利导之治也。"即强调祛邪应顺应正气抗邪之势,就近而治,以最便捷的方式导邪外出。由上可见,中医顺势治疗,多是以取象思维为工具,援自然之理以入医学的。

赵献可《医贯·阴阳论》取乾坤两卦之象以论气血阴阳的病机与治法,指出:"夫言阴阳者,或指天地,或指气血,或指乾坤,此对待之体。其实阳统乎阴,天包乎地,血随乎气。故圣人作《易》,于乾则曰:'大哉乾元,乃统天';于坤则曰:'至哉坤元,乃顺承天'。古人善体《易》义,治血必先理气,血脱益气。故有补血不用四物汤之论。如血虚发热,立补血汤一方,以黄芪一两为君,当归四钱为臣,气药多而血药少,使阳生阴长。又如失血暴甚欲绝者,以独参汤一两顿煎服,纯用气药。斯时也,有形之血,难以速生,几微之气,所当急固,使无形生出有形,盖阴阳之妙,原根于'无'也。"

后世医家在临床实践中常常用取象思维的方法,而能独辟蹊径,手起沉疴。如清初名医喻昌在治疗痢疾时,提出"逆流挽舟"之法,即是将脾胃清气类比为舟叶,因暑湿热三气胶结不解,由表入里,以致下痢不止,里急后重,正如逆水行舟,不进则退的情形。欲使舟叶前行,必大力以挽之。故清气下陷,三气入里之痢疾,治以活人败毒散,用人参之"大力者负荷其正驱逐其邪"(《医门法律·热湿暑三气门》)。此即取物象思维的典型案例。

又如喻昌善用取象思维,如根据鱼介之同气相求,类比人体之阴阳二气相吸,提出"蓄鱼置介法",指出:"治本一法,实有鬼神不觑之机,未可以语言形容者,姑以格物之理明之。蓄鱼千头者,必置介类于池中,不则其鱼乘雷雨而冉冉腾散。盖鱼虽潜物,而性乐于动,以介类沉重下伏之物,而引鱼之潜伏不动,同气相求,理通玄奥也。故治真阳之飞腾屑越,不以鼋鳖之类引之下伏,不能也"(《寓意草·金道宾后案》)。根据此法,治疗时采用"上脱者,用七分阳药,三分阴药而夜服,从阴以引其阳;下脱者,用七分阴药,三分阳药而昼服,从阳以引其阴"(《寓意草·论金道宾真阳上脱之症》)。

另吴瑭论外感与内伤的治疗,也借用取象思维,如在《温病条辨·治病法论》中言:"治'外感如将,兵贵神速,机圆法活,去邪务尽,善后务细,盖早平一日,则人少受一日之害。治内伤如相,坐镇从容,神机默运,无功可言,无德可见。而人登寿域。治上焦如羽.非轻不举;治中焦如衡,非平不安;治下焦如权,非重不沉。"吴瑭用"将军"与"丞相"的职责和作用的不同类比对外感与内伤的治疗方法的区别。另外,针对"上焦如雾"、"中焦如沤"、"下焦如渎"的特点,利用类比思维,提出相应的用药原则,而立一家之言。

综上,我们总结出象思维临床过程模式图如下(图5-5):

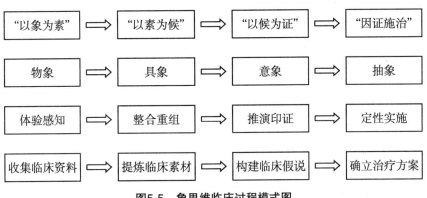

图5-5 象思维临床过程模式图

(2)取象思维与临床用药:中医临床组方用药,也离不开取象思维的指引。首先,中医对药物性能的认识,除实践经验外,取象思维也是古代建立药效最重要的途径之一。如李时珍《本草纲目》论蛇蜕的药效说:"蛇蜕入药有四义:一能辟恶,取其变化性灵。故治邪僻、鬼魅、蛊疟诸疾;二能去风,取其属巽性窜也。故能治惊痫、癜驳、喉舌诸疾;三能杀虫,故治恶疮、痔漏、疥癣诸疾,用其静也;四有蜕义,故治翳膜、胎产、皮肤诸疾,会意从类也。"其中除蛇蜕有毒能杀虫外,其他三义均为取象思维,辟恶取其变化性灵与治翳膜、胎产、皮肤诸疾乃为取物象思维;去风取其属巽性窜,又借用了取意象思维的方法。

张志聪《侣山堂类辩·药性形名论》从取象思维的角度总结了分析药效的原则,指出:"五气分走五脏,五味逆治五行,皮以治皮,节以治骨,核以治丸(松节、杉节及草根之多坚节者,皆能治骨。荔核、橘核之类治睾丸),子能明目,藤蔓者治筋脉,血肉者补血肉,各从其类也。如水草、石草,其性主升;梢秒(杪)子实,其性主降;甘香之品,能横达于四旁;寒热之气,性浮沉于上下;在土之根荄(草木的根),本乎上者亲上,本乎下者亲下;在外之枝干,在根者治本,在枝者行于四肢。此物性之自然也。又如夏枯之草,夏收之术,半夏之生,麸麦(大麦)之成,皆得火土之气,而能化土;秋英之菊,秋鸣之蝉,感金气而能制风;凌冬不凋者,得寒水之气,而能清热;先春而发者,秉甲木之性,而能生升。此感天地四时之气,而各有制化也。甘温者补,苦寒者泻;色赤者走血,色白者走气;赤圆者象心,白瓣者象肺,紫尺者益脾,香圆者入胃,径直青赤者走肝,双仁圆小者补肾,以形色之相类也(以象形而治五脏,详《金匮要略》)。阳者主上,阴者主下,阴中之阳升,阳中之阴降;轻清者主上,重浊者主下,浊中之清升,清中之浊降。凡物感阴阳之气而生,各有清浊升降之质性者也。”这里从气、味、形、色、性、时等不同的方面,归纳了认识药效的原则,确立了演绎推论具体药效的前提,概而言之,无非性味相通、颜色相类、形状相似、部位列应、升降相聚、时间相从、习性转借等。

具体药物之性用,即可以此前提通过演绎而得知。如《侣山堂类辩》论莲子的效用说:“夫莲茎色青味涩,中通外直,具风木之象,花红、房白、须黄、子老而黑,有五行相生之义,故能补五脏不足。五脏主藏精者也,肾为水脏,受藏五脏之精。石莲子色黑味涩,故用之以固精气。”李时珍在《本草纲目》中说:“人身法象天地,则治上当用(当归)头,治中当用身,治下当用尾,通治则全用。”这种把药物的基本性能、功效应用与其气味厚薄、阴阳寒热、采收时月、质地色泽、入药部位以及药材生熟等联系起来,认为物从其类,同形相趋,同气相求的用药方法,古人也称之为药类法象理论模式,张志聪称为“用药法象”,“象”就成了某药之所以有某种功能的根据、原理。

其次取象思维也是中医组方配伍,乃至选用煎服方法的思路之一。《素问·至真要大论》组方的原则谓:“主病之谓君,佐君之谓臣,应臣之谓使。”其君、臣、佐、使的架构,即取象于人类的社会结构。韦协梦《医论三十篇》进而发挥说:“官有正师司旅,药有君臣佐使。君药者,主药也,如六官之有长,如三军之有帅,可以控驭群药,而执病之权。臣药者,辅药也,如前疑、后丞、左辅、右弼,匡之、直之、辅之、翼之。佐药者,引经之药,从治之药也。引经者,汇众药而引入一经,若军旅之有前驱,宾客之有摈相……使药者,驱遣之药也。”

张锡纯论小青龙汤之配伍,也以取象为法说:“呼吸之机关在肺叶之翕辟(如风箱一样开关出入),其翕辟之机自如则喘自愈。是以陈修园谓小青龙汤当以五味干姜细辛为主药,盖五味子以司肺之翕(关闭),干姜以司肺之辟(开启),细辛以发动其翕辟活泼之机。”《灵枢·邪客》中治疗失眠的半夏汤,其用药与制作方法为:“以流水千里以外者八升,扬之万遍,取其清者五升,煮之,炊以苇薪火,沸置秫米一升,治半夏五合,徐炊,令竭为一升半,去其滓,饮以一小杯。”这里针对阴阳之气不通所导致的失眠,用秫米与半夏,因其能熬出黏滑的汤汁;炊以苇薪火,取苇是管状空心之物,具有“通”的性质;用千里以外的流水,取其具有流动的性质。这些性质的集合,使半夏汤具有了纠正体内阴阳之气不通的效能,故作者断言:“饮以半夏汤一剂,阴阳已通,其卧立至。”上述组方用药及其煎服方法,如果离开取象思维的路径,恐怕难以找到正确的答案。

再次,取象思维又是古代医家认识与说明不同剂型效能的方法之一。如丹波元坚在《药治通义》论汤、散、丸剂的效能说:“汤之为物,煮取精液,药之性味,混然融出,气势完壮,其力最峻。”“散之为物,其体也散,故直到膈胃,而犹有外达之势,不问药之紧慢,欲疏壅闭者,尤其所宜。”“丸之为物,其体也结,势不外达,而以渐溶化,故其力最缓。”李东垣《用药心法》则以象推论,提出:“去下部之疾,其丸极大而光且圆;治中焦者次之;治上焦者极小……丸者,缓也,不能速去之,其用药之舒缓而治之意也。”当然,上述取象思维的运用,有发现新知者,有解释事实者,当区别对待。

五、象思维的评价

象思维最主要的价值是具有较强的创造性功能。由于取象思维过程没有逻辑思维框架的约束,而当建立了未知之象与已知之象的内在联系之后,已知之象所涉及象的关系网络就会自动将未知之象纳入其中,从而扩展象的关系网络的广度和深度,使人的思路开阔,联想丰富,充分挖掘事物之间的各种有机联系,注重事物之间功能上的相同和相似,所以能看到逻辑分析注意不到的东西,而使想象力和创造力得到极大的发挥。

象思维与着眼于对事物"象"的研究,二者之间密切相关,互为因果。如上所述,中医学以取象思维来构筑其理论体系,取象思维方法贯穿于中医理论与临床诊断、治疗及用药的各个关节。由此决定了中医学对人体构造的观察方法和研究人体的主要方式,是以表示事物行为功能的动态形象为本位,以形体器官和物质构成为辅从。当涉及"体"和"质"时,总是着眼于它们表现出来的"象",它们在一定系统中发挥的具体作用。因而中医学将人的机体自内至外,自上至下,统统看作一群群与物象或意象有应合关系的"象",并主要以这些"象"的相互关系为依据,来理解人体的构造和生命机制。从本质上说,几乎把一切事物都归结为与物象或意象相应合的"象",乃是中医学认识世界最基本的特点。事实上也只有"象"才能分阴阳、五行,而纯粹的形质,即脱离一定动作表现和相互作用的形质,是无所谓阴阳、五行的。所以,以阴阳、五行学说为理论建构的哲学基础,势必就把认识的重心置于动态之"象"这个特定的领域,所探索的是关于人身生命之"象"的规律。这与西医学以形体为本位明显不同。后者以形体为本位,则必须确定对象的体形轮廓、空间位置和物质构成。所以,西医学以解剖学、分子生物学和机体物质成分的定性定量分析为基础。而象作为气的流动,乃是活的生命整体的动态功能反应。

由于象思维方法,不做现象与本质、个别与一般的对切,在认识过程中能够以简驭繁,保存现象的丰富性、完整性,不做任何破坏,使经过辨析而被确认之"象",囊括人体生理和病理情况下的全部要素、变量和参数,从而使中医能发现某些西医无法透彻解释的现象与关系,如经络现象;同时使中医辨证能够把类别和个别、共性和个性、常时和瞬时很好地结合起来,做到全面把握,有可能将复杂性当作简单性来处理,这也是中医辨证论治能够因人制宜并使副作用减少到最低限度的重要原因。另外,"象"要比"体"敏感,病邪刚侵入人身,尚未成病即可见于象。故辨证论治可提前发现不适,做到早期诊断和治疗;"象"要比"体"丰富,人是生物、心理和社会的统一,是形与神的融会。辨证论治察看人的气象,自然也可把人的精神世界纳入其中。所以,中医学有利于实现从治已病到治未病,从治病到治人的转变。

综上所述,普遍认为象思维具有如下特点:整体统一性、思辩联系性、主体参与性、时态恒动性,但尚不足以阐发象思维的内在本质:

(1)象思维是一种通过记忆和感知不断培养的能力,可以追溯到人对自然的起始认识和人类最原始的感知和想象。从文化心理学的角度,象思维不仅体现了人对自身和外界事物本能的体验和印象,而且释放人内在的想象和潜能。所以说象思维不仅是一种需要培养的知识和思维习惯,更是一种激发人感知潜能的带有启迪性的思维钥匙。

(2)由于医学研究的对象即主体的"人",故而象思维在医学上更具有无可比拟的价

薪火传承——永炎篇2

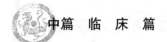

值和意义。象思维高度强调感知、想象、情感等医者主体的全面参与以及医患主客体的相互作用,使临床思维的构建更接近于有时空感的、具体的、"存在意义"上的"真实"。

(3)取象思维中大量的文化隐喻点缀了思维的星空,蕴含着诸多文化启示符号和图腾,展示了开放兼容的思维空间,成为丰富中医临床思维和医学创新的原创动力,无论在纷繁的中医学术演变和复杂的临床问题中均扮演着思维源泉的角色。

(4)由于象思维植根于我们的民族文化,故而中医理论体系中的自然和人体带有鲜明的民族文化符号,将人文科学的成果积极参与到医学临床实践中,使人与自然的内在属性息息相通,在临床诊疗高度艺术化和人文化的同时,使象思维主导的中医临床诊疗行为更成为带有独特风格的实践性科学。

参 考 文 献

[1] 王永炎,张启明.象思维与中医辨证的相关性[J].自然杂志,2011,33(3):133-136.

[2] 贺娟.科学方法论视野下的取象思维[J].北京中医药大学学报,2012,35(12):797-800.

[3] 唐仕欢,黄璐明,杨洪军,等.论象思维对中药药性形成的影响[J].中医杂志,2009,50(6):485-487.

(孙长岗)

下篇

诠释篇

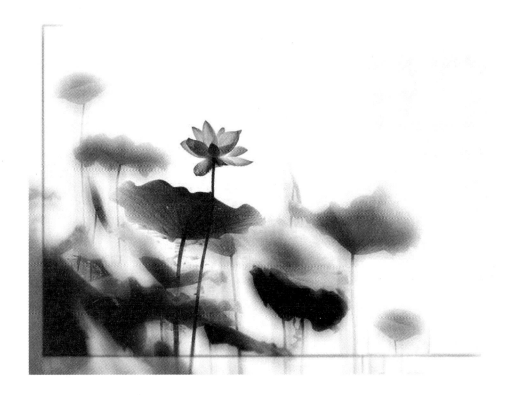

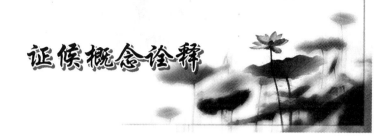

第六章

证候概念诠释

证候概念是构成中医理论体系之网极为重要的纽结之一,深刻体现着中医理论和实践的基本特色,是其他学科认识中医学的科学性和真理性的关键所在。因此,在今天科学发展的现实背景下对这一概念进行诠释,既是正确理解中医理论的需要,同时也是中医科学体系发展的需要,更是实现证候概念、证候诊断和证候疗效评价标准规范的前提和基础。

对证候概念进行诠释,基本的思路是根据诠释学的理论和要求,运用逻辑学(主要是辩证逻辑)中关于概念的知识和理论对中医学的"证候"进行深入剖析,尽可能形成关于中医学证候的本质性认识,并将其更好地用于指导临床实践。

一、证候概念形成和发展轨迹

概念的产生标志着人类的思维从原始自发状态进入逻辑思维阶段。形式逻辑认为,概念是反映客观事物共同属性(包括特有属性和本质属性)的思维形式;辩证逻辑认为,概念是反映客观事物的矛盾属性(或客观事物的矛盾性)的思维形式。辩证唯物主义认为,概念的形成是在实践基础上人的思维的一种创造,它体现了人的思维的一种特殊能动性。一个概念的形成有其基本过程,即从直观表象到前科学概念,再由前科学概念到科学概念。一个科学概念由内涵和外延两部分构成。概念的内涵是指它揭示事物本质的深度,概念的外延是指它揭示事物的广度。因此一个科学概念是人对客观对象的认识所能达到的深度和广度的概括。

证候是中医理论体系中的重要概念之一,是古代医家在长期临床实践经验基础上形成的对人体生理、病理本质和规律的认识成果。但是,长期以来中医学对于证候概念的内涵始终缺乏统一的认识。要真正实现对证候概念的科学界定,只有采用历史和逻辑相结合的原则,根据证候内涵形成和发展的演化轨迹,探究不同社会历史条件下对人体生理病理本质和规律认识的深度和广度,挖掘证候内涵的具体内容,梳理证候内涵的发展轨迹,才能科学、准确地对证候概念做出界定。

1. 证候概念的形成轨迹 一个具体概念的形成,首先需要经历直观材料和实践经验积累的阶段。证候概念起源于人类对疾病的认识过程,所反映的客观对象是人体的生理、病理变化本质和规律,因此这一概念的形成同样经历了直观材料和经验积累的过程,这一过程以从殷商时期人类对疾病的起源认识为起始,是一个逐渐丰富和深化的过程。秦汉时期《黄帝内经》问世,标志着证候概念进入前科学概念阶段。汉代《伤寒杂病论》六经

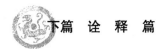

辨证体系的确立,奠定了证候科学概念形成的基础。唐宋元明清历代,证候概念进入发展应用的历史进程。

(1)证候的直观经验积累:有了人类,也就有疾病存在,因而也就要寻求认识疾病、治疗疾病的方法。对辨证论治发展史的研究表明,古人原始直观的疾病认识,首先是从单一的体态或直观表象开始的。如《殷墟卜辞》中甲骨文的"疒"字,《说文解字》解为"倚也,人有疾病,象倚箸之形。"说明"疒"字是描述人生病的样子。还有患病部位的描写,如"疒首"云:"甲辰卜,出贞,病首亡(无)祉(延)"(《后下》713),病首即头痛。"疒鼻"(病自),见《殷墟卜辞》云:"贞:有病自佳有……"(《乙》6583)按病自,即鼻患疾病。《集韵》:"鼻自,毗至切,说文引气自畀也,古作自。"此外还有"疒耳"、"疒眼"等。

有些疾病还能根据其主要特征记述,如"疟"、"疥"、"蛊"等。以蛊为例,卜辞中涉及蛊与疾病的有多条:"有疾齿,唯蛊虐?"(《乙》7310),"贞:王骨唯蛊?贞:王骨不唯蛊?"(《合》286),"王疾蛊"(《乙》5393),"贞:母丙亡蛊?"(《乙》1926)。从上述记载来看,殷人认为齿病、骨病都可能由"蛊"所致,可见"蛊"是一种能引起多种疾病的虫。但导致齿病与骨病之虫是肉眼所不可见的,所以"蛊"只能是人们对不可直接认识的病因的一种猜想。齿病疼痛,且病齿残缺,与物品为虫所噬的形貌相似,这样就很容易把齿病与虫的蛀蚀联系在一起了。卜辞中另有"齲"字(《合》232),像口齿间生虫,可证实殷人确实把虫作为齿病的病因了。而骨病也有明显疼痛,同样被猜测与虫噬有关。殷商时期人们把病因假想为日常生活中所见的虫,也是原始体验的直接结果。甲骨文的记载说明,殷商时代对疾病的认识还是很原始的,仅仅是对疾病的部位和一些单一的疾病表面现象通过形象思维形成的粗浅认识。

至马王堆出土的《马王堆医书》,对疾病的描述已不是单一的疾病表面现象,而是复合症状的综合认识。如:"足泰阴温……其病:病足大趾废,内兼痛,股内痛,腹胀,□,不食,善意,心□,善肘"(《足臂十一脉灸经》)。"痔,有臔肉出,或如鼠乳状,末大本小,有空其中"(《五十二病方》)。从上述引文可以看出,当时对疾病的认识已经包括两方面的内容:一是客观的直观的异常现象,如表皮颜色的改变、痈肿、溃烂等;二是主观的异常感觉,如疼痛、胀满、心烦等。这两方面的内容就是今天所说的症状,它是关于疾病最直接、最表浅的认识和反映。

《武威汉代医简》中也有许多疾病的记载,如所记病名有"伤寒"、"伏梁"、"痹"、"痈"等。所记症状有"久咳上气"、"手足臃肿"、"上下行如虫状"等,在医简中已有对症状进行治疗的详细记载,如:"治心腹大疾上下如虫状大愚(痛)方:斑蝥十枚,地胆一枚,桂一寸,凡三物皆并冶合和"。医简中对单一症状的描述已是非常详细,如第85乙简对"淋"的记载:"湿而养(痒),黄汁出,辛愚(痛),五日小便有余,六日茎中愚(痛),如林(淋)状,七日精自出,空居独怒,临事不起……"此时虽然有病名出现,但这些病名仍停留在病因或症状层次上,仍是现象观察的记录,治疗也是以减轻或消除症状为目的。

从上述资料的记载可以推断,早期人们对疾病的认识还停留在具体现象的观察和总结阶段,对客观对象的本质认识得还相当表浅,"证候"一词尚未出现,但与其相关的文字标识"疒"已经出现,且已经针对疾病表象开始了粗浅的医疗实践活动。

(2)证候前科学概念形成:在直观材料和经验积累阶段,人们对客观对象的认识还是零散的、表面的,还没有对客观对象所表现出的共性特征有所认识。但是当经验积累达到一定程度后,前期所获得的关于对象的各种信息就会逐渐融合起来,进而形成"类别"的观念,这一阶段属于概念形成的前期——前科学概念阶段。一个前科学概念形成的标志在于能否做到"以类行杂",即以类型把握杂多、以一般规范个别。"类"范畴最重要的作用之一就是分类,根据事物的本质属性或显著特征进行类别的划分,分类是区别客观对象、把握客观对象异同的重要方法,是认识客观对象本质属性和特征的前提和基础。

在甲骨文和《马王堆医书》里,人们对疾病的认识是单一或一系列表象层次的症状,而到了《黄帝内经》则开始对导致症状发生的原因进行探求。如:"夫百病之生也,皆生于风寒暑湿燥火,以之化之变也"(《素问·至真要大论》)。对疾病所表现出的复杂症状开始归类。如《素问·咳论》中将咳嗽分为"五脏咳"、"六腑咳"十一类;《灵枢·厥病》将心痛区分为厥心痛、肾心痛、胃心痛、脾心痛、肝心痛、肺心痛、真心痛、心肠痛八类。对于同一疾病也开始有分型,如《素问·痹论》中将"痹"分为行痹、痛痹和寒痹三个类型。《黄帝内经》已经开始深入到疾病表象的背后去探寻疾病的本质,开始涉及病机问题:"谨候气宜,无失病机","谨守病机,各司其属,有者求之,无者求之……"(《素问·至真要大论》),并提出了具体的病机十九条,以五脏和风寒湿火热为纲统领系列症状,实现对疾病执简驭繁的把握。

从上述内容可以看出,《黄帝内经》对疾病开始有了较深刻的认识,既有对复杂症状的综合描述,又有针对病因和病机的内容,并将各种内容有机地联系在一起,形成关于人体生理、病理变化的认识体系。《黄帝内经》还成功地移植了中国古代哲学中阴阳五行的概念,并将其作为分类工具,对自然界各种事物现象和人体的生理、病理内容进行属性和特征异同的划分,阴阳将上述内容划分为两大类,五行将上述内容划分为五大类。至此,人们对疾病症状、病因、病机等内容的认识已经上升到以阴阳、五行为工具来把握和规范个别的阶段。

但由于当时生产力发展水平所限,加上中国古代哲学"天人合一"思想的渗透以及"取象类比"思维方式的广泛使用,《黄帝内经》中疾病的病因、病机和症状之间的联系是建立在与风寒暑湿燥火等自然现象广泛联系的基础之上的,其中涉及的脏腑、经络、气血津液等生理病理核心也是与自然现象紧密联系在一起的,这些内容在《素问·六节藏象论》《灵枢·经水》等都做了详细论述。所有这些都说明人们对包括疾病在内的人体生命活动的认识仍然是表象和直观的,还不能完全透彻地认识其本质,所有的脏腑、经络、病因、病机、症状的联系还都是基于"象"的联系,所有的"以类行杂"也都是基于"象"这一水平的,所以,此时虽然有了类别,但只是"象"这一层面上或异或同的类别。

可见,在《黄帝内经》时期,人们虽然对疾病的认识有了极大发展,已经建立起病因、病机、症状之间的某些本质性联系,并已经开始出现"以类行杂"的疾病、症状分类模式,但证候尚没有作为一个科学概念进入中医理论体系中,而是仅仅出现了以"证"(而不是证候)作为病象(症状)表述的前科学概念。《黄帝内经》的生理病理观念是天人合一、顺应自然思想的具体体现,它所采用的中国古代哲学中的气、阴阳、五行等范畴则决定了中医学此后实践方向的独特性,这一时期对于疾病的认识成果还不能直接应用于临床实践,而仅仅是作为一种思维方式或认识方法留给了后人。

(3)证候科学概念的形成:从前科学概念到科学概念的过渡主要是通过科学的抽象来实现的。它不仅仅是从对象的一系列属性中抽取出共同属性,也不是仅限于对表象所

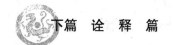

给予的直接属性进行选择，而是要透过现象把握本质，即把事物的本质属性揭示出来、确定下来。《伤寒杂病论》的问世，标志着中医学的医疗实践已由朴素的直接经验进步为对疾病的本质规律认识的升华阶段。

在《伤寒论》中，"证"已经作为与疾病密切相关的词反复应用了。其意义主要有三个方面。一是指疾病。如"结胸证，其脉浮大，不可下，下之即死。"（143条）与后世之血证、喘证、汗证、厥证等一样，都是指以这类症状为主要表现的一系列疾病而言；二是指症状。如篇名"辨××病脉证并治"中的证。但《伤寒论》中对症状的认识已不再是零散的、或复合的，而是将一组有特异性内在联系的症状组合在一起，形成的是有规律可循的症状组合形式，如"太阳病，桂枝证，医反下之，利遂不止，脉促者，表未解也；喘而汗出者，葛根黄芩黄连汤主之。"（34条）此条中的"桂枝证"就是指适合于用桂枝汤治疗的特定的症状组合，如"发热，汗出，恶风，脉缓"（2条）、"啬啬恶寒，淅淅恶风，翕翕发热，鼻鸣干呕"（12条）等；三是指疾病的本质。如"观其脉证，知犯何逆，随证治之。"（16条）前一个"证"为症状或症状组合，而后一个"证"则承接"知犯何逆"，即在明确了疾病变化的内在机制的基础上针对疾病的本质进行治疗。

在《伤寒论》中证与病已经有了较为明确的区分，病是某一类疾病病理现象的总括，《伤寒论》中所列的病即太阳、阳明、少阳、太阴、少阴、厥阴共六大类。对于病仅做了纲领性脉证概括，并没有给出具体的治疗方药，说明病并不是治疗的直接对象。《伤寒论》中治疗的直接对象是"证"的第二层含义，是一组特定的症状组合形式。书中所列113方，每方都有与之相对应的症状组合。而且这些症状组合除了一方对应于一个组合这种较单一的模式外，还与病存在着复杂的联系，可以概括为同病异治和异病同治。如"太阳与阳明合病者，必自下利，葛根汤主之。"（32条）"太阳与阳明合病，喘而胸满者，不可下，宜麻黄汤。"此为同病异治。"阳明病，发潮热，大便溏，小便自可，胸胁满不去者，与小柴胡汤。"（229条）"本太阳病，不解，转入少阳者，胁下硬满，干呕不能食，往来寒热，尚未吐下，脉沉紧者，与小柴胡汤。"（266条）此为异病同治。

病治异同现象揭示出特定的症状组合所包含的疾病本质的异同，即症状组合与疾病本质直接相关，把握了症状组合的规律，也就把握了疾病的本质，治疗只有在疾病本质的层面上发挥作用，才会取得疗效。因此，《伤寒论》已经开始通过不同的症状组合来确定疾病的本质属性，从不同的症状组合中寻找内在的疾病本质性内容变化的规律。此时的"证"（还不是证候）已经是通过科学抽象后对疾病本质属性的认识结果。

病机是一个综合性的病变机制概念，它涉及中医病变机制的诸多方面。从横向看，它综合了病邪、病性、病位、病势等疾病相关要素；从纵向看，它以正邪斗争为轴线，反映了疾病从发生、发展，到传变、结局整个病程的病变规律，对于疾病的诊察和治疗具有决定性的意义。从《黄帝内经》开始，直到后世的历代医家，都较为一致地认为，病机是从整体和动态的观点对患病机体所呈现的疾病状态和病变机制进行的高度概括；是在辨别、分析、归纳所有症状、体征等的基础上对疾病的本质作出的结论。

《伤寒论》对隐藏在症状组合背后的病机已经有所认识。如"少阴病，欲吐不吐，心烦，但欲寐。五六日自利而渴者，属少阴也。虚故饮水自救。若小便色白者，少阴病形悉具，小便色白者，以下焦虚有寒，不能制水，故令色白也。"（282条）根据该条对"小便色白"发生的机制的论述，再结合《黄帝内经》中病机的含义可以确定，隐藏在特定症状组合背后的疾病的本质性内容就是中医学的另外一个重要概念——病机。因此,在中医学理论体系中,病机是对疾病本质的概括,是外在症状的内在根据。《伤寒论》中的证,就是病机与症状组合的有机统一。

（4）证候概念系统性涵义获得:任何科学研究,都是处在一定知识背景下进行的。一个科学概念的形成,总是在原有理论的基础上生长的,它是以前人研究的成果作为自己的起点。因此,一个概念在对客观对象的本质有了正确的认识和揭示后,还要经过另外一些极其复杂的过程,其中就包括科学概念的系统性涵义的获得以及科学术语(概念载体)的精确化。科学概念作为科学体系的网上纽结,由于通过一定的科学定律和原理同其他概念相互关联,这就使它获得了系统性涵义,从而它的本质就得到更进一步的精确规定,其内涵也就随之丰富和深化。

证是汉以前中医学实践的具体内容经过抽象后形成的关于疾病本质的认识成果。故而,证必然是以汉以前中医理论和实践的成果作为自己的知识起点,这就决定了证的概念在萌芽时期必须与中医学体系中的其他概念发生必然联系,只有这样它才具有生命力,并且只有在它获得了中医理论的系统性涵义后,才能成为真正的中医学体系中的科学概念。

《黄帝内经》是中医理论体系形成的标志,它对人体生理、病理活动的认识和阐释已经上升为抽象的理论,在整个理论体系中汲取、移植了中国古代哲学、逻辑学、科学等领域的多种多样的范畴,如道、气、阴阳、五行、四时、日月、形神等;形名、应因、故、类等;察观、辨物、取象、证验等,并形成许多具有医学学科特点的范畴,如血、津液、五脏、经络等。这些范畴成为《黄帝内经》将长期积累的医学经验事实升华为理论、建构中医理论体系的重要工具。只有当证(当时对疾病认识的成果,也是证候的最初形式)与这些概念范畴建立起内在联系后,才能够真正成为中医学体系中的一个科学概念。

《伤寒论》在建立证这一概念时,非常圆满地实现了证与中医学体系中其他概念范畴的联系与融合。首先它继承了《黄帝内经》中的思维方式,以整体观念为指导思想,重点考察外感邪气作用于人体后疾病的发生发展变化规律,并采用取象类比方法进行症状的搜集整理,建立起症状之间内在的特殊联系,进而推理判断其本质性病变机制。此外,它还巧妙地运用了《黄帝内经》中三阴三阳的概念,将太阳、阳明、少阳、太阴、少阴、厥阴六经作为辨证的纲领,所列的证如伤寒、中风、中寒、蓄血、亡阳、脾约等,所涉及的病因、病机、症状等内容均与《黄帝内经》一脉相承,证概念融入《黄帝内经》理论体系中,弥补了《黄帝内经》中偏于理论思想而缺乏临床具体实践方法的不足,使中医理论和实践体系更加丰满和成熟。

同时,证在中医理论体系中,其内涵和外延也得到了进一步精确规定,即作为中医学体系中的一个科学概念,证的内涵就是对疾病本质的认识成果,就是《黄帝内经》中强调的病机和《伤寒杂病论》中的症状组合,事实上二者是有机的统一体,病机是内在的本质,特定的症状组合是其外在表现形式,因此证候的内涵就是病机及其相应症状的统一,其外延则是与疾病本质相关的所有内容,包括病因、病位、病性、体质、环境等。

证这一概念在全面继承了中医学的思维方式、实践方法和理论体系之后,毫无违和感地成为了中医学理论和实践的科学概念,证在中医学理论和实践体系中的圆满融合也决定了其在以后发展过程中的基本方向与其他医学体系关于疾病本质的认识完全不同的命运。从概念的载体——语言文字的选择来说,当时与疾病直接相关的名词只有"證",而《伤寒论》中又有意将病、证分立,以突出证在疾病本质中的地位和作用,因此,对于在更深层次和更广范围中获得的有关疾病的认识结果,"證"字便成为当时最适宜的选择对象。因此,证候这一概念在《伤寒论》中仍是以"證"的形式存在和运用的。

2. 证候概念的发展轨迹 辩证唯物主义认为,物质世界是永恒运动和发展的,客观对象是运动和发展的,人类的认识水平也是不断发展和提高的,人类对于客观对象本质的认识同样在不断深入,从而导致概念的发展。证候概念同样是发展的。证候所反映的客观对象是人的生理、病理活动,是一个极其复杂的对象系统,其构成不是单一的,而是多层次的。人类对这一客观对象多层次本质的认识,是一个由浅入深,由表及里的过程。所以,由于各个历史时期认识的深度和广度不同,证候概念的内容也就不完全相同,总的趋势是随着人们实践能力和认识水平的提高,证候概念不断趋于深刻和丰富。

(1)隋唐宋代病证内涵的重叠交叉:隋唐时期,产生了大量医学著作,其中影响较大的有《肘后备急方》《诸病源候论》《千金方》等。这一时期中医临床医学发展最突出的特点是,实践涉及的疾病范围极为广泛,对疾病病机以及更复杂的症状表现进行比较系统、全面的论述,提出了六经以外的脏腑辨证纲领雏形。

如《诸病源候论》举凡内、外、妇、儿、五官、皮肤等科共39门,所列病候达1739种,但病与证并没有严格的划分。如《诸病源候论·风病诸候》中有:"风病诸候……最急者,如卷一之中风、风癔、风痱、风痉、偏枯……等候,都是中风病之常见证候。……如贼风、风痹、风湿、风湿痹等候,又为风寒湿三气杂至之病,与中风病大有区别,是为另一类病变。"分析这段关于风邪致病的论述,可以看出,当时的候、证候、病是没有明确区分的,候是证候、也是病和病变。

孙思邈在《千金方》中提出了脏腑证候的雏形。《千金方》脏腑辨证采用的是比较系统的虚实辨证方法,每一脏腑的论述体例都是相同的,均列在每卷的第二篇,篇名即为"脏腑虚实第二",对脏腑病的症状表现规律进行寒热虚实的辨别和概括,并明确提出肝实热、胆实热、肝虚寒、胆虚寒等具体的证候名称,并针对脏腑虚实寒热证候拟定治疗方药,实热者寒凉以泻之,虚寒者温热以补之,如治疗胃实热证的泻胃热汤、肺实热的泻气除热汤,以及胆虚寒证的温胆汤、脾虚寒证的温脾汤等。这一体例是最早关于脏腑辨证的理论认识和实践总结。

王冰注《黄帝内经》时仍将证与病作为同一个意义的词来认识和使用。如王冰将临床各种疾病的病因病机概括为四大类:"夫病生之类,其有四焉:一者始因气动而内有所成,二者不因气动而外有所成,三者始因气动而病生于内,四者不因气动而病生于外……"(《素问·至真要大论》王冰注)所谓"气动",是指脏气的变化;"内有所成"指因脏气之变乱而内结有形的疾病;"外有所成"指体表疾患。虽然这一时期对疾病的种类和临床表现进行了大规模的观察和总结,在数量上有了极大增长,并且在寻求疾病临床表现和病因之间的关系方面取得了极大进展,但在病机理论方面,尚没有取得实质性突破,对证、候和病之间的联系与区别没有作出明确界定。

宋代证候的用语仍是"证",其基本意思与最初的病象或症状完全一致。如杨士瀛在《仁斋直指方·血滞》中的用法:"血之外证:痰呕、燥渴、昏聩迷忘,常喜汤水漱口……",此处"证"后面所跟的具体内容就是症状。但在陈无择的《三因方》中,如果结合具体论述内容来分析,证似乎又有了更深一层的涵义。如《三因方·尿血证治》:"病者小便出血,多因心肾气结所致,或因忧劳、房室过度,此乃得之虚寒……不可专以血热为淖溢为说。"此段篇题中所说的"证",应当是既包含有"小便出血"的症状,同时又包含后面所涉及的"忧劳、房室过度"的病因内容,同时也包含"心肾气结、血热"的病机内容,此处"证"的用法集症状、病因、病机于一体,是所有这些内容的概括,其内涵和外延比隋唐以前丰富得多。

（2）金元四大家对证候内涵的发展:金元时期是中医学发展史上的一个重要转折时期,主要体现在各派医家根据自己的临证经验体悟,各抒医理,是在实践基础上的理论探索与完善。从证候概念的发展来说,张元素和金元四大家对此都取得了重要进展,虽然在"证候"这一称谓上还未统一,但对证候的表里寒热虚实阴阳认识和归整基本上取得了一致,在理论上对证候概念的内涵进行了深化。

张元素对脏腑辨证进行了完善。如胃病,首先论述胃的生理"胃属土,主容受,为水谷之海。"再论胃所主病证"本病噎膈反胃,中满肿胀……胃管当心痛,支两胁。标病:发热蒸蒸,……鼻痛衄衊、赤齄。"之后是胃病的辨治:"胃实泻之。湿热:大黄、芒硝。饮食:巴豆、神曲……胃虚补之。湿热:苍术、白术、半夏……寒湿:干姜、附子、草果……本热寒之。降火:石膏、地黄、犀角、黄连。标热解之。解肌:升麻、葛根、豆豉"(《脏腑标本虚实寒热用药式》)。张元素对脏腑辨证的最大贡献则是提出了药物归经和引经报使理论,为药物与脏腑之间的对应关系指明了方向,为后世脏腑辨证的确立与发展奠定了理论和实践基础。

金元四大家将脏腑辨证理论和实践应用于各自学说中,丰富了证的临床内容。如刘完素在《宣明论方·诸证门》中的论述体例:"煎厥证,主热。阳气,烦劳积于夏,令人煎厥,目盲不可视,耳闭不可听,人参散主之。治煎厥,气逆,头目昏聩,听不闻,目不明,七气善怒。"

李杲《脾胃论·脾胃盛衰论》中对脾胃病证的论述体例便是症状、病机和治则的有机结合。如:"夫胃病其脉缓,脾病其脉迟,且其人当脐有动气,按之牢若痛,若火乘土位,其脉洪缓,更有身热心中不便之证。此阳气衰弱,不能生发,不当于五脏中用药法治之,当从《脏气法时论》中升降浮沉补泻法用药耳。"

朱丹溪《丹溪心法·火》中关于火热的认识则吸收了刘、张、李三位大家的思想和经验,致力于内伤火热证候的理论阐发及临床治疗,将火证分为实火、虚火和郁火三大类,提出火证的治疗原则:"轻者可降,重者则从其性而升之",并指出:虚火可补,实火可泻,火郁当发。虚火创大补阴丸以治之,实火采用刘完素之黄连解毒汤,火郁用李东垣之升阳散火汤等。

上述内容与《伤寒论》中的体例已大不相同,是从理论推导病变机理,通过病机指导用药。可见,金元时期已经不再以症状组合而是以疾病本质层次概念的概括——病机作为论治的根据。金元四大家根据各自的实践体会,结合《黄帝内经》的基本理论和学术思想,对内伤杂病的病变机制作了见仁见智的发挥,使中医学对疾病本质的认识更加深入,证作为对疾病本质的认识成果,自然而然地吸收了这些新理论、新学说,其病机内容更加丰富,除原有外感病病机演变规律外,又注入了藏象、阴阳、精气血津液等多方面的理论成果,使病机理论得到完善和发展,进而使证候概念的内涵更加深刻。

（3）明清时期证候概念的临床应用:隋唐宋金元时期完成了证候概念的理论与实践的统一,明清时期则主要是对证候概念的临床应用进行规范和完善,即对辨证方法的规范

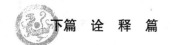

和完善。《伤寒论》建立了六经辨证方法,张元素、金元四大家完善了脏腑辨证方法。明清时期在上述基础上,又创立三焦辨证和卫气营血辨证。最为重要的是,这一时期完成了中医学辨证方法的总纲领——八纲辨证,从而使证候的概念起到了规范疾病表象和本质、指导临床实践的作用,最终扩展为证候理论。

随着温病学说理论体系的完善,其辨证论治方法更加成熟规范、严谨细致。如三焦辨证的证候十分清晰地划分为上焦温热、上焦湿热,中焦温热、中焦湿热,下焦温热、下焦湿热。每一证候都有相应的症状集合和辨证要点,并应之以方药。三焦辨证所包括的各脏腑病变,不仅是温病发展过程中的不同证候类型的划分,而且揭示了温病疾病发展过程的不同阶段以及三焦所属脏腑的传变规律。卫气营血辨证则是将温病按其发展进程分为卫分证、气分证、营分证和血分证,与三焦辨证两者构成了自上而下、由外而内的辨证体系网络,使得温病辨证论治体系完善,并且灵活实用。三焦辨证和卫气营血辨证体系将疾病、证候、病机、治则和方药有机地串连在一起,形成了完整规范的辨证论治范式,对临床实践起到了指导和示范的作用。

八纲的具体内容在明代即已有所论述。如孙一奎在《赤水玄珠》凡例中说:"是书专以明证为主……凡证不拘大小轻重,俱有寒热虚实,表里气血八个字。"张三锡在《医学六要》中说:"锡家世业医,致志三十余年,仅得古人说病大法有八:曰阴曰阳,曰表曰里,曰寒曰热,曰虚曰实,而气血痰火,尽该于中。"最为明确地提出八纲概念的是清代的程钟龄,他在《医学心悟》中专设寒热、虚实、表里、阴阳之辨,说:"论病之原,以内伤外感四字括之,论病之情则寒热、虚实、表里、阴阳八字统之,而论治病之方,则又以汗、和、下、消、吐、清、温、补八法尽之。"

八纲辨证的确立,将错综复杂千变万化的疾病表现进行了提纲挈领的概括,综合了病机范畴中最重要的因素——病位(表里)、病性(寒热)、邪正关系(虚实),三者交叉组合便可用于临床具体证候的诊断和命名,如此可随机灵活多变,满足疾病表现及发展变化多端的需要;另有阴阳统领上述六者,如此可化繁为简,在整体水平上实现对疾病根本性质的认识和把握。

至此,证候的概念终于完成了从直观材料和经验积累到前科学概念最终到达科学概念的形成和发展过程,这一过程由如下几个环节组成:借助科学抽象,初步提出与疾病相关的概念——证;使之与其他中医概念相关,纳之于中医学体系之中;逐步精确规定证的内涵并不断地用它去摹写和规范现实中疾病的表象和本质,根据科学实践的新成果和深化了的认识不断地修正和改进原来的证,丰富和深化其内涵,并通过不断地检验,使其内涵愈来愈精确,愈来愈确定,从而最终使其作为科学概念建立起来。

(4)当代对于证候概念的拓展发挥:建国以后,随着科学技术的发展,西方医学对人体生理病理活动研究方面所取得的巨大成就,都推动了证候概念的进一步发展。尤其是五十年代初,任应秋等老先生们提出"辨证论治是中医学的基本特色"后,有关证候概念内涵的研究更加深入和丰富。

如高等中医院校五版教材《中医基础理论》对证候的概念进行界定:证是机体在疾病发展过程中某一阶段的病理概括。由于它包括了病变的部位、原因、性质以及邪正关系,反映出疾病发展过程中某一阶段的病理变化的本质,因而它比症状更全面、更深刻、更正确地揭示了疾病的本质。

有人指出证候不仅仅与疾病相关联,而是包含有多种因素在内的综合表现。如匡调元认为证是整体体质反映的特征和整体同环境之间、脏腑经络之间、细胞之间及细胞与体液之间相互关系紊乱的综合表现。还有人认为证候是反应状态。如陆寿康认为证是疾病发展过程中有临床表现的一种机体反应状态,它可以部分地反映疾病发展变化的本质。

也有结合现代科学研究的最新成果对证候的概念进行界定。如王忠等认为证候是多种基因参与的,且已经超过了人体正常的网络调节能力,处于络病状态的症状群。日本有地滋则认为证是由遗传因子或遗传因子加上环境因子所形成的临床上的综合病理、生理变化反应以及针对这种临床表现的治疗依据。申维玺等提出中医的证是机体在致病因素的损害作用下,某些组织细胞的基因表达调控失常,诱生性表达产生一些蛋白质和肽,如细胞因子等,组织中这些蛋白质和肽的含量、生物学活性相对或绝对升高,破坏了细胞因子网络调节系统的自稳态平衡,引起神经—内分泌系统也发生相应的继发性改变,在体内产生一系列异常的级联病理生理生化反应,从而引起证的证候和实验室改变,即中医的证。陆广莘则将证描述为是人这个主体性开放系统的整体边界效应,是关于健康和疾病相互转化过程的出入信息。

上述关于证候概念的论述看似混乱无序,但从认识发展的角度看,出现这种情况又是非常正常的。证候概念所反映的客观对象是人的生理病理活动,人体系统是一个多层次的复杂系统,对于每一层次的具体内容、本质属性的研究都在取得日新月异的成果,因此,从不同层次、不同方面认识到的具体内容必然是有所不同的。随着人们对疾病本质的认识不断深入,证候概念的内涵将会越来越深刻和丰富,其外延也必将越来越广泛,这是科学发展的必然,也是概念灵活性的典型表现。

但上述研究成果对于充实证候概念的内容尚存在一个问题,那就是这些新的认识成果不是以中医理论体系中的相关概念为基础,因此没有或无法与中医学原有的其他概念建立起相应的联系,目前也没有好的思路和方法使之与中医学原有的理论体系相融合,因而,虽然它们是对疾病本质所形成的新认识新成果,但由于不能获得中医学科学的系统涵义,所以各种有关证候内涵的发挥与原有证候概念之间都存在着貌合神离的现象,均无法真正成为中医证候概念的内容。这一现实既是证候概念发展所面临的现实,同时也是其他中医学众多概念所面临的现实,需要深入研究和解决。

3. 证候概念的文字演化轨迹　概念是客观对象在人脑中的反映,概念的最终形式是语言文字,因此,语言文字是概念的载体。社会历史实践的深度和广度决定着人们对于客观对象认识的程度和水平,实践的局限性则决定着概念的局限性。而这一切都可以通过表达概念的语言文字得以体现。证候概念的语言文字经过两千多年的变迁,目前处于多字多义、用法混乱的局面。但如果将文字的变革与相应的历史背景、应用环境、学科特点和学术水平结合起来考察,则可以比较清晰地理清其变化的脉络,最后作出规范的结论。

(1)证的涵义和演变过程: 证候概念的混乱和歧义在很大程度上与"证"字的变迁有关。

1)"证"与"證": 证,最早为證。《素问·至真要大论》中说:"气有高下,病有远近,證有中外,治有轻重……"王冰注此句为:"藏位有高下,府气有远近,病證有表里,药用有轻重……"从王冰注语中分析,證与病同义,说明在《黄帝内经》时期"證"已经开始作为另外一个表达病的意义的文字出现在医学典籍中。

薪火传承——永炎篇2

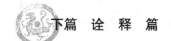

證,《说文》:"證。告也。从言,登声。"有关證与疾病相关的记载,最早见于《列子·周穆王》载:"其父之过鲁,过陈,遇老聃,因告其子之證。"《汉语大字典》解释为"病况。通症。"从当时医学发展的水平来看,證字的意思就是症状。

到《伤寒论》中,證仍保留着《黄帝内经》中的基本意思,但"观其脉證,知犯何逆,随證治之。"(16条)中的后一个"證"字则含有探讨疾病内在机制的意思,其内涵比单纯的症状等要深刻。

金元时期,由于中医理论和临床实践的发展,證字的内涵更加丰富,除保留了《黄帝内经》中原有的意思外,还含有病机的意义,体现出"證"的另外一个词义——证据、凭据。这一词义源于《大戴礼记·文王官人》:"平心去私,慎用六證。"具体到中医学领域,应当是症状及其背后隐藏着的病机是临床诊断的证据。现今许多学者持此观点,认为证候的证含有证据、凭据的意思。

从上述考证可以断定,"证"的原字是"證",在金元时期以前,"證"就是证候的原型,其内涵也已经确定,就是指病机。其后的变迁都是文字上的变换,证候概念的内涵始终没有发生根本性的改变。

2)"证"与"證":"证"与"證"的关系源于"證"字的演变。对于"证"与"證",王力主编《王力古汉语字典》中做了辨别:宋代以前证与證本不同音,也不同义。证在耕部,證在蒸部。证的本义是谏正。《说文》:"証,谏也。从言正声,读若正月。谏,証也。从言柬声。"可见証与谏互训,最初与病和證并无关系。明代开始以証能證,《正字通》:"証,与證通"。清·段玉裁注《说文解字》:"今俗以証为證验字,遂改。"说明本来与医学无关的"証"字因为与"證"通假,才有了与疾病相关的含义,所以这一含义只能是"證"的含义。

《汉语大字典》对証、證和证做了概括:証……同證。证,證的简化字。三个字虽然不同形,但同义,因此,无论是"证"或"証"还是"證",所表达的意思与"證"的意思都是完全一致的。

3)"证"与"症":症,最早以症指示疾病者,是明·万历进士谢肇淛的《五杂俎·物部》:"人有阴症寒疾者"。明代吴有性在《温疫论》中指出:"病證之證,后人省文做证,嗣后省言加广为症。"明清许多医学著作都以"症"命名,如《脉症治方》《方症会要》《杂症汇考》等。

上述考证说明,吴有性的分析是比较客观的,症字出现在宋代,元明清时期是其由初用到约定俗成的阶段,在医学领域仍是證、证的含义。明清时期,证候概念的内涵已经界定得较为清晰,因此,症字在明清时期可以说仍是证的另外一种表达方法,不仅仅是指症状,也有病机的内容在内,《辞源》对此的解释可以作为佐证:"症,病徵。古皆作證。"可以说到明清时期,表示证候的字、词已经有多种形式:證、証、症和證候、症候。它们的内涵与宋金元时期的"證"完全一样。

"證"、"証"在文字上被后世简化规范为"证"字,而在中医学上则被提炼成一个特有概念的专有名词。而"症"却与"证"并行使用至今,但建国以后,中医药学者逐渐一致地分别赋予了"症"与"证"的字义和概念,不可混淆使用。症指症状,就是病人的主观异常感觉,如发热、恶寒、头痛、咳嗽、呼吸困难等;证指机体在疾病发展过程中某一阶段的病理概括,它比症状更全面、更深刻、更正确地揭示了疾病的本质。其实,对于症与证进行区别,也就是在理论上对症状与病机所作的鉴别,这一规范标志着中医学理论和实践的进步,是对证候的内涵认识得更加清晰的结果。

（2）候的涵义及演变过程:候,《黄帝内经》中出现较多,含义也多样。总体上有以下几个方面的运用:一是《素问·六节藏象论》中的:"五日谓之候";二是《素问·六元正纪大论》:"阳明司天之政……候反温";三是《素问·三部九候》中的"候";四是《素问·八正神明论》中"候八风之虚邪";五是《素问·五运行大论》中"夫候之所始,道之所生"。其余篇中的"候"均不出上述四个方面的意思。

《汉语大字典》总结了"候"的七个含义:①观察,守望。举例为《后汉书》:"故分布祷请,窥候风云"。②侦察,探听。③诊察。举例为段成式:"候脉良久,曰:都无疾"。④古代计时单位,五日为一候,现在气象学上仍沿用。⑤气候,时节。⑥征兆。⑦在变化中呈现的某种情状或程度。

分析上述对于候的解释,与疾病直接相关的意思是诊察,即《素问·三部九候》中候的意思,做动词,是对疾病症状或现象有目的地进行认识的行为。其余在计时单位、气候时节、观察诊察、变化中呈现的情状等虽然与疾病没有直接联系,但充分证明了天人相应思想在中医学体系形成时所占据的重要地位,是中医学认识疾病、防治疾病的基本环境背景,也为日后证候概念的形成奠定了思想理念的基本方向。

此外,候的上述含义中的第⑦个"在变化中呈现的某种情状或程度",与"象"具有非常相近之意蕴。"目之所见谓之象",眼睛所看到的情状或程度就是象,目之所及有天象、地象、气象、物象、形象,医者之目尚可及舌象、脉象、病象等,但候比象更生动之处在于动态变化,"五日为一候",上述所有目所见之象都具有随时间气候变化而变化的特点,候是动态变化着的象,因此,在疾病范畴中使用候更加符合疾病动态演化的本质特点。

在《伤寒论》中并没有采用候这个字,而是换用为"辨"字,《康熙字典》中列《说文》"判也"。《广韵》"别也"。《礼学记》"离经辨志",[注]辨谓考问得其定也。《周礼天官》"弊群吏之治六曰廉辨",[注]辨谓辨然于事分明,无有疑惑也。……所有这些解释的意思与当今基本一致,为辨别、判定之义。《伤寒论》中以"辨"代"候",从一个侧面说明医疗实践水平的提高,即对疾病已不再是单纯对疾病症状的诊察观望和收集,而是在上述行为基础上的进一步思考并形成辨别结论,目的是为了判断出某一组症状组合所反映的疾病的本质。因此,从"候"到"辨"的转变过程也就代表了对疾病的认识由表象深化到疾病本质的转变过程。

由上述考证可知,候有动词与名词的双重属性,包含着空间与时间两方面含义。候作为动词,是对医者临床诊疗行为的描述,医者对患者所进行的一系列观察诊察、司望探听,以及对季节气候环境物候等的观察司望等思维过程和行为方式。候作为名词,是指医者观察到的疾病的临床表现及其变化之情状和程度,以及与疾病相关的气候、物候等情状和程度。候的空间内容是疾病、气候、物候等的情状,候的时间内容则是疾病、气候、物候的延续性、变动性、周期性等特征。

（3）证与候联用及其涵义:《伤寒论》中没有使用候字,而晚于《伤寒论》的晋·王叔和的《脉经》则首次将证与候联用,在《脉经·序》中有"声色证候,靡不该备",同时也有沿用《黄帝内经》将候作动词的用法:"仲景明审,亦候形证",其后,南北朝·陶弘景在《肘后方》中也有相同的用法:"其论诸病证候……"。对于证与候最初的含义,《说文解字》中有"證,从言,告也","候,司望也",说明在医学领域中,证是通过问或告知而得到的关于

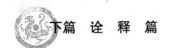

疾病的信息,候是通过望或观察而得到的关于疾病的信息,因此二者都有表示疾病症状、临床表现的意思,是问诊与望诊的雏形,对此《中华大字典》中有"证,候也"可以佐证。证与候的联用实现了患者主诉与医者检查所见的有机统一。

将候与《黄帝内经》中的几个含义结合起来研究分析,就可以看出,候不仅仅是人体生理病理活动的表现,而且还指自然气候变化,指五日一个时间单位,指司望和诊察。因此,如果将候的这些含义与中医学的思维方式、理论特点相结合来认识,候与证的联用则反映出更加深刻的内容,那就是:候将证原有的内容赋予了时空特性,候指示出证所反映的病机是运动的、变化的;病机反映于外的临床表现(包括主观感觉和医者的诊察结果)也是动态的、变化的;所有这些变化与自然环境、气候变化存在着密切的联系;这些变化有时间阶段性或周期性规律。因此,与候联用的证不再是静态的、呆板的病机和症状的简单概括,而是一个以天地自然为大背景的、生动的、符合客观实际的关于人体疾病本质和外在表现的认识结果。

至此,证、证候、症三者的含义得到了明确界定,三者既相互区别又有内在联系。证是疾病的深层次本质内容,是疾病的病机,是证候诊断结论的内在证据;证候是病机与症状相耦合的证候诊断形式,既有稳定性又有动态性,是疾病相对静止和绝对变化本质属性的综合表现,既是当下疾病的本质概括也是未来发展趋势的征兆;症则是相对静止的病候,是当下获得的疾病表象资料,是判断证的依据,是去除了动词和时间涵义的候。

综上,"證"经过一系列内涵和语义的演化,最后通过与"候"的联用,"证候"实现了从抽象概念到具体概念的飞跃,因此证候是中医学从疾病最初的表象开始,随着对客观对象本质的认识逐渐深入,而最终得出的关于疾病本质的、最为贴切的载体形式。

从证候概念的形成和发展轨迹可以得出结论:证候是中医学对于疾病本质的认识成果。从中医学理论体系而言,反映疾病变化本质的内容是病机——它能反映疾病过程中的内在规律,决定着疾病的发生、发展、变化及结局,对于疾病的诊断和治疗具有决定性意义。病机又通过特定的症状组合得以表现,从而为人们提供了认识和把握的对象。因此,证候概念的内涵是明确的,就是指病机及其相应的症状;证候概念的外延则指与病机相关的病因、病位、病性、体质、气候、地理环境等其他因素。

二、证候概念的现代科学诠释

概念发展的辩证过程与人的认识的辩证过程是一致的。马克思曾精辟地分析了人的认识道路:在第一条道路上,完整的表象蒸发为抽象的规定;在第二条道路上,抽象的规定在思维的行程中导致具体的再现。概念的发展道路也正是如此,"抽象的规定"即抽象概念,"具体的再现"即具体概念。要把握动态的对象,思维必须先抽象化、简单化、粗糙化,以获得抽象概念,在此基础上在自己的逻辑发展过程中再现出具体事物,即从抽象概念上升为具体概念。

证候概念的发展同样如此。在证候概念的初期阶段,人们努力探求隐藏在疾病病变表象背后的本质性规律和机制,因此有了证与病的区别和联系,证是对疾病病机的抽象概括。在对疾病的病机有了较为清晰的认识之后,又有了候和证候,如此又从抽象的、静态的证回归到具体的、动态的疾病现实状态。现代科学技术的迅猛发展为医学的发展提供了强有力的技术手段和实验平台,现代医学对于人体生命活动病理变化规律的认识已经深入到分子水平,这些新发现、新成果为证候内涵的深化提供了新机遇新挑战。此外,随着系统科学理论和方法的兴起及应用,证候概念在全新现代科学背景下需要新的科学语言对其加以概括和表述,这便是证候概念的现代科学诠释。

1. 证候内涵的系统科学诠释 从秦汉时期直到近代,证候的内涵始终在中医学体系中得到深化和丰富,随着西医东渐直到现代系统科学兴起,在现代科学理论和方法的冲击带动下,突破自身理论之框囿,吸收多学科知识和理论成果,促进证候进入现代科学领域,是证候发展的时代背景和基本要求。王永炎教授将包含有病机和症状、有相对静止和绝对运动含义的证候概念表述为"证候是四诊信息表达的人体生理病理反应状态的概括,它的基本特征是内实外虚、动态时空和多维界面",这是证候从抽象概念演变为具体概念的表达形式,是关于证候概念内涵和外延最简练、精确的概括和表达。

(1)证候是机体生理病理状态的概括:在系统科学中,状态是常用而不加定义的概念之一,是指系统的那些可以观察和识别的状况、态势、特征等。人体作为复杂系统的典型代表,具有多种多样的状态,如健康状态、亚健康状态、疾病状态;常态与超常态(应激状态);清醒状态与睡眠状态等,证候则是医者对患者机体生理病理反应状态的概括。

首先,证候是机体的反应状态。从证候概念的形成和发展过程来看,证候是对人体病理变化的病机和相应症状的概括。病机是决定疾病性质和病情发展变化的根本原因,病机的外化就表现为症状,包括主观感觉和客观体征,而病机和症状两者的结合正是临床判断机体当时所处状况、态势的依据。另外,候是对时间、对病机和症状随时间变化的情状等内容的概括。证候就是对机体在某一时间段内的病机和其外化的相应的症状的概括,因此,证候是人体系统的状态,是对人体系统在某一时间段内病理变化总体特征的反映。

再者,辨证的过程也证明证候是人体的状态。辨证过程可以分为两个方面:一是收集临床资料,二是在临床资料的基础上运用中医的抽象思维来做出判断。在收集资料的阶段,要求四诊合参,对患者的主观感觉和客观体征进行全面细致的询问和诊察。进行判断时,又运用了整体思维,主要是二元思维和联系思维。二元思维体现在辨证过程中就是以阴阳为纲纪,并在此基础上向多元拓展,既注重该事物对他事物的影响,也注重他事物对该事物的影响,这些影响都是通过五脏为中心的五大系统的相互联系、相互作用和天人相应来实现的。因此,证候作为整体诊法和整体思维的认识结果,它反映的是人的总体特征,是一种状态。

综上,从证候的最初含义来看,证候是伴随着人们对疾病本质认识的不断深入而形成的一个概念,因此,证候应当属于人体疾病状态范围。但由于当时历史条件、生产力水平和思维方式的特点等,决定了人们对于疾病的认识主要通过对现象的观察和病人的主诉来获取,同时对获取的具体内容又通过阴阳五行等哲学概念和范畴来表达和规范,因此,决定了中医学的疾病与现代医学的疾病具有不完全等同的意义。凡是机体主观感觉到的不适以及通过观察得到的非正常表现(如非正常的脉象和舌象),都属于中医疾病的范围,并可以判断为某一具体的证候。因此,个体自身的感觉是决定机体状态的最重要依据,而各种通过其他途径获得的诊察资料则是第二位的。所以,中医学的疾病和证候都是以主体感觉为依据进行判断的,当以主体感觉不适为主的亚健康状态引起人们广泛注意的时候,在中医学中自然而然就归属于疾病和证候的范围,由于这个原因,证候被定义为"人

薪火传承——永炎篇 2

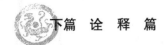

体生理病理反应状态",其中的生理反应状态就是指体质和亚健康状态。

（2）证候是四诊信息表达的反应状态：状态是刻画系统定性性质的概念，一般可以用若干称为状态量的系统定量特性来表征。人体系统、一般生物系统、社会系统都可以用适当的状态量来描述。系统的状态量可以取不同的数值，称为状态变量，一般系统需要同时用若干状态变量来描述。状态变量要求具有完备性和独立性。所谓完备性，是指状态变量足够多，能够全面刻画系统状态；所谓独立性是指任一状态变量都不能表示为其他状态变量的函数。状态变量随时间而变化的系统称为动态系统。原则上说，只要时间尺度足够大，总可以观察到状态变量随时间而改变，因而一切系统都是动态的。人体系统是不断运动变化着的，是典型的动态系统，因此人体生理病理状态是一个动态的过程。

首先，证候既然是人体系统的状态，必然也有其状态量，表征证候的状态量是四诊信息。四诊信息是表征人体系统的四个状态量：望诊表征人体系统神、色、形态、五官九窍、分泌物和排泄物等方面的内容。闻诊表征人体系统主观感觉和分泌物、排泄物气味方面的内容。切诊表征内在脏腑气血的状况、肌肤、手足、胸腹等部位的寒热、肿胀、包块等内容。问诊表征难以从外部客观化获取的患者自我痛苦体验内容。这四个状态量能够较好地、较为全面地刻画人体系统在某一时空范围内的状态，并且任何一个都不是其他三个的函数。但由于人体系统的极其复杂性以及中医学认识手段和方法的独特性，这些状态量是以定性描述的形式存在的，如望神有得神、失神和假神的不同，望色有青、赤、黄、白、黑五色的不同，切诊中的脉象至少有弦、洪、缓、浮、沉等28种。如何将这些用文字表述的内容通过合理的方法变换为数值表达，目前还是有待于解决的问题。

再者，由于人体系统处于自然和社会环境中，是一个远离平衡的耗散结构，不断与外界环境进行物质、能量和信息的交换，外界环境中各种因素也不断对人体系统产生刺激和影响，人体系统为了继续存在和发展，必然会对这些刺激和影响作出适应性反应。从系统科学角度而言，系统的自适应性是从系统对外界环境刺激的应答、对外界环境的响应角度来看，系统所具有的自组织性质。人体系统在长期演化过程中获得了适应环境变化的自组织能力。如冬季和夏季汗液和尿液量的变化就是机体对外界气候变化所作出的生理性适应性反应。而发热、汗出、恶寒等则是机体对感受外界寒邪后所作出的病理性适应性反应，这一反应是机体内部气血阴阳为了适应邪正斗争的盛衰变化而发生的自组织行为，其最终目的在于恢复阴平阳秘的健康状态。

（3）证候与状态医学体系构建的设想：由于证候与状态之间的密切关系，有学者提出了以传统中医学为基础构建现代中医学意义上的"状态医学"的设想。有学者对于证候与状态两者之间的关系作出了详细比较和说明，认为两者相同之处表现在整体概括性和流动时相性；不同是指状态较之证候更加宽泛和灵活，更具有现实意义。并有学者提出了状态医学及其疗效判别标准，根据中医学理论体系的特点，阐明了中医学的本质是立体的状态医学，论述了状态医学可以分为健康状态、疾病前驱状态、疾病状态；状态医学的病机为"不平"、"不通"、"不荣"以及建立状态医学的疗效标准。

也有学者基于中西医学学科特征的比较提出西方医学为"结构-功能医学"学科，中医学为"现象-状态医学"学科。提出"现象-状态医学"，是指通过研究人体生理、病理及治疗用药过程中反映于外在的现象，把握生命和疾病所处的状态，来防治疾病、增进健康和延长寿命的医学科学学科，研究对象是指人体的生理、病理现象及所反映的生命状态，并对学科性质、担负的任务、意义等做了详细论证。

还有学者从中西医结合角度提出状态医学应当是中西医学相融合的新的医学体系，认为病和证是对机体偏离常态的认识和概括，均从不同角度、不同层次反映机体病理变化过程的客观规律，都是对机体不同系统状态的描述，都是有相同的系统本质，因而从理论上讲，对病与证的认识，有可能在系统科学水平统一起来，并形成新的医学体系——状态医学。辨病论治加辨证论治是目前中西医结合的基本治疗模式，状态医学在此基础上进行辨态论治。

事实上，所谓的状态医学仍然是中医学的独特思维方式、认识方法、基本理论框架和临床诊疗特色，只是更加注重于机体整体水平的反应方式、变化规律、状态的界限和状态的更迭等内容，这些完全可以在中医学体系中加以充实和完善，结合现代系统科学关于复杂巨系统的研究思路和方法，将望闻问切所获得的状态变量进行定性和定量描述，则有望实现对机体证候状态的全面准确地把握。

综上，中医学"证候"与系统科学"状态"之间的确存在着交叉融合、互补提升的复杂关系，将状态引入证候概念的界定中有助于阐释证候的传统医学特点，可以对其进行整体水平的定性考察，同时保持其中国古代哲学、社会学、心理学等固有的人文科学属性特点；将各种组学技术和系统生物学最新成果与证候做有机整合后，则可以为证候的定量研究提供现代科学知识的支撑，深化证候作为医学概念的自然科学属性内涵，最终形成新的关于人体生命活动规律的医学体系。

总之，证候概念的现代科学表述具有其特殊的现实意义，它为解决前面所述的有关疾病本质的现代科学认识与中医学系统科学内涵的不相容性提供了良好的思路。把证候的内涵和外延概括为系统科学的状态概念来处理，可以将现代科学研究成果作为人体系统的另外一组或几组状态量，这些状态量可以作为证候既有的四诊信息所构成的状态量的补充，为更加全面、深刻地描述和把握系统的性质提供了条件。由于状态量最终都以通约的数值形式转变为状态变量，因而避免了这些内容难以获得中医学系统科学内涵的困境，避免了理论上的纠葛，使之有可能真正融入中医证候概念和理论中。

2. 证候特征的现代科学诠释　证候包括"证"与"候"两个方面。证候，是指对疾病所处的一定阶段的机体生理病理状态的概括；其中候又强调了证候的时间特性，由中医诊断思维的特点所决定，二者的关系是"以候为证"，即通过观察各种外在表现来确定内在的病机和机体状态。在不同的时间、角度、方法、环境进行观察时，证候系统常呈现给观察者以不同的界面，证候系统是随着时空的变迁而演化的过程流。事实上，与证候相关的内容起码有三部分，即养生、亚健康的干预与疾病的治疗。就目前来说，三项内容中最重要的是疾病的治疗，是临床疗效问题。对上述内容加以总结和概括，证候具有"内实外虚"、"动态时空"和"多维界面"的特征。

（1）证候内实外虚特征的诠释：内实外虚指每一证候的信息群组成而言，是证候最重要的特征。所谓"实"，是指最能反映该病机的权重最大的关键内容，是群体在某一特定病变过程中所具有的共性规律，是干预的依据。"虚"则指具体某一患者所表现出的一系列个性化症状信息，它涵盖了所有能够表达个性化的内容，如体质、性情、人格特征、生活习惯、生存环境等，事实上是在这些因素作用下所形成的外在表现，对干预原则和方法具有一定的影响作用。

需要强调的是,在此"内外"的概念缺乏实际的位置意义,是指证候的信息群组成而言。这种信息群的组成犹如小太极的双鱼图形,中间黑白分明的鱼眼即"内实"部分,指寓于诸多个性之中的共性,是对于证候的诊断最具有权重的,或必须具有的、最不易变动的关键性症状,这些症状决定了证候的性质,如同证候的核心;外周由深至浅的灰色鱼身即"外虚",指反映了个体特征的多种信息的集合,它们对证候的诊断权重相对较轻,这些信息是多变的,可以受各种因素的影响而或有或无,对诊断一般只起到辅助作用,而且是越至外周,灰色越浅,并逐渐融人与其他证候的交叉,因此,对诊断的意义就越小。"实"总是被包裹于"虚"中,需要临床医生用自己的慧眼从庞杂繁复的临床信息群中去发现和确定。

"内实"是包裹于个性化症状信息集合之中的反映病机的基本状态,是确定干预原则和措施的依据,属于"本"的范畴。"外虚"是表现于外的个性化症状信息的集合,集合中的许多因素是针对个体特征、对缓解个体症状进行干预的指南,属于"标"的范畴。如《伤寒论·辨太阳病脉并治法第六》强调:"伤寒中风,有柴胡证,但见一证便是,不必悉具"(101条)。那么在小柴胡证中提到的"往来寒热,胸胁苦满,嘿嘿不欲饮食",这几个症状就是证候的内实部分;而"心烦喜呕,或胸中烦而不呕,或渴,或腹中痛,或胁下痞硬,或心下悸,小便不利,或不渴,身有微热,或咳",就是证候的外虚部分。

辨证论治就是辨识、区分证候的"内实"和"外虚"的层次,进而将干预的靶向对准于证候结构内部最"实"的部分,同时根据其外部的现实情况确定干预的广度和深度的过程。

证候的"内实外虚"使其表现出混沌特点。其外部层次中的隐性因素,如性情、人格、生活习惯、生存环境等,均属于个性化极强且难以完全囊括和确定的东西,更难以精确和统一化,从而使得该证候的结构层次由内向外拓展的范围难以有确定的边界,表现出逐渐趋于模糊和不确定的情形,这就是为什么同一证候名称下可以有多种不完全相同的症状群的内在原因。

此外,证候的"内实外虚"是决定整个证候演化的初始条件,不同证候在开始时所具有的极微小的"内实"或"外虚"的差异,都可造成难以准确预测的演化结果,表现出"蝴蝶效应",这就是辨证论治具有灵活性和人性化特征的根本原因。

(2)证候动态时空特征的诠释:动态时空是指证候的发展变化而言,与内实外虚特征密不可分。"时"指时间的连续、节奏、周期和进程;"空"指存在于空间范围的各种因素、现象、实体和关系;"动态"则指"时"和"空"的变动、演化、迁移和发展。证候的"动态时空"特征具体体现于证候系统的"内实"和"外虚"的内容,具有在"时"和"空"两个方面的变动、演化、迁移和发展的规律。

证候的动态时空特征是三个特征中最为复杂的一个,从系统科学角度而言,系统状态随时间而变化的特征在方式、程度、速度等方面都表现出无穷多样性,是复杂系统复杂性的根源之一。证候是一个不断变化的矛盾过程,显示发展的连续性和相对的阶段性。在相对阶段性期间,证候反映的是在一个时间横断面上众多因素共同作用于人体的结果,是共时性的;发展的连续性又是上述众多因素与人体相互作用在时间轴纵向运动的轨迹,是历时性的。共时性阶段证候呈现出内实外虚、多维界面的特征;历时性阶段则表现为动态时空特征。

由于证候概念外延的宽泛性,使得证候范畴中的各因素随时间变化的情况极为复杂。以下仅以症状为例,说明证候动态变化的复杂性。

随着时间的演进,构成证候的各症状就有多种变化形式。

症状自身具有的可能的变化形式:①症状仅发生轻重程度的变化。目前多采用量表的形式进行研究。一般分为轻、中、重三个等级,不同的等级给予不同的分值,通过这种方式研究症状在减轻或加重时表现出的变化特点。②症状发生增加或消失的变化。随着时间的演进,有些症状可能消失,也有可能在原有症状不变的情况下又增加新的症状;还有可能在某些症状消失的同时伴有某些新的症状的出现。③症状在证候中的位置和意义发生变化。即前一时间段中处于主症的位置,也许在下一时间段中变成次症或兼症;而原来的次症或兼症也可能变为主症,从而使症状对于证候的诊断意义发生变化。

症状与病机相耦合具有的可能的变化形式。症状是病机的外化,症状与病机的变化可以是同步的,也可以是异步的。如:①当症状只有轻重程度上的改变时,其内在病机发生质的改变的可能性就相对较小。②而当症状出现增加、消失的变化、或主症发生变化时,则内在的病机就有可能已经发生了变化。③症状与病机的耦合还可以出现特殊的情况,即随着病机的变化,在危重时刻可能会有假象的出现,表现出的症状与内在病机相矛盾,从而增加诊断的难度。

症状与实验室检查指标相耦合时也可能出现多种变化形式:①症状与客观指标共变。即当症状变化时,实验室检查的各项指标也同时发生变化,表现为症状与客观指标之间的对应性关系。②症状与客观指标的差异关系。症状与客观指标之间的变化是不同步的,某些症状发生了变化,伴随有某些客观指标的改变或不变,表现为症状与客观指标之间的非对应性关系。③症状与客观指标的剩余关系。表现为症状消失后,仍有客观指标的异常变化;或症状仍有变化,而客观指标正常。

此外,从证候整体角度而言,有单证自身的演化,有单证的传变,有单证的转化,有单证转化为复合证,也有复合证转化为单证,同时还有复合证之间的演化等,从形式到机制都是极其复杂的,有待于进一步深入研究。

（3）证候多维界面特征的诠释:多维界面,指证候的构成及相互关系而言。"维"是指组成证候的各种因素,"面"是指证候可供医生观察的显现,"界"则是一证候与另一证候之间的分水岭。具体来说,证候的"多维界面"与其"内实外虚"、"动态时空"的特征可分而不可离,贯穿于证候始终。

"维"作为几何学及空间理论的基本概念,是指构成空间的因素,构成空间的一个因素称为"一维","多维"则指构成空间的多个因素。证候的空间结构至少可以包括病因、病位和病性三个维度,每一个维度又有若干因素构成,如病因可以有外感六淫、内伤七情、痰饮瘀血、毒邪等交织混杂;病位也可以经络脏腑官窍同时受侵;病性有寒热错杂、虚实夹杂、虚实真假等。而证候外延的范畴十分宽广,因此临床医生所面对的证候维度是相当高的,还要综合考虑季节、气候、节气、地域、性别、年龄、体质等众多内容,维度越高,其复杂性也随之升高。

"界"作为不同证候之间的分水岭,有着中华文化的特殊性。如前所述,证候具有内实外虚的混沌特点,所以证候之界在内不在外,在内之黑白分明之鱼眼的界线,而不是在外之灰色交融的混沌部分。如心气虚与肾气虚两个证候,其症状表现均可以有乏力,倦怠,气短,精神萎靡,苔薄白,脉沉细等症状,这些共同的症状构成了两证候在外之灰色交融的混沌部分,而心气虚之心悸、肾气虚之腰膝酸软则是两证候在内之黑白分明之鱼眼的界

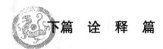

限。又如清代温病学家强调"有一分恶寒,则有一分表证",那么有无恶寒,就是表里证之鱼眼的界限。

"面"指一个具有空间结构的物体呈现于观察者面前的某个侧面或截面。尤其需要注意,证候的"多维界面"则指证候具有一定的时空结构,且这种结构随着所处的时空环境的变迁可以呈现给临床医生不同的表现形式及干预状态。具体表现为不同的时间、地点观察和描记证候时,可能出现不同的现象和结果;不同的角度、侧面观察和描记证候,可能出现不同的现象和结果;不同的方法、手段观察和描记证候时,可能出现不同的现象和结果。即不同的时间、地点、角度、侧面、方法和手段不同,可以得到同一证候多方面的、互不相同的"内实"和"外虚"的资料。

证候的"多维界面"同样使证候具有混沌特点。即其多维性使得证候系统的演化长期行为不可预测,这种不可预测性又直接决定了干预原则和方法的难以预测性。证候系统的混沌运动既不同于简单的有序运动(短期行为和长期行为均可预测),又不同于单纯的随机运动(短期行为和长期行为均不可预测),而是在绝对的时空演化和绝对的多维界面特性条件下,其"内实"和"外虚"的内容在某一特定界面有相对的稳定性,从而使证候系统的短期行为可以预测、长期行为难以预测,表现出既稳定又不恒定、既可预测又不可拘泥、既有共性又有个性的特征。

证候的上述三个特征相互依赖、不可分割,其中尤以"内实外虚"最为根本,它是临床制定干预原则和方法的内在依据,因此是辨证过程中的主要环节和目标。"动态时空"和"多维界面"是"内实外虚"的具体内容在演化过程中所表现出的基本特点,是辨证过程中需要加以考察和重视的因素,是干预原则和方法需要调整的内在原因。

3. 证候特征在临床中的体现　证候的三个特征是相互联系可分而不可离的,它们始终贯穿于疾病证候过程的始终。以下仅以两个医案为例进行说明。

贺右,伤寒两感,夹滞交阻,太阳少阴同病。恶寒发热,头痛无汗,胸闷腹痛拒按,泛恶不能饮食,腰酸骨楚,苔白腻,脉象沉细而迟。病因经后房劳而得。下焦有蓄瘀也。虑其传经增剧,拟麻黄附子细辛汤加味,温经达邪,去瘀导滞。

净麻黄四分	熟附片钱半	细辛三分	赤茯苓三钱
仙半夏三钱	枳实炭一钱	制川朴一钱	大砂仁八分
焦楂炭三钱	延胡索一钱	两头尖钱半酒浸泡	生姜三片

二诊昨投麻黄附子细辛汤去瘀导滞之剂,得畅汗,寒邪已得外达。发热渐退,腹痛亦减。唯头胀且痛,胸闷不思饮食,脉象沉迟,舌苔薄腻。余邪瘀滞未除,阳气不通,脾胃健运失司。今制小其剂而转化之。

川桂枝五分	炒赤芍三钱	紫苏梗钱半	云茯苓三钱
仙半夏三钱	枳实炭一钱	金铃子两钱	延胡索一钱
大砂仁八分	炒谷麦芽各三钱	生姜三片	

杨右,脉象浮弦,汗多如雨,恶风发热不解,遍体骨楚,少腹痛拒按,舌苔薄而腻。病从房劳经后而得。风入太阳,皮毛开而经腧闭,蓄瘀积而气滞阻,即两感之重症也。亟宜温经达邪,去瘀消滞,以冀应手。

| 川桂枝八分 | 白芍药两钱 | 清炙草八分 | 熟附子二钱 |
| 云茯苓三钱 | 大砂仁八分 | 焦楂炭三钱 | 五灵脂一钱 |

两头尖_{钱半酒浸泡}   生姜_{三片}

此症一剂而愈。故录之。明日以桂枝汤加和胃之品调之。

（1）证候内实外虚特征的层次性：横向分析两个个体病案。两者既有相近或相同之处，也有迥然相异之处。从相同部分来看，两者同为伤寒病，太阳少阴两感证，且兼夹瘀滞，此为证候结构中靠近"内实"的部分，根据这一证候规律，可以确定相应的干预原则——温经达邪，去瘀消滞。而干预的具体方法则是指向证候内部最为核心的内容——也就是迥然相异部分——无汗与有汗，无汗为表实，有汗为表虚。这是证候中的"实中之实"，可以称之为证候的"内核"，它是医者透过大量外部的、表面的症状表现，通过分析综合判断后抓住的有关疾病最本质的表现，也是干预的最直接靶向。因此前者选麻黄为君与细辛相配伍，解表温经散寒，对伤寒表实状态进行干预；后者选桂枝为君与白芍配伍，解表和营，对伤寒表虚状态进行干预。

前已述及，证候的"内实"包裹于"外虚"之内，"内实"决定干预的原则和方法，"外虚"对干预起影响作用。两患者均有舌苔腻、腹痛拒按之症，且病因中有完全相同的成分——房劳与月经，此与两者的性别、体质、生活习惯有关，属于"外虚"的部分，但上述情况又直接导致了蓄瘀阻滞的病理机制，因而在证候中当处于"外虚"靠内、"内实"偏外的位置，是干预时所要顾及的内容。针对于此，两者均采用了焦楂炭、大砂仁、茯苓、生姜来改善"蓄"的状态；以两头尖来改善"瘀"的状态。

两个证候中最外一层（或最虚之处）则在于各自的主体性感觉及病理变化中的特异性。从干预的药物分析，前者中焦气滞较甚，故加枳实炭、川朴、延胡索进行对症干预，借以改善患者的主体性症状；后者下焦瘀滞较明显，故加五灵脂进行对症干预。

从上述分析可以看出，证候的"内实外虚"是有层次性的，证候之"内核"是病变的最本质内容，为干预之靶向，是君药之所治；由内而外，仍属"内实"一层的是病变的相关内容的共性规律，为干预之原则，是臣药、佐药之所向；继续向外剥离，是贴近病变本质的个性化的规律，是干预过程中需要顾及的东西，是使药、加减药物的针对者，属"外虚"的范围，但靠近"内实"层次；再向外拓展，则进入更"虚"之处，完全是个体的个性化表现，难以用既有的规律进行框套，只能是具体情况具体分析，为最后加减药物的运用提供参考。可以说，证候的"内核"是病变的病机和病理，而证候的最外一层则是患者呈现出的症状信息集合（包括导致这些症状的各种隐性因素，如个体的、自然的和社会的因素等），辨证是由外而内对其进行层层剥离的过程，干预则是由内而外对其进行层层深化的过程。

（2）证候动态时空特征的演化性：纵向分析两个病案的独立发展过程。前者经麻黄附子细辛汤干预后，第二天证候以新的界面呈现于医者，其"内核"转变为余邪瘀滞未除、阳气不通，故换用桂枝为君，对其进行干预；向第二层次探索，内在之"蓄"进一步明晰，化为脾胃健运失司，故而在原有健脾益胃的基础上，更加炒谷麦芽消食益胃。外展至其"虚"处，有肝气郁滞、瘀虽减而尤在之象，故去两头尖之峻猛，而加金铃子、紫苏梗理气、赤芍活血化瘀以解其症。从初诊到二诊，该证候呈现出了"动态时空"的特征。即随着时间的推移，空间因素的变化，干预的影响作用及病变本身的变化趋势，证候结构也发生了相应的演化，这种演化从其"内核"开始，直至最外一层的最虚之处，都经历了动态发展的过程，从而使得干预的靶向和范围都随之而重新调整，保持了辨证与论治的一致性。

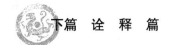

后者经化裁后的桂枝汤干预后,第二天证候之"内核"明显消失,证候结构基本瓦解,故称"一剂而愈"。但其最外一层的至"虚"之处似乎仍若隐若现,因而以桂枝汤加和胃之品以调之。此处的"和胃之品"并未给出具体的药物名称,当是到时据其个体的个性化特点随机而选之意,反映出"虚"到一定程度时的难以预测性。

(3)证候多维界面特征的变换性:将纵横两方面的分析综合起来看,证候的"内实"和"外虚"随着时间的迁移而演化,演化的趋势和结果受诸多空间因素的影响(包括干预),从而表现出多种多样的证候界面。另外,证候在最初的任何微小的差异,如在众多相似或相同的症状信息中仅是有汗与无汗的差异,都可造成最后结果的巨大差异,如表实证与表虚证的差异;表实证向阳气不通、脾胃健运失司的转化;表虚证向痊愈的转化、向需要随机调理的状态的转化等,说明证候是具有初始化条件敏感依赖性的混沌系统,由于其"内核"是经两千年临床实践总结和验证的关于疾病的共性规律,而包裹于"内核"之外的症状信息集合是个体的个性表现,因此就某一具体证候而言,在近期内其演化的轨迹是可以预测的,但不能够精确化;其远期的演化轨迹则是难以预测和无法精确化的。这就决定了干预的原则在近期内可以确立,但具体的药物及剂量不能够固定或预先设置,随着时间的迁移,干预的原则和方法都要改变,且难以预先估计。

综观由于证候是联结中医理论和临床的最为核心的内容之一,因而研究证候、探索证候的本质,必须遵循临床固有的客观实际来进行,并将证候所具有的科学观念和科学内涵用现代科学的语言加以阐明和表述,只有如此,方能真正将有关证候的各项研究深入下去,纳入与丰富现代医学科学的内容。

4.证候概念在临床实践中的应用　由于证候概念的形成和发展历史前后连绵数千年,随着对疾病认识的深化建立了多种多样的辨证方法体系,除早期的六经辨证以外,尚有脏腑辨证、经络辨证、气血津液辨证、病因辨证、三焦辨证、卫气营血辨证、八纲辨证等,这些辨证方法交叉互补,使用者随机自由组合,造成了当前中医临床辨证行为多样化、辨证依据各执一词、辨证结果各行其是的局面,影响了自身的发展,提高了传承和多学科交叉的难度。对证候概念的界定和诠释,其最终目的就是要实现理论与实践的统一,在实践中检验理论、升华理论,使不断发展的理论对实践发挥出更加强有力的指导作用。

(1)证候概念决定辨证行为的理念:对于辨证方法体系的规范化思路,根据证候概念的内涵,王永炎院士提出了"以象为素,以素为候,以候为证"的辨证行为理念。

象,是现象、象征与法式,包括证候在内的中医学的许多概念、判断、推理都是建立在对"象"的直观性观察而形成的,天地人、精气神都成"象",象可以表达混沌边缘的自组织临界状态,医师们通过悟性感受到的渗透于机体整体反应状态之中的各种象——具体说是舌象、脉象、藏象信息表达的病象和病机。

素,是因素、元素与素材,是构成事物的基本成分,是寓有象之意的人体神色形态的表现,是组合整体生理病理反应的各种因素,当然包括症、舌、脉及一切来源于机体的信息。素是经过对象的观察和分析后,从象中提取出来的抽象概念,是用以表达共同普遍性的本质性因素,在证候概念中属于病机层面的具体内容。风寒暑湿燥火、阴虚、阳虚、气虚、血虚等,都统领着一系列相应的病象,由素统象,即实现了"以类行杂"的过程。

候,指时空,按五日为一候,三候谓之气,全年七十二候,候指随时变化的情状,变化着的舌象、脉象与症状。候与象的关系在于,象是较为单一的一个表现,或一个方面的表现,象与象之间的联系是模糊的、随机的。而候则由与素相应的象来组合,或许是单个素的象,或许是多个素的象,这些素的象之间的联系是有机的、特异性的,其发生发展和变化都是有其内在规律性的。证是证明、证据,是据以认定事物的证据,也是表达整体生理病理状态的证据。如此,由外在的候和内在的素所构成的统一体是判断机体整体生理病理反应的证据,根据证据判断的结果就是对机体当时生理病理整体反映状态的诊断。

经过从象到素、从素到候、从候到证的分析、判断和推理过程,证候概念就实现了从直观材料到抽象概念、又从抽象概念上升到具体概念的认识过程。正如马克思对于人口问题的认识过程的总结:"如果我从人口着手,那么这就是一个混沌的关于整体的表象,经过更切近的规定之后,我就会在分析中达到越来越简单的概念;从表象中的具体达到越来越稀薄的抽象,直到我达到一些最简单的规定。于是行程又得从那里回过头来,直到我最后又回到人口,但是这回人口已不是混沌的关于整体的表象,而是一个具有许多规定和关系的丰富的整体了。"

象、素、候、证的认识同样是这样一个过程。人体整体的生理病理反应状态是一个多维多阶多变量的动态复杂系统,要认识和把握这样一个动态复杂系统,必须先对混沌边缘的"象"进行抽象和简化,以获得抽象概念——病机层面的具体内容——素。然而,认识不能停止在这一步,认识必须上升,要在自己的逻辑发展过程中再现出具体事物,即从抽象概念上升为具体概念——证候,这种概念是反映对象多样性的有机联系的整体、反映对象各种不同规定性的统一的概念。这种对证候概念的认识,既反映出证候复杂性的复杂性,又体现出证候复杂性的简单性,从具体到抽象再上升到具体,是思维深入到现象的背后而把握对象本质的认识成果。象、素、候、证的联系体现了天人合一,整体观念与形神一体,如此的辨证行为理念指导我们寻求的是纳入到非线性复杂适应系统的证候诊断、评价方法,完全符合中医学自身的特点和规律。

(2)证候概念指导辨证方法体系的完善:证候概念的不规范直接导致了临床实践应用的混乱,具体体现在证候的分类与名称不统一,进而导致证候诊断标准和证候疗效评价标准的不统一。因此,在明确了证候内涵的基础上,在新的辨证行为理念的指导下,建立一个适当地纳入前人的研究成果,又合理体现辨证论治圆机活法特色,并且还能符合现代规范要求,多维多阶多变量而有具有可控性的复杂证候辨证新体系,具有可行性,并有望取得重大突破。

通过对证候概念内涵的研究,可以得出较为明确的结论,即证候概念中最核心的内容就是病机和症状。因此,完善辨证方法新体系、建立规范的证候诊断和疗效评价标准,就应当以这两个方面的内容为核心。根据辨证行为理念的要求,确立基本的研究思路——以象为素,以候为证。即证以候为依据,候由素来组合,素由象来表现,因此将证候的研究回归到根本上,把证候分解为证候要素与要素的表象上来研究。

以象为素。象在具体证候中表现为舌象、脉象等四诊信息内容,是辨证的原始对象。证候要素必须从象中抽提出来。由于素是从象中抽象出来的关于象的共同本质性因素,因此,证候要素的提取必须遵循两个原则:其一,证候要素必须是病机层面的内容;其二,证候要素必须是不可分解的最低辨证单元,即具有单一性。

以候为证。每一个证候要素都由一组有内在联系的症状作为外在之候,以单个要素为主构成的单一证候,其外在之候就是与素相应的那部分症状;而以多个要素相互组合

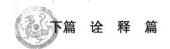

而成的复合证候,其外在之候就是各要素所有症状的集合。因此,确定每一个证候要素所构成的症状组成,是对证候做出诊断的前提。

应证组合。传统的辨证方法体系,大致可分为两大类:一类属病机层面,如八纲辨证、六淫辨证、内生五邪辨证;一类属病位层面,如脏腑辨证、六经辨证、经络辨证、卫气营血辨证、三焦辨证。证候要素是病机层面的具体内容,应证组合就是要将病机层面的内容与病位层面的辨证方法相结合,进而对证候作出诊断。此外,由于提取出来的证候要素都是单要素,而临床证候又常常表现为复合证候,多包含有多个要素,因此,应证组合还包括最基本的证候要素之间的相互组合。

病证结合。我国现行的医事制度,在中医医院的临床诊断,规范要求中医、西医双重诊断,既有中医病证、证候的内容,同时也包括西医的疾病诊断。每一种疾病都有其发生、发展的内在规律和不同于其他疾病的特殊规律,同一证候在不同疾病中,总是不可避免地受着疾病基本病理变化和病情演变规律的制约和影响。因此,病证结合对于临床的辨证论治过程以及确立规范的证候诊断标准都具有重要参考价值。

经过以象为素、以候为证,应证组合、病证结合所建立的证候诊断与疗效评价标准规范不再是一种由各种具体证候单纯的线性联系组合的平面,而是呈现出一种复杂的立体交叉的组合关系。这一辨证理念体现出从证候复杂性出发回归到清晰明了的可操作层面,是新的历史时期证候概念在理论和实践中发展的趋势和必然结果。

(3)证候概念规范临床诊疗实践的环节:证候规范化始终是证候研究领域的难题和争鸣的焦点,具体表现在证候名称较随意,证候分型多样化,证候诊断标准不统一方面,导致这些问题的根源是历史性的也是多方面的,与中医学的思维方式、诊疗特点和传承方式等都有密切关系,而其学术根源则在于证候概念的模糊性。

在证候名称规范化方面,各家原则大相径庭。如"任何一个中医诊断中的证候全称是否规范,,衡量它的标准不外三条:一则看它是否全面、深刻、准确地揭示疾病的本质;二则看它是否能为指导临床服务,作为立法处方的确切依据;三则看它是否为一个完整精炼的因果关系的复句。"另一观点:"证候的命名应遵循科学性、实践性、传统性、精炼性的原则。"还有:"证候的命名要充分考虑概括性与准确性统一、阶段性与方向性统一、共性与个性统一、实用性与理论性统一、继承性与创新性统一。"

在证候分型方面从总体思路原则上给出的指导意见各有千秋。有人认为证候的分类应根据目前临床实际和疗效评价的需要,结合现代医学的科学分类方法及逻辑方法,建立既能突出中医特色,服务于中医临床,又能与现代医学紧密接轨的证候分类模式。还有观点认为,确定证候的分类体系必须遵循三个原则:①必须使所分出的类别名称与其内涵相对应,保证各子项之和正好与母项相等。②证候分类必须有一个统一的标准,如按传统的八纲辨证、六经辨证等分类,还是按现代学科来分类,分为内科证候、妇科证候等,抑或按脏腑组织部位分类。③兼顾传统性与科学性的结合,应以传统的分类方法为主,结合现代医学的科学分类方法及逻辑方法,将中医证候分为层次分明、门类齐全、科学实用的证候模式。

在证候诊断标准构建方面,众多专家就症状规范化提出了各种见解。如证候诊断标准的构成症状亟待规范,包括症状名称、症状量化、症状间逻辑关系、获取症状的方法和手段,等等。而对于如何实现上述内容的规范化则又有五花八门的思路和方法。

针对上述证候难以规范的各种问题,当象、素、候、证、病的内涵得以清晰化界定后,证候规范化的途径便呈现出平坦光明的景象。例如在脑卒中的证候规范化研究中,国家科委科技攻关项目"中风病证候学与临床诊断的研究",建立了"风、火、痰、瘀、气虚、阴虚阳亢"6个证候因素,这6个证候因素可以形成54种不同的证候因素组合。临床症状从发病前一个月至发病后多达50余种,不同的时间段证候分型各异,同一临床症状在不同的时间段中所处的地位、所具有的意义也各不相同。

这项研究的结果通过证候要素的提取规范了证候名称以病性和病位相结合为构成原则;证候分型需要充分考虑到动态时空特征即与疾病不同阶段相匹配;证候诊断标准则需根据内实外需特征划分主症、次症和兼症,并与动态时空相参确定同一症状在不同证候分型中的地位与价值。如此,既充分体现了证候的复杂性又实现了执简驭繁的可规范可操作性,使得操作者既有章法可循又保持了辨证论治圆机活法的灵动性。

三、证候特征诠证及模型构建

证候是人体复杂系统偏离正常稳态时的特殊状态,自古以来都是通过定性描述的方式加以认识和把握。现代数理统计技术在中医学中的运用,为中医诊断与治疗的量化提供了方法和工具,相应的研究成果为进一步开展更深入的研究奠定了基础。对于证候特征的诠证就是从方法学上对证候进行定量描述的尝试。目前中医界广泛借鉴的用于证候分类的方法有决策树、聚类分析、Logistic回归分析、贝叶斯网络、主成分分析、支持向量机等,这些方法具有定性与定量相结合的特点,既能够最大限度地反映证候的复杂性,又能尽可能减少人为主观因素的干扰,为证候规范化研究提供了有力工具。

系统科学理论的兴起和发展为复杂系统的研究提供了新的思路和方法。人体是一个复杂巨系统,具有自组织自适应的特点,构建数学模型是对系统进行定量分析的常用工具,其中由状态变量和控制参量构成的某种数学方程式,称为状态方程,是最常用的描述系统状态转移规律的数学模型,系统的行为、特性、未来发展的趋势等都可以通过它们来刻画。将此种方法运用于构建人体包括证候在内的各种状态下的动态演化方程,可以快速准确地把握人体系统的演化规律和演化方向,为养生保健、诊断治疗提供参考依据。

(一)证候内实外虚特征的诠证

证候的三个特征中尤以"内实外虚"最为重要。由于历史条件的原因,中医学的证候始终具有"以候为证"的特点,即通过对外在症状表现规律的认识和把握来判断机体内部的整体功能状态本质。因此,证候的"内实外虚"特征中关键的内容之一就是对"候"的规律的认识和总结。研究借助古代大型医案数据库,对历代中医内科著作中论述到的证候及其症状信息群进行统计分析,得出了部分证候的"内实"和"外虚"的数据资料,这些资料为证候的"内实外虚"特征提供了具体证据。

1.资料及方法

(1)资料选择:以历代中医内科著作为主,包括《伤寒论》《金匮要略》《诸病源候论》《景岳全书》《杂病源流犀烛》《赤水玄珠》,另外结合《中国现代名中医医案精华》(1~6册),共收集有明确证候名称和相应症状组成的证候4232条。从198个证候名称和817个症状中筛选具有统计意义的证候若干。

（2）统计方法：针对数据库都是二值变量的情形，采用国际通用的SAS 6.12统计软件中的非条件Logistic多元逐步回归方法筛选变量，最终获得回归方程数学模型。表达为$logit(p)=\alpha_0+\alpha_1X_1(\beta_1)+\alpha_2X_2(\beta_2)+\cdots+\alpha_mX_m(\beta_m)$。$X_1$为自变量（选中的症状）；$\alpha_1$，$\alpha_2$，$\cdots$，$\alpha_m$为偏回归系数，其正、负号表示该自变量对因变量的正、负面影响；括号内的β_1，β_2，$\cdots$，β_m是标准化回归系数，其大小表示在整体考虑所有被纳入的自变量时，不同自变量对因变量的影响程度；$logit(p)$表示因变量（证候名称）发生的概率与不发生的概率之比的自然对数。

2. 统计结果　此处仅从五脏证候中选取每一个脏的两个典型证候的统计结果作为示例。

（1）肺系证候：选取风寒袭肺证和风热犯肺证为例。

1）风寒袭肺证：症状结果$Logit(p)=-9.5350+3.8615$鼻塞（0.220775）+7.1652痰涎黏稠（0.085868）+5.3459声音重浊（0.135790）+3.0532声音嘶哑（0.150291）+3.2864舌滑（0.087983）+4.2378咽痒（0.168039）+4.2874气上冲胸（0.149532）+4.5074头侧痛（0.205030）+2.4153发热（0.432477）+5.1718尿急（0.190646）+2.3697咳嗽（0.389846）+3.4157喷嚏（0.111928）+2.4813眼睑浮肿（0.163074）2.8351失音（0.114931）+2.6811周身酸楚（0.131976）

模型评价：对于每一自变量都有$Wald\chi^2>3.7884$，$P<0.005$，Concordant=94.3%。

病因结果$Logit(p)=-5.8075+1.9514$外寒（0.259305）+3.7280燥屎（0.094695）+3.8616思虑（0.092488）+2.8705风寒（0.108551）

模型评价：对于每一自变量都有$Wald\chi^2>8.0582$，$P<0.005$，Concordant=46.2%。

病位结果$Logit(p)=-5.9826+2.1044$肺（0.320836）+2.1114皮毛（0.180988）+3.0381咽喉（0.114890）

模型评价：对于每一自变量都有$Wald\chi^2>7.9879$，$P<0.005$，Concordant=51.6%。

2）风热犯肺证：症状结果$Logit(p)=-5.8370+3.8911$多愁善感（0.093195）+3.7768老舌（0.071540）+4.2499指纹鲜红（0.062370）+5.9016透关射甲（0.086610）+2.2522壮热（0.279304）+2.8219易于感冒（0.075548）+2.9934鼻塞（0.171145）

模型评价：对于每一自变量都有$Wald\chi^2>4.6375$，$P<0.005$，Concordant=55.8%。

病因结果$Logit(p)=-5.4699+1.2690$外风（0.192729）+1.2242外热（0.188797）+3.2727戾气（0.087615）

模型评价：对于每一自变量都有$Wald\chi^2>7.5142$，$P<0.005$，Concordant=39.3%。

病位结果$Logit(p)=-5.6091+1.5375$肺（0.234407）+1.3997心（0.161813）+2.1374三焦（0.098875）+2.5083目（0.079417）+3.8173膜原（0.085534）+1.6240经络（0.125630）+4.5105手厥阴心包经（0.076425）

模型评价：对于每一自变量都有$Wald\chi^2>4.1369$，$P<0.05$，Concordant=49.7%。

（2）心系证候：选取心阴虚证和心血瘀阻证为例。

1）心阴虚证：症状结果$Logit(p)=-5.5468+3.3289$脉代（0.209744）+3.5838半身汗（0.067882）+4.3310脉动（0.063560）+4.0193瞳神缩小（0.068103）+3.7551脉无根（0.084139）+2.5270头侧痛（0.114949）+2.7123烦躁多言（0.064961）+1.6365舌干（0.168446）+2.5008多疑善虑（0.073324）+2.6046喜笑无常（0.085350）+1.3668心烦（0.188569）+1.3870心悸

（0.207038）

模型评价：对于每一自变量都有Waldχ²>5.0420，$P<0.005$，Concordant=71.8%。

病因结果Logit（p）=-4.7211+1.8413劳累过度（0.073013）+2.2906素体阴虚（0.143044）+1.2561素体虚弱（0.143057）

模型评价：对于每一自变量都有Waldχ²>5.2763，$P<0.005$，Concordant=24.6%。

病位结果Logit（p）=-4.7837+1.8659心（0.215704）+1.8133表（0.097934）+2.7043目（0.097039）

模型评价：对于每一自变量都有Waldχ²>5.9116，$P<0.05$，Concordant=28.5%

2）心血瘀阻证：症状结果Logit（p）=-5.3276+3.8689胸痛彻背（0.169852）+2.8457代脉（0.179299）+5.3276动作迟缓（0.063846）+3.9413甲床青紫（0.074655）+1.5342心悸（0.229012）

模型评价：对于每一自变量都有Waldχ²>9.3988，$P<0.005$，Concordant=63.4%。

病因结果Logit（p）=-4.4951+2.1926外燥（0.061556）-1.2729内火（-0.282679）+0.9604阳虚（0.134216）+3.3965失血过多（0.057551）

模型评价：对于每一自变量都有Waldχ²>4.5083，$P<0.05$，Concordant=33.9%。

病位结果Logit（p）=2.1595+0.3361心（0.249639）

模型评价：对于每一自变量都有Waldχ²>41.2812，$P=0.0001$，Concordant=27.0%。

（3）脾系证候 选取脾阳虚证和脾虚湿盛证为例。

1）脾阳虚证：症状结果Logit（p）=-3.7653+1.1105脉沉（0.238701）+1.3094泄泻（0.177972）+1.2417尿少（0.170461）

模型评价：对于每一自变量都有Waldχ²>34.3480，$P=0.0001$，Concordant=50.5%。

病因结果Logit（p）=-3.3481+0.6344内湿（0.111727）-0.8616内火（0.191340）+2.3366惊吓（0.055964）+2.4295房劳过度（0.041165）+3.5531素体阳虚（0.225834）+2.0641新产失血（0.065352）

模型评价：对于每一自变量都有Waldχ²>4.3081，$P<0.05$，Concordant=40.8%。

病位结果Logit（p）=-3.2914+0.7712肾（0.089369）+1.1874大肠（0.103245）+1.5644三焦（0.072368）

模型评价：对于每一自变量都有Waldχ²>7.4481，$P<0.05$，Concordant=17.3%。

2）脾虚湿盛证：症状结果Logit（p）=-5.2997+1.3639腹部胀大（0.122792）+2.6282皮肤水疱（0.096882）+2.2424斑疹紫黯（0.073482）+2.7510斑疹淡红（0.061640）+1.4048痰多（0.119929）+0.9505胖大舌（0.095016）+1.3561腻苔（0.290353）+1.8925口疮（0.088982）+2.7627黄汗（0.046811）+4.0965松苔（0.060119）+2.5114面部麻木（0.063792）+1.6640周身困重（0.118653）+2.4372头重如裹（0.068424）+2.9971滑精（0.084143）+2.0530恶闻食嗅（0.08649）+2.2895吞酸（0.129483）+0.8275泄泻（0.112475）+1.3648崩漏（0.099294）+1.6807带下量多（0.111342）+3.3739五更泻（0.057167）+1.1472下痢（0.130992）

模型评价：对于每一自变量都有Waldχ²>40.2876，$P<0.005$，Concordant=75.1%。

病因结果Logit（p）=-4.2547+1.8762内湿（0.330425）-0.8895内火（-0.197518）+2.3088忧愁（0.055298）+3.1564饮酒过度（0.059787）

模型评价：对于每一自变量都有Waldχ²>4.5769，$P<0.005$，Concordant=47.2%。

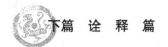

病位结果：Logit（p）=-4.2045+1.3415脾（0.152014）+1.0355肝（0.143091）+1.0729皮毛（0.084884）

模型评价：对于每一自变量都有Waldχ²＞4.0764，P＜0.05，Concordant=32.5%。

（4）肝系证候：选取肝气郁结证和肝血虚证为例。

1）肝气郁结证：症状结果Logit（p）=-3.4347+0.9867薄苔（0.231509）+3.2144乳房肿块（0.115345）+1.4248胁痛（0.182422）

模型评价：对于每一自变量都有Waldχ²＞41.9986，P=0.0001，Concordant=46.1%。

病因结果Logit（p）=-3.0617+3.3845情志不舒（0.201643）

模型评价：对于每一自变量都有Waldχ²＞130.6115，P=0.0001，Concordant=13.4%。

病位结果Logit（p）=-3.2034+1.4260肝（0.197056）+1.2750女子胞（0.121306）+2.9157精室（0.065332）+1.9116胁部

模型评价：对于每一自变量都有Waldχ²＞14.4020，P=0.0001，Concordant=29.2%。

2）肝血虚证：症状结果Logit（p）=-6.1757+1.8745表情淡漠（0.302297）+2.9534口眼歪斜（0.136625）+2.8782口噤（0.104934）+3.7996咽喉溃烂（0.101722）+1.8847燥苔（0.178653）+4.0898甲床淡白（0.077467）+1.5218沉脉（0.174429）+1.5218微脉（0.117720）+2.4028瘰疬结核（0.111151）+2.0264背痛（0.126547）+2重痛（0.103970）+1.4322肢体麻木（0.116986）+2.0780胁胀（0.165305）+2.1002耳鸣（0.177604）+2.1557目涩（0.092880）+1.8856眼花（0.091452）+0.9384厌食纳少（0.183581）+1.1278口苦（0.136857）+2.2771月经先后不定期（0.103579）+1.9200崩漏（0.139684）

模型评价：对于每一自变量都有Waldχ²＞8.3153，P＜0.005，Concordant=82.4%。

病因结果Logit（p）=-4.4946+1.7586素体虚弱（0.200295）+3.3960失血过多（0.057542）

模型评价：对于每一自变量都有Waldχ²＞8.4684，P＜0.005，Concordant=37.3%。

病位结果：Logit（p）=-4.6248+0.9481肝（0.109605）+2.0221肌腠（0.091980）+1.5567关节（0.088041）+2.5453右半身（0.064654）+2.3606任脉（0.089268）

模型评价：对于每一自变量都有Waldχ²＞3.8731，P＜0.05，Concordant=23.1%。

（5）肾系证候：选取肾阳虚证和肾不纳气证为例。

1）肾阳虚证：症状结果Logit（p）=-3.5085+1.7770遍身浮肿（0.136664）+1.0319脉沉（0.221812）+1.4158畏寒（0.171436）+4.1782早泄（0.100072）

模型评价：对于每一自变量都有Waldχ²＞24.0007，P＜0.005，Concordant=45.9%。

病因结果Logit（p）=-3.1878+0.5550内湿（0.097740）-0.7857痰（-0.141865）+3.6115素体阳虚（0.229546）

模型评价：对于每一自变量都有Waldχ²＞6.6502，P＜0.05，Concordant=37.5%。

病位结果Logit（p）=-3.0989+1.0491肾（0.121573）+0.9583下焦（0.056529）-1.4305胃（-0.175849）+1.0325大肠（0.089778）+1.6344三焦（0.075608）

模型评价：对于每一自变量都有Waldχ²＞38.91，P＜0.05，Concordant=24.3%。

2）肾不纳气证：症状结果Logit（p）=-16.9292+3.7022精神不振（0.672371）+6.0897烦躁不安（0.598472）+11.5878坐而不得卧（0.831907）+9.9541鼻翼煽动（0.403528）+9.2533口唇淡白（0.435083）+3.3899遍身浮肿（0.260711）+8.0178痰如蟹沫（0.317923）+8.8344痰涎量多（0.434866）+3.1348淡红舌（0.388631）+5.7009腐苔（0.127740）+5.5604呼吸困

难（0.261444）+4.0341恶心（0.552904）–3.5784弦脉（–0.902431）+0.436894浮肿凹陷不起（0.436894）+10.6407周身酸楚（0.523776）+2.9644尿少（0.406967）

　　模型评价：对于每一自变量都有Waldχ^2>8.5811，P<0.005，Concordant=99.6%。

　　病因结果：Logit（p）=–6.3736+4.7641饮食过凉（0.098842）+3.4832素体阳虚（0.221391）+3.8086素体痰盛（0.120587）

　　模型评价：对于每一自变量都有Waldχ^2>16.8989，P<0.005，Concordant=45.5%。

　　病位结果：Logit（p）=–1.7334肾（0.200873）+1.8888心（0.218348）+3.1152上焦（0.146474）+3.1152腰部（0.146474）

　　模型评价：对于每一自变量都有Waldχ^2>5.9389，P<0.05，Concordant=57.9%。

　　3.讨论　根据上述统计结果，选取标准化回归系数较大的自变量进行分析，可以看出五脏相关证候的"内实"和"外虚"部分还是可以进行客观区分的，即对某一证候的诊断具有决定意义的症状组合是可以客观拟定的。各证候的症状信息群由"内实"部分依次向"外虚"扩展的顺序则取决于括号内的标准化回归系数的大小，每一数字区间（如0.1~0.2，0.2~0.3等）相当于一个扩展层次，由分号相隔，每一证候的"内实外虚"结构即清晰可见，总结如下。

　　（1）肺系证候

　　1）风寒袭肺证：该证候的"内实"部分，也就是对该证候诊断最具权重意义的症状为发热、咳嗽、鼻塞、头侧痛；兼症为尿急、咽痒、眼睑浮肿、声音嘶哑、气上冲胸、声音重浊、周身酸楚、失音、喷嚏；还可见到或然症舌滑、痰黏。

　　与该证候的形成关系最密切的病因是外寒和风寒，影响因素（诱发或加重）为燥屎和思虑。

　　该证候的发生责之于肺，症状表现可涉及皮毛和咽喉。

　　2）风热犯肺证：该证候的"内实"部分为壮热、鼻塞；次症为多愁善感、易于感冒、老舌。小儿可见透关射甲、指纹鲜红。

　　与该证候的形成关系最密切的病因是外风和外热，此外，戾气致病也可出现风热犯肺证。

　　该证候的发生责之于肺，常影响经络、三焦和膜原的功能，症状表现可涉及目和手厥阴心包经。

　　（2）心系证候

　　1）心阴虚证：该证候的"内实"部分为脉代、心悸、心烦、舌干、头侧痛；兼症为喜笑无常、脉无根、多疑善虑、瞳神缩小、半身汗、烦躁多言、脉动。

　　与该证候的形成关系最密切的病因是素体阴虚和素体虚弱，影响因素（诱发或加重）为劳累过度。

　　该证候的发生责之于心，症状表现可涉及体表和目。

　　2）心血瘀阻证：该证候的"内实"部分为心悸、代脉、胸痛彻背；次症为甲床青紫、动作迟缓。

　　与该证候的形成关系最密切的病因是阳虚，其次为外燥和失血过多，该证候的形成与内火的关系成负相关。

　　该证候的发生责之于心。

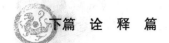

（3）脾系证候

1）脾阳虚证：该证候的"内实"部分为脉沉、泄泻、尿少。与该证候的形成关系最密切的因素是素体阳虚，其次为内湿，影响因素（诱发或加重）为房劳过度、新产失血和惊吓。

该证候的发生责之于脾，症状表现涉及大肠主司大便的功能失常，还可进一步影响肾和三焦的功能。

2）脾虚湿盛证：该证候的"内实"部分为腻苔、周身困重、泄泻、下痢、吞酸、腹部胀大、痰多；兼症皮肤水疱、胖大舌、口疮、头重如裹、面部麻木、恶闻食嗅、松苔、五更泻、黄汗。女子可见带下量多、崩漏，男子可见滑精，小儿可见斑疹淡红或斑疹紫黯。

与该证候的形成关系最密切的因素是内湿，影响因素（诱发或加重）为忧愁和饮酒过度，该证候的发生与内火的关系成负相关。

该证候的发生责之于脾，还可影响及肝，症状表现可涉及皮毛。

（4）肝系证候

1）肝气郁结证：该证候的"内实"部分为薄苔、胁痛、乳房肿块。

与该证候的形成关系最密切的因素是情志不舒。

该证候的发生责之于肝，进一步可影响女子胞和精室的功能，症状表现以胁部不适为主。

2）肝血虚证：该证候的"内实"部分为表情淡漠、目涩、眼花、甲床淡白。兼症有厌食纳少、耳鸣、燥苔、沉脉、胁胀、口苦、口眼歪斜、背痛、微脉、肢体麻木、瘰疬结核、口噤、重痛、咽喉溃烂。女子可见崩漏、月经先后不定期。

与该证候的形成关系最密切的因素是素体虚弱，其次为失血过多。

该证候的发生责之于肝，进一步可影响任脉的功能，症状表现涉及肌腠、关节，如果出现偏身瘫痪，则以右半身不利为多。

（5）肾系证候

1）肾阳虚证：该证候的"内实"部分为脉沉、畏寒、遍身浮肿、早泄。

与该证候的形成关系最密切的因素是素体阳虚，此外，与内湿也有一定关系，该证候的发生与痰的关系呈负相关。

该证候的发生责之于肾，进一步可影响三焦尤其是下焦的功能，症状表现以大肠主司大便功能异常为主，与胃的关系呈负相关。

2）肾不纳气证：该证候的"内实"部分为呼吸困难、坐而不得卧；次症为精神不振、烦躁不安、恶心、周身酸楚；兼症为口唇淡白、痰涎量多、浮肿凹陷不起、尿少、鼻翼煽动；或然症有淡红舌、痰如蟹沫、遍身浮肿、腐苔、弦脉。

与该证候的形成关系最密切的因素是素体阳虚和素体痰盛，影响因素（诱发或加重）为饮食过凉。

该证候的发生责之于肾，可影响上焦心肺的功能，其中又以心受累为多，症状表现还可涉及腰部。

以上统计结果还有待于结合专家经验和经过临床验证进行修订，其中与各版教材或其他文献中的论述也存在着不尽相同之处，其主要原因有二：一是由于录入样本量的限制，以及所选文献的局限性，使得统计结果可能有所偏颇，因此需要通过临床更加广泛和丰富的研究文献作为样本资源,对研究结果进行反复校正和修订;二是大量数据中可能隐含着与既往主观认识不一致的新的客观规律,需要在临床实践中引起注意,对这些新内容、新规律加以重视,为证候的诊断和规范化研究提供更多的客观资料和依据。

（二）证候动态时空特征的诠证

人体是一个复杂巨系统,系统的组织结构、功能活动、表现状态等都是极其复杂的。脑卒中是这一复杂巨系统的结构、功能、表现状态等均发生异常的状况之一,具有起病急、变化快、机体反应剧烈等特点,其证候变化纷繁复杂,为脑卒中的早期预防、早期诊断和早期治疗带来了困难。本项研究基于系统科学关于系统状态演化的思路,在既往研究资料的基础上,力求从整体状态上对脑卒中发病前的症状组合和变化进行把握和认识,对脑卒中发病前人体系统状态随时间的推移而发生的变化(即系统的状态演化)规律进行研究,为临床诊断和治疗提供参考。

1. 数据说明　数据资料来源于国家"八五"攻关项目——脑卒中高危因素和相关症状研究(85-919-02-02)中已发表的研究成果。对于脑卒中发病前1个月、1个月~7d、7d~72h、72~24h、24h以内的数据资料进行总结、研究,将每一时段中各症状的综合情况(对脑卒中发作的贡献度、所处的主症、次症、兼症等不同的地位等)作为机体在该阶段的整体状态,考察机体在上述五个时段中呈脑卒中发作状态的可能性及其变化规律。

通过文献检索,共收集到相关文献五篇。其中四篇为系列报道,有三篇(发病前7d~72h、72~24h、24h以内)为同一批病例的连续采集;一篇(发病前30~7d)病例来源与前一批相同,但数目多于其他三篇;四篇均采用条件logistic回归分析,主症、次症、伴症根据多因素条件分析的结果来确定。另外一篇病例来源、采集方法、入选与剔除标准、对照设计等与系列报道相同,但病例数目多于前者,连续采集了五个时段的症状(发病前一个月以上、30d~7d、7d~72h、72h~24h、24h以内),采用聚类分析和主成分分析的方法,得到每一时段中的主症、次症、伴症等。

2. 数据处理　应用不同的资料、不同的统计方法得出的每一时段中的主症、次症、伴症也各不相同,可以说相去甚远。本研究以上述两项研究资料为基础,将不同的研究结果、数据分别代入同一数学模型,探讨二者之间的内在联系,研究脑卒中发作前机体状态演化规律。

（1）条件logistic回归分析结果括号内数值为OR值。OR值越大,说明该症状的出现与脑卒中发作的关系越密切,即OR值的大小反映该症状对脑卒中发作的贡献度(表6-1)。

表6-1　logistic回归分析计算结果

时段	主症	次症	兼症
前30~7d	手麻(18.823)、急躁(17.951)、口臭(10.847)	体胖臃肿(9.079)、持续眩晕(9.017)、头晕(5.408)、食后困顿(5.194)、颜面正常(5.495)	
前7~3d	头痛而痛处不移(22.334)、食后困顿(18.198)、体胖臃肿(14.482)、嗜睡(10.150)	颜面正常(6.538)、手麻(6.161)、两目干涩(5.769)、急躁(5.457)、头晕(4.465)持续头晕(4.396)、头昏沉(3.732)、面色晦黯(3.075)	气息均匀(2.518)、面红(2.750)

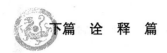

续表

时段	主症	次症	兼症
前72~24h	偏身麻木（182.710）、呵欠频频（45.574）、持续眩晕（29.890）、嗜睡（16.349）、急躁（10.799）	体胖臃肿（4.909）、手麻（3.791）、头昏沉（3.380）、颜面正常（7.212）	面色晦黯（2.750）、气息均匀（2.197）
前24h内	偏身麻木（1295.626）、颈项强急（57.439）、嗜睡（38.082）	急躁（9.274）、瞬间眩晕（9.535）、反应迟钝（6.562）、构音不清（5.770）、手麻（5.122）、头昏沉（4.227）、步履不正（4.556）、心烦易怒（3.630）、头晕（3.648）	

（2）聚类分析和主成分分析结果症状前数值为主成分排序值。排序值越大，说明该症状的出现与脑卒中发作的关系越密切，即排序值的大小反映该症状对脑卒中发作的贡献度。这一研究将每一时段中的症状按贡献度的大小分为4~6类，为了在形式上与上述系列报道的结果保持一致，此处将后4类症状全部划归至兼症中（表6-2）。

表6-2　聚类与主成分分析计算结果

时段	主症	次症	兼症
前30d以上	面红、睑下青黑、视一为二、头晕、体胖臃肿、急躁（2.677）	腰酸、咯痰、耳鸣如蝉、头痛而痛处不移（1.244）	偏身麻木、轻微活动时心悸（0.607）、嗜睡、食后困顿（0.492）、口臭（0.219）、持续眩晕（0.155）
前30—7d	头昏沉、头晕（1.351）	食后困顿、心烦易怒（0.825）	口臭（0.272）、咯痰（0.00101）
前7—3d	倦怠嗜卧、少气懒言、神疲乏力、嗜睡、食后困顿（3.580）	手麻、偏身麻木、颜面麻木（0.636）	持续眩晕、头晕、头昏沉、嗜睡（0.487）、急躁、虚烦不得眠、心烦易怒（0.428）、两目干涩、视物模糊（0.387）、头痛而痛处不移（0.109）
前72—24h	发热、口臭、口燥咽干、口苦咽干、肢体拘急（3.255）	阵发性半身无力、手麻（0.522）	面色晦黯、少气懒言（0.205）、嗜睡、食后困顿（0.178）、心烦易怒、急躁、头昏沉、持续眩晕（0.139）、猝然头痛、头痛而痛处不移（0.103）
前24h内	视物模糊、头痛而痛处不移、猝然头痛、躁扰不宁（2.519）	猝然舌麻、猝然舌强、头晕、头昏沉（1.881）	手麻、偏身麻木、颜面麻木、阵发性半身无力（1.606）、瞬间眩晕、瞬间头沉、呵欠频频、反应迟钝（1.161）、急躁、心烦易怒（0.579）、二便失禁、颈项强急、头痛如炸裂（0.324）

3. 模型构建　根据系统科学理论，若将每一时段中的症状、症状的贡献度和症状所处的位置（主症、次症、兼症）三者视为一组变量，则这样一组变量就可以看作机体系统在该时段中的一个状态量。机体在每一时段中所具有的所有症状的集合（由所有状态量所

组成的矩阵)就代表了机体在该时段中的状态。如果已知这些状态量在任意初始时刻t_0的值以及$t_1 \geq t_0$的值,便能较完整地确定系统从t_0时刻到t_1时刻系统的状态演化过程。系统在任意时刻t的状态($t_0 \leq t \leq t_1$)可以用由时段t与状态量值二者构成的状态平面中的一个点来表示,由于是在一个连续的时间阶段中对系统的状态量进行考察,故所建模型反映了系统状态连续演化的规律。状态平面中的曲线为机体系统在四个(或五个)时段中的状态演化轨迹。

具体到本项研究中,机体系统的状态、所有状态量、时段、状态平面、状态演化轨迹等所反映的是机体系统由脑卒中发作前兆状态向脑卒中发作状态演化的连续过程。是从宏观整体水平对机体状态进行考察和把握的方法。

(1)模型假设:t_i表示第i个时间段($i=1,2,3,4$),n表示症状数目。$X_k(t_i)$表示t_i时间段里的第k个症状的强度,定义$X_k(t_i)$在t_i时间段为主症时其值为1,次症为0.75,伴症为0.25,不出现则为0。为综合考虑这些症状信息,提出了描述疾病在人体系统中发展状态的疾病发作强度指数,介绍如下:

首先,计算症状的相对贡献度$\overline{OR_k(t_i)}$:

$$\overline{OR_k(t_i)} = OR_k(t_i) \Big/ \sum_{k=1}^{n} OR_k(t_i)$$

式中$OR_k(t_i)$表示t_i时间段第k个症状对$y(i)$的贡献度,$\overline{OR_k(t_i)}$表示t_i时间段对$y(i)$的相对贡献度。则疾病发作强度指数$y(t_i)$定义如下:

$$y(t_i) = \sum_{k=1}^{n} \overline{OR_k(t_i)} * X_k(t_i)$$

$y(t_i)$为描述机体在t_i时间段某种疾病在人体系统的综合状态量,它可反映疾病发作的可能性大小,该强度指数的值越大,疾病发作的可能性就越大。

(2)演化过程:将条件logistic回归分析的症状贡献度计算结果OR值代入模型中,可得$y(t_i)$在四个时间段里的值为$y=[0.89552,0.87413,0.96768,0.98978]$,所得中风动态演化曲线如图6-1所示。再将采用聚类分析和主成分分析的症状贡献度计算结果代入模型中,可得$y(t_i)$在五个时间段里的值为:$y=[0.62982,0.92892,0.76327,0.86654,0.87846]$,所得中风动态演化曲线如图6-2所示。

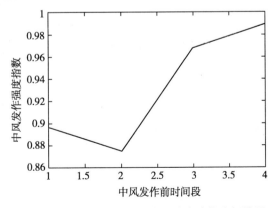

图6-1 基于logistic回归的中风动态演化分析结果

(时段1:前30~7d,时段2:前7d~72h,时段3:前72~24h,时段3:前24h以内)

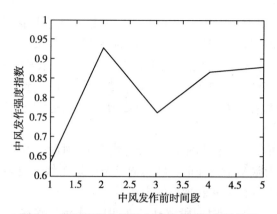

图6-2　基于聚类分析的中风动态演化分析结果

（时段1：前一个月以上，时段2：前30~7d，时段3：前7d~72h，时段4：前72~24h，时段5：前24h以内）

4. 结果讨论　从前面两者统计的数据表格中的内容可以看出，脑卒中发作前兆状态中，同一症状在不同时段中对脑卒中发作的贡献度是不同的，即同一症状在不同时段中对机体整体状态的影响程度是不断变化的，具有"动态时空"的特点，这是二者相同的部分。但二者在同一时段内确立的主症、兼症、伴症却是完全不同的，这一现象的出现，既有中风病本身病情复杂的一面，同时也有研究方法存在差异性的问题，因此应当引起重视和进一步深入研究。

从整体状态演化规律的研究来看，则可以不考虑上述矛盾。在机体状态演化的总体趋势上两幅图形存在着一致性。从脑卒中发作前30~7d开始比较（系列研究中没有30d以上的资料记载），从前30~7d两者均呈下降趋势，下降曲线斜率分别为–0.0214和–0.16565，后者下降的幅度大于前者；7~3d之间两者均呈显著上升趋势，上升曲线的斜率分别为0.0935和0.10327，后者上升的幅度大于前者；72~24h之间两者均呈缓慢上升趋势，上升曲线的斜率为0.0221和0.011922，前者上升的幅度稍大于后者。

此外，根据后者的数据，脑卒中发作前一个月其强度指数增长很快，这是机体状态的迅速恶化阶段，这一阶段将机体推向脑卒中发作的可能性增大。30~7d之间是缓冲阶段，这段时间脑卒中发作强度指数降低，机体表现出脑卒中发作趋势降低的状态，反映出机体系统具有自我修复、自我向愈的机能，这一阶段是一个邪正交争的过程，在这一过程中，机体的向愈机能始终在起着推动机体远离脑卒中发作状态的重要作用，如果能够抓住时机，在这段时间内采取有力措施，因势利导地给予预防性诊断和治疗，则对脑卒中的发作可以起到延缓、甚至阻止的作用。

7d~72h内是强度指数快速攀升的阶段，这一时段机体的脑卒中发作趋势迅速增强，邪气占据上风，是脑卒中发作前的发展高峰和关键时期，如果这时缺乏相应的预防和治疗措施，则机体进入另一个持续攀升的过程（72~24h），这段时间内机体状态演化轨迹较前一时期平缓，说明机体的邪气与正气经过剧烈交争，已进入相持阶段，这时正气虽然已处于弱势，但仍然起着抵抗发作的作用。

综上所述，本文从整体状态演化过程上对人体系统的生理活动、病理变化进行了考察和把握，提出的疾病发作强度指数能够较好地反映疾病的动态演化规律，可以从另一个角度揭示其中蕴含的某些规律，从而加深对疾病本质的认识，提高临床预防、诊断和治疗的效果。

当然,本项研究只是初步尝试,其结果还有待于临床验证,这方面的工作还需要大量的数据支持和更加详细的前期调查资料,如各种症状的程度的客观分级、各种理化指标的具体结果等,如何选择和确定适当的状态量的种类和数量,是进一步深入研究的内容,同时也是保证研究结果客观、准确的前提。对于复杂系统采取局部与整体相结合、定量与定性相结合、宏观与微观相结合是生命科学研究所应当采取的思路和方法。

(三)证候多维界面特征的诠证

证候是由多种因素(高维)通过多种多样的联结形式和联结强度(高阶)构成的一个复杂的立体网络,该网络随着时间的演进而变化,这就是证候的三个特征——内实外虚、动态时空和多维界面。证候的三个基本特征明确了证候规范化所要"规范"的重要内容之一是对证候诊断最具特异性的内容的界定,也就是对构成证候的"多维界面"中的"内实外虚"部分进行规范化界定,界定的方法之一则是统计学方法。因此,仍采用前述"内实外虚"的数据和方法,进行这一特征的研究。

1. 降维降阶简化证候构成因素　仅从证候要素角度而言,就至少包含病因、病机、病位、病性、病势、病理、症状、邪正关系、机体状态9个界面。证候的维数过高,会为临床诊断带来干扰,造成误诊。因此,根据五版教材中对证候概念的界定和既往的统计结果,首先对证候进行降维处理——将证候要素按统计结果减少为病因、病位、症状三大类,使证候的界面减少至3个,每一界面中各自包含若干元素。

证候以及构成证候的界面之间存在着某种特异性的联结方式和联结强度,形式多样的联结方式和联结强度形成了证候的阶度,是证候复杂性的根源。证候的阶度过高,则表现出确定性差的特点,为临床诊断带来困难;同时,证候阶度过高,则难以对其进行定性和定量研究。因此,在降维的基础上,再对证候进行降阶处理——将具体证候作为因变量,分别以每一界面作为自变量的候选集合,考察三个候选集合(亦即界面)中各元素与该因变量的相关关系。

以风寒袭肺证为例。经过数据录入、统计处理后,得到如下数学表达式: Logit (p)=−9.5350+3.8615鼻塞(0.220775)+7.1652痰涎黏稠(0.085868)+5.3459声音重浊 (0.135790)+3.0532声音嘶哑(0.150291)+3.2864舌滑(0.087983)+4.2378咽痒(0.168039)+ 4.2874气上冲胸(0.149532)+4.5074头侧痛(0.205030)+2.4153发热(0.432477)+5.1718 尿急(0.190646)+2.3697咳嗽(0.389846)+3.4157喷嚏(0.111928)+2.4813眼睑浮肿 (0.163074)2.8351失音(0.114931)+2.6811周身酸楚(0.131976)。

该数学模型表达了风寒袭肺证与其症状界面上各元素之间的相关性质和相关强度,式中每一症状后括号内数值的大小表示在所有与该证候相关的症状都存在的条件下,该症状与该证候的相关强度。同样方式,可以得到风寒袭肺证与其病因、病位界面上各元素之间的相关关系和相关强度如下: Logit(p)=−5.8075+1.9514外寒(0.259305)+3.1670外燥 (0.088913)+3.7280燥屎(0.094695)+3.8616思虑(0.092488)+2.8705外风(0.108551)

Logit(p)=−5.9826+2.1044肺(0.320836)+2.1114皮毛(0.180988)+3.0381咽喉 (0.114890)

每一界面中的自变量,即从某一界面中统计筛选出的元素,都可以按各自对因变量贡献度的大小(括号中标准化回归系数)作出权重排序:

症状界面: 发热; 咳嗽; 鼻塞,头侧痛; 尿急、咽痒、眼睑浮肿、声音嘶哑、气上冲胸、声

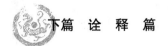

音重浊、周身酸楚、失音、喷嚏；舌滑、痰涎黏稠。

病因界面：外寒，外燥，外风，燥屎，思虑。

病位界面：肺，皮毛，咽喉。

通过降维降阶处理，既提取了证候的三要素或三个界面，又提取了各个界面的元素。通过这种方法将证候进行了简化，并能够初步判断出证候范畴中各界面上的元素对该证候形成的权重。

2. 升阶深刻揭示证候的复杂性 在降维降阶，简化证候的基础上，进一步以某一界面上的某一元素为因变量，以其他界面上的元素为候选自变量，进行回归分析，发现三个不同界面中各元素之间的联结方式和联结强度，即升阶处理，由此确定对某证候的诊断具有"特异性"的因素。

如，考察风寒袭肺证症状界面中各症状与该证候、病因、病位之间的相关关系和相关强度。具体步骤：分别以每一症状为因变量，以所有病因为候选变量，寻找与该症状相关的、具有统计意义的病因；以该症状为因变量，以所有病位为候选变量，寻找与其相关的、具有统计意义的病位；以该症状为因变量，以所有证候为候选变量，寻找与其相关、具有统计意义的证候。根据该症状与该证候及其中每一个病因和每一个病位的相关强度，整体全面地确定该因素在某一证候中的地位，进而决定该因素对某一证候的诊断是否具有特异性。

如对于声音重浊、失音、声音嘶哑、咳嗽、鼻塞五个症状来说，声音重浊经三种回归分析，与病位、病因和证候的相关关系为：肺（0.475197），外寒（0.482641），风寒犯肺（0.192994）。声音嘶哑经三种回归分析的结果为：肺（0.271710），咽喉（0.164686），外寒（0.174265），风寒犯肺（0.107223）。失音经三种回归分析，与病位、病因和证候的相关关系为：肺（0.236966），咽喉（0.10087），思虑（0.083416），风寒犯肺（0.147228）。咳嗽的统计结果为：肺（0.386036），外寒（0.092170），风寒犯肺证（0.084711）。鼻塞的统计结果为：肺（0.256752），风寒（0.086456），风寒犯肺证（0.135427）。结果表明上述五个症状与风寒袭肺证及其病位、病因都相关，故此五者可以作为该证候的"内实"部分。

另外四个症状舌滑、喷嚏、尿急、痰涎黏稠，经三种回归分析，与病位、病因和证候的相关关系分别为：舌滑与外寒（0.383202），风寒袭肺证（0.161843）两者相关。喷嚏与外寒（0.194523），风寒袭肺证（0.108442）两者相关。尿急与风寒（0.092096），风寒袭肺证（0.14925）相关。痰涎黏稠与燥屎（0.159228），风寒袭肺证（0.212978）相关。结果表明这四个症状与风寒袭肺证及其病因相关，而与该证候的病位无关，因此，此四者在症状界面中的位置排在前五个症状之后，成为"次实"部分。

还有四个症状气上冲胸，发热，咽痒，头侧痛，经三种回归分析，与病位、病因和证候的相关关系为，三者均只与风寒袭肺证相关，与该证候的病因、病位无关：气上冲胸与风寒袭肺证（0.153308），发热与风寒袭肺证（0.064293），咽痒与风寒袭肺证（0.128031），头侧痛与风寒袭肺证（0.106243）。此四者在症状界面中的位置处于"外虚"部分，是风寒袭肺证的或然症状。

另外两个症状眼睑浮肿和周身酸楚，在统计过程中没有找到与风寒袭肺证及其病因和病位的相关性，因此，置于症状界面的最外围，属于风寒袭肺证的或然症或兼见症。

通过如此方法，最终得到该证候中症状界面各因素特异性大小的排列顺序：声音重浊、声音嘶哑、失音、咳嗽、鼻塞;舌滑、喷嚏、尿急、痰涎黏稠;气上冲胸、咽痒、头侧痛、发热;眼睑浮肿、周身酸楚。

同理可以排出病位界面的特异性顺序:咽喉、肺、皮毛。病因界面中的特异性顺序:外寒、思虑、燥屎、风寒。

经过升阶处理后得出的这一个风寒袭肺证的证候模型与前一个相比,最大的特点在于这个模型中的各因素之间的相关关系得到了定性和定量描述,真实地反映出证候的复杂性。因而这一模型中各界面上的特异性排序与前一个的权重排序有所不同,前一模型是从所有临床上见到的症状、病因、病位的筛选,后一模型是从已经筛选后的症状、病因、病位中进一步筛选,因而具有更强烈的特异性。

上述关于风寒袭肺证的研究结果基本上真实地反映出了理论和临床的实际情况。症状界面中,中医理论认为,鼻为肺之窍,喉为肺之门户,咳嗽为肺之功能异常的特异性症状,统计结果与上述理论完全相符,是该证候的"内实"部分。第二个层次中四个症状为该证候的常见兼症,"尿急"一症体现了"肺主通调水道"的理论认识。第三、四个层次则是该证候的或然症,是原始病案材料中个案差异性的反映。病位界面中的各因素与中医理论和临床完全相符。所有界面中,"痰涎黏稠"、"燥屎"、"思虑"似乎与既往认识相左,但如果动态地加以看待,也可理解,前两者应当是风寒郁而化热、热势初见端倪到热势渐盛的动态演化过程的征象,反映出原始材料中存在着证候相兼或证候转化记载的情况。"思虑"同样与原始录入材料的具体情况有关,如果原始材料中在病因部分提及"思虑"的样本达到一定数量,则该因素就会成为具有统计意义的变量而成为最后结果的一部分,类似这样的结果对进一步的理论研究和临床实践提出了新问题,是新观点、新学说、新理论产生的基础和支撑。整个降维降阶和升阶的过程见图6-3所示:

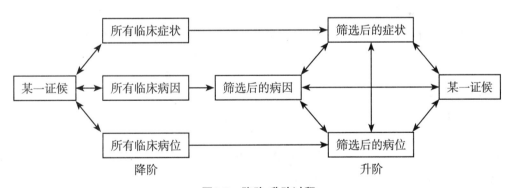

图6-3　降阶-升阶过程

根据这一思路,对其他五脏相关证候的多维界面特征进行研究,以每一证候中的证候作为因变量,分别以所有证候名称、病因、病位作为自变量,得出各证候中症状特异性大小的排序情况。

风热犯肺证。对该证候诊断最具特异性的症状为鼻塞、壮热、易于感冒,次之为多愁善感、老舌,小儿特异性较强的症状为指纹鲜红,鲜见透关射甲。

心阴虚证。对该证候诊断最具特异性的症状为脉代、舌干、烦躁多言、脉无根、脉动,次之为心悸、心烦、头侧痛、喜笑无常、多疑善虑、半身汗、瞳神缩小。

心血瘀阻证。对该证候诊断最具特异性的症状为脉代、胸痛彻背,其次为心悸、动作

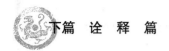

迟缓,此外,甲床青紫也有一定意义。

脾阳虚证。对该证候诊断最具特异性的症状为症状脉沉、泄泻,其次为尿少。

脾虚湿盛证。对该证候诊断最具特异性的症状为腻苔、周身困重,其次为皮肤水疱、胖大舌、面部麻木、吞酸、黄汗,另外,泄泻、痰多、下痢、腹部胀大、五更泻、斑疹淡红对该证候的诊断有一定意义,带下量多、崩漏、恶闻食臭、滑精、头重如裹、松苔、口疮、斑疹紫黯无意义。

肝气郁结证。对该证候诊断最具特异性的症状为薄苔、乳房肿块,其次为胁痛,

肝阴虚证。对该证候诊断最具特异性的症状为红舌、脉细、耳痛、月经先后不定期,其次为头晕、肢体麻木、手足握固、腰胀、口腔糜烂、月经后期、裂纹舌。

肾阳虚证。对该证候诊断最具特异性的症状为早泄、脉沉,其次为畏寒和遍身浮肿。

肾不纳气证。对该证候诊断最具特异性的症状为坐而不得卧、痰如蟹沫、痰涎量多、遍身浮肿、烦躁不安,其次为浮肿凹陷不起、呼吸困难、淡红舌、口唇淡白、腐苔,而鼻翼煽动、精神不振、周身酸楚、恶心、尿少则对诊断无意义。

3. 升维全面把握证候的灵活性 证候是个体的人对机体内外环境刺激而形成的整体反映状态,具有很强的个性特征,甚至有学者认为,体质分类研究是建立辨证论治新体系的基石和柱石。因此,一个具体的证候既能够反映出疾病或亚健康态下患者群体的共性特征,同时也具有某些个性化特征,发生在个体身上的证候是群体共性特征与个体特征的融合。

证候规范化所能够规范的内容是具有共性特征的内容,个性特征的内容则有赖于医者的灵活把握。只有如此,方能真正体现出中医临床辨证论治的科学性和灵活性。前面对证候所进行的降维、降阶、升阶都是针对证候的共性特征而做的规范化研究工作,所反映的是证候的共性规律和特点。

但是,在临床诊断过程中医者面临的是个体的人,如何在纷繁复杂的个性化信息群中准确地辨识出对证候诊断最具权重的共性特征,并充分考虑到个体的个性化内容对共性特征的影响和干扰作用,是中医学辨证论治、个体化诊疗的基本特色,也是提高临床诊断水平的关键。这便需要充分考虑证候的高维性。有研究认为证候的高维性主要体现在四个方面:证候诊断资料的高维性(望、闻、问、切四诊资料,实验室指标,影像学资料,生物学资料等),证候构成要素的高维性(病因、病位、病变性质、邪正关系,及体质特征、脏腑、阴阳、气血、经络等的失衡),证候诊断方法的高维性(八纲、六经、三焦、卫气营血等),证候演变的动态时相性(空间上的"证",时间上的"候",既是不同的维度,又各含众多的组成因素)。

证候是由多种因素(高维)通过多种多样的联结形式和联结强度(高阶)构成的一个复杂的立体网络,该网络随着时间的演进而起伏、涨落,成为具有非线性动力特性的复杂系统。证候的高维性为临床实践中对其进行全面认识和把握带来了难度,证候的高阶性则对作为实践主体的人的认识能力提出了要求和考验,高维高阶的证候的时变性又导致单纯的还原法必将会产生误差甚至错误。因此,临床医生在对证候进行诊断的过程中需要经过极其复杂的连续思维过程,既有基于象层次的形象思维,又有基于候的意象思维,还要上升至病证层次的逻辑思维,而降维降阶、升阶升维则贯穿于各个思维过程。

综上,诠释学(Hermeneutik)早期的出现,是由于中世纪对圣经的研究。当代诠释学

的源起,则是基于对理性方法绝对性和科学客观性的批评。诠释学作为一种西方哲学流派,是20世纪中叶以后的事,是随着海德格尔的本体论转向而出现的,伽达默尔是其集大成者,建立起诠释学哲学。经过发展,目前已演变成众多的诠释学体系,如体验诠释学(狄尔泰)、此在诠释学和语言诠释学(海德格尔)、结构主义诠释学(利科尔)、解构主义诠释学(迭里达)等。在此,我们仅从最一般的意义上来理解诠释学,即它是一门关于理解和解释的技艺学。对于诠释学一词,重点把握它的四个方面的含义:即理解、解释、应用和实践能力,前三个方面是统一过程中不可分的组成成分,而最后一方面的意义则说明它不是一种语言科学或沉思理论,而是一种实践智慧……它的主要任务是:①确立语词、语句和文本的精确意义内容。②找出这些符号形式里所包含的教导性的真理和指示,并把这种真理和指示应用于当前具体情况。

对于证候概念,本文就是按照诠释学最一般的含义和主要任务来进行诠释,即确立"证候"的精确意义内容,找出"证候"中所包含的真理性本质,并将上述关于"证候"的研究结果应用到当前的中医临床实践中去。

(郭　蕾)

参 考 文 献

[1] 且大有. 论辩证思维概念[J]. 逻辑,1990,(9):33.

[2] 彭漪涟. 概念论[M],上海:学林出版社,1991:153-156.

[3] 门九章. 辨证论治史论[J]. 博士论文:6.

[4] 成肇智,李咸荣. 病机学是中医学理论体系的核心[J]. 中国医药学报,1994,9(5):5-7.

[5] 任秀玲. 中医理论范畴[M]. 北京:中医古籍出版社,2001:1-5.

[6] 马克思,恩格斯. 马克思恩格斯选集[M]. 北京:人民出版社,1995:(4卷)327.

[7] 印会河. 中医基础理论[M]. 上海:上海科学技术出版社,1984:8.

[8] 匡调元. 中医病理研究[M]. 上海:上海科学技术出版社,1989:57.

[9] 张枢明. 证的专家谈[J]. 中医杂志,1996,(7):430.

[10] 王忠、王安民、鞠大宏. "毒邪致络病"与证候及基因组关系的探讨[J]. 中医杂志,2000,41(8):500.

[11] 徐木林、王秋琴. 证的定义[J]. 辽宁中医杂志,1999,26(4):147.

[12] 申维玺、孙燕. 论中医证的化学本质是蛋白质和肽及证本质的分子标准[J]. 中国中西医结合杂志,1999,19(11):696.

[13] 陆广莘. "证——病正症"辨[J]. 中医杂志,1990,(4):11.

[14] 王力. 王力古汉语字典[M]. 北京:中华书局,2000:1276.

[15] 宛志文. 汉语大字典[M]. 武汉、成都:湖北人民出版社、四川辞书出版社,1999:1694.

[16] 崔月犁主编. 中医沉思录·李致重. 證、证、症、候的沿革和证候定义的研究[M]. 北京:中医古籍出版社,1997:177.

[17] 童舜华,段逸山,童瑶. "证"概念探讨[J]. 上海中医药大学学报,2001,16(3):9-11.

[18] 朱建平. 医学名词"证"、"症"、"征"规范使用的探讨[J]. 科技术语研究,2003,5(4):14-17.

[19] 陈可冀,董泉珍. "证"、"症"、"征"与相关医学术语规范用字的意见[J]. 科技术语研究,2003,5(4):10-11.

[20] 刘进,徐月英,梁茂新.论证及其易混概念的辨析[J].医学与哲学,1998,(9):472.

[21] 马克思,恩格斯.马克思恩格斯选集[M].北京:人民出版社,1995:(2卷)103.

[22] 张巨青.辩证逻辑导论[M].北京:人民出版社,1989:123.

[23] 刘耿.中医的"证"与人体"状态"[J].医学与哲学,2000,21(11):39-41.

[24] 许国志主编.系统科学[M].上海:上海科技教育出版社,2000:27-28.

[25] 王永炎.完善辨证方法体系的建议[J].中医杂志,2004,45(10):729-731.

[26] 杨桂华,常存库,张天奉.证候的文化发生学探讨[J].医学与哲学,2003,24(7):55-57.

[27] 张大年.中医方法论特征、实质及现代化[J].云南中医药杂志,2000,21(4):12-14.

[28] 丁甘仁.丁甘仁医案[M].上海:上海科学技术出版社,2001:9.

[29] 张启明.脏腑辨证用药的logistic回归分析——脾(胃)病篇[J].辽宁中医杂志,2003,30(1):22.

[30] 张天奉,常存库,杨桂华.证候本质研究的思路与方法[J].医学与哲学2004,24(2):48-50.

[31] 国家中医药管理局脑病急症科研组.中风病辨证诊断标准(试行)[J].北京中医药大学学报,1994,17(3):64-65.

[32] 国家中医药管理局脑病急症科研组.《中风病诊断与疗效评定标准》的临床检验报告[J].北京中医药大学学报,1996,19(1):57-59.

[33] 王建华,靳琦,解庆凡,等.中风病诊断系统的研究与验证报告[J].北京中医药大学学报,2000,23(2):56-58.

[34] 王泓午,王玉来,金章安,等.中风发病前7d—30d内先兆症状的1:2配对病例对照研究[J].中国中医基础医学杂志,2002,8(9):56-58.

[35] 王泓午,王玉来,金章安,等.缺血性中风发病前3—7d内症状的条件logistic回归分析[J].中国中医急症,2003,12(1):40-42.

[36] 王泓午,王玉来,金章安,等.缺血性中风发病前24—72h内症状的条件logistic回归分析[J].中国中医急症,2002,11(5):370-372.

[37] 王泓午,王玉来,金章安,等.缺血性中风发病前24h内症状的条件logistic回归分析[J].北京中医药大学学报,1998,21(4):44-49.

[38] 王忠,张伯礼,申春娣,等.中风病发病病机演变的动态研究[J].天津中医,2002,19(2):8.

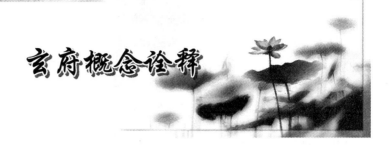

第七章

玄府概念诠释

一、玄府相关名词历史勾勒

祖国医学文献中,关于玄府及其相关名词的记载非常丰富,上逮《内经》,下至清朝,不少医家对玄府及其相关名词的概念、生理与病理等都作了一系列的论述。为认识玄府,深入探讨玄府的理论与实践意义,奠定了基础。

玄府的相关名词涉及较多,主要有气门、鬼门、汗孔、汗空、毫窍、元府、细络、腠理等。分析这些名词的内涵与意义,可以看出其有以下特点:①概念内涵不清:或言气门、鬼门,或言汗孔、汗空,或言毫窍、元府,或言细络、腠理等,与诸多名词混淆。②结构定位模糊:或言空,或言孔,或言门,或言窍,或言纹理,或言腔(缝)隙,或言白膜,或言细络等。③功能阐发不一:或言开阖,或言通利,或言渗泄,或言灌注等。④作用阐述不详:或谓发泄气汗,或谓气机通降,或谓津液渗泄,或谓气血渗灌等。为深入解读玄府的概念,系统诠释其内涵与理论和实践意义,有必要对玄府相关名词的历史演变轨迹作一勾勒。

1. 气门演变轨迹与述评

(1)指腧穴:如《跌打秘方》:"气门在乳上动脉处,伤即气塞,救治稍迟,三时必死。"《神灸经纶·妇科症治》:"气门(在关元旁三寸)。"《验方新编·三十六图穴》亦记载:"凡人身上有一百零八穴……右胁近脐处为气门,名商曲穴,点打重者五个月死。"

(2)指尿窍:如《针灸逢源·九门》:"气门(溲溺之门),居前阴中。由气化而出,故曰气门。"

(3)指汗孔,是阳气散泄的门户。如《素问·生气通天论篇第三》:"故阳气者,一日而主外,平旦人气生,日中而阳气隆,日西而阳气已虚,气门乃闭。"

(4)指玄府,是营卫之气通行之道路。如《医经原旨》云:"气门,玄府也,所以通行营卫之气,故曰'气门'。"

(5)指腠理空窍,以发泄营卫之气。如《类经·二十六卷·运气类·十七、六十年运气病治之纪》:"气门,腠理空窍也,所以发泄营卫之气,故曰气门。"

总结以上认识,可以看出,气门除了指特定的腧穴和溲溺之门外,作为气机发泄出入和通行的门户,自《内经》提出以后,内涵基本无变化,与所言的玄府和将要探讨的汗孔、汗空等,可以看作名虽异而实同。但气门与腠理空窍却是有不同的内涵的,详细区别有待讨论。因此,目前提起气门一词,多认指汗孔,意谓在出汗的同时,阳气得以随汗而发泄,是人之气与自然界之气相通,起着调节机体的阴阳平衡,并以此而实现"天人相应"。因此,亦可以说,气门,乃机体与天地自然之接壤之门,相通之门,联系之门,通过汗液和阳气以

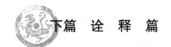

实现人与自然的和谐统一。

2. 鬼门演变轨迹与述评　历代文献对鬼门的记载,有谓腧穴,谓肛门,谓汗孔、毛孔,谓气门、玄门及谓肤腠等不同,从而有不同的意义和内涵。

（1）指腧穴,如《凌门传授铜人指穴·秋夫疗鬼十三针之格》:"人中一穴名鬼宫,少商二穴名鬼室……承浆一穴名鬼门,间使二穴名鬼臂……"

（2）指肛门,如《经络考·营卫》语:"肛肠,又名广肠,即肛门也。一名鬼门,大便出处。"

（3）指汗孔、毛孔:如《目经大成》言:"汗孔,谓之鬼门。"《素问·汤液醪醴论篇第十四》云:"平治于权衡,去宛陈莝……开鬼门,洁净府。"《黄帝内经素问集注·汤液醪醴论篇第十四》说:"鬼门、毛孔也。开鬼门,发表汗也。"

（4）指汗空、气门、玄门。如《素问识·汤液醪醴论篇第十四》谓:"鬼门,张云:汗空也。肺主皮毛,其藏魄,阴之属也,故曰鬼门。简按通天论:气门乃闭。王注:气门,谓玄门。盖气鬼古通。"

（5）指肤腠。如《丹溪治法心要·水肿(第三十)》强调:"开鬼门,洁净府。鬼门,肤腠也,属肺;净府,膀胱也,属肾,未闻有导肾之说。"

《古今医统大全·内经治水肿法》对鬼门名称之缘由作了解释。云:"鬼门者,幽玄之谓,有毛窍而不见其开阖。邪气感入,邪与正相搏,毛窍闭塞而寒热作焉。"另外,尚有"鬼神门"一词,见于《素问玄机原病式·二、六气为病》,曰:"然皮肤之汗孔者,谓泄气液之孔窍也……一名鬼神门者,谓幽冥之门也。"实乃鬼门之别称。

归纳上述认识,目前认为,鬼门一词除了指特定意义的腧穴外,不再言称肛门为鬼门,而多沿用《素问·汤液醪醴论》的认识,指汗毛孔之义。因为鬼,古通魄。肺藏魄,肺气通于皮毛,汗从皮肤而出,称魄汗。如此,汗毛孔则称为鬼门,发汗法则称为开鬼门。即所谓"开鬼门,洁净府"也。

3. 毛孔、汗孔、汗空的演变轨迹与述评　古代医学家非常重视毛孔、汗孔与汗空,也被称为鬼门,名虽异而实则一。皆指皮肤之隙孔,意谓汗液所出之门孔。《素问·水热穴论》云:"所谓玄府者,汗空也。"《推拿抉微·五脏各有所司》谓:"人之皮肤,具有隙孔,俗称毛孔,非若铜铁之坚实平板,不透空气者也。"《黄帝内经太素·温暑病》语:"所谓玄府者,汗空……《甲乙》汗空作汗孔也。"《目经大成》则明确指出:"汗孔,谓之鬼门。"

关于皮肤之汗孔的数量,记载不一。《读医随笔·升降出入论》则认为,周身有八万四千毛孔。且毛孔主于肺,随肺的呼吸而相应开合。谓:"鼻息一呼,而周身八万四千毛孔,皆为之一张;一吸,而周身八万四千毛孔,皆为之一翕。"《医原·人身一小天地论》则记载的汗空之数量更多,竟然达八百万之巨,并认为汗空就是玄府。如"凡外感燥湿,种种见证,虽各脏腑本气自病,而要皆关乎肺,以肺为群气之宗,天无二气故也。不独空窍之大者为然也,即皮肤外八百万有奇之汗空(汗空名玄府,又名鬼门)亦无不然,经故曰:肺主皮毛。其内伤肺气,气不化水(自利)……绝汗出诸证。故曰:天有一息之停,则地须陷下。"

总之,毛孔、汗孔与汗空,的确分布于皮肤,且数量众多,并在汗液代谢、体温调节中发挥着非常重要的作用,已被现代医学所证实。祖国医学将其主于肺,开则有利于肺的宣发,阖则有助于肺的肃降,实为肺的生理功能的反映。古人并认识到了其具体数量,足见对其重视程度。至于具体数量,因记载的数量差别甚大,尚有待进一步证实。

4. 古人对毫窍的论述与述评　古代文献中有不少论及毫窍的。如《素问经注节解·皮部论》云："囊括一身,以总统夫脏腑者,皮也……皮之职,内既包脏腑,外则司开阖,而毫窍附焉,故又为诸邪出入之门户。"《丹台玉案·痨瘵门》语:"自汗则真元耗散,腠理皆开。肺失统气之权,不能固表故毫窍疏豁。"《古今医彻·消症》亦谓:"闻之一毫窍中,皆有生气。所云生气者,则津液也。皮毛得之以润,肌肉得之以滑,筋骨得之以柔,血脉得之以和。其所以充周一身者,固无乎不至也。"

通过上述,可以认为,前两者所言的毫窍,与上述所说的毛孔、汗孔等,有着相似的内涵,即毫者,毛之意,窍者,空窍、孔窍之意,也是汗液和阳气发泄出入的门户通路。后者所言的毫窍,与毛孔、汗孔的内涵实有不同,乃为流通气液和渗灌气血的至微腔隙结构,与后文将要讨论的广义之玄府,有相同的内涵,故认为,此毫窍指玄府之义。

5. 古人对元府的论述与述评　对元府的认识,主要有:一指经脉。如《目经大成》讲:"元府,河间谓十二经皆有之,乃神气出入升降之道路门户也……经脉即元府说的是。然余更有妙解。盖经系手足三阴三阳之经,脉乃通五官四末之脉,元府则脉中流行,不舍昼夜之气血。譬诸花木,根干,经也;枝叶,脉也;雨露滋荫,有如元府。根干伤,则枝叶萎;枝叶伤,则花果落;一定之理也。"二指毫毛腠理。如《素问识·刺要论篇第五十》语:"毫毛腠理者,鬼门元府也。高云:毫毛中之腠理也……毫,长毛也。"三指汗空。如《灵素节注类编·诊尺肤辨病状》言:"勇而劳甚,则肾汗出,逢于风,内不得入于脏腑,外不得越于皮肤,客于元府,行于皮里,传为胕肿,本之于肾,名曰风水。所谓元府者,汗空也。"目前对于元府较少论及和使用,一般倾向于指汗孔或腠理,但汗孔和腠理,具有不同的内涵。前者指门户,乃皮毛之孔窍;后者谓腔隙纹理,在结构层次上比前者稍深。前者的功能主于开合;后者的作用在于通利。应注意区别。

6. 古人对细络的论述与述评　古代文献对细络的记载较少,主要指玄府或血脉、络脉之意。

一指刘河间所论的玄府,为气液、血脉、荣卫、精神所升降出入的门户。如《形色外诊简摩·舌质舌苔辨》云:"刘河间极论玄府之功用,谓眼耳鼻舌身意,皆借玄府以成其功用者也。上言舌体隐蓝,为浊血满布于细络,细络即玄府也。所谓浊血满布,是血液之流通于舌之玄府者,皆夹有污浊之气也。"

二指血络。如《中西汇通医经精义·五脏所属》谓:"肝藏魂。昼则魂游于目而为视,夜寐则目闭魂复,返于肝。西医剖割眼珠,极赞重叠细络之妙,受光照察之神,然试问醒开寐闭。"此处的细络大概指出入眼球的血管而言。

《高注金匮要略·妇人产后病脉证治第二十一》所称的细络大概也指血管。如"经水不利者,非由十二经脉。其渗灌血室之细络,为癥病所阻。即血室之下通贴脊腰俞等之细络。为干血所瘀。"

《审视瑶函·目为至宝论》所讲的细络意谓经络之络。如"瞳神居中而独前……内有大络者五,乃心肝脾肺肾,各主一络,中络者六,膀胱大小肠三焦胆包络,各主一络,外有旁枝细络,莫知其数,皆悬贯于脑,下达脏腑,通乎血气往来以滋于目。"

以下二处所言的细络也皆指血管或所称的络脉。如《读医随笔·升降出入论》语:"其机向内而无所泄也,则壅窒于脏腑,而昏厥颠仆之事见矣。更有气并于气之细络,而胀闷不堪,致生自啮自刃之变者;又有气滞于血之细络,而怫郁不解,致成为痒、为疹之灾

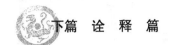

者……"《读医随笔·伏邪皆在膜原》言："夫果百邪皆即伤即病,是人身只有邪伤肤表之病,何以有邪在膜原之病?……其所伏,必不在呼吸之冲道,亦必不在血气之细络,而必在空阔无所拘束之部,此即膜原是也。"

总之,古人对细络的认识应当认为是比较明晰的,与现代医学所讲的血管或血液微循环系统十分相似。至于细络是否为玄府,将有待进一步探讨。

以上就古文献中与玄府相关或相混淆的一类名词如气门、鬼门、汗孔、汗空、毫窍、元府、细络等的历史演变轨迹作了粗浅论述。认为由于历史的原因,医学家从不同的角度,对玄府及其相关名词进行了记载和论述,或一词多名,或一词多义,导致文字混乱,概念模糊,内涵不清。为促进医学名词术语的规范化,利于科研交流,建议应摒弃不规范的一些名称,诸如气门、鬼门、汗孔、汗空等,可统一指定用通俗易懂,意义容易把握的汗孔作为规范用词。至于以上名词与玄府的关系,以及膜理的历史演变轨迹,将待进一步探讨。

7. 膜理的历史演变勾勒与述评　自古以来,祖国医学非常重视玄府,上逮《内经》,下至清朝,不少医家对玄府的概念、生理与病理等都作了一系列的论述。翻开历史的长卷,发现玄府与膜理两个概念混淆着。如《黄帝内经太素·温暑病》认为玄府就是膜理。谓:"所谓玄府者,汗空。……汗之空名玄府者,谓膜理也。"《杂病源流犀烛·筋骨皮肉毛发病源流》也将膜理谓之玄府,并就其名称之内涵作了解释,谓:"皮之外,又有薄皮曰肤,俗谓之枯皮。经言皮肤亦曰膜理,津液渗泄之所曰膜,文理缝会之中曰理,膜理亦曰玄府。玄府者,汗孔也。汗液色玄,从空而出,以汗聚于里,故谓之玄府。府,聚也。"而《素问识·经脉别论篇第二十一》不同意此观点,谓:"玄府,膜理也,大误。玄府,汗空也。与膜理自异。"具体表现为概念模糊、结构不明、功能不详、作用不清。在笔者所检索的近千部古文献中,膜理的记载多达近万处,是一个出现频率极高的一类名词,且名称较多,有凑、膜、膜肉、肉理、肌膜、分膜、焦膜理及理等名称散见于文字记载中。为深入探讨玄府的概念,系统诠释其内涵与理论和实践意义,有必要对膜理的历史演变轨迹作一勾勒。以规范名词,避免歧义,明确区别,挖掘其应有的理论价值。

（1）文字释义与概念:"膜理"一词首见于《金匮要略·脏腑经络先后病》。"膜"与"凑"、"奏"相通,"聚"之意,也称肉膜。如《素问识·生气通天论》云:"膜理,广雅,凑,聚也……以为天下之大凑。盖会聚元真之处,故谓之凑。以其在肌肉中,又从肉作膜。""理",纹理之义。如《高注金匮要略·脏腑经络先后病脉证治第一》谓:"理者,皮肤之纹。与肉轮并其丝缕相应者……故曰皮肤、脏腑之纹理也。"

《黄帝内经灵枢集注·淫邪发梦第四十三》区别纹理与肉理。云:"膜理者,在外肤肉之纹理,在内脏腑募原之肉理,卫气所游行出入之理路也。是以淫邪泮衍,与营卫俱行,行于募原之肉理,则反淫于脏矣。"

膜理有大小之分。如《金匮玉函要略辑义·论十三首》言:"膜理一作瞧理。三焦出气,以温肌肉,元真之所凑会,血气之所灌渗也。理者,有粗理,有小理,有密理,有分理,有肉理。此皮肤之理也。腑之环回周叠,脏之厚薄结直,此脏腑之理也。"

膜理有深浅之异,有外连皮肤之膜理也,有近筋骨之膜理。如《素问识·诊要经终论篇第十六》谓:"冬气在骨髓中,故当深取俞窍于分理间也。志云,分理者,分肉之膜理。乃溪谷之会,溪谷属骨。而外连于皮肤,是以春刺分理者,外连皮肤之膜理也。冬刺俞窍于分理者,近筋骨之膜理也。"

上述认识,总未偏离张仲景在《金匮要略·脏腑经络先后病脉证》对腠理进行的经典解释:"腠者,是三焦通会元真之处,为血气所注;理者,是皮肤脏腑之文理也。"明确指出腠与理是有区别和联系的。腠乃血气流注,通会元真——物质代谢与交换的地方,肉丰之处,血络最密,灌注最多,气血渗泄化为津液和血营之气也相应增多,这种肉丰之内,纵横其中的血络之外之空间结构——空隙,即现代医学所言的组织间隙,即是"腠"。理是皮肤、脏腑等的纹理——组织的表面及其间隙,组织的表面是指非脏腑或五体的内部,也就是说,在脏腑的内部是没有"理"的。无论是"腠"或"理",从结构上讲,实际上就是组织间隙,因有"组织纹理"的地方,必然存在着组织间隙。这种观点呈逐渐认可之势。因此,腠理合称,包括了"人体所有组织间隙和组织纹理。

(2)腠理之部位:关于腠理的部位,有以下几种观点。最早认为腠理是皮肤的纹理,如《汉语大字典》引《类篇·肉部》:"腠,肤理也";《仪礼·乡饮酒礼》:"肺皆离,皆右体进腠。"郑玄注:"腠,理也。"《史记·扁鹊传》:"君有疾在腠理,不治将深",张守节正义:腠"谓皮肤。"以后有许多医家对此进行了发挥,如《医宗金鉴》认为"腠者,一身之隙,血气往来之处,三焦通会真元之道路也;理者,皮肤脏腑内外井然不乱之条理也。"唐容川进一步指出:"包裹周身之白膜,皆是三焦所司,白膜为腠理,三焦气行腠理。"黄竹斋结合现代医学,认为"肥肉里,瘦肉外,夹缝之油纲名腠理",似乎腠理是人体脂肪。现代中医界一般认为"腠理泛指皮肤、肌肉、脏腑的纹理及皮肤肌肉间隙交接处的结缔组织,分为皮腠、肌腠、粗理、小理、䐃理等",可以说是以上观点的汇通。强调腠理除位于皮肤、肌肉之间隙及脏腑的纹理外,并非位于脏腑的内部。也就是说,在脏腑的内部是没有腠理的。

(3)形质:腠理具体形质为何,说法不一:①有言指肉间白膜。如《推拿抉微·五脏各有所司》说:"至其所谓司腠理,是其未识腠理为肥肉内瘦肉外之白膜,与内部三焦之油膜相连系而为少阳所司也。"②指皮肤内的油膜,有绉纹。如《中西汇通医经精义·全体总论》云:"腠理乃分肉之外,皮肤之内,油膜是也,有绉纹,故曰腠理。"③指脂膜,为气分之腠理。如《黄帝内经素问集注·举痛论篇第三十九》谓:"膜原者,连于肠胃之脂膜,亦气分之腠理……盖在外则为皮肤肌肉之腠理。在内则为横连脏腑之膜原。"④指脉管之外的网膜。如《重订通俗伤寒论·第一节》语:"脉为血脉,西医名为脉管。脉管之内,内经名营。脉管之外,皆其网膜,内经名腠理。"目前一般认为腠理是皮肤肌肉间的结缔组织。我们认为,腠理就是组织间隙,结缔组织是其结构载体。腠理不是膜原,膜原指位于胸腹腔的间隙,相应的结缔组织是其载体。如此,腠理除了包括脏腑表面的纹理外,与膜原的主要区别,就是胸腹腔近心端的组织间隙当属于膜原,而位于皮肤肌肉间的组织间隙,即远心端的组织间隙当属于腠理。

(4)结构:关于腠理的结构,应当明确认为是腔隙道路。如《友渔斋医话·一览延龄一卷》云:"一人之身,一国之象……骨节之分,犹百川也;腠理之间,犹四衢也。"《类经·二十五·精气津液血脉脱则为病》语:"津者阳之液,汗者津之泄也。腠理者皮肤之隙。"《高注金匮要略·脏腑经络先后病脉证治第一》则进一步强调了腠理为空腔结构。谓:"皮肉之窈冥虚空为腠,五脏之元真,各自开门,由其本经而出于皮肉之窈冥虚空。"《金匮要略浅注·脏腑经络先后病脉证第一》概要认识到腠理乃机体一身之空隙,此空隙与皮肤脏腑之纹理相应,井然有序。如"病则无由入其腠理。腠者,是一身之空隙,三焦通会元真之处。理者,是(合)皮肤脏腑(内外井然不紊)之文理也。"

（5）功能：对腠理的功能，古人认识的比较一致，集中起来就是气、津液流通和血气所注之所。如《素问·阴阳应象大论篇第五》："故清阳出上窍，浊阴出下窍；清阳发腠理，浊阴走五藏。"张仲景于《金匮要略·脏腑经络先后病脉证》强调："腠者，是三焦通会元真之处，为血气所注。"《中西汇通医经精义·全体总论》则认为："腠理……内发于三焦，乃卫气所行之道路。"《注解伤寒论·伤寒例第三》认为腠理是津液渗泄之所，谓："腠理者，津液腠泄之所，文理缝会之中也。"张锡纯认识到腠理内遍布微丝血管，从而为张仲景所言的腠理为血气所注之所提供了论证，但这种血气所注，并非血液直接注入腠理，而是注入腠理其中的血脉内。如《医学衷中参西录·太阳病桂枝汤证》说："人之营卫皆在太阳部位，卫主皮毛，皮毛之内有白膜一层名为腠理，腠理之内遍布微丝血管即营也。"

1）通会元真：元真即元气和真气，是维持生命活动的物质。"通会元真"即物质和能量的转化过程，即"实际上就是新陈代谢过程"。腠理即是这一功能的腔隙或空间结构基础。

2）走注气血：即遍布其中的络脉不断向腠理之腔隙内渗灌津液和营血之气，实现气化和津血的养营，也就是通过走注气血，为机体带来了通会元真的原料，使元真充足，同时又带走无用的废物，或从汗或从二便。气血灌注腠理，腠理通会元真，构筑人体四肢百骸、五脏六腑等。《素问·脉要精微论》谓："其流溢之气，内溉脏腑，外濡腠理。"由此在体内形成一个偌大的代谢环境——内环境，出入渗灌，升降不已，维持着机体的生命活动，泛化为人体的生机神韵，保持着机体的阴平阳秘状态。

3）屏障作用：腠理正因为是腔隙空间结构，通过脏腑化生的气血津液通过络脉不断渗注其中，元气通会不断，时时备战外邪，因而将腠理称为一身之藩篱，具有抵御外邪的屏障作用。如《素问·生气通天论》谓："清静则肉腠闭拒，虽有大风苛毒，弗之能害。"这种抵御外邪的屏障作用是受元真之气控制的。当元真之气失常，正气内虚时，则腠理的抗邪屏障就会丧失，此时腠理反而成为外邪入侵的门户，如成无己所言："人之气血随时盛衰，当月廓空之时，则为血弱气尽，腠理开疏之时也，邪气乘虚，伤人则深。"由此可见，腠理对人体是非常重要的。

4）调节体温：主要是通过腠理的开闭来完成的。当人体内温度高时，腠理开通有余，气血渗灌加速，汗液产生增多，汗液排出，热随汗出，从而保持体温恒定；当人体受寒时，腠理开通趋弱，关闭及时，正气抗争，产生热能以保持体温。如《灵枢·五癃津液别》谓："天暑衣厚则腠理开，故汗出，天寒则腠理闭，气湿不行，水下流于膀胱，则为溺与气。"

腠理既然是腔隙或空间结构，决定了其功能特点必然是畅和调达。畅，即通畅，犹如道路通行无阻；和，和利，昭示致密开合有利，开则达，闭则密；调，调和，气血间的调和，津血间的渗灌润和及元真的调和。"腠理"为通会元真、走注气血之处，其处细微，故任何致病因素都可引起其处或虚或瘀或实或滞等。总之是"易于留邪之处"。且其处细微，病轻则不易觉，重则"积重难返"，故应该给与足够的重视。其处细微，留邪不易除，虽有宏观表现，但由于不明何处留邪，邪为何物。宏观药物往往收效甚微，渐至生机微弱，终至元真耗尽，油竭灯枯，神机熄灭而亡。这就要求我们必须重视微观病理，也要求我们研究方药向微细结构层次努力。下面讨论其病理性质及病理表现。

（6）病理性质：腠理的功能特性既然是畅和调达，因而其病理特征便是郁闭不和。具体的病理特点主要有以下四种：①易虚：由于素体虚弱，气血不足或耗损太过，气血渗灌减少,元真不足,元真通会乏力,导致腠理空虚,则外邪易侵,内邪易滞(或痰或湿或瘀等),此时的病理变化为虚中夹实之证。②易实:腠理为通会元真、气血所注,各种原因可以导致元真不畅,气血注而不行。或毒从外侵可致腠解理乱、腠肿理胀、腠瘀理解、腠溶理黏、腠变理改等,使血气填塞,元真失和,气血滞阻,形成实证。③易滞:腠理本属腔隙,贵于开合自如,通行不已。虚者易虚,实者易实,故其易滞,或为虚滞或为实滞。虚滞者主要是虚气留滞、虚血留瘀;实滞者,主要是实邪阻滞,有碍渗灌通行。④易变:指正常结构的改变。是由于多种原因导致腠理的腔隙空间结构发生失常,或为缩窄,或为凹凸乖戾等,从而引起元真通会的方式改变,气血渗灌速度、方式的变化等,继之引起血液不循常道,津血渗灌不足或过灌注,元气通会乖戾,导致或虚或实或瘀等复杂的病症。

（7）病理变化:周小平将腠理的病理变化总结为以下八种,可谓要言不烦:①腠疏理松:是致病因素致腠理疏松,元真通会失和,气血妄注的病理变化。②腠肿理胀:指水液、痰饮、湿热、瘀血等滞于腠理出现的病理变化。③腠解理乱:指腠理结构因病邪而破坏、分解紊乱的病理变化。经过治疗,可以恢复其正常的结构功能。④腠瘀理解:腠理因瘀滞而致正常结构分解破坏,虽经药物治疗很难恢复正常的病理变化。⑤腠溶理黏:腠理因致病因素的作用致正常结构破坏、溶解、黏连而形成的病理变化。⑥腠变理改:因致病因素的作用而致腠理的正常结构改变,其纹理可能清晰,但元真通会、气血走注有异的病理变化。⑦腠缩理萎:指腠理萎缩的病理变化,或耗损元真太过,气血失注或毒邪损坏腠理等。⑧腠活理成:损伤的腠理因元真的通会、气血的再注,恢复至正常的畅和调达特征的病理变化。

概括上述认识,可以认为,腠理的名称虽多,意义有博狭之别,但其共同的认识是:腠为空隙或腔隙,理为纹理。合而为一即是组织间隙或腔隙。这种间隙是限于组织水平的,并非细胞间隙或细胞内部的细胞器及其他微细结构和间隙。基于此,显然,腠理与《内经》所言的作为汗孔的玄府和刘河间所言的、结构至微至小的"无物不有,人之脏腑、皮毛、肌肉、筋膜、骨髓、爪牙,至于世之万物,尽皆有之"(《素问玄机原病式·二、六气为病》)的玄府是有不同内涵的。

总之,腠理是津液流行和气机运行之腔道,其中广布络脉,而为血液所灌注,是气血灌注渗泄之所。如此,对腠理概念的理解,应把握以下关键:腠理在结构上是腔隙;结构载体是结缔组织;部位于远心端;功能上主于通会元真、气血渗灌和津液渗泄。

8. 玄府的历史演变轨迹与述评　在古代医学文献中,玄府作为一个概念,有广义与狭义之分。广义的玄府乃指刘河间所提出的玄府。在此以前的历代医学典籍中所记载的玄府,皆是沿用了《内经》所言的狭义之玄府,即现代众所周知的汗毛孔,且此狭义之玄府又与气门、鬼门、汗孔、汗空、毫窍、元府、细络、腠理、焦理等诸多名词混淆。为深入解读玄府的概念,系统诠释其内涵与理论和实践意义,有必要对玄府的历史演变轨迹作一勾勒。

（1）玄府释义:"玄",《说文》解释为:"玄,幽远也。黑而有赤色者为玄,象幽而入覆之也。"主要意思有五:①赤黑色。《说文·玄部》:"玄,黑而有赤色者为玄。"②深之意。即《说文·玄部》"玄,幽远也。"③远之意。如《广雅》谓:"玄,远也。"④神妙、深奥之意。如《玉篇·玄部》说:"玄,妙也。"《老子》第一章亦云:"玄之又玄,众妙之门。"⑤透彻,通达之意。如《淮南子·精神》谓:"使耳目精明玄达而无诱慕……则望于往事之前,而视于来事之后,犹未足为也。"

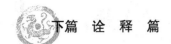

"府",其意有三：①藏之意。如《说文》曰："府,文书藏也。"《玉篇·广部》亦曰："府,藏货也。"②聚集之意。如《玉篇·广部》曰："府,聚也。"③腑脏之意。如《说文解字注笺·广部》说："府,人身亦有出纳藏聚,故谓之五府六藏,俗别作腑脏。"

总上,"玄府"一词意谓在结构上幽远深奥难见、至微至小,其内聚集、流通气液,渗灌血气,运转神机,功能上主于开阖通达畅利,作用至为玄妙的一种遍布机体各处的微观孔隙结构。

（2）狭义玄府说：古人对玄府的记载颇多,对其认识也有分歧。从狭义的汗孔到广义的玄微之府,内涵和外延都发生了很大的变化。回顾这些认识,有助于加深对玄府的理解。

玄府一词首见于《素问·水热穴论》,指出玄府即汗空,其内涵比较集约而清晰。云："所谓玄府者,汗空也。"《类经·三十八、肾主水水俞五十七穴》继承《内经》的观点,解释了汗水色玄,出乎玄微,是谓玄府名称的由来。谓："所谓玄府者,汗空也。（汗属水,水色玄,汗之所居,故曰玄府。从孔而出,故曰汗空。然汗由气化,出乎玄微,是亦玄府之义。空,孔同。）"《素问识·水热穴论篇第六十一》也宗《内经》玄府之意,进一步解释了玄府名称的由来。语："玄府者汗空也。马云：汗空虽细微,最为玄远,故曰玄。张云：汗属水,水色玄,汗之所居,故曰玄府。从孔而出,故曰汗空。然汗由气化,出乎玄微,是亦玄府之义。"

《黄帝内经太素·温暑病》认为玄府就是腠理。谓："所谓玄府者,汗空。……汗之空名玄府者,谓腠理也。平按：《素问》《甲乙》病者当与汗作暑当与汗。《甲乙》汗空作汗孔也。"《杂病源流犀烛·筋骨皮肉毛发病源流》也将腠理谓之玄府,并就其名称之内涵作了解释。谓："皮之外,又有薄皮曰肤,俗谓之枯皮。经言皮肤亦曰腠理,津液渗泄之所曰腠,文理缝会之中曰理,腠理亦曰玄府。玄府者,汗孔也。汗液色玄,从空而出,以汗聚于里,故谓之玄府。府,聚也。"而《素问识·经脉别论篇第二十一》不同意词观点,谓："玄府,腠理也,大误。玄府,汗空也。与腠理自异。"

《素问灵枢类纂约注·病机第三》认为玄府就是气门。谓："故阳气者,一日而主外。平旦人气生,日中而阳气隆,日西而阳气已虚,气门乃闭（气门,谓玄府,即汗孔）。"《医经原旨》宗气门玄府说,强调了玄府在气的运行中的作用。说："气门,玄府也,所以通行营卫之气,故曰'气门'。"以气门等为玄府的认识,《素问经节注解·生气通天论》对此持相反的意见。认为："以气门为玄府,误矣。"

（3）广义玄府论：刘河间基于《内经》认识的基础上,将玄府的意义不断延伸,以独特的视角,精练的语言,提出了一个全新的集合着结构、功能与信息的概念,赋予玄府更加广阔深邃的内涵。如《素问玄机原病式·二、六气为病》指出："然皮肤之汗孔者,谓泄气液之孔窍也,一名气门,谓泄气之门也。一名腠理者,谓气液出行之腠道纹理也；一名鬼神门者,谓幽冥之门也；一名玄府者,谓玄微府也。然玄府者,无物不有,人之脏腑、皮毛、肌肉、筋膜、骨髓、爪牙,至于世之万物,尽皆有之,乃气出入升降之道路门户也。"归纳刘河间的论述,王明杰分析玄府有以下三种特性：其一,分布广泛性：不仅遍布人体内外各处,而且存在于世界万物（指生物）中；其二,结构微细性：所谓"玄微府",即言其形态之玄冥幽微,殆非肉眼所能窥见；其三,功能上的贵开忌阖性：玄府作为气液血脉、营卫精神升降出入的通道,赖玄府的通利才能得以维持营卫的流行、气血的灌注、津液的布散和神机的运转,因而玄府以通为顺,闭阖为逆。进深分析,对广义玄府之由来,可以得出如下猜想：

1）广义的玄府是在气门、鬼门、汗孔、汗空等具有"孔"、"门"结构的名词中升华出的一个概念,因而其在结构上还应具有"孔"或"门"属性。也就是说,刘河间是从肉眼能看到(相对而言)的汗孔等居于皮肤之表的大"门"结构中,推测出体内乃至全身各处一定存有更加细小且肉眼难及的众多小门结构,这种结构与汗孔结构类似,功能上与汗孔的发泄阳气和汗液相应,是流通气津液的玄微之门。

2)广义之玄府也是在腠理作为腔隙结构而演变出来的一个概念,因而尚应具有结构的腔隙性。正是这种腔隙,才为流通气液和血气灌注提供了一个最基本的平台。同时,玄府的这种孔门属性与腔隙属性是协调统一的,相辅相成的。孔门开,则腔隙通利;孔门阖,则腔隙不通。不过,从微观角度来说,孔门和腔隙是难以区分的,孔门必是腔隙的孔门,因此,玄府可能就是广布于机体各处的小腔隙、小孔道或小腔道。

3)功能的复杂性,河间所言玄府的功能,支持着"气液、血脉、营卫、精神"的运转流通,文字言简意赅,可谓功能之大全。它不仅囊括了气门、鬼门、汗孔、腠理等相应的功能,而且可以说概括了中医学对机体生理功能的全部论述,真所谓玄府至小,作用至大,功能至全。

（4）玄府概念述评:由博返约,不难发现,《内经》提出玄府以降,对其内涵认识大致有以下分歧:首先是广义与狭义之分。谓玄府就是气门、鬼门,或细络、腠理者等,皆指狭义的玄府,而刘河间所论玄府,实乃广义上的玄府。在狭义上的玄府认识中,其分歧的焦点是:一是玄府就是气门、鬼门,强调了玄府在气机运行和发泄中的作用;二是玄府就是汗孔,强调了玄府在汗液代谢中的作用;三是玄府就是腠理,强调了玄府作为气津运行中的作用。但细思斟酌,玄府与腠理在功能上虽是一致的,但其结构层次似有宏观与微观之异。腠理作为腔隙,目前倾向于组织间隙,属于相对宏观层次范畴,而玄府之结构间隙,乃至微至小的微观层次范畴。从结构成分来讲,腠理以腔隙属性为主,在流通气液上,如河之流。在生理上,有致密和疏松两种状态,总以通利为顺;在病理上,有疏松太过和致密有余之别。而玄府则兼有孔门开阖和腔隙通利两种属性,在流通气液上,如溪之渗。在开阖功能中,生理上以开为顺,以阖为逆;通利功能中,以通为顺,以闭为逆;四是玄府就是细络,强调了玄府在津血渗灌中的作用,血液微循环的最终效应,就是津血渗灌,气液流通,以实现能量支持、新陈代谢,从这个意义上说,玄府可能也是最微小的血液微循环系统,或说是血液微循环系统的终端。随着对络脉作为血液微循环系统认识的深化,建议应将玄府、细络、络脉、经脉等联系起来,建立一个整体的循环概念,促进对循环认识的飞跃。尚有认为玄府就是毫窍,而毫窍与汗孔之意同,玄府就是元府,而元府的意义也多种,可能元府之"元"字,为玄府之"玄"的误写之故。有鉴于此,建议对玄府的认识,应从广义上把握其内涵,舍弃狭义玄府之称谓,将狭义的玄府可以汗孔或汗空作为规范名称,以利于教学和科研交流之需。

总之,我们认为,玄府从概念上讲,从狭义的汗毛孔、腠理、气门、鬼门等,到广义的玄微之府,在认识上是一个飞跃。这种飞跃,使玄府的结构不仅局限于外在的孔窍或腔隙,并赋予相应的功能,而可能是整合或集约着上述种种功能,且在层次结构上不断延伸递进,使玄府成为一个遍布机体各处的最基本的玄微结构。这种最微小的结构,就其间隙来讲,遍布机体的无数之间隙融合会通,纵横交错于脏腑组织内外,贯通上下表里,无所不通,无所不达,为气血津液的流通和神机的运转提供了最基本的支持。

对这种玄微之府的认识,结合中医传统脏腑学说,将有助于加深对脏象学说之脏象一统、体用如一理论的理解和把握。也就是说,玄府的概念,从内涵上有狭义与广义之分,狭义的玄府指汗孔,以发泄气汗为主要的生理功能;广义的玄府则是遍布机体各处,无所不有的一种至微至小的组织结构,在功能上主要是与流通气(津)液、渗灌气血和运转神机有关。尤其是在流通气(津)液功能上,遍布机体各处的玄府,可能和腠理、三焦而构成津液循环系统,与机体的络脉构成血液微循环系统,玄府可能就是机体的水液或津液微循环系统与血液微循环系统的联系枢纽,联系的使者就是气,因为无论是津液循环系统还是血液循环系统,正常的流通循环,均依靠气的推动作用,而玄府作为"气出入升降之道路门户",为实现气行血运和气行津运,提供了一个最基本的结构支持。正是气行玄府,不断升降出入于津液循环系统和血液循环系统,才不断实现气血渗灌,气液流通,化生津液,滋润无穷,神机运转,生机无限。对以上认识的理解,将有助于把握中医发生学与治疗学,从而指导实践,服务于临床。

二、概念诠释

1. 玄府—孔隙—道论 "阴阳者,天地之道也,万物之纲纪,变化之父母,生杀之本始,神明之府也"(《素问·阴阳应象大论》)。文中之"道"历来都作"规律"解,实际上,此道不仅是指事物发展变化的规律,也包括道路、腔道之义。老子《道德经》云:"道生一,一生二,二生三,三生万物……三又为数名,指天地之道。道,一指混沌的太极,一指所行之道。"从"道路"或"腔道"来理解道的释义,诠释中医学一些基本概念,有助于以崭新的视角,加深对中医理论的理解,从深层次上把握其应有的内涵,更好地指导临床。

(1)天人相应,天道与人道相通:天地有三阴三阳、六气和五行的变化,人体也有三阴三阳、六气和五脏之气的运动,这是不争的事实。自然界季节的气行有序,升降往复有期,自然而然地影响机体的功能活动。机体通过自身调节,依照生命活动的需要完成与自然界相通的物质交换的适应,即"天人合一",息息相通,从而使内外环境归于一体。以往忽视的问题是,天地气行必有道,此道是什么? 这是一个十分复杂的问题,也许随着气象学、地质学等多学科研究的深入,对天地气行之道终究会揭开其神秘的面纱。不过,按照天人相应的观点,人之气行也必有道,人之道必通于天道,也就是说,人作为天地阴阳二气相合的产物,天有天道,地有地道,人也必然有人道,天道与人道是相通的。

(2)人之道的内涵:道在这里作为一种解剖结构,作为道路解,显然指"腔道"或"孔道"。"腔道"似有纵长之义;"孔道"似有横短之涵。无论是纵长还是横短,从微观层面上说,是不便区分的。亦即"腔道"或"孔道"在这里的概念内涵是相同的。因此,将道暂作"腔道"解,泛指气血津液神运行之道路。

如何理解人之道,其内涵是什么? 这是令人深思的问题。人的机体既然是由脏腑组织器官和气血津液等组成的,人之道也就必然反映在脏腑组织器官和支持于气血津液神的运行上。脏有脏道,腑有腑道,五体、五官皆有道。五脏藏精气而不泻,所藏之精气从何而来,当是从脏道中来;六腑传化物而不藏,所传之物从何而传,当是从腑道而传。五官为脏腑之所主,脏腑的阴阳之气达于五官,必然也要凭借各种道路;五体为五脏之所主,五体的充养和功能的维持,有赖于脏腑之所化生的精气血津液,通过相应的道路来实现充养。经络作为运行气血的通道,必然在结构上表现为道路的形式;血脉作为运行血液的结构,更是必然的道路。如此,可以说,躯壳之内,大大小小的"道"遍布其中,以支持气机的运行、血脉的流通、津液的流布和神机的运转。没有道路,气血津液的运行和输布便不能维持,机体的功能活动也就停止了。

无论是脏道、腑道抑或五体之道,此"道"中所行的无非是作为正常生理代谢产物的气、血、精、津、液、神和各种代谢废物而已。作为气、血、精、津、液、神的运行流通之道,可以说认识是比较明晰的,大凡气行于经、气行于络、气行于脉;血行于经、血行于络、血行于脉;津液流通于三焦、腠理等间隙;精藏于脏,最终还是由气、血、津液等化生而运行于所行之处和行入所藏之所,此等皆可谓人之道。

(3)人之道的分类:上述所言的脏道、腑道抑或五体之道,仅仅是道的宏观称谓或道依存的部位而已。实际上,就道本身而言,体内当别有"水道"以行津,"血道"以行血,"气道"以行气,"神道"以运转神机等。基于目前的认识,大凡三焦、腠理是谓水道,血脉、经络是谓血道,同时无论水道抑或血道,兼作气道,而神道尚无从定论。从道的大小层次来说,大抵三焦、腠理、血脉经络之主干部分属于大道,络脉属于小道,而最小的道,当属于刘河间之玄府。

机体内的道,并不是彼此孤立的,而是彼此连贯,接壤相通的。即气道、水道、血道和神道都是序贯连通的。既然是相通的,就应当有连接的部位或结构。而且这种结构也应当是具有通利功能的、表现为管腔或孔隙属性的。更主要的是,从功能上讲,既然是各道的连属结构,尚应当兼有或集约诸道的功能作用。也就是说,机体内的气道、水道、血道和神道的连属结构,应当兼有"运水以行津"、"行血以通脉"、"行气以气化"和"传递以运转神机"诸功能。对比一下,符合上述条件的,也只有玄府。

(4)玄府—孔隙—道论:"玄府"首见于《内经》,是指汗孔而言。金代刘河间借用"玄府"旧名,于800多年前,以前所未有的想象,创造性地提出了一个全新的组织结构概念,是中医学对人体组织结构认识上的一次深化。其谓:"然皮肤之汗孔者,谓泄气液之孔窍也……一名鬼神门者,谓幽冥之门也。一名玄府者,谓玄微府也。然玄府者,无物不有,人之脏腑、皮毛、肌肉、筋膜、骨髓、爪牙,至于世之万物,尽皆有之,乃气出入升降之道路门户也。"(《素问玄机原病式·二、六气为病》)这种作为玄微之府的至微结构,在功能上的一个显著特点是贵于"开阖通利",时时刻刻支持着"气液、血脉、营卫、精神"的运转流通。否则,一有郁滞,百病由生。所谓:"夫血随气运,气血宣行,则其中神自清利,而应机能为用矣。""人之眼目耳鼻身意,神识能为用者,皆由升降出入之通利也,有所闭塞者,不能为用也"(《素问玄机原病式·二、六气为病》)。进深分析玄府的结构和功能特点,可以看出,玄府在结构上的"孔"、"缝隙"属性,以及功能上的流通气液属性,无不体现了"孔隙—道—道路"的内涵实质。

实际上,中医学中许多概念涵盖着"道"的思想。如经络、血脉、气街、气门、汗孔、腠理等。正是这些"道",才为机体的整体划一、气血相通,提供了可能。

前文已及,道有大小之分,由经到络,表现为道由大到小的移变;脉有干支之分,由干到支,表现为道由大到小的分化。至于大道、小道与玄府的关系,应当有二:一者是移变关系,即无论是大道、小道,最后都要移行为或移变为最小的道——玄府,反之,各部位的无数的玄府之道,也要走支归干,逐级移变。所谓"百川之源千万溪,众川集汇归大海",正是此意。二者是涵存关系,机体中所有的大道、小道,都存有密密麻麻的玄府。可以说,

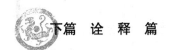

玄府是广泛存在于上述诸道上的最为细小的孔道或腔道,是气、血、精、津、液、神乃至各种代谢废物出入运行的最基本通道。

所要强调的是,上述气、血、津液等运行于经、络、脉等道中,其运行的终极目的是支持功能活动。作为经、络、脉等人之道,其终极道路或至微之道是什么?基于目前的中医学理论,这是尚不得而知的问题。此所言终极之道,其内涵是指运行不已的气血津液,得以发挥生理作用,产生功能活动的至微之空间结构——道,是作为具有物质属性的气、血、津液得以转化为功能活动或支持功能活动的基本场所或平台。也就是说,作为机体来讲,一定有遍布机体各处的至微之道,这种道既然遍布各处,必须是至微至小,就目前对机体所有认识的结构来讲,孰能满足此条件,当只有玄微之府——广义玄府。如此,可以说,从解剖结构来讲,广义的玄府乃是机体内最基本的、最微小的腔道,最微小的孔隙,是物质(气、血、津液)转化为功能的最基本平台,是物质与功能的枢纽。正是有了这样的枢纽或腔道,才衍生出千变万化的生理功能活动。

总之,三焦、食道、胃肠、膀胱乃至经络、腠理、血脉等,一方面,其终极的孔道或腔道是玄府;另一方面,其本身密布玄府。正因为玄府的终极性和广布性,作为迄今认识的至微之道,才可使之集约着上述各种"道"的种种功能于一体,既能流通气(津)液,尚能渗灌气血,运转神机,表现为玄奥复杂的一种腔道结构,因而玄府可以说是玄妙之府、玄奥之府、玄道之府。

(5)玄府与经络血脉等在沟通气血津液神方面的作用区别:上已述及,玄府是广泛存在于机体的一种至微至小的腔道,是气、血、精、津、液、神乃至各种代谢废物出入运行的最基本通道。在实现上述功能时,与通常所言的经络血脉等在运行气血津液等方面既有区别,又有联系。首先,前者是后者的前提,没有玄府作为最基本腔道的靶向联系或终极流通,血脉经络的气血运行等,也就失去了目的和意义。其次,没有玄府的流通渗灌,作为血脉经络的干支运行,也就无源以运,即无血以运,无气以行,无神机以运转,当然也无从养营可谈。也就是说,血脉经络的气血等,来源于玄府,最后又通过玄府而发挥作用。在实现运行流通气血津液神诸功能方面,玄府与血脉、经络之间的联系大抵是这样的:前者属于微观层面,后者属于相对宏观层面;前者属于网点式的流通滋渗,主于渗灌,后者属于干、支的流通运行,主于运送。在实现体内广泛联系的同时,也凭借此与外界相应,是天人相应,天道与人道相通的直接载体。

(6)玄府—孔隙—道论的意义:这里重点讨论对中医治疗方法的指导意义。中医治疗方法虽然很多,有内外之分,针药之别,但仔细分析,不难发现,其基本要义是以"通"为用。八法中前三种治疗方法是"汗"、"吐"、"下"三法,自古就倍受重视,今人治疗疾病多重视"通"法。此外,诸如行气、活血、消导、行水、开窍、散结等,上述种种治疗方法,无不暗示或包含着"通"的含义。"用针通其外,由外及内,以和气血,用药通其里,由内及外,以和气血,其理一而已矣。"就外治而言,针灸、按摩、熏洗等,均在于疏利经络玄府,流通气血为要。

为何重视"通"法,从生理上讲,盖因为中医学认为,人体的生命活动在于气机的运动、血液的运行、津液的流通和神机的运转,而"运动"的核心在于"流通"或"通畅"。从病理上讲,盖"不通"是中医学的重要病机观,什么不通?虽然有气不通而郁、血不通而瘀、津液不通而淤、神机不通而滞等,但实质上皆是道路不通、腔道不通。正因为"道"不通,治疗上方可采取通的方法进行治疗。言道不通,既有大道不通,也有小道不通,但最终的道不通是玄府不通。因而,开通玄府,恢复玄府的功能,当是中医最重要的基本治疗原则之一。

2. 玄府生理功能诠释

(1)玄府是结构、功能、能量与信息的整合:玄府作为广泛存在于脏腑组织器官上的最为细小的腔道,实际上也可称为腔隙。这种腔隙通路,按刘河间所论,担负着多种功能,呈现功能的多维性。首先,玄府是气机升降出入之道路门户。气的升降出入于玄府,即气的运动离不开玄府。没有玄府,将气运不能,机体的功能不存,生命不在。其次,玄府是流通气液的基本道路。津液的出行流畅于玄府。意谓玄府是津液运行的天然腔隙,通过此腔隙,血液可渗灌津液于玄府,津液亦可渗灌阴津于血脉,以滋血源。没有玄府所提供的腔隙通路,津液的运行流畅将无以所,机体的生命活动也就无以存。从这个意义上讲,玄府就是人体的津液之海,人体的五脏六腑等浸润其中,从中汲取必要的营养,排出无益的代谢废物,是机体代谢不可或缺的理想场所。脏腑失之玄府,譬如鱼儿无水,血脉离开玄府,譬如管儿无端。再次,玄府乃神机出入之所。神有广义与狭义之分。无论广义与狭义之神,均通过玄府而显现出来。"出入废,则神机化灭;升降息,则气立孤危。故非出入则无以生、长、化、收、藏。是以升降出入,无器不有"(《素问·六微旨大论篇第六十八》)。"人之眼、耳、鼻、舌、身、意、神识,能为用者,皆由升降出入之通利也"(《素问玄机原病式·二、六气为病》)。昭示学者,神虽然是无形的,但是可察觉的。神的支持者是气,但有气不一定有神,譬如有车不一定能行驶一样,有了车和路,才能见到行驶的车。有了气,未有气的气机运动的平台,就不能成为气化生机的生命——神。

从以上可以看出,玄府的内涵是丰富的,具有以下特性,即结构的至微性、存在的普遍性和功用的多维性。就结构来讲,是气、津液和神机出入升降的场所——腔隙结构;就功能来讲,是气、津液和神机升降出入的运动;就信息来讲,是气、津液和神机升降出入的过程流;就能量来讲,是气、津液和神机升降出入所显示的能量集合。气是维持人体生命活动的最基本的物质,具有物质特性、能量特性和信息特性;津液是人体正常水液的总称,具有物质特性;神依赖于气产生的生命活动包括精神活动,具有能量特性和信息特性。基于此,可以得出这样一个描述,玄府是机体最微小的腔隙结构,是机体内最基本结构、能量、信息单元联系的整合。具体来讲:①玄府的结构特性:玄府是最微小的腔隙结构,这种腔隙结构,存在于脏腑、五体、血脉、官窍等中,是脏腑、五体、血脉、官窍等功能活动赖以维持的必要条件,是以上组织或器官自身联系或与其他组织器官联系的最基本通道。从古人的论述来看是不难理解的。这样的结构,遍布于体内各脏腑组织,换句话说,玄府是组成脏腑组织最微小的腔隙结构。正是因为这样的腔隙结构,才为气、津的流畅和神机的出入,提供了一个结构保障。就结构来讲,玄府的结构与五脏六腑的结构是分不开的,所不同的是,玄府是赖以脏腑组织的结构而形成的天然腔隙,犹如大地之溪窍,高山之隧道。人体从外到内,从脏腑到官窍的结构中,悉含有玄府这样的结构,但玄府并不是它们的唯一结构。②玄府的能量特性:玄府内尽是气机的运动,表现为气机的运动过程——即气机流或称为"气流",以及津液的流动,表现为津液的流动过程——津液流,为机体提供着能量,而维系着机体的功能活动,显示出其具有的能量特性。没有玄府的"气机流"和"津液流",各脏腑官窍的功能活动将无以维持。③玄府的信息特性:玄府内的气机流和津液流,

薪火传承——永炎篇 2

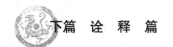

在为机体提供能量的同时,也将一处的信息传递于他处,呈现出信息特性。正是因为玄府具有结构、能量和信息特性,因而才成为神机出入之所,支持着玄奥神奇的生命活动。

(2)关于玄府为气之升降出入道路门户:玄府从狭义之汗孔到广义的玄微之府,不仅是结构从相对宏观到绝对微观的变化,更主要的是功能发生了巨大变化。从刘河间论述的玄府原文来看,玄府的生理功能是多方面的。首要的最基本的功能是"流通气液"。除此之外,以病测用,"悉由热气怫郁,玄府闭密而致气液、血脉、荣卫、精神不能升降出入故也"(《素问玄机原病式·二、六气为病》),说明玄府尚与血脉的流通渗灌和神机的运转有关。为何强调玄府的流通气液功能?因为广义玄府作为玄微之府结构的猜想,是基于发泄气液的汗孔、流通气液的腠理而诞生的。按有外窍必有内窍的理论,外窍可察,内窍难见,可以外窍推测内窍之功用。外有气汗发泄,内亦应有气液流通。如此,以外揣内,以大知小,天人相应,内外相类,构成了中医学理论的基本特色。也就是说,玄府的存在或玄府之结构,是与外窍的存在相应的。外窍与内窍在开阖方面是一致的。故可以外窍的开阖司发泄气液之功推测内窍的开阖司流通气液之用。虽然玄府的开阖对血液的最终渗灌甚为重要,但渗灌的目的,仍是通过流通气液以发挥功用。所谓"流通气液",是指玄府对于气机的运动和津液的运行起着十分重要的作用。分而言之,首先讨论对于气机运行中的作用。

玄府维系气的升降出入,是气运动的天然场所。众所周知,气是构成人体和维持人体生命活动的最基本物质,且处于不断运动之中。气流行于全身各脏腑组织器官,无处不有,时刻推动和激发着人体的各种生理活动。气的运动一旦停止,人的生命活动也就将终止了。既然气时刻都在运动之中,其运动的平台是什么?当即是玄府。玄府提供了这样一个基础,一个平台,玄府之腔隙结构曲直纵横,上下内外,彼此相通,才得以使气升降出入,无处不到,维系着气的推动、温煦、防御、固摄、气化和营养作用等。换句话说,气的五大作用,是通过玄府来实现的。所谓英雄有用武之地,气唯有玄府方能显神通。

1)气一元论:

①气一元论是中医学立论之基:气是中国古代哲学范畴系统中一个最重要的、最基本的一个范畴,是中华民族独有的普遍的范畴。气一元论,又称元气论,认为气是天地万物统一的基础,是世界的本原。按照气—阴阳—五行的逻辑系统,揭示了世界万物包括生命的本质,阐明了自然界物质运动平衡的规律。此即《河洛原理》所谓:"太极一气产阴阳,阴阳化合生五行,五行既萌,遂生万物。"中国古代哲学的气一元论应用于中医学领域,成为中医学认识世界和生命运动的世界观和方法论。与医学科学相结合,形成了中医学的气一元论。故《庄子·知北游》曰:"人之生,气之聚也。聚则为生,散则为死……故万物一也。"气一元论思想被引入医学领域后,认为气是构成人体和维持人体生命活动的,活力很强、运动不息、极其细微的物质,具有物质与功能的二重性,是生命物质与生理机能的统一。

气的哲学含义正在由博返约。气是中国古代哲学标示物质存在的基本范畴,是运动着的、至精至微的物质实体,是构成宇宙万物的最基本元素,是世界的本原,是标示着占有空间、能运动着的客观实在。这种客观实在,从云气、水气到量子、场,无不涵盖其中。可谓"至大无外"、"至小无内"。随着社会的发展、科学的进步和西学东进,气范畴的发展正在淡化古代色彩和传统认识,而趋近于近现代科学的说明与规定,从虚无缥缈中走向客观实在,视气为光、电、质点、原子、量子、场等。因此,淡化其抽象性而走向具体,限局其普遍性而走向个别,是一种发展趋势。昭示着气是涵盖质量与能量的二重性。

②气作为物质的运动,构成了机体的功能活动,是物质与功能、信息与能量的统一。气的运动状态由混沌到有序,构成了生机勃勃的生命活动。气的根本属性是运动。地球乃至宇宙的形成,标志气的运动正由混沌走向有序。从系统论的观点来讲,人是由气组成的高度有序化的巨系统,人之气的规律和谐运动,才构成了阴平阳秘的复杂而有序的生命活动。气分阴阳,阴阳相错,而变而生。阴阳相错,或称阴阳交错、阴阳交感,是气运动变化的根本原因。也就是说,阴阳的对立统一运动是气运动变化的根源。故曰:"阴阳者,天地之道也,万物之纲纪,变化之父母,生杀之本始"(《素问·阴阳应象大论》)。气的阴阳对立统一运动,《内经》以"升降出入"四字概括之,曰:"出入废,则神机化灭;升降息,则气立孤危。故非出入,则无以生、长、壮、老、已;非升降,则无以生、长、化、收、藏。是以升降出入,无器不有"(《素问·六微旨大论》)。因此,医者谈气,容易想到"功能"之属性,忽视了物质属性、信息属性和能量属性。譬如Na^+,在自然界是一种实实在在的物质,而在活的机体内,则表现为物质和功能、信息与能量的有机统一。因此,气的运动功能,是机体各种功能活动的总称,表现为气的升降出入的运动,是物质与功能、信息与能量的高度整合。

2)玄府为气升降出入之道路门户,是物质与功能、信息与能量整合的基本结构:

①气表现为物质的运动必然有相应的结构支持:承认气的物质属性和运动属性,就必然探讨其运动道路或轨迹。古往今来,就气运行道路的认识,有着大量的论述。可以说,对气运动道路的认识,由于历史的局限性,本来就是模糊的或疏忽的。《内经》就气的运动做过形象而粗放的描述。如"气之升降,天地之更用也……升已而降,降者谓天;降已而升,升者谓地。天气下降,气流于地;地气上升,气腾于天。故高下相召,升降相因,而变作矣"(《素问·六微旨大论》)。尔后虽然不少医家对气的运动做过论述,诸如沿三焦、经络等,但也仅是宏观性的描述,对具体运动道路的认识,仍模糊着。随着对气的升降出入运动规律属性的认识,作为气运动的结构支持的探讨,逐渐引起医学家的重视。使探讨有序之气的运动道路正由粗放趋向细致。刘河间在总结了肉眼可及的汗孔作为发泄气、汗的孔窍之后,推测机体内各处一定有类似汗毛孔这样的一种结构,以支持气机的发泄和流通。为此提出了沿用玄府之旧名称,赋予其崭新的内涵——广义玄府论,认为正是遍布机体的玄府,才为气的运动提供了一个最基本的运动平台或运行通道。气运行于玄府之中,凭借玄府升降出入,形成了气的生生不息的气机流,显示出生命系统的各种功能活动。这种认识有其非常积极的意义。

②玄府是气运行的基本道路:中医学所说的气,并非是无水之鱼,无林之木,而是在玄府内运行不息。以往认识气的运动及其运动途径或运行道路,往往归结于宏观层次的三焦、腠理或经络等。如《推拿抉微·五脏各有所司》云:"人之皮肤,具有隙孔,俗称毛孔,非若铜铁之坚实平板,不透空气者也。吾人如以显微镜检察人之周身,则见吾人一呼气,而毛孔亦一开而呼气;吾人一吸气,而毛空亦一闭而吸气……至其所谓司腠理,是其未识腠理为肥肉内瘦肉外之白膜,与内部三焦之油膜相连系而为少阳所司也。盖少阳系自肾系生板油,网油膜油,以上生胸间之膈膜,肝之膜油。心之包络,与周身之腠理,无不相连属者也。虽少阳有手足之分,而其为上下内外之油膜则一。"说明三焦和腠理皆为体内之

油膜,三焦为脏系之油膜,腠理为五体系之油膜,皆为宏观层次上的概念。《读医随笔·升降出入论》也指出:"人身肌肉筋骨,各有横直腠理,为气所出入升降之道。升降者,里气与里气相回旋之道也;出入者,里气与外气相交接之道也。里气者,身气也;外气者,空气也。鼻息一呼,而周身八万四千毛孔,皆为之一张;一吸,而周身八万四千毛孔,皆为之一翕。出入如此,升降亦然,无一瞬或停者也。"以上两段原文皆指出体内气机的运动或发泄皆以三焦、腠理为基本运行道路。而对微观层次的认识,始终未引起重视。况且对三焦、腠理的认识,自古以来就在争论中,尤其是三焦,到底为何物,至今未有定论。因此,使气机的运行道路,总未揭开其神秘的面纱。似乎体内之气,仅凭主观想象去把握其运行或运行的道路。玄府概念的提出,为认识气的运行,增强了不少感性认识。可以这样说,偌大的机体,气寓其中,行其内,从宏观道路上说,是三焦或腠理等,若从微观结构上说,是玄府,正是由玄府这样的至微至小的孔隙结构,孔隙彼此相连,自成系统,才成为气运、气化的道路和场所。如此,气不再是混沌散漫而无约束,而是在玄府所提供的结构中,有规律的运行着。玄府的结构特点之一是孔门性质而有开阖之用;之二是腔隙性质而行通利之功。孔门属性决定了一处之气有余,必然为之开放,而具有泄气之能,正如汗孔能发泄阳气类同。腔隙属性,决定了其支持气的运行不已,通利持续。例如,一般认为,元气发于肾间(命门),通过三焦,沿经络系统和腠理间隙循行全身,内而五脏六腑,外而肌肤腠理,无处不到,以作用于机体各部分。仔细推敲这样的循行途径,元气到达脏腑后,其在脏腑内部是如何循行的,查阅医学典籍,没有满意的记载。再如,宗气的分布与循行,多认为是宗气积聚胸中,灌注心肺之脉。其向上出于肺,循喉咙而走息道,经肺的作用而布散于胸中上气海。令人深思的是,宗气积聚胸中,无疑是积聚于肺脏为主。如此,积聚循行于肺脏的具体什么部位?利用玄府理论,回答这样的问题是显而易见的。盖元气到达脏腑后,直接循行于相应脏腑的玄府,通过分布广泛的玄府而作用于相应脏腑之具体靶标,使脏腑成为各有其功能,各司其责的器官。宗气亦是如此,宗气生成于肺后,直接分布循行于肺内的玄微之府,随之灌注心肺之脉,之后向他处布散。

气行玄府而形成了广泛的气机流,使玄府成为结构与功能、能量与信息的集合。

玄府作为遍布机体的玄微结构,气运行其中,为全面认识气的各种功能活动,提供了可能。气,是构成人体和维持人体生命活动最基本物质,对于人体具有十分重要的作用。故曰:"气者,人之根本也"(《难经·八难》)。"人之生死,全赖乎气。气聚则生,气壮则康,气衰则弱,气散则死"(《医权初编》)。气行玄府,升降出入,运行不息,为机体的生命活动提供了无穷的动力,使玄府表现为能量属性。同时气行玄府,升降出入,将一处的信息传递他处,而使玄府又表现为信息特性。气的生理功能主要有:推动作用、温煦作用、防御作用、固摄作用、营养作用和气化作用。以气的温煦作用为例,气的温煦作用主要表现为"通体之温"、"少火生气"作用等。大凡气循行分布于相应靶器官的玄府后,通过玄府的开阖通利作用,来传递和调节局部的体温和维持相应的功能活动。当一处的"体温"稍有降低时,相应的玄府开阖通利状态趋于减缓,以避免阳气发泄而维持相应的"温度",同时他处的玄府开阖状态上升,以利于他处的阳气传入而发挥温煦作用。气的防御作用是指气护卫肌肤、抗御外邪的作用,也就是"正气存内,邪不可干"(《素问·刺法论》)之作用。这种作用具体表现为护卫肌表,抵御外邪和正邪交争,祛邪外出作用。当外邪侵入肌表后,卫气行气于玄府,相应的玄府不断开阖通利,以使更多的卫气行入,祛邪外出。按照刘河间的认识,皮毛也有玄府,人体皮毛多达数万乃至数百万之毛孔,常人为何不病,就是因为卫气不断运行于皮毛的众多之玄府,起到守卫作用。同时大敌当前,邪气欲侵之时,相应的玄府之孔门开阖状态下降,也就是阖大于开,使邪气无从侵入之虑。气的其他作用用玄府理论解释也类如以上。总之,玄府的开阖通利,不仅为气的运行提供了一个通道,同时也提供了一个控制阀、开阖枢,以有效地调节着机体的功能活动。

玄府作为气升降出入的道路门户,是非常重要的功能,在支持气升降出入的同时,也为津液、血脉的运行提供了一个动力保障系统。正如《读医随笔·升降出入论》:"升降出入,无器不有……凡窍横者,皆有出入去来之气;窍竖者,皆有阴阳升降之气往复于中。"此所言之窍,大概即指玄府,所言阴阳,当包括气、血、津液等。

总之,气作为构成人体最基本的运动的物质,必然有赖以运行的最基本的道路;气的特性是"至大无外",于人体来讲,至大之特性与整个人体相应,所谓"人之一生,一气而已"(《古斋漫录》);"至小无内",所谓"人生所赖,惟气而已"(《医门法律·明胸中大气之法》)。正因为至微至小,必然就有至微至小的玄微结构作为其运行的道路,所谓"气小而道小,气至小而道至微"。河间以昔,历代医家没有认识到这样一种结构的存在,正是在这种思想启发下,刘河间补前人之所未发,在800多年以前,以超前的眼光,通过逻辑思维推测,提出了玄府结构的存在,并认为这种结构,存在于机体各处,乃至万物(所有生物)。玄府作为气运行的道路,与三焦、腠理、经络乃至血脉等皆作为气运行的道路,并不是相悖逆的。三焦之结构可以看作大的运动之道路,腠理次之,经络则是气运行的高速通道。血脉虽然也是运行气血之道路,但其结构具有宏观性,主要功能是行血为主的。而玄府则是最基本的,或说是最基础的运行道路,主要功能除运行气机外,流通环流津液是其另外一个重要功能,将有待讨论。如此,是否可以说,玄府作为气运行的道路,乃是三焦或腠理等气运行道路的终端。玄府内的气机流是三焦或腠理功能的具体的微观的表现形式。

(3)关于玄府的流通气液功能——气液理论:津液是人体一切正常水液的总称。包括各脏腑组织的正常体液和正常分泌物,如胃液、肠液、唾液、关节液等。习惯上也包括代谢物中的尿、汗、泪等,故曰:"汗与小便,皆可谓之津液,其实皆水也"(《读医随笔·气血精神论》)。津液以水为主体,含有大量营养物质,是构成人体和维持人体生命活动的基本物质。关于津液的生成、输布和排泄,是一个涉及多脏腑一系列生理活动的复杂的生理过程。其总的过程是"饮入于胃,游溢精气,上输于脾,脾气散精,上归于肺,通调水道,下输膀胱,水精四布,五经并行"(《素问·经脉别论》)。但具体的运行途径是玄府,所谓"玄府者所以出津液也"(《医略十三篇》)。

1)三焦、腠理为津液运行之宏观道路,玄府为津液运行之微观道路:三焦决渎,为水液运行之干道。如《金匮玉函要略辑义·论十三首》所言:"故得三焦之气,统领气血津液,充溢脏腑腠理,则邪不能入。"三焦作为水液运行的道路,是一种默认的理论。这种水液运行的道路,与玄府作为水液运行的道路应当是有不同内涵的。首先是层次不同。三焦本身就是一个大的、至今尚无从确切定位或归属的结构与功能的整合,而玄府是微观结构层次。从功能属性讲,三焦的气津运行之功能,囊括了五脏六腑的功能,当然也包括了玄府的流通气液的功能。也就是说,玄府的流通气液功能,本身就是三焦功能的组成部分。没有小结构的或小层次的气液流通,何谓大层次的气液输布?因此,玄府的流通气液功能与三焦的运行水液功能,是相辅相成的,二者是辩证的统一。

论津液的输布往往谈到腠理,玄府与腠理在功能结构方面是密切相关的。玄府的主要功能是流通气液,如此,与腠理的功能是相同的。是否玄府就是腠理,按照刘河间的认识,玄府在结构上是道路门户,从门户即"孔"来讲,为气液发泄之所用;从道路讲,为气液流通之所用。兼有道路和门户的功能,说明玄府在结构上,可能是一种带门或带孔的腔隙或缝隙,且这种结构遍布体内各处。而腠理的结构仅仅限于通降之道路,且在分布上讲,也不如玄府分布广泛。比较其结构层次的大小,总有这样一种感觉,就是腠理似乎为大的腔隙通道,如道路之干,而玄府为至微至小的且带孔的腔隙。由于玄府遍布各处,当然也存在于腠理中。因此,彼此的玄府相接壤,必然连成较大的腠理通道。果真如此的话,也仅仅是限于皮肉筋骨和脏腑的表面。因从古人的论述来讲,腠理是不存在于脏腑内的,而玄府无论是脏腑内外,乃至机体各处,都有分布。另外,关于津液充溢脏腑与灌溉的问题。津液到了脏腑或其他靶器官后,具体沿着什么途径到达脏腑或其他靶器官内部而发挥濡润作用的,毫无疑问,是其内部的玄府。正是分布密集而又广泛的玄府,才为津液渗灌于脏腑内部,提供了可能。

2)五脏通过其内玄府的气行津运,构建和维持其功能,发挥对津液的代谢输布作用:心主血脉,为津液运行提供动力。如《读医随笔·气血精神论》语:"中焦受气,泌糟粕,蒸津液,化其精微,上注于肺脉,乃化而为血,以奉生身,莫贵于此,故独得行于经隧……腠理发泄,汗出溱溱,是谓津。"显示心脏通过主血脉的作用,为津液的运行提供动力,这种动力,盖通过血脉之玄府而实现的。由于玄府密布机体各处,当然也包括血脉,血脉的玄府随着血流而开阖调节。当心脏收缩时,可使血液外渗趋势增强,化为津液而濡润组织器官;反之使玄府内的津液内渗为血,濡润滑利血脉。通过心脏提供的动力之"泵",玄府提供的渗灌之道,促进了津液的布散流动。心脏的这种作用,或说是通过泵血而促津运的作用,盖与日常所言的虹吸现象类似。在这种虹吸现象中,心脏为虹吸泵,血脉为干道,而玄府为渗隙。通过动力泵的收缩或弛张变化,决定了血脉中血液运行的速度和方向,也决定了玄府内津液运行的速度和方向。最终影响着血液与津液之间的渗灌变化,以满足机体生理活动的需要。

脾主转运。一方面将津液负责向上输送于水之上源——肺,并由肺的宣发和肃降,使上源高处之水输布于全身。另一方面,通过脾主腠理的作用,将津液直接输送于腠理,又通过腠理腔隙,而"灌溉四旁"。在脾运送津液的过程中,脾脏之玄府的作用是非常重要的。大概先通过脾之玄府的开阖有度,使中焦受气取汁于玄府,所取之汁即津液在玄府内的气运作用下,不断将津液通过玄府之小腔隙,向上传送,并入三焦,或到达于肺,或沿腠理灌溉四旁。

肺主行水。华盖之脏,位居最高,玄府密布。肺之玄府既行呼吸吐故纳新之用,亦主布津通调水道之职。具体作用:一是玄府开阖作用。玄府开,大气入,浊气出。已入之气通过玄府气津相合,渗灌于血脉。体内浊气由血脉渗出于玄府,由玄府的开阖作用,发泄于体外。二是通利作用。通过玄府通利,外界之大气得以吸入,内部之浊气得以排出。在气的出入过程中,伴随着津液的流动。也就是说,肺在行水中的作用,始终是伴随着气的出入而得以进行的,运水布津的过程,是一种被动的过程。

肾主津液。所谓"肾者水脏,主津液"(《素问·逆调论》)。具体作用也是通过肾之玄府的开阖通利作用来实现的。大概由他脏入肺下输至肾的津液,通过肾之玄府内的阳气,对津液进行气化蒸腾,清者由玄府渗灌入血脉,浊者由玄府下输至膀胱,变为尿液而排出体外。

肝主疏泄。为疏泄之脏,调畅气机,三焦气机流通,推动津液运行。具体作用是通过肝之玄府内的气机运动,推动津液的运行,津液运行于肝之玄府,以载肝气,使肝气不亢,肝气得柔,气疏津润,气津流通,构建和维持着肝脏的疏泄功能。认识肝主疏泄对津液的运行推动作用,具有重要意义。肝在五行属木,肝之疏泄犹如木之生发,而木之生发全赖水津之滋润,否则,木之无水,肝之无津,必使肝气亢逆,相火妄动,而病证丛生。如《推求师意》云:"五脏俱有火,相火寄于肝者,善者则发生,恶者为害甚于他火……"

总之,任何一个脏腑对津液的输送布散作用,是通过其相应的玄府得以实现的。津液在脏腑内玄府中伴随气的升降布散,本身就是津液整体布散的重要组成部分。唯有脏腑内玄府气机推动津液的运行,气津和匀,才能维持相应脏腑的阴阳和平,体用如一,功能正常,从而使脏腑在水液代谢、津液运行输布过程中发挥相应的作用。

以上集中说明了津液的输布主要是依靠脾、肺、肾、肝、心和三焦等脏腑的生理功能的综合作用实现的,正如《三指禅·水肿脉浮大沉细论》所云:"人生饮入于胃,气化之妙,全凭脾、肺、肾三经。脾专运用之职,肺擅通调之官,肾司熏蒸之用,而后云兴雨施,渗入膀胱。三经失权,其气不化,蓄诸中州,横流四肢,泛溢皮肤,一身之中,无非水为之灌注矣。"在津液具体输布过程中,三焦犹如江河,起着主流作用;腠理犹如支流,起着溪流作用;玄府犹如遍布各处的腔隙,起着渗灌作用。一言以蔽之,没有玄府就没有渗灌濡润;没有玄府,就没有各脏腑的气行津运。气属阳,津属阴,从而也就没有各脏腑的阴平阳秘。最终脏之不脏,腑之不腑,功能失常,也就无从谈起输布津液了。当然,在津液的运行输布过程中,血脉的作用亦十分重要,如《医学指要·三焦要论》谓:"营行脉中,卫行脉外。三焦必仰赖营卫之气,乃能行于腠理。故言三焦必兼营卫,而其脉亦与营卫同辨。"卫者,气也,营者,血也,说明三焦的气化行水必须有赖于营卫的气化渗灌。

通过以上概要论述,可以设想津液的代谢过程是:津液由脾、胃、大小肠吸收后,通过三焦之气的作用,流通于全身的玄府,以发挥滋润营养作用。当天热时,流通于玄府中的气(津)液,聚于腠理,通过汗孔的开阖而变为汗液排出体外,当然汗液排泄的同时,阳气也随之发泄,以调节体内的阴阳平衡。当天寒时,汗孔闭,腠理密,玄府的向上向外的流通作用趋于减弱,向内向下的流通作用增强,如此则流通于腠理的气津相对减少,津液下输膀胱增多,变为尿液而排出,排出尿液的同时,体内的阳气也随之发泄,阴阳复归新的平衡。如《灵枢·津液五别第十三》云:"水谷皆入于口,其味有五,分注其海,津液各走其道。故上焦(一作三焦)出气以温肌肉充皮肤者为津,其留而不行者为液。天暑衣厚,则腠理开,故汗出。寒留于分肉之间,聚沫则为痛。天寒则腠理闭,气涩不行,水下流于膀胱,则为溺与气。"《医学指要·藏府总论》亦谓:"膀胱者,上应肺金,下应三焦,外应腠理毫毛者也……有下口而无上口,其渗入之窍与周身之毛窍同开闭。"文中所言的渗入之窍大概即指玄府。

3)玄府流通气液功能—津液微循环系统—气液理论假说:玄府作为担负着最基础的运行气机和流通津液功能,总称流通气液功能,必然为医者把握气津关系,充实了思路。气属阳,津液属阴。气津共流于一腔一隙,阴阳共处于一质一体。气津和合,阴平阳秘。为临床把握生理病理现象,提供了不少帮助。这种"气津一流"的关系,正是阴阳作用的生动体现。津液的正常运行和功能作用,离不开气,因气能生津、行津、摄津。相反,气也

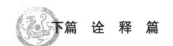

离不开津液的作用,所谓"气生于水"(《血证论·阴阳水火气血论》)、"水可化气"(《程杏轩医案续录》)和"津可载气"。气和津液这种密切关系,正是借玄府来实现的。玄府之窍隙,流通气津,津液因气而运,气以津运而载。倘若气运不能,必然气滞而津停为"水",导致濡润营养滑利不能;水淤又必然阻遏于气,导致气机郁结,功能失常。

认识玄府的流通气液功能,具有非常重要的意义。目前展开的络脉系统研究,正日益深入。文献表明,络脉可能是运行血液的微循环系统,"营行脉中,卫行脉外"(《素问·营卫生会》),营包括营血和营气,络脉乃营血与营气的载体,营气与营血共处于一络脉中,互相促进,气为血之帅,血为气之母,营气以生血、行血、摄血;营血以生气、载气,营气与营血,一阴一阳,互相维系,"一身气血,不能相离,气中有血,血中有气,气血相依,循环不已"(《不居集》),气血共处于一个统一体中,形成一个气血共寓、如环无端、流注不已的循环回路。该循环回路从大到小,纵横交错,网络如织,广泛分布于脏腑组织之间,形成了一个遍布全身的网络系统,以满足机体活动的需要。与此相应,众多的至微之玄府,在腔隙"空间"结构上彼此连接,气液流行其中,自当构成一个津液微循环系统或水液微循环系统。两个循环系统互相为用,互补性强,借络脉上的玄府之孔,不断渗灌血气,互化津血,以共同实现"行血气,营阴阳","内灌脏腑,外濡腠理"等诸多功能。此即谓玄府在"血脉、荣卫的升降出入"中,起到一种渗灌津血,贯通营卫的作用。提出玄府作为津液(或水液)微循环系统,意义不仅在于深刻把握玄府的流通气液功能,而且对认识和揭示一些临床病理现象,指导临床实践,具有重要意义,具体意义将在后文中探讨。

4)玄府在津液代谢中的作用机制:上已述及,玄府维系着津液的生成、输布和排泄,是津液运行流畅的场所。津液是机体内一切正常水液的总称,除脉管内的血液外,机体内所有正常的液体皆属于津液的范畴。机体内除气和血液外,津液是构成人体和维持人体生命活动最主要的成分。玄府是众多腔隙结构的整合,彼此的结构腔隙相连,为津液的生成、输布和排泄提供了理想的环境。玄府之腔隙结构中的小孔,既是津液的生成之泉,也是津液代谢废物的排出之门,同时也是津液流畅之口。如此,可以认为,玄府为津液之海,关乎于津液的全部代谢过程,涉及脏腑、官窍、血脉等的一系列复杂的生理活动。《素问·经脉别论》曰:"饮入于胃,游溢精气,上输于脾,脾气散精,上归于肺,通调水道,下输膀胱,水精四布,五精并行。"按照这样的论述,从玄府的角度来讲,津液的代谢过程,将更加清晰。

津液的生成:津液来源于饮食水谷,通过脾胃的运化,小肠和大肠吸收水谷中的水分和营养成分而生成的。①脾胃运化:胃主受纳腐熟,即胃通过胃的玄府分泌一定的胃液后,对饮食水谷进行腐熟,游溢精气后,又通过玄府吸收水谷中的部分水谷精微。之后,通过脾的运化,赖脾气升清于玄府,将胃肠吸收的谷气与津液上输于肺,肺又通过其玄府将津液输布全身。②小肠主液:小肠通过玄府泌清别浊吸收饮食水谷中的营养物质和水分于玄府。通过小肠的玄府,上输于脾,脾气赖玄府将其输布全身,并将水液代谢产物经肾的玄府而送入膀胱,把糟粕下输于大肠。③大肠主津:大肠接受糟粕后,含有饮食物残渣和剩余的水分,将其中部分水液通过玄府重吸收后,使残渣形成废物而排出体外。上述生成过程,赖脾胃、大肠、小肠。但具体的参与部位是玄府。

津液的输布:主要靠脾、肺、肾、肝和三焦等脏腑生理功能的综合作用而完成的,具体的输布途径仍是玄府。①脾气散精:通过脾的升清作用,一方面,通过玄府将津液上输于肺,由肺通过玄府对津液进行宣发和肃降,使津液输布全身而灌溉脏腑、形体和官窍。另一方面,脾脏可直接通过自身的玄府将津液向四周布散至全身,灌溉四旁,即《素问·太阴阳明论》所言的"脾主为胃行其津液"的作用。②肺主行水:是指肺接受从脾转来的津液之后,一方面通过玄府将津液宣发布散至全身;另一方面,通过肃降作用,将津液通过玄府输布至肾和膀胱等。③肾主津液:"肾者水脏,主津液"(《素问·逆调论》),肾对津液起着主宰作用,主要表现在以下两个方面。一是肾中精气的蒸腾气化作用,是津液沿着玄府运行流畅的动力,此动力推动着津液的输布;二是由肺下输至肾的津液,在肾的气化作用下,清者蒸腾,重新沿着玄府上输于肺而布散全身,浊者化为尿液经肾的玄府而注入膀胱。④肝的疏泄作用:上述津液在玄府的输布运行过程中,全赖于气的推动。玄府不仅是津液流畅之所,也是气机运动之所。从阴阳的观点来讲,津液属阴,而气属于阳,生理状态下,气津和匀,有条不紊。稍有失调,即出现津停遏气,气因津滞。如此,肝脏的疏泄功能发挥了重要作用。肝脏通过玄府,不断疏泄气机于全身,调节全身的气机,使气机调畅,气行津畅,促进和维持津液的输布流畅。

津液的排泄:主要靠肺、脾、肾等脏腑的综合作用。①汗和呼气:肺气宣发,将津液输布到五体皮毛中的玄府,经阳气的蒸腾作用而形成汗液,由皮表的玄府即汗孔而排出体外。上焦如雾,肺脏的内部及其气道表面,玄府结构甚丰,肺主宣发,不断地将津液输布到上述自身的玄府内,因而肺在呼气过程中,也必然会带走气道表面的部分津液水分。②尿:尿液为津液代谢的最终产物,其形成主要以肾为主。在其他脏腑的作用下,津液不断地被输布至肾脏的玄府,经肾的气化作用与膀胱的气化作用,使清者被玄府重吸收,浊者形成尿液而排出体外。③粪:大肠接受的糟粕,仍含有一些未被玄府吸收的津液,以软化大便,有利于排出。腹泻时,由于大肠的玄府为外邪所阻滞,吸收津液的功能下降,致使糟粕中的津液不能被吸收,造成大便中含水多,带走大量的津液,引起伤津。

从以上可以看出,津液的生成、输布和排泄,是依靠多个脏腑的协同作用完成的,而玄府为具体的作用环节。玄府既是津液的生成之所,运行之所,也是津液的排出之所。认识到此,对临床实践将具有重要的指导意义。

另外,津液的功能也是通过玄府而实现的,也就是只有津液寓于玄府内,方能使津液的生理作用发挥得淋漓尽致:①滋润和濡养作用:津液含有丰富的营养物质,且本身又是液态物质,所以津液既有滋润作用,又有濡养作用。津液通过玄府布散,又通过玄府的腔隙微孔,将津液渗灌到各处。如渗灌于肌表,则滋养毛发;渗灌于官窍,则滋养和保护眼、鼻、口等;渗灌于脏腑,则滋养脏腑;渗灌于骨髓,则充养骨髓、脑髓和脊髓等;渗灌于关节,则营养和润滑关节等。因而《金贵玉函经二注·卷十二》提出了"津液充其玄府则不渴"的理论。②渗灌血脉,化生血液:孙络中亦存有大量的腔隙结构——玄府,津液通过络脉中的玄府,渗灌入血脉之中,成为化生血液的基本成分之一,并起着濡养和滑利血脉管壁的作用。故《灵枢·痈疽》曰:"中焦出气如雾,上注溪谷,而渗孙脉,津液和调,变化而赤为血。"③调节阴阳:玄府是两端开放的腔隙结构,流行于内的气机和津液,就整个机体来讲,是不断交会的,只要玄府通畅,任何一处的气津,无厚此薄彼之分,以使体内各处皆达到气津和匀,阴阳平衡。同时,玄府于皮表的汗孔,与外界相通,以实现天人相应。如《灵枢·五癃津液别》曰:"天寒衣薄则为溺为气,天热衣厚则为汗。"提示津液的代谢常随着机体体内生理状况和外界环境的变化而变化,通过这种变化来调节阴阳状态。④排泄代

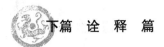

谢产物：玄府不仅为机体提供了布散津液、输送营养的平台，而且也通过流畅津液，提供了排泄代谢废物的通道。玄府在津液的代谢过程中，能把机体的代谢产物通过汗、尿等方式，及时开阖而不断地排出体外，以为机体的功能活动提供一个清洁正常的生理环境。若玄府开阖作用发生障碍，津液的输布不能，必然会使代谢废物潴留于体内，而产生各种病理变化。

（4）玄府为神机运转之道路门户：此言神机，即是神志、神明或精神之义，统称为神。神的含义有三：其一，泛指自然界的普遍规律，包括人体生命活动规律；其二，指人体生命活动的总称；其三，指人的精神、意识、思维、情志、感觉、动作等生理活动，为人类生命活动的最高级形式，即中医学中狭义的神。神自生命诞生之时，就产生了。所谓"生之来谓之精，两精相搏谓之神"（《灵枢·本神》）。神既产生，随着个体的发生、发育、成长、消亡而发生、发展、消亡。神必须时刻依赖于后天水谷之精气的充养，方能精充气足血盛神旺。因而"神者，水谷之精气也"（《灵枢·平人绝谷》），"血气者，人之神"（《素问·八正神明论》）。

1）气、血、精、津液是神机运转的物质基础：精、气、血、津液等不仅是人体脏腑功能活动的物质基础，也是神机运转的物质基础，所谓"精、气、津、液、血、脉，无非气之所化也"（《类经·脏象类》），同时又是神的表现形式。从这个意义上讲，神的升降出入必然伴随着气、血、津液的流通渗灌，尤其是气（津）液流通过程中，神借气液以行，借气液以养，对神机的运转作用至为重要。故《读医随笔·气血精神论》谓："津液相成，神乃自生，神借津以养也。是又因气之盈亏，而神为之累矣。"《黄帝素问宣明论方·积聚总论》亦云："谓人形精神，与营卫血气津液，出入流通。"

2）玄府维系着神机的升降出入，是神机出入的场所：神有广义与狭义之分。无论是广义之神，还是狭义之神，都不能离开人体而独立存在。有形才能有神，形健则神旺，形衰则神疲。《素问·上古天真论》有"形神合一"及"形与神俱"的理论，这个"形"，从广义上讲，就是形体，从狭义上讲，即是"玄府"，即神寓于玄府内，神存在于玄府内。神之所以存在于玄府，是因为玄府内有运动的气机。气与神的关系是密不可分的。气是生命活动的动力，气能生神，神能宰气。故《图书编·神气为脏腑之主》曰："气载乎神"，又曰："熟知气充乎体，赖神以宰之。"玄府是气机升降出入的场所，伴随着运动的"气机流"，才产生了生命活动的神。在某种意义上讲，斯运动不息的气机流，便是神。气升降出入于玄府与神升降出入于玄府是辨证的统一。神与气共行于玄府，使玄府成为机体最重要的要素或成分。人失之玄府，也就失去了气和神，因而，可以说，人得之玄府开通则昌，失玄府开通则亡。

3）玄府内气液流通和血气渗灌是神机运转的表现形式：神本是看不见、摸不着的东西，神是无形的。但神又不是超物质的东西，神的产生是有物质基础的，精气是产生神的物质基础。所谓形具而神生，形者神之体，神者神之用；形存则神存，形谢则神灭。形神总是相统一的，而统一的纽带就是气、血、津液。神必须借助于气、血、津液的运行，方能表现出来。气机的运动、血的运行和津液的流通，使机体显示出生命的活动。如此，相应的机体或形体便就有了神。否则，气运停止、血运不能和津流中断，神也就随之消亡。故神机的运转表现为气、血、津液的运动或流通。

玄府作为气液流通的基本道路，伴随着气机的运动、津液的流通和血气的渗灌，生命之神机也就活灵活现。或表现为一般动作如肢体活动，或表现为意识思维，如六欲七情等。

无论是广义的神,抑或狭义的神,升降出入是神机运转赖以实现的基本保证。惟是玄府内气液的升降出入和血气的不断渗灌,才使神机息息运转,维持、协调和控制着机体的生命活动。因而《素问·六微旨大论篇第六十八》云:"出入废,则神机化灭,升降息,则气立孤危。故非出入,则无以生长壮老已;非升降,则无以生长化收藏。是以升降出入,无器不有。"

在运转神机过程中,应当强调脑之玄府的作用。因"脑为元神之府"(《本草纲目》),人神之所居,"人身之大主"(《医易一理》),诸阳之会,凡十二经脉三百六十五络之气血皆汇集于头。故脑内玄府甚丰,气液流通最旺,血气渗灌最多。在不息的气液流通、血气渗灌过程中,脑之神机借此不断地升降出入,上下纵横多维传递,激发意识思维感情,传达感觉动作指令,构成了丰富多彩的"神机化"。

(5)玄府与脏腑、奇恒之府及络脉的关系:脏腑是内脏的总称。按照脏腑的功能特点,可分为五脏、六腑、奇恒之府等。脏腑之间通过经络、血脉密切联系。玄府作为机体内最微小的腔隙结构,广泛的分布于五脏六腑、奇恒之府和经络血脉内。玄府作为脏腑和经络血脉之间的联系环节,在脏腑和经络血脉之间的联系中,占有重要的地位。正是依靠玄府的流通气液、渗灌气血和运转神机,才为脏腑经络血脉间的广泛联系提供了结构平台、物质基础、能量保证和信息纽带。深化认识玄府的功能与脏腑经络血脉之间的关系,有助于加深对脏腑生理功能的理解。

1)玄府与五脏六腑的关系:玄府与肾、膀胱:肾有三大功能。即肾藏精、主水和纳气。肾藏精是指肾具有贮存、封藏精气的生理功能。故《素问·六节脏象论》说:"肾者主蛰,封藏之本,精之处也。"精是构成人体和推动人体生命活动的基本物质。故《素问·金匮真言论》说:"夫精者,身之本也"。这种基本物质,欲发挥作用,必须精化为气,通过玄府布散到全身后才得以实现。因而,玄府为肾藏之精气的气化布散提供了天然的通路。若玄府淤滞或郁滞,肾所藏之精不能布散,则精气的基本功能便得不到发挥,生命活动的物质基础和原动力便得不到保障,机体功能减退,导致疾病的发生。

肾主水是肾的重要功能之一。肾主水是指肾具有主持和调节人体津液代谢的作用,故肾又有"水脏"之称。如《素问·逆调论》曰:"肾者水脏,主津液。"人体的津液代谢是一个十分复杂的过程。但主要是通过玄府的作用而实现的。首先是由胃、小肠、大肠在脾的协助下,通过玄府吸收水谷中的精微而产生津液;然后,通过脾、肺、肾之玄府,将津液输布于全身,发挥滋润和营养作用;最后,代谢所产生的津液之浊即废液,又通过玄府化为尿、汗、粪和呼出水浊而排出体外。在整个津液代谢过程中,肾的作用十分突出。这是因为,肾为主水之脏,而玄府为"气流"和"津流"之所,因而,肾脏的玄府结构从理论上讲应当十分发达。当体内血液中的水分增多时,肾中络脉上的玄府开张,将多余的水分不断地渗灌于玄府,化为津液。之后,肾脏的玄府,又通过其内运动的气机,不断地把津液气化,清者再通过玄府重吸收,浊者通过玄府而变为尿液。若肾脏的玄府发生因气而郁,或因水而淤,必然影响玄府内的开阖、气化、吸收和排浊,而发生体内津液停滞为"水",导致水肿。

肾主纳气,是指肾有帮助肺保持吸气的深度,防止呼吸浅表的作用。这种作用是与肾藏精的功能分不开的。由于肾藏精,精化气,所化之气通过玄府运动于全身。精既化气,必精少而气生,为达到精气平衡,通过气机的运动,脏腑的功能活动,必须产生新的精气。新的精气无非是依赖于肺的纳新之气和脾胃化生的水谷之气。上述之气通过玄府,源源不断地传输至肾。精化气越多,纳气也就越多。纳的呼吸之气越多,呼吸的幅度也就越大。

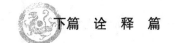

因而,纳气,从外表来看,的确是具有防止呼吸浅表的作用。

膀胱的主要生理功能是贮尿和排尿。膀胱内亦有玄府,对维持上述功能十分重要。若玄府通利,气机运行流畅,气化津液正常,则尿生有源,否则,气运受阻,气化不能,尿无以化,有浊难出,贻害无穷。同时,玄府通利对维持膀胱结构和功能的正常亦至关重要。若玄府通利,气津畅利不已,膀胱弛张适度,贮尿可盈,尿满可泄,排尿有力。若玄府发生病变,造成气机郁结,水津失畅,渗灌不能,血滞为瘀,郁、瘀、淤同现,甚则化火蕴热酿毒,导致淋证、癃闭等病证发生。

玄府与脾、胃:脾为后天之本。其主要生理功能是主运化、升清和统摄血液。

脾主运化,是指脾具有把水谷化为精微,将精微物质吸收传输至全身的生理功能。脾主升清是指脾气上升,将运化的水谷精微,向上转输至心、肺、头目等。仔细分析,运化和升清的全部过程,玄府起着十分关键的作用。首先,脾为胃通过玄府行其津液,在这种津液的参与下,胃肠将饮食物分解成精微和糟粕两部分。精微部分,经过胃、肠的玄府吸收后,由脾气的升清作用,通过玄府布散全身。可见,玄府既是吸收的关键环节,又是布散的关键环节。

脾主统血,是指脾有统摄血液在脉管内运行,防止血液溢出脉外的作用。《难经·四十二难》说:"脾……裹血",意谓脾有包裹血液于脉内运行,而不溢出脉外之意。众所周知,气能行血,气能摄血。脾统摄血液是通过气的摄血作用实现的。由于脾为后天之本,气血生化之源。脾所化生的后天之气,源源不断地通过玄府,布散周身。生化之多,布散之丰,气血关系就越密切,气为血之帅的能力或说气把握血的能力就越强,血溢脉外的趋势就越小,亦即统摄能力即越强。若玄府发生病变,至少出现两种病理变化:一者,可造成脾气的运动能力减弱,脾气的功能降低,使后天水谷之气不能通过玄府布散,全身之气势必虚弱,从而造成气血关系的密切度降低,气对血的统摄作用也就减弱,最终造成血溢脉外,而引起血证等;二者,玄府在结构上,本身就是络脉的组成部分,当玄府发生病变时,也必然引起络脉结构的变化,进而导致络脉形质受损,约血促行功能失常,发生血证,应值得注意。

胃的主要生理功能是受纳、腐熟水谷。饮食入口,经过食管,容纳于胃。故称胃为"太仓"、"水谷之海"。水谷容纳于胃后,胃之玄府气机加速运动,津液不断渗灌,向胃内分泌胃液,对水谷进行"腐熟",之后将腐熟物下传于小肠。若玄府发生病变,或气机郁结、血滞为瘀则痛,或津液淤滞,津停则水滞为肿等,必然导致胃痛、胃痞等病证发生。若玄府亏虚,渗灌不及,胃液分泌减少,或气虚传导腐熟无力,亦可导致胃疾发生。

玄府与肺、大肠:肺为华盖之脏,其主要生理功能是主气、司呼吸、通调水道、宣散卫气、朝百脉和主治节等。这一系列功能,是由肺的生理特性决定的,同样与玄府的关系十分密切。肺的生理特性是清肃,也就是肺具有肃清其本身呼吸道内的异物,以保持呼吸道洁净、通畅的特性。在这一过程中,肺的玄府内流畅的津液,不断地通过其小孔,向外布散,以湿润呼吸道,达到黏附异物的目的。同时,玄府内的升降之气机运动,又不断将黏附的异物向上输送,从而达到了肃清之目的。有了肃清之环境,为肺气的宣降运动提供了必要的条件。首先,肺主气、司呼吸,是密切相关的,均是由肺气的功能完成的。肺之玄府内的不断运动的升降出入的气机,为肺的宣发和肃降提供了最直接的动力。肺之玄府内的气机升宣,使肺处于呼的状态,有利排出浊气;气机之入降,使肺处于吸的状态,有利于吸入清气。其次,吸入的清气并不能为机体所利用,必须使气与血、气与津充分和合后,即气与津血渗灌后,才能为机体所用。这个过程,同样是玄府起着十分关键的作用。因为玄府是一个能开能阖的、开放自如的腔隙结构,清气吸入之后,玄府开张,清气由小孔进入玄府,进行津气和合,之后入络脉进行血气和合。代谢过程中产生的废气,也是由玄府之小孔出络脉、入玄府,借玄府之小孔被排入呼吸道而出体外。上述过程虽然复杂,但可以一言以蔽之,即肺气降,吸状态,玄府开,气、津、血和合;肺气宣,呼状态,玄府开,浊气与津、血相离。

肺的通调水道是指肺的宣发肃降运动对体内津液的输布、运行和排泄有疏通和调节作用。实际上这是玄府作用最直接的体现。因为玄府为气和津液运行的天然通路,通过肺的宣发,玄府内的气机呈上升趋势,津液也得以向上而布散全身;通过肺的肃降,玄府内的气机呈下降趋势,津液也得以向下输布至膀胱,而成为尿液。若肺的玄府阻滞,气津通路失职,则津液布散不能,下输不能,必然导致津液停滞而生水,泛溢为害,导致疾病。

肺的宣散卫气功能,是指肺通过宣发运动,将卫气宣散至全身的作用。实际上这也是玄府作用的直接体现。正如《灵枢·决气》云:"上焦开发,宣五谷味,熏肤、充身、泽毛,若雾露之溉,是谓气。"卫气源于水谷之气,经脾的升清后,到达于肺,入肺之玄府,通过升宣,向上向外布散,最终外可达皮毛,发挥其护卫肌表、温养脏腑、肌肉、皮毛,调节玄府开阖的作用。若玄府阻滞,卫气难宣,肌表皮毛失却卫气的温养,必然会出现恶寒、汗出异常等症。

大肠的主要生理功能是主传化糟粕。大肠接受经过小肠泌别清浊后剩下的食物残渣与水液。通过玄府,再次吸收其中部分残余的水液,形成粪便,经过肛门而排出体外。因而,《素问·灵兰秘典论》说:"大肠者,传导之官,变化出焉。"若玄府阻滞,残余的水液得不到吸收,则水混便而下,形成便稀、溏泄或泄泻等;若玄府阴津不足,则对残余的水液过吸收,致使粪便过于干燥,形成便秘。

玄府与肝、胆:祖国医学十分重视肝的生理功能,认为肝主疏泄和主藏血,对人体的生命活动至关重要。所谓肝藏血,是指肝有贮存血液、调节血量及防止出血的功能。这些功能是与其自身的结构特点决定的。肝脏从结构上讲,形态较大,存有大量的玄府结构。玄府的一个重要功能是开阖有度。在正常生理情况下,人体各部分的血量是相对恒定的。当随着机体活动量的增减、情绪的变化以及外界气候变化的影响,人体各部分的血量也随之发生变化。当机体活动剧烈或情绪激动时,肝内的玄府及时开放,玄府内流动的津液不断向络脉渗灌,机体总的血量增多,以供机体活动之需;相反,则玄府的开阖状态趋于阖,络脉中"多余的"血液就逐渐向玄府渗灌为津液,使机体总的血量减少。正因为如此,肝有"血之府库"之称。至于肝藏血的另一个意义是收摄血液,即肝有使血液收摄于血脉之中,不使溢出脉外的作用,也就是有防止出血的作用。这一作用与上述藏血之功用是分不开的。这是因为,当机体发生出血时,机体总的血量有减少的趋势,这一趋势通过玄府内运动的气机,被肝脏感知后,肝脏玄府的开阖状态随之发生变化,一方面,肝内络脉上的玄府开放,他处玄府内的津液不断向络脉渗灌,化生血液,以补充血量;另一方面,出血处的络脉或较大的脉络之玄府处于相对的"阖"状态,使出血趋势减弱乃至停止。从而达到"收摄"血液的目的。在这里需要强调一点,上述过程是一个动态的、及时发生的、依赖于肝气参与的过程。玄府内运动的气机为完成这一过程提供了保证。

肝的另一个功能是主疏泄。所谓肝主疏泄,是指肝具有保持全身气机疏通畅达的作

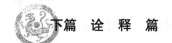

用。也就是使气机和匀,既不使气机升散太过,又不使气机沉敛郁结。这一功能集中体现了肝气的主要生理功能。肝气,即肝之脏腑之气,秉承于先天之肾,充养于后天脾胃。因肝肾同居于下焦,肝肾同源,体主以阴,所秉承于肾当以阴精为主。所秉承的阴精,入于玄府,在肾气的气化作用下,不断化生为肝气,因而使肝气具有肾阳之气生发推动的属性;同时此肝气又不断受到后天脾胃化生之清阳之气的补充,因而又具有类似脾的升发向上的特性。两种属性共寓于一体,使肝气的功能具有明显的升、动、散的特性。即肝气具有向上向外升散的特性,主乎于动,推动调节着全身的气机运动不息,畅然不止,如此则构成了肝主疏泄功能的全部内涵。若玄府通利畅达,则肝的气机运动不已,疏泄功能正常,气的运动升降宣敛适度,既不郁结,也不升发太过,对维持全身的气机调畅发挥着重要的作用。若玄府阻滞,肝气不能调畅,疏泄不及,必然会发生郁滞等一系列病证。从临床看来,由肝气的升散太过而导致的肝阳上亢颇为多见。何以发生太过? 实际上,对肝来说,体阴而用阳,体阴得之于肝内玄府的阴津,具有主乎于静的特性;用阳缘之于玄府内运动的气机,具有主乎于动的特性。动静结合,方使气机和匀,疏泄有度。因此,肝的升发太过,也就意味着肝的体阴而主乎于静的特性不足。由于肾阴不足,玄府内阴津不足,为维持玄府必要的气液流通和气液平衡,必然使玄府开阖通利过度,加速津液渗灌,以减低气液失衡的程度。即以玄府阴津亏虚为肇基,导致肝气处于以向上向外升散的状态为主,因而发生肝气有余,肝气上逆,肝阳上亢。

　　玄府与胆的关系也十分密切。胆的主要生理功能是贮存和排泄胆汁,司主决断。上述功能的维持,得益于玄府的通利开阖。若玄府通利开阖有度,则胆气运动不已,津液渗灌正常,胆汁浓淡适宜,胆壁松紧有度,厚薄均一如常,能有效地调节着胆汁的贮存和排泄。否则,若玄府阻滞,气机郁结,津淤为水,渗灌失常,血滞为瘀,甚至化火酿毒,败坏胆之形质,损伤胆之气机,必致胆疾发生。胆的另外一个功能是主司决断。此与胆之玄府出入升降的神机有关。

　　玄府与心、小肠: 心素有“君主之官”(《素问·灵兰秘典》)之称,其主要生理功能是主血脉和藏神。所谓心主血脉是指心气推动血液在脉中运行的作用。这种心气的推动力,来源于玄府内气机的运动和阴津的流畅。正是玄府流畅的气机,才使心脏如活动的“血泵”一样,动而不已。同时,玄府内的津液不断渗灌,有效地维持着血脉管壁的滑利通畅,为泵血提供了必要条件。若玄府发生病变,则心气运动乖戾,而致泵血紊乱。或津液淤滞,停津为水,水滞则肿,阻遏气机,影响心气的鼓动;或渗灌受阻,血脉失润,脉道失却滑利,影响血液的运行;或血滞为瘀,直接阻遏气机和血液的运行;或玄府亏虚,气津不足,则鼓动无力,脉道失润,从而发生种种病证,如胸痹、心悸等。可见玄府是维持心气鼓动、血脉滑润的源泉和保证。

　　对于心藏神,是指心具有主宰人体五脏六腑、形体官窍的一切生理活动和人体精神意识思维活动的功能。这一功能的实现,除与心主血脉有关外,同时是与玄府为神机出入升降之道路分不开的。也就是说,通过心脏的主血脉,为全身的血液“动”起来提供了能量。运行不息的“血流”,不断地通过全身的玄府,实现津血渗灌,间接地也推动了气机的运行。气血津液的不断运行,为维系整个机体的功能活动提供了保证,从此机体也就便有了神。从这个意义上说,心藏神,实际上是指心脏为神机产生的原动力。有了这个原动力,有了玄府提供的这个最基本的气机和津血渗灌的平台,神便会不断产生,运转无限。若玄府发生病变,则神机出入受阻,调节支配不能,必然导致功能丧失或精神意识思维活动的异常。正如《素问玄机原病式·二、六气为病)》所言:"然玄府者,无物不有……人之眼、耳、鼻、舌、身、意、神识,能为用者,皆由升降出入之通利也。"

小肠是一个相当长的管状器官,其脉络丰富,玄府遍布。小肠的主要生理功能是受盛化物和泌别清浊。正如《素问·灵兰秘典论》说:"小肠者,受盛之官,化物出焉。"经胃初步消化之饮食物进入小肠后,在小肠内停留相当长的时间,以利于进一步彻底消化。之后将消化物分别为水谷精微和食物残渣。其间的过程是玄府内的气液不断运动,以利于推动消化物;向小肠内渗灌津液或称小肠液,以利于消化;面向肠壁的孔窍有规律的、选择地开放,以利于精微的吸收。由此可见,整个消化过程,玄府是非常重要的环节。正是因为玄府的腔隙、孔窍结构,才为小肠的消化吸收提供了可能性。若玄府发生病变,则气郁、津滞、水停、血瘀并又生他邪,如湿积、蕴热、酿毒等,影响了小肠的基本功能,导致多种病证的发生。

玄府与三焦:三焦是中医学理论中最受争议的概念之一。自古以来,形成了多种学说。分析这些学说,比较其异同,有助于对玄府理解的深化和对其概念的诠释。①有名无形说:认为"三焦"是一有其名而无实物可指的抽象器官,如《难经·二十五难》曰:"心主与三焦为表里,俱有名而无形。"②有名有形说:认为"三焦"是一既有名又有形的含义广泛的脏腑,如《灵枢》云:"上焦如雾,中焦如沤,下焦如渎。"③网膜学说:认为三焦是脂膜、油膜之类的物质,如陈无择言:"三焦有形如脂膜",唐容川谓:"三焦即是油膜"。④淋巴学说:认为三焦与淋巴系统有着密切关系,如章太炎、陆渊雷等皆持此观点。⑤脊神经学说:如今人赵意空语:"三焦为与交感神经互相连络之脊神经也。"⑥消化系统学说:认为"三焦是一个相当长的消化管道,如"上焦是胃,中焦是小肠,下焦是大肠"。⑦外脏外卫学说:认为三焦是一个实质性的东西,似乎是一个大囊,护于体表保护内脏。如《难经阐注》讲:"三焦者,托于内而护于外之一大囊也。"⑧少火生气的火气学说:发源于《内经》"少阳主游气三焦","三焦出气"之说。⑨元气学说:认为"先天之本"肾是"三焦"的发源地,如唐容川"三焦之根出肾中……名曰命门,是为焦原"。⑩温病学中的三焦学说:与上述所言的"三焦"有别,它是对温病学中的症候群、治疗大法、病情轻重缓急和病位的概括。

上述关于三焦的十种学说,至今莫衷一是。但迄今的趋同认识是,三焦是上焦、中焦和下焦的合称。其概念有二:一是指六腑之一,即脏腑之间和脏腑内部的间隙互相沟通所形成的通道。在这一通道中运行着元气和津液。所以气的升降出入和津液的输布、排泄,都有赖于三焦的通畅。二是单纯的部位概念,即膈以上为上焦,膈至脐为中焦,脐以下为下焦。在此重点讨论第一种概念。

从玄府的内涵与三焦的概念相比较,具有共同点:其一皆为腔隙结构;其二在功能上皆是气、液运行的通路。不同点是:①三焦的结构载体属于宏观层次范畴,而玄府在结构上属于微观层次。②玄府之腔隙结构外通皮肤管壁孔窍,内居脏腑,且遍布各处,而三焦似乎仅限于胸腹。③玄府不仅是气、液运行的通道,还是神机出入的通路。④三焦仅是气液运行之所,而玄府尚参与津液的生成,具有渗灌功能。由此可以看出,玄府与三焦不是同一种结构,更有不同的功能,但二者之间密切相关。首先,玄府之腔隙结构是构成三焦腔隙的重要组成部分,就腔隙或通道而言,二者是连贯的;其次,气机和津液不仅运行于玄府,也运行于三焦,或由玄府的"气门"或"液孔"进入三焦,或由三焦腔隙进入玄府,周

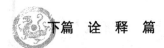

流全身。这是一个如环无端、彼此相连的过程。如此，众多的玄府寓于三焦，依靠三焦，而彼此联系在一起，构成体内有机的大腔隙、大通路或大通道。为机体内气流如一、津流如一、血流如一的状态，提供了一个天然大平台。

2) 玄府与奇恒之府的关系：奇恒之府包括脑、髓、骨、脉、胆、女子胞。在此重点论述玄府与脑的关系。

脑居于颅内，在解剖生理功能上有以下三大特点：一是由髓汇集而成，有"髓海"之称。《灵枢·海论》说："脑为髓之海，其输上在于其盖，下在风府。"它与全身骨髓有密切的联系，故《素问·五脏生成》说："诸髓者，皆属于脑。"二是脑在机体中位置最高，凡五脏精华之血，六腑清阳之气，皆上注于脑，为机体所有脏腑组织器官中气血流通最丰富的地方，因而亦可说脑为气血之"天池"。三是脑又为诸阳之会、清阳之府，手足三阳经均上会于脑，故脑又为阳光之宅，天火之府。总结这些特点，可以看出，脑在生理上以髓为载体，集中体现了于机体内阳气最盛、气血最丰的特征。

脑的主要生理功能有两点：一是脑与精神活动有关。脑是精髓汇聚之处，元神所居之府。《素问·脉要精微论》说："头者，精明之府。"《本草纲目》也强调："脑为元神之府"。二是听觉、视觉、嗅觉以及思维、记忆、言语等功能活动皆归于脑。

按照古人的论述，结合刘河间广义玄府学说和王永炎教授提出的脑内存有玄府病变的思想，认为，应当明确脑之玄府的存在和脑之玄府的生理功能及其重要性。

脑的气血流通最多，是与进入脑内的血脉、经络之多分不开的。上已多次述及，在机体各处，包括血脉经络，都遍布密密麻麻的玄府，以此可推测在脑内，有着比他处数量更多的玄府，以适应脑的复杂生理活动的需要。

脑为髓海，髓由阴精化成，堪称阴精的同位语。从理论上说，阴精多的地方，也必是津多液丰之处。脑内如织的血脉经络，密布的玄府，在这样的解剖结构中，为实现最频繁的气血渗灌以化生阴精而充髓，滋生津液以润髓提供了可能。可以说，上述脑的两大功能皆与脑的玄府有关。

众多的脑之玄府，是津液运行之所，其中不断流通的津液，既不断渗灌入脉络中，以化为血，也不断地自脉络中渗灌入玄府，血化为津，进行着最频繁的津血互化。通过津血互化，不仅满足了能量供应，而且也最大限度地实现了信息交换和代谢废物的排泄。

脑的玄府是气机运行、升降出入的场所。玄府内运动的气机，形成的"气机流"，不断地升降出入于五脏六腑和五官九窍中，出则将信息传出于脑，入则将信息传入于脑，所谓升则上传，降则下传也。如此，脑内玄府犹如一个偌大的信息集成库，通过气机的升降出入运动，不断地将信息释放、传递和存集。

脑的玄府是神机升降出入的通路，或说是神机运转的通道。而气与神、血与神的关系是密不可分的。气是生命活动的动力，气能生神，神能宰气。故《图书编·神气为脏腑之主》曰："气载乎神"，又曰："熟知气充乎体，赖神以宰之。"血是神志产生的物质基础，"血气者，人之神"（《素问·八正神明论》），"血者，神气也"（《灵枢·营卫生会》）。玄府作为气机升降出入和气血流通渗灌的场所，伴随着运动的"气机流"、"血液流"和"津液流"，才产生了生命活动的神。从这个意义上讲，神的升降出入与气的升降出入、津血的流通渗灌是密切相关的。一言以蔽之，气血津液的流通渗灌，是神机运转的物质基础和能量基础，而玄府则是神机运转的结构基础。

　　总之,脑内玄府甚丰,既寓于脑髓内,又广泛密布于脑髓内的血脉经络上,通过玄府的流通气液、渗灌血气,得以实现神机的运转。因而,倘若玄府发生病变,必然因流通气液、渗灌血气的失常而发生神志的异常。深化对此的认识,将有助于解释一些脑病的病理机制,更好的指导临床实践。

　　3)玄府与络脉的关系:传统认为,络脉是从经脉支横别出,树枝状细化,纵横交错,遍布全身,广泛分布于脏腑组织间的网络系统。《医门法律·络病论》说:"十二经生十二络,十二络生一百八十系络,系络生一百八十缠络,缠络生三万四千孙络。"目前认为,络脉不仅有广义、狭义之别,且有气络、血络之分。为梳理玄府与络脉的关系,有必要总结一下络脉的研究进展。

　　络脉有气络、血络之分:众所周知,提起络脉,必然要与血联系起来,或就是血络的代名词,而忽视了其主气的属性。如何全面地认识络脉,发掘其应有的理论内涵,值得深思。《类经·四卷》云:"血脉在中,气络在外"。明确指出了络脉应有气络、血络之分。有鉴于此,王永炎教授考查《素问·营卫生会》:"营行脉中,卫行脉外"理论,结合现代研究,认为"脉"包含经脉和络脉,它是营的载体。卫行脉外,"脉外"是卫气的空间位点。由于卫与营并行,气与血并行,络脉在运行气血上,应包括气络、血络。气络与血络相伴而行,共同成为气血运行的载体。气络、血络由干别支,从大到小,分成无数细小分支网络遍布全身,将气血渗灌到人体各部位及组织中去,对整体起调节作用。从而深化了对络脉的认识,弥补了对络脉认识之不足。

　　络有广义、狭义之别:目前所言的络脉,较经络学说中的"络"和脉络之"络"有更加清晰深邃的内涵。雷氏等做专门研究后指出,络有广义、狭义之别。广义之络包含"经络"之络与"脉络"之络。经络之络是经络系统的重要组成部分,是对经脉支横旁出的分支部分的统称。脉络之络系指血脉的分支部分,脉络在《灵枢》亦称血络。狭义之络仅指经络的络脉部分。《灵枢·经脉》言"十二经脉者,伏行于分肉之间,深而不见……脉之见者皆络脉也"。表明络脉循行部位表浅,这是络脉的体表部分,也就是络脉中的浮络,即:体表的浅层细小静脉,是支络,具有浮于浅表,可视可见的特点。同时,另一部分则内源于脏腑,呈离心性方向向外散布,直达腠理皮肤,称为内脏体表部分。这部分络脉位置深隐,视之难见,病之难察,依其所处部位不同有筋络、骨络、脏络、腑络、髓络等不同。

　　无论广义络脉还是狭义之络脉,构成络脉系统的各分支,既有十五别络、孙络、浮络和血络之分,又有阴络、阳络、脏络、腑络及系络和缠络之异,各支各类彼此连接,犹如网络,纵横交错,遍布全身,内络脏腑,外联肢节,成为沟通机体内外、保障脏腑气血灌注的功能性网络,也是协调机体内外环境统一和维持机体内稳态的重要结构。

　　络脉有阴络、阳络之异:阴阳学说是中医的重要基础理论之一,体现于络脉上,《临证指南医案》认为络脉有"阴络"、"阳络"之分,"阴络即脏腑囊下之络",如"肝络"、"胆络"、"胃络"等,"阳络"即是浅表的皮下之络。实际上,今人所言络脉之"阴络"、"阳络",大抵浮现于体表者,就是阳络;深隐于体内者,尤其是深藏于纵深之处,横贯行走于脏腑内部者,就是阴络。赵氏认为"阳经之络脉,多行于头顶、体表等阳位,阴经之络脉,多入于体腔、脏腑等阴位"。说明络脉的阴阳之别,非性质之分,实乃部位所属之异。

　　区别络脉的阴阳之异,从理论上讲,似乎无多大意义,但对指导临床,仍有一定的意义。首先,阳络多浅出于体表,视之可及,通过络脉的色泽扭曲盈亏变化,可以判断疾病,

薪火传承——永炎篇2

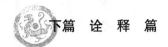

成为诊察疾病的重要途径之一。其次,阳络位置表浅,远离经脉主干,在运送血液的过程中,行程愈远而支流愈细、愈少,最容易受到阻滞或外邪侵袭而发生疾病,诸如五体的不少疾病,每每与阳络发生病变有关。就阴络来说,由于位置深隐,难以察觉,且行走迂回曲折,沿途窘屈窄碍,最易受阻。倘若发生病变,早期难察,俟待病状出现,往往病程已是迁延,或病情沉疴。

络脉之三大特性:总结中医学对络脉的认识,可以看出络脉不仅在分布上是广泛的,结构上是复杂的,而且在功能上,也是多方面的。表现为分布的广泛性、结构的复杂性和功能的多维性。①分布的广泛性。络脉是无处不在的,皮、肉、筋、脉、脏、腑、骨、髓均各有自己的所属络脉,以支持其功能活动。②结构的复杂性。络脉分大络、支络、细络、孙络、毛脉等,逐级分次,为数众多,结构复杂。《灵枢·脉度》载:"当数者为经,其不当数者为络。"《医门法律·络病论》云:"十二经生十二络,十二络生一百八十系络,系络生一百八十缠络,缠络生三万四千孙络。自内而生出者,愈多则愈省,亦以络脉缠绊之也。"针对如此庞杂纵横交叉的络脉系统,在结构上可以看出有浅、深、末、网的四大特点:浅者,指行走浅出于表;深者,指行走深奥于里,达于脏腑的幽深处;末者,指居于正经、奇经的终末部位;网者,指态势如纵横网络,错综复杂,即"支而横者为络,络之别者为孙"之意。五脏、六腑、五体等各自所属的络脉,并不是单一的,而是可以无限支横而别,一干多支、一支多分、一分多极,从而构成干支成丛,络中有络、层层叠叠的细密网络。这种多级细分,递进伸延的结果,使络脉在其形态学上表现为一个网络系统,三维结构;在空间层面上,有表里之分、内外之异和深浅之别;走势上无处不到,无所不达,纵横交错,相互贯通,缠绕成网络,以支持复杂的气血运行、津血渗灌,从而维系着各种生命活动。③功能的多维性。人体是一个多层次、多功能的有机体,与此相应,络脉也就表现出其功能的多维性。络脉的生理功能是方面的。不仅是血液运行的通道,同时也是气机运行的通路。络脉在从主干发出后,将运行于主干的气血不断地渗灌注于全身,从而发挥了营阴阳、濡筋骨、利关节的作用。而起始于四肢远端肤浅的络脉,又会呈向心性伸延分散,以运行气血,排泄污浊。"血气者,人之神"(《素问·八正神明论》),"血者,神气也"(《灵枢·营卫生会》)。络脉在运行气血的同时,也必然将神机进行运转传递,因而络脉也是神机运转的重要途径之一。

络脉的生理功能:络脉在机体复杂的功能活动中,担负着重要的生理作用。络脉在很大程度上从属于经脉,故络脉的生理功能是与经脉密切相关,息息相通的。络脉的生理功能除具有与经脉共同的生理作用外,重点是加强了十二经脉中表里两经之间的联系,输送营卫气血,渗灌濡养周身,保证经气环流,成为具体联系的纽带和效应的信使。《临证指南医案》指出:"凡经脉直行,络脉横行,经气治于络,络气还于经,是其常度。"形象地描述了络脉的流通运行状态。其次是加强血络主干与主干之间、主干与分支之间、分支与分支之间的气血联系、津液渗灌和神机运转,以协调机体的整体平衡和维持体内环境的稳定。

王永炎教授认为,络脉的正常生理状态当是充盈满溢,出入自由。否则络脉虚、络脉瘀,导致病络,可见缠络、结络等,由功能发生结构的改变。穆氏认为:气血在十四经循环过程中,由各经溢于所属的络脉之中,将血气渗灌全身,从而发挥了营阴阳、濡筋骨、利关节的作用;体内体表部分自五脏六腑发出,成网状散布于经脉之间,与经脉支横别出的部分相互交叉,其中阴络走阳,阳络走阴,阴阳之间,络气相互渗灌,最终出于孙络,散于肌肤。

总结对络脉生理功能的认识,可概括为以下几个方面:①络脉流通:是指络脉维系着气血的运行,成为气血运行的通道。络脉支持气血的运行,不同于十四经脉的如环无端,单向流动,而是既能使经脉中的气血流溢蓄积于络脉之中,又能反向流通,表现为双向性流通的特点。②络脉渗灌:络脉流通不是目的,仅仅是过程。通过络脉流通,运行其中的气血,通过络脉自身的逐级旁岔深入分化,不断蓄溢渗透,灌注到相应的脏腑组织器官中,以实现养营作用。③络脉反注:反注即反流回注。所谓络脉反注,是指络脉在渗灌的同时,又不断地将脏腑组织器官的代谢废物,吸收入血液中,并实现气血的回流,将代谢废物运走移除,以实现代谢排出作用。

络脉的流通渗灌和流通反注,使络脉在支持气血运行方面呈现双向流动的特性,即络脉中的气血既能沿离经脉方向流动而布散于脏腑组织,又可向经脉方向流动而依次注入络脉与经脉,具有"双向流动"、"满溢渗注"的特点。

流通作用、渗灌作用和反注作用是密切联系的,流通作用是基础,渗灌作用和反注作用是目的。通过渗灌作用,以实现气血的养营和津血的渗灌互化;通过反注作用,来实现泌浊排泄。上述三大作用的实现,均有赖于络脉的滑利畅通。否则,一旦络脉不通,必然导致渗灌障碍和反注不能,从而导致疾病的发生。

从以上可以看出,络脉与玄府在结构和功能上,有很多相似之处,也有一定的区别。两者之间的关系是:首先,层次不同。络脉属于相对宏观层次,而玄府属于微观层次,络脉虽细小,络脉上仍遍布玄府,玄府在结构上是络脉的有机组成部分。其次,生理功能上是相互依赖的。众所周知,络脉不断蓄溢渗透,将流通的气血不断灌注到相应的脏腑组织器官中。这一作用必须依靠玄府得以实现。正是通过络脉上遍布的玄府这些至微至小的腔道,才支持络脉流通的气血不断渗灌到相应的脏腑组织器官中,以实现养营作用。也就是说,若没有玄府,络脉本身也就失去了结构和功能的完整性,当然也就无所谓流通和渗灌气血。众所周知,络脉的主要功能是流通气血,有了络脉上众多的玄府小孔隙,才赋予了络脉在流通的过程中实现了渗灌,将流通和渗灌有机的结合起来。因而络脉和玄府的关系,在生理功能上可以看作流通和渗灌的关系。这种关系一旦遭到破坏,玄府发生阻滞,轻者渗灌不能,重者影响流通,导致络脉也发生瘀滞,产生瘀血或进而产生其他病邪,引起疾病的发生。

简单讲,玄府之于络脉:一为行血之用;一为运水行津液之用;一为腔管以约血;一为腔隙以流通气液;一为以血液微循环为结构载体;而玄府大抵以支持细胞间液流动的细胞间隙类为结构载体,以资区别。二者关系如图7-1所示。

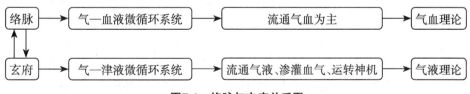

图7-1　络脉与玄府关系图

3. 玄府病变机制诠释　肯定玄府的腔隙或空间结构,兼有孔门属性,决定了其功能特点必然是开阖、通利、和达。开阖,是指玄府具有开阖功能,由开转阖,由阖转开,开阖自如;通利,即通行顺利,顺畅;和,调和,意味着玄府在开阖过程中,开之有度,阖之

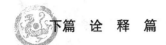

及时;达,昭示着玄府的通利功能总以开通调达为顺,闭阖为逆。只有如此,方能维系气液流通不止,渗灌不已,生化无息,滋润无穷。进一步讲,玄府在结构上是一种带孔门的腔隙通道,在功能上以行气、液、津、血、神之用,因而玄府的基本功能特性是贵于通利。亦可用四字来概括:"通、利、开、阖"。"通"者,是指运行玄府内的气机始终保持着通而无阻的状态,如环无端,畅运不止,形成生命活动的"气机流",生机无限;"利"者,是指玄府内的津液始终保持着畅流顺行的流动状态,川流不息,周流不止,形成生命的津液流,滋润无穷;"开"者,是指玄府作为一腔隙结构,能随着机体的需要和内外环境的变化,开阖有度,以渗灌血气,运转神机,以维持体内的阴阳平衡,整体和合,协调统一。玄府一旦发生病变,其基本的生理功能障碍,必然会导致种种病理变化而引起机体疾病。

(1)玄府病变的基本病机——玄府阻滞:玄府的功能特性既然是畅和调达,因而其病理特征便是开阖通利失常。这种玄府开阖通利失常又表现为两种形式:开阖通利不及和开阖通利过度。前者是指玄府当开不开,阖大于开,同时腔隙通道受阻;后者是指玄府当阖不阖,开大于阖,亦即开之有余,阖之不及,同时腔隙通道失约。

1)玄府开阖通利不及:所谓玄府开阖通利不及,是指玄府开阖通利功能低下,导致气、液、津、血、神的流通运转不及或不能的一种病理状态。具体表现为玄府开阖不能,开之不及,阖之有余,腔隙通利障碍,最终形成玄府阻滞。故玄府阻滞是玄府开阖通利不及的转归,也是其具体表现形式。

玄府阻滞在临床上又可表现为多种:由气机郁结而引起的玄府气滞,血液瘀阻引起的玄府瘀滞,津液停滞引起的玄府淤滞,神机运转迟滞引起的玄府神滞等。

从病因学来讲,导致玄府阻滞的原因很多,既有实邪阻滞,也有因虚留滞。实邪阻滞者,诸如外感六淫、内生五邪、痰、瘀、水、毒等;因虚而滞者,主要是虚气留滞、虚血留瘀、阳虚寒滞、阴虚涩滞等。应当强调,从阴阳邪气的致病属性来讲,玄府属于实邪阻滞者,当以阴邪为多。以寒与热邪为例,两者皆可引起玄府阻滞,但寒邪引起的玄府阻滞是一贯的,或说是自始至终的,无论病初、病进或病向愈,皆呈阻滞状态。而热邪不同,在病初,由于热则流通,气血运行加速,与此相应,玄府则表现为一时的开阖通利有余的状态。不过这种情况为时短暂,很快就因热邪损正,壮火食气而出现开阖通利难以维持,引起开阖通利障碍,最终导致玄府阻滞。

2)玄府开阖通利太过:所谓玄府开阖通利太过,是指玄府开阖通利功能亢盛,导致气、液、津、血、神的流通运转超常或太过的一种病理状态。具体表现为玄府开阖太过,开之有余,阖之不足,腔隙通利超常,玄府整体功能失约,引起机体短暂的间或相对持久的机能亢奋的一种病理状态。

玄府开阖通利太过在临床上又可表现为多种:如由气化有余而引起的机能超常;血液运行加速而引起的玄府血溢,溢多必为血证、瘀证;津液环流太过而引起的玄府津液泛溢,久之形成玄府(津液)淤滞(为水);神机运转失度而引起的神志亢奋有余等。

从病因学来讲,导致玄府开阖通利太过的原因也比较多见。既有实邪引起,也有因虚而为。实邪阻滞者,主要以阳热之邪为主,如风、火、热、毒等;因虚者,主要见于大病久病后的回光返照阶段。

应当强调的是,玄府开阖通利太过在发病时程上大多是较短的。因这种状态一旦出现,必然会因为气化有余,血流太过,津液环流失度和神机运转超常而使整体机能由亢奋转入疲惫,旋即引起玄府开阖通利不及,形成邪气有余,虚象已显,虚实夹杂而出现玄府阻滞。可以说,无论是玄府开阖通利不及抑或玄府开阖通利太过,玄府阻滞是其必然的发展趋势和积一化转归。因此,玄府阻滞是玄府发生病变的基本病机。

(2)玄府病变的病理特性:玄府容易发生病变,是由其自身特性决定的。

1)易虚:在某种程度上讲,玄府是气液流通、津血渗灌的终极通道和最小载体。任何原因导致的气血津液不足,都可以引起局部的或全身的玄府亏虚,使玄府内少气或无气可行,少津(血)或无津(血)可流通、滋润。这种病理状态正是虚证的表现形式。因此,对于任何虚证,从玄府的角度讲,都是玄府亏虚的结果。

2)易实:玄府既然是一种微小的腔隙,乃窄窄之所,最易受阻,最易留邪。一旦阻滞不通,开阖不能,邪气停留,必然会引起实证。大凡痰湿、瘀血、浊毒等,皆可滞于玄府,害于玄府而形成相应的病证。

3)易滞:玄府本属腔隙,贵于开阖自如,通行不已。无论虚实,虚者最易留滞,形成所谓虚中夹实;实者最易阻滞,或痰阻,或血瘀,或水遏,或湿滞等,无论何邪所阻,一旦玄府受遏,必然影响气液流通,而又形成局部渗灌减少,最终形成实中夹虚之证。

4)易变:指正常结构的改变。是由于多种原因导致玄府的孔门结构和腔隙通道发生失常,或为缩窄,或为迂曲乖戾等,从而引起气津流通、神机转运以及津血渗灌的方式改变,序贯引起血液不循常道,津血渗灌不足或过灌注,神机转运降低(如痴呆)或超常(如癫痫)等,导致种种复杂的病证。

(3)玄府病变的病因病机:玄府病变的发生,可由外感六淫、内伤七情、饮食劳倦、跌仆创伤等多种因素引起。上已述及,无论是玄府开阖通利不及抑或玄府开阖通利太过,玄府阻滞是其必然的发展趋势和积一化转归。故玄府发生病变的基本病机是玄府阻滞。兹就玄府阻滞的病机表现形式及玄府病变引起神志失常机制分述如下。

1)玄府郁滞—玄府气郁:玄府是气机运行的通路,腔隙虽狭,却贵在通畅。若邪气侵入玄府,必然导致玄府气机郁滞,引起疾病的发生。正如《丹溪心法·六郁》所说:"一有佛郁,诸病生焉,故人身诸病,多生于郁。"玄府郁滞是玄府阻滞的最基本病机。气机郁滞一旦出现,若不能及时治疗,则郁滞由轻转重,引起郁久蕴热、化火、酿毒等,而出现热郁玄府、火灼玄府及毒滞玄府等一系列变化。其病机路线是:

邪入玄府→气机不畅→气郁(玄府郁滞)→蕴热(热郁玄府)→化火(火灼玄府)→酿毒(毒滞玄府)→毒害玄府→发生疾病

上述病机路线,可以导致临床上多种病证。譬如脑之玄府郁滞,可引起气郁于脑,出现头闷、头痛、头晕、目胀、目眩、脉弦等;气郁蕴热化火后,由于热郁玄府,壅遏气机,火灼玄府,遏气耗津等,则会出现头胀头痛、面红目赤、目胀目昏或视歧昏瞀、耳鸣耳胀、口干咽燥,或烦躁易怒、失眠多梦、便秘溲赤、舌红苔黄脉数等。病变进一步发展,火热酿毒,毒蕴脑之玄府,导致上述症状加重,甚或热灼血络,导致血溢脑脉之外或热壅血瘀,瘀阻脉络,而引起中风病。一般来讲,玄府郁滞,初病在气分,邪滞轻者,表现为潜性或隐性发病,虽发病亦多为渐作而病轻;邪阻甚者,发病多为急起而病重。随着郁滞的转甚,玄府受阻的广度增加,蕴热化火之后,表现为机体的发病,多呈一个急性或急性加重的过程,尤其是酿毒形成毒淫玄府甚则毒淫络脉之后,表现得尤为突出。仍以中风病为例,因饮食、劳倦和

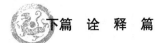

衰老等原因,玄府通利状态失常,玄府郁滞,多表现为一个潜性的发病过程,此时,临床多无相应的表现,或仅仅是短暂性脑缺血(TIA)的表现,症状相对较轻、较少,且可自行消失或容易干预。一旦郁滞甚而化火蕴热酿毒,且由气及血,由玄府而及络脉(可称为"由玄及络"),形成广度增大的、病势急骤的、玄络同病的毒淫脑之玄府(简称"毒淫脑玄")和毒损脑络的复杂病机。

2)玄府淤滞—玄府水淤:玄府是津液运行的通路,如山泉小溪渗流于狭缝中,贵在通利,方源源不断,滋润无穷。若多种原因导致玄府阻滞,必然会在发生玄府气机郁滞的同时而发生玄府津液淤滞,是谓玄府淤滞证。此淤滞之"淤",非瘀血之"瘀",也非气郁之"郁",乃津停水阻之淤之意。津液不行,停而为水、生痰、留饮,总可称为水浊之邪气,简称"水浊"或"浊邪",见之于临床,可出现复杂的证候。其病机线路是:

玄府阻滞→津液不行→气机郁滞→津液淤滞→水淫玄府→饮停玄府→痰阻玄府→"水浊"或"浊邪"为害→疾病丛生

若津停为水,则形成水淫玄府;积水为饮,则形成饮停玄府;水泛为痰,则形成痰阻玄府。上述三证形成之后,随贻害部位而有不同的临床表现。若水淫于肢体玄府,必会出现水肿等症;水淫于肺之玄府,可出现"肺水肿"或"胸水"等表现;水淫于脑之玄府,则会出现"脑水肿"等表现。饮停玄府证,亦视所病部位的不同,而有不同的临床表现。若饮停于肺(之玄府)者,必然会出现咳逆倚息不得卧、喘咳、吐白色泡沫痰质清稀等;饮停胃肠(之玄府)者,则出现脘腹冷痛、肠鸣辘辘等。同样,若痰阻颈项之玄府,可引起痰核瘰疬等证;痰阻脑之玄府者,则会引起头痛、眩晕、嗜睡、昏蒙、癫狂、痴呆或口舌不利、肢体不用等。

应当强调,水淫玄府和饮停玄府的发生机制及其临床表现是不同的。饮停玄府多是慢性的发病和为害过程,而水淫玄府却多见于临床上的急危重证。因为,若水淫脏之玄府,若脏充水,亦若水裹脏,水多生肿,既阻遏气机的运行,也压迫脉络的血液运行,阻遏神机的出入,使相应脏腑及其所表里连属的功能受损。如2003年广东、华北流行的SARS病,乃疫毒伤及肺的玄府,致使津停为水,水浊疫毒淫肺伤络,伤及肺体,损及肺用所致。患者出现背部寒冷如掌大,或背部闷沉发紧的感觉,便是水淫玄府,水浊充肺,水裹于肺,水浊伤阳之征;X线与CT征象系多叶病变,病理观察形成透明膜,血瘀津液外渗,大量渗出,胸腔积有血水,通气换气功能障碍,喘憋紫绀等症见。

3)玄府瘀滞—玄府血瘀:渗灌血气是玄府的重要功能之一。血液行于血脉,由经入络而流通的最终目的,乃是为了渗灌,通过血气的不断渗灌,一方面发挥血气的养营作用,另一方面将代谢废物移除。若因种种原因影响了玄府的开阖通利,造成玄府渗灌失常,或渗灌不足,或渗灌太过,必然发生种种病变。渗灌不足者,则可引起血行缓慢甚则瘀阻;渗灌太过者,短时间内出现血流加快,而出现局部充血征象,旋即会因为渗灌太多,局部过充血而造成局部受压窘屈而出现血液运行受阻,引起血液瘀滞,形成玄府瘀滞之证。

引起玄府瘀滞的原因也不外乎外感六淫、内伤七情、饮食劳倦等。无论虚实皆可引起。仍以寒邪和热邪为例,前者导致寒凝血瘀,引起玄府瘀滞;后者导致热壅血瘀,引起玄府瘀滞。

玄府瘀滞是重要的病机之一。目前临床上常常说瘀血碍新,究竟瘀血何以碍新?以往的解释是,由于瘀血不去,妨碍血液的生成即新血不生。进深发思,何以造成新血不生?从玄府病机来解释,是很容易理解的。盖由于瘀血阻滞,玄府发生瘀滞,导致玄府渗灌障碍,使气血不能正常的渗灌,津血不能互化,难以发挥气血的养营作用,从而导致气化无力,生血乏源。

4)玄府病变,神志异常:玄府作为神机运转的道路门户,气液流通和血气渗灌是神机运转的表现形式。如此,一旦玄府发生病变,造成气液流通和血气渗灌障碍,必然影响神机运转,出现相应的病证,故玄府开阖通利障碍是神机运转失常的基本病机。

前文已及,玄府的基本病理变化有两种,即开阖通利过度和开阖通利不及。若玄府开阖通利过度,所谓开之过,通有余,气血津液过分渗灌,引起机体功能活动亢进,尤其是引起脑的功能活动亢进,必然导致神机运转超常,而出现亢奋有余无制,精神兴奋,轻者出现失眠、烦躁、多梦,重者可导致癫狂、惊厥或谵语、感觉超常等。若开阖通利不足,气液流通不足,渗灌减弱,则神机运转低下,表现为机能减弱、兴奋不足的一派征象,轻者可引起精神倦怠,精神不振,表情呆滞,表情淡漠;重者则出现动作不能,或感觉丧失、减弱、嗜睡、昏睡、意识模糊、意识朦胧或昏迷等。也可以出现神志异常如癫证、抑郁、卑谍等。由渐而生者,或可引起呆傻愚笨即所谓痴呆的病证。

由此可以看出,玄府开阖通利障碍引起神志的病变,大抵可分为两个方面,一是神志出而不入;二是神志入而不出。前者因神志出而难入,轻者表现为失眠、健忘、烦躁等,重者表现为癫狂等疾。后者因神志入而难出,即志而难伸,意而难表,魄而难显的功能,则会出现抑郁不伸、沉默痴呆、闭门独坐、喃喃独语等。

引起玄府开阖通利障碍的原因是很多的,刘河间强调火热之邪,认为热郁玄府是导致玄府功能失常的重要原因。指出:"人之眼、耳、鼻、舌、身、意、神识,能为用者,皆由升降出入之通利也,有所闭塞者,不能为用也。若目无所见,耳无所闻,鼻不闻臭,舌不知味,筋痿骨痹,齿腐,毛发堕落,皮肤不仁,肠不能渗泄者,悉由热气怫郁,玄府闭密,而致气液、血脉、荣卫、精神不能升降出入故也。各随郁结微甚,而察病之轻重也"(《素问玄机原病式·二、六气为病》)。实际上,除火热之邪外,大凡风邪的窜扰、寒邪的凝滞、湿邪的黏滞、燥邪的干涩流滞、毒邪的肆虐损正伤质、水邪的淤滞、瘀血的阻遏等,均可贼害玄府,导致玄府郁闭,功能减弱或丧失。当然,玄府病变不仅限于郁闭,玄府开阖太过亦不鲜见。如火热之邪既可以引起玄府郁闭而使神机运转不能,亦可引起玄府开阖太过而使神志运转有余。应当强调水邪在玄府郁闭中的作用。这是因为,机体的病变,无论是发生于大层次的脏腑、五体,还是小层次的组织器官,都是气、血、津、液、精、神失常的结果。而气、血、津、液、精、神在人体的运行虽然各有其道,但在玄府这个最小层次上却是殊途同归的,通则俱通,闭则俱闭。也就是说,从微观层次上来说,气、血、津、液、精、神的病变,都可以归结为玄府这个最小层次的病变。而玄府的主要生理功能是流通气液,"气液昧之"大概是疾病发生的基本病机。"气液昧之",即气液不通,气滞则津液不行,津停必化为水,因而水淤玄府,造成玄府开阖通利不能,必然引起神机运转失常,导致种种病证的发生。

从临床来讲,不仅实邪引起玄府发生病变,正虚亦可引起玄府功能失常。大凡虚气流滞、血少行迟、津亏燥涩、液乏涩滞等,都可导致玄府开阖无力、开阖无以通利、开阖无以滑利等,而引起玄府病变,出现神志异常或其他病证。

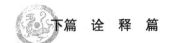
就造成玄府病变的病因属性来说,引起玄府开阖通利过度的原因,以阳邪如火、热、毒邪等为主。相反,导致玄府开阖通利不足的原因则以阴邪为主。阳邪导致的玄府开阖通利过度,多是起病急,病情进展迅速,而阴邪导致的玄府开阖通利不及,则多起病缓,病势缠绵,病程长,或可反复发作。但由于病情的复杂性,临床上也经常见到同一个病人或同一病程阶段,感受的病邪既有阳邪,也有阴邪的情况,从而使病机和病证趋于复杂,病情步入沉疴之途。临床上应注意辨识。

由于玄府发生病变引起神机运转失常而出现神志异常的病证,多是在伴随气血津液升降出入失常的基础上序贯发生的。因此,在临床辨识时,一定要抓住玄府和气血津液的升降出入这两个基本环节,有针对性地进行临床决策。否则,只见树木,不见森林,头痛医头,失于兼顾,必然影响临床疗效。

提出玄府病变影响神志失常这一病机,对解释临床上有关中医脑病具有一定的指导意义。如中医学解释呆证的病机时,多认为髓海不足,神机失用是其基本病机。又分为虚实两类,虚者乃精、气、血亏损引起髓海失充,脑失所养所致;实者乃气、火、痰、瘀内阻于脑,上扰清窍而为。诚然,髓海不足可影响神机失用,但更深层次的发病病机是什么,令人困惑。毫无疑问,引起呆证的病机是多因素、多环节交互作用的结果,既有实邪所贻,也有虚损而为,必定涉及气、血、津液等。玄府作为流通气液、渗灌血气、运转神机的枢纽,气、血、津液运行流通的任何病变,必然会影响到神志异常。正是年高正衰,因虚而滞,又加上气、火、痰、瘀等邪气阻滞,最终引起脑内玄府阻滞,神机运转减退或不能,而出现呆傻愚笨之症。

5) 玄府亏虚:玄府作为腔隙结构,在生理情况下,既是作为气、血、津、液、精、神运行的腔道,同时就运行的过程来讲,也是气、血、津、液、精等的暂存之所。玄府内时时刻刻都充满着气、津、液,气旺方可运,津充方可行。任何原因引起的气虚血亏津少,必将会导致玄府空虚,而引起玄府病变。譬如胃之玄府亏虚,若系因胃气虚而导致者,则会出现胃纳无力、饮食呆滞、胃脘不适、腹部胀满而喜按、时有呕恶、舌质淡、苔白腻、脉弱。若系津液不足所致者,则会出现胃脘空虚感、虽胀而喜按、似饥而不欲食,或胃痛隐隐、轻度烧灼感、口干唇燥、饮水不多、舌质红、苔少、脉细或弦细等。从理论上说,玄府亏虚与相应的脏腑组织亏虚是相辅相成的。整个脏腑组织器官亏虚一定导致相应玄府的亏虚,但局部的玄府亏虚,不一定导致整个脏腑组织器官的亏虚。属于前者时,机体一定出现相应的表现,临证时容易诊断。若属于后者,虽病而轻,或基本上无表现,最容易误诊失治,应予重视和辨别。

以上是对玄府病变的基本病机作了概要论述,由于病邪的兼夹和病机的转化,临床实际的病机,往往是错综复杂的。

首先,气和津液共行于玄府,气行则津行,气滞则津停,玄府郁滞可转化为玄府淤滞,反之亦然。同时玄府郁滞依次可出现气郁、蕴热、化火、酿毒等系列变化;玄府淤滞依次可出现津淤、停水、留饮、痰滞等系列变化。多种变化共寓于一体,形成众邪错杂的病理状态。对于疾病初起,因郁滞化火酿毒迅速,最易导致毒害;而淤滞之后,津淤停水,众邪积聚,浊物最易滞留,必将形成水浊之害。故毒和浊胶结伤人,贼性叠加,伤人最急,因而浊毒损伤是临床上最常见的病机形式,尤见于急危重症的初期或急性期。病机线路示意如下(图7-2):

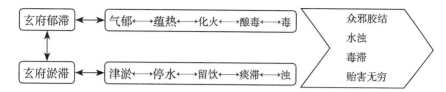

图7-2 病机线路图

其次,络脉作为人体重要的微循环系统,其遍布的普遍性和致病的广泛性,近来日益受到重视。由于玄府无处不在,络脉在结构上也有众多的玄府腔隙,通过腔隙小孔,气血于玄府和络脉之间渗灌。渗灌于络脉,则津液赤化为血,使血液量增多,同时津液也发挥了濡润络脉管壁的作用;渗灌于玄府,则血液清化为津液,使玄府内的津液得到补充,同时也发挥了血液对玄府的营养作用,如此,则实现了气血的多维循环,满足机体代谢的需要。也就是说,玄府为气津之所,而络脉为行血聚血之处。通过气血的往复渗灌,最终实现了气、津、血三者之间在生理上的互化同源,病理情况下的密切相关。故玄府与络脉同病(简称"玄络同病"),气、津、血同病在临床上是十分常见的。既可以由玄府病变及于络脉,亦可以由络病及于玄府。前者属于由津及血,由气及血,因淤致瘀或因郁致瘀,出现郁、淤、瘀同见,表现为气滞血瘀,水淫络脉,水瘀互结的基本病机;后者属于络病及玄府,由血及津,由血及气,因瘀致淤或因瘀致郁,亦出现郁、淤、瘀同见,表现为瘀血化水(津停为水)的基本病机。从病程阶段讲,先郁、淤而致瘀,即由玄府病变而致络病,多见于病的急性期,主要以气滞血瘀、淤瘀交阻即水瘀交阻为主导病机;先瘀致淤或因瘀致郁,即由络病而致玄府病变,多见于病的进展期或恢复期,主要以瘀血化水而致的瘀阻水滞为主导病机。

注意,水瘀交阻与瘀水交阻不同。前者指玄府内津停为水,水多为肿,压迫络脉,妨碍血液的运行而导致的瘀血,即水成于先,而瘀生于后,水瘀交阻,贻害有加。后者为络阻生瘀,瘀血妨碍玄府的气津运行,导致气滞,津停为水,即瘀在先而水在后,此为瘀水交阻。但在临床上,由于病情的复杂性,有时孰在先,孰为后,是不易分辨的,故王永炎教授认为,就临床操作来讲,亦可不加区分。

若水瘀交阻抑或瘀水交阻,水淤为肿,血瘀为痛,自不难辨。症状轻者,可不易察,但必出现气机受遏,功能丧失的表现。如中风病急性期,多为水瘀交阻与瘀水交阻并存所致。由于水淤于内,影像学上可看到明显的脑水肿;血瘀于内,影像学上亦可以看到瘀血阻塞血管的情况,并有相应部位的疼痛。当然,若病情较重,神机出入受阻,疼痛感觉可以缺无,但见相应部位的功能丧失,如肢体失用等。中风病恢复期或后遗症期,随着玄府郁滞或淤滞的缓解,病情逐渐趋于好转。但络病的血瘀因一时难以解除,瘀血持续存在,既碍络脉血运,表现为旧瘀不去,新瘀又生;又碍玄府腔隙的开阖,气津难畅,必致津停为水,形成瘀水互结。此水邪一旦产生,即浸淫周围组织而为肿。故中风病恢复期病人多出现肢体疼痛、浮肿,便是瘀碍玄府,瘀血化水的典型表现。

再次,玄络同病,异象纷呈。从理论上讲,玄府病变的主要病理因素是气和水,络病的主要病理因素是瘀。就临床实际而言,由于病情的变化和病机的演变,由气郁→热蕴→火郁→酿毒;由津停→痰饮→水浊;由瘀血→遏气→瘀火等交织在一起,最终出现上述病理因素混杂互结的复杂局面。仍以中风病为例,在中风病早期,由于气郁迅速化火酿毒,津

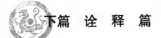

停水淤变为痰饮水浊,瘀碍玄府由生郁、淤,变化的结果,导致浊(水浊、痰浊等)淫、毒损、瘀阻于脑的病机,随着病机的演变,浊毒淫脑可以渐缓,但瘀阻为害日益突出。故中风病急性期的主导病机是浊淫毒害于脑。

(4)玄府病变引起的气、血、津液、神志病机

1)玄府病变与气病:刘河间提出的广义之玄府作为遍布机体的至微至小的一种结构,是中医学对机体结构认识的一次深化。开辟了从微观角度认识生理与病理现象的先河。玄府的重要生理功能是"气出入升降之道路门户",此道路门户的病变,必然影响气的升降出入,导致气病的发生。故玄府病变的首要病机表达是病气而气病。病气是一个过程,可介导多种病机,发生多种病证;气病是一个结局,一种状态,一个病证。由病气而生气病,标示着玄府开阖通利功能的受损程度。受损轻者,病气过程短暂,可不生气病或他疾;受损重者,必生气病,并可引起其他病证。探讨玄府病变导致的病气而生气病,对中医学发病理论,具有一定的指导意义。

气与玄府是微观层面上结构与功能的统一:气是构成人体和维持人体生命活动的最基本物质。气聚而成形,散而为气。气寓于形,形成于气,形气相合,形气统一是生命活动存在的基本形式。形表达为存在的结构,气显示为结构的功能。形与气的统一是结构和功能的统一。气总离不开形而存在,形也总离不开气而显质。故曰:"善言气者,必彰于物"(《素问·气交变大论》)。此物就是结构,言气乃约义为功能。物有大小之分,结构有宏观与微观之异。微观之结构乃玄府,而气恒为至精至微至小之细。因此,就祖国医学目前的认识层面来讲,至微之玄府与至微之气,乃最基本的形气统一和最基本的结构与功能的统一。

运动是气的根本属性,"气为动静之主"(《医学六要》)。升降出入是气运动的基本形式。"分言之,为出入,为升降;合言之,总不外乎一气而已"(《吴医汇讲》)。气的运动显示出机体的生命活动。气寓于玄府内,玄府适应气的运动,提供了气赖以运动的最基本的基础——孔门结构和腔隙道路——开阖通利。生理情况下,玄府开阖有度,通利正常,则气运有度,生生不息,生化不止。玄府的开阖通利状态决定了气运动的状态和程度。当适应机体的功能活动需要,气运剧烈时,玄府的开阖通利状态必随之上升,反之,则开阖通利状态下降。因而,玄府的开阖通利为气的运动提供了一个天然的开阖枢、控制阀。此开阖枢一旦发生病变,结构破坏,功能失常,必然导致对气的运动失于控制,引起病气而生气病,造成机体功能活动失常。

玄府病变介导病气而生气病:气与玄府在生理上密切相关,在病理上亦是相互影响的,二者是辨证的统一。若玄府开阖通利过度,或开之过,通有余,必然造成气运超常,升降出入太过。升降太过者,或有升无降、升而难降或升有余而降不及,出现气机上逆或阳气亢盛的病理变化,临床上多称为气逆或阳亢;出入太过者,或有出无入,出而难入或出有余而入不足,出现气机外泄的病理变化,临床上称为气泄(证)或气脱。若玄府开阖通利不及,或开之急,通之涩,必然造成气运不及,升降出入不及。升降不足者,或有降无升、降而难升或降有余而升不足,出现气机下陷的病理变化,临床上称为气陷;出入不及者,或有入无出,少出多入,或入而难出,出现气机郁结内闭的病理变化,临床上称为气郁或气闭。

上述气病无论是气逆阳亢,或气泄气脱,或气陷,或气郁气闭,都是病气过程的不同转

归。病气过程的持续发展,转归的层次亦会趋于复杂,可序贯引起血病、津停为水——"水病"或神志异常,从而加重玄府病变,开阖通利不能维持,最终形成病变的多种积一化转归——气机郁结,玄府郁闭。正如《金匮钩玄》曰:"郁者,结聚而不得发越也,当升者不得升,当降者不得降,当变化者不得变化也。"显然,这里所说的"郁",既非病因,亦非病名,而是包含郁、瘀、淤、闭在内的具有普遍意义的一个基本病机概念。何谓郁?《鱼孚溪医论选》引沈明生语作了比较全面的解释:"郁者,闭结、凝滞、瘀蓄、抑遏之总名。""塞"亦是郁的同义词,"病变不同,一气之通塞尔。塞则病,通则安"(《通俗伤寒论》)。因此,玄府郁闭也可以说是中医学的最基本病机。该病机的内涵意谓是由于玄府开阖通利障碍,导致升降出入失常而引起的,以气血津液运行失调,神机运转不灵为主要病理变化的总称。引起玄府郁闭的原因很多,既可以因实而致,实邪直接阻滞玄府;亦可以因虚而为,所谓虚气留滞、虚血流瘀、津少行迟、虚而神呆等。

玄府郁闭的主要表现形式有:气机运行障碍引起的气郁,血液运行障碍所导致的血瘀,津液运行障碍所导致的水淤,神机运转不灵所导致的神闭等,而总以气病为主。

从玄府病变认识气病的临床意义:祖国医学对气病的认识,已经建立了一套比较完善的理论。而从玄府这一微观层次上认识气病,丰富了对气病认识的新内涵。目前临床上普遍认为,气病仅属于功能层次范畴,非形质病变,病程短,病情轻,病位浅,定位以肝为主,立法以疏肝理气、行气、降气或补气升(清)气为主,择药以归肝经,入气分之品为多。引入玄府理论,从玄府病变的角度认识气病,便会发现,由病气而产生的气病,不仅反映了功能失常,更主要的是表现为玄府这一微观结构的病变。盖气病的产生,必然意味着玄府的开阖通利失常。而造成玄府开阖通利失常的原因,从"实"来讲,无非是阳邪阻滞和阴邪阻闭。诸如风、火、热、毒、暑等属于阳邪类,侵袭机体,造成玄府开阖通利过度,阳气亢盛有余;寒、湿、水、瘀、痰、饮等属于阴邪,危害机体,造成玄府开阖通利不及,阳气内陷郁闭。从虚来讲,无非是气血阴阳之不足,导致阳(气)虚无力开阖、血虚渗灌减弱、阴(津液)虚玄府干涩等。从这个意义上说,考察一个气病,不能惯用"百病皆生于气"和"虚气留滞"的理念,应从源头上审察导致病气之因,气病之果。基于此,在治疗上,应审因论治,切莫动辄理气补气,枉行庸举。以情志抑郁伤肝而导致的气病为例,发病之初,通常认为是肝失疏泄引起的肝气郁结为主,治疗时,一般以疏肝理气开郁,选择柴胡疏肝散为法。从玄府理论的角度来考虑,当分析为何抑郁而引起肝气郁结?纵是肝气郁结,必然意味着气机不畅。进深分析,既然气机不畅,必有碍气之物?是什么原因妨碍了肝气通畅?答案当然是玄府开阖通利障碍。如此就要考察引起玄府开阖通利障碍的原因是什么?或因实而阻,或因虚而滞。治疗时当然要审因开玄,通利玄府为务。

2)玄府病变与络病:刘河间提出的广义之玄府作为遍布机体的至微至小的一种结构,其主要生理功能是"流通气液"。而这一生理功能的构建和维持,与络脉中运行的血液具有密切的关系。探讨玄府病变介导病络机制,有助于加深对络病及其一些相关病证更深层次的认识,提出更加符合病机实际的干预措施,提高治疗效益。

玄府病变引起络病病机:玄府发生病变,开阖通利不能,影响气液流通和津血渗灌,必然导致络病。所谓"络病",目前一般从广义上认为,乃络脉发生病变的简称,除外,通常所说的血病乃血液运行失常而发生病变的简称,也包括在络病之内。在生理上,玄府通过开阖通利,不断渗灌,津血互化,构建玄府与络脉之间正常的关系,维持津液的正常流通和血液的循环不已。若因某种原因导致玄府发生病变,造成玄府开阖通利失常,致使玄府与络脉之间的关系失调,而引起种种病证。如《审视瑶函·卷五》谓:"盖目主气,血盛则玄府得通利,出入升降而明,虚则玄府不能出入升降而昏,此则必用参芪四物汤等剂,助气血运行而明也。"提示血液不足,血液外渗为津减弱,玄府内流通的气液减少而虚空,升降状态不能维持,导致目昏发生。《审视瑶函·卷五》云:"视物易色……此内络气郁,玄府不和之故,当其色而别之,以知何脏腑乘侮之为病也。"说明络脉的气血郁滞,影响周围的玄府,导致玄府不和,流通气液、运转神机功能下降而引起视物易色。

若开阖太过,通利超度,必然导致络脉血中津液外渗增多,增多之"津液"无以正常运行,必积而为害,酿生水邪或水浊。水浊既生,淤滞于玄府,一方面导致玄府流通气液受阻;另一方面,可直接妨碍附近的血络运行,而产生瘀血。当此之时,为何是络脉血中津液外渗而不是玄府中流通的津液过于内渗? 盖因为血脉中运行的血量于人体最多,量多受约必重,外渗之力必大。故《读医随笔·气血精神论》云:"四者之在人身也,血为最多,精为最重,而津之用为最大也。"津液既出,脉络通道失于滋润,随之失去滑利之性,妨碍血脉的正常运行,造成血液运行迟缓,滞而为瘀,产生瘀血,直接阻遏脉道,导致相应的脏腑组织失去血液的营养,功能失常,引起种种复杂的病证。而且,津液外渗的同时,阳气也随着外泄,气之泄,必影响推动血液的运行,也会因气的推动减弱而导致瘀血产生。若玄府病变严重,病变范围较大,"开阖"极度超常,在津液外渗的同时,血液也会随之外出,形成血溢于脉外,引起种种血证。津液既出,血液之量必然减少,持续发展,则会导致全身血液减少,从而形成血液亏虚的病证。

若开阖不及,通利不足,首先导致气的升降出入受阻,气行郁结,必累及血行,从而产生瘀血。其次,津液正常的渗流灌注不能,脉道必失去津液的滋润滑利而涩滞,血液也失去津液的变化而赤而减少,最终导致血少行迟流瘀,亦产生瘀血。

玄府发生病变引起络病与血病的临床指导意义:勾勒玄府病变→病络→络病→血病的病机演变轨迹,有助于从微观的角度,从层次递进的动态演变方面,把握疾病的发生与发展。也为久病入络的惯用思维方式,寻找科学的理论依据。任何疾病,从微观上说,都与玄府发生病变有密切的关系。玄府病变轻者,并不妨碍机体的全部功能,因而难以"见微知著";玄府病变重者,必影响脏腑组织器官的基本功能,出现相应的临床表现,且易于通过四诊手段而察觉出来。无论是玄府病变之轻重,因在某种程度上,都损害了玄府的开阖通利功能,并序贯引起病络而生络病,因而,大多疾病的实质,是玄府与络脉同病,亦即玄络同病。玄络同病,所伴随产生的病邪或病机主要有:气机郁滞、气机运行加快而引起的阳亢、气机郁滞日久而产生的火热、津液外渗过多则生水浊造成的玄府淤滞、络道血运不利而生的瘀血、血溢脉络之外而生的瘀血、玄府内水瘀交阻日久而酿生的毒邪等。当然,随着机体的体质和发病原因的不同,邪气兼夹和邪气从化亦必然出现,故就疾病的个体来讲,实际的病邪或病机不限于上述。

以中风病为例,目前普遍认为中风病多是由于气血逆乱,产生风、火、痰、瘀,导致脑脉痹阻或血溢脑脉之外所引起,病位在脑。因"脑为元神之府"(《本草纲目》),人神之所居,"人身之大主"(《医易一理》),诸阳之会,凡十二经脉三百六十五络之气血皆汇集于头。故脑内玄府甚丰,气液流通最旺,血气渗灌最多。在不息的气液流通、血气渗灌过程中,脑之神机借此不断地升降出入,上下纵横多维传递,激发意识思维感情,传达感觉动作指令,构成了丰富多彩的"神机化"。综观中风病的发生,是由于患者脏腑功能失调,或气血素虚,加之劳倦内伤、忧思恼怒、饮酒饱食、用力过度,而致瘀血阻滞、痰热内蕴,或阳化风动、血瘀气逆,导致脑脉痹阻或血溢脑脉之外所致。其发病因素概而论之有虚(阴虚、气虚)、火(肝火、心火)、风(肝风、外风)、痰(风痰、湿痰)、气(气逆)、血(血瘀)六端。归纳这六端因素,大抵虚、痰、瘀属于阴性因素类,风、火、气属于阳性因素类。在中风病急性期或超早期,阳性因素表达于玄府,会暂时引起玄府气液流通加速,津血渗灌增强,络血之津外渗增多,淤滞于脑之玄府,引起"脑水肿"。同时,气速为火,阳亢为风,风火损伤脑络,导致络脉破裂,血液外溢,形成血溢脑脉之外的"脑溢血"。血既溢出,积于脑之玄府,与淤水胶结,泛生为毒,贻害无穷。阴性因素表达于玄府,直接或间接引起玄府郁闭,导致玄府气液流通减慢,渗灌减弱,络脉管壁失去津润而涩滞,络血循环迟滞生瘀。瘀血既生,血流不通,受阻之血津外渗增多,引起玄府内水液淤滞,出现"脑水肿"。无论是阳性因素或阴性因素,虽然导致玄府发生病变的机理不同,但表达的病邪却是相同的,即皆引起水(浊)、毒、瘀胶结。水、毒、瘀一旦产生,又序贯加重玄府功能障碍,引起玄府运转神机的功能减弱或丧失。脑之玄府运转功能的丧失,直接引起神思恍惚、迷蒙、嗜睡、昏睡甚至昏迷或昏愦等症状。因"脑为元神之府"、"人身之大主",脑的玄府运转神机受阻,还可引起肢体官窍功能丧失,出现半身不遂、口舌歪斜等。有鉴于此,在临床制订干预措施时,应抓住水、毒、瘀为害的关键环节,不失时机地采取开通玄府、利水、解毒、活血等治疗原则,切中病机,以期疗效。

脑中有髓,髓中有什么? 在中医学迄今所知的结构中,除了络脉,当就是玄府。因此,除了所列举的中风病外,从玄府的观点来认识其他一些脑病,无疑是对脑病认识的一次深化。从生理学上说,脑的许多复杂功能,运用玄府来解释,是比较合理的。从病理上说,脑病所出现的许多稀奇古怪的表现,运用玄府理论来释疑,也比较切中病机。

总之,玄府病变所出现的开阖通利障碍,导致渗灌不能而引起的络病、血病,是值得重视的病机。尤其作为临床颇受重视的血瘀病机,在其发生发展过程中,气机的运行失常所导致的气病虽然起着重要作用,但津液的渗灌出入障碍,却更值得重视。认识到这一点,有助于以崭新的角度,应对复杂的临床事件,提出更加有针对性的对策,以丰富临床发病学与治疗学。

3)水淫玄府与隐性水肿假说: 河间从狭义的、可及的汗孔进行大胆的想象,推测体内定有类如汗孔、结构更微细的、遍布体内各处的玄微之府的存在——广义之玄府,无疑是中医学结构认识的一次深化。从微观的结构认识机体,并依此探讨其相应的功能,无疑是对脏象理论的发展。这种广义玄府的功能是以流通气液为主的,所谓流通气液,就是玄府提供的这种孔隙结构,支持或维系气机和津液的运行。进一步说,即是以气机的运动推动津液的运行。概言之,即"以气运津"或"以气行水"。回想一下,"以气运津"的功能,从脏来讲,归之于肺、脾、肾三脏;从腑来讲,归之于三焦、膀胱等。从脏腑这种宏观层次的"以气运津"或"以气行水"功能与玄府的"以气运津"或"以气行水"功能,从系统论的观点来讲,实乃系统质与要素质的统一。脏腑组织器官的运津行水功能,实际上就是相应脏腑组织器官中的众多玄府作为其要素质的运津行水的功能的整合和体现。或说玄府的运津行水功能是脏腑宏观层面的运津行水功能的投影。众所周知,脏腑层面的运水行津功能的障碍,必然导致津停为水,亦即水液运行输布失常而引起水肿的发生。若从玄府这样微观层面上说,运水行津功能障碍,将会引起什么病证? 令人深思。

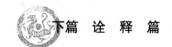

玄府流通气液障碍——"水淫玄府"假说：玄府的一个重要生理功能是流通津液，成为机体赖以滋润的源泉，故可称玄府为"津液之海"。津液虽然来源于水谷精微，但通过玄府的开阖通利作用，使血脉中的血液向外渗灌，亦可生成部分津液，而补充津液之源。当然玄府内流通的津液，也不断渗灌于血中，以滋润脉络管壁，补充血量。最终实现了津血互化，津血环流，支持着复杂的新陈代谢，以满足各种功能活动。若玄府开阖通利失常，就会导致津血的渗灌环流障碍，引起临床病证的发生。

若玄府开阖通利过度，所谓开之有余，通利无度，必然导致血中津液外渗增多，增多之"津液"无以正常运行，必积而为害，酿生水邪或水浊。水浊一旦产生，越积越多，形成水淫玄府，淤滞玄府，使玄府的自身调节作用降低，开阖通利过度状态持续加重，形成恶性循环。当然也可因水浊淤滞，使玄府的开阖通利失调由太过状态转变为不及或失用状态，即玄府郁闭，造成气的升降出入障碍，功能受损或丧失；津液渗灌不能，津血互化丧失，玄府内的津液失去血中之津液的补充而减少，血脉失去玄府内津液的内渗滋润，而导致血脉枯涩，导致瘀血。最终形成了以水浊为主体的复杂病邪群，产生复杂的临床病证。

引起玄府开阖通利过度的原因很多，但主要以能引起机能暂时亢奋的阳邪为主，其中以火、热、毒等邪为最。引起火、热、毒邪的原因很多，除外感六淫邪从火化或直接感受温热毒邪外，大凡七情内伤、五志过极而化火，或因气滞、血瘀、痰浊、食积等郁而化火者，皆可以导致。由于热则流通，阳气发泄，气火窜扰，津液外渗加快导致血中大量津液外渗而淤滞玄府，形成水淫玄府，水积渐多，积而成浊，充斥玄府，引起局部隐性水肿。但由于火性燔灼，损伤血络，导致既有脉络热壅血瘀，又兼热灼血溢脉外而瘀于玄府。最终形成玄府内水浊、瘀血夹杂，此中状态亦可称为血水积于玄府。由于壮火食气，伤津耗液，故因火热毒邪导致的玄府开阖通利过度是暂时的，随之即因气耗津少而使玄府由开阖通利过度转入玄府郁闭。玄府郁闭，玄府内血水积浊被裹，压迫周围组织，影响他处的气液流通，从而使病变范围呈扩大蔓延之势。

由于玄府开阖通利过度是暂时的，而玄府郁闭是较持续的。故水淫玄府多见于疾病的急性期或病情迅速恶化期。

水淫玄府与隐性水肿：提出水淫玄府，有其积极的意义。以往中医学解释水肿的产生，往往归之于脏腑层面即肺、脾、肾三脏功能失调和三焦水道不利。诚然，从大的层次来讲，肺、脾、肾三脏功能失调和三焦水道不利，的确是水液代谢障碍的重要病机。但这种病机所导致的水液代谢障碍，多表现为严重的水肿，或是望诊可察、触诊可及的水肿。若将这类水肿称为显性水肿的话，那发生于体内局部的水肿，用四诊难以察觉的水肿，姑且可称之为"隐性水肿"。对隐性水肿中医学如何解释？诸如2004年春广东、华北流行的传染性非典型肺炎，即严重急性呼吸综合征，由于疫毒淫肺伤络，导致络瘀津液外渗，津停淤滞为水，充斥肺之玄府，影响肺之玄府的流通气液功能，序贯发生肺如橐籥为体受损、肺以吐纳为用受碍。X线与CT征象显示多叶多灶病变，病理观察肺泡形成透明膜，大量渗出，胸腔有血水，确是肺内"水肿"明显，这种水肿非四诊可及，非传统意义上的水肿，当属于隐性水肿范畴。又如眼科的"结膜水肿、视网膜脱离、视乳头水肿、角膜水肿、黄斑囊样水肿、青光眼"等，均应视为"水肿病"，它们均为水湿停留于眼睛各部位而导致的疾患，也当属于隐性水肿范畴。

有学者称，这种隐性水肿，按中医辨证不是水肿，应按别的病机或病证进行辨别。诚然,对于是否是水肿的争论暂且不提。在中医学理论框架内,只要称之为水肿,总脱离不开肺脾肾三脏功能失调这一水肿的主导病机,所谓"其本在肾,其末在肺,皆积水也"(《素问·水热穴论》),"脾病则不能制水"(《诸病源候论》)。关键的问题是,水肿由生的深层次病机是什么,这是中医学应当回答的重要问题。刘河间所提出的玄府,作为深层次的结构假说,为回答这种临床上所经常面对的疑团,找到了答案。承认结构的微观性,并不是否定中医学的整体观念和系统指导思想,而是在这一前提指导下,不断挖掘构成整体的合理之器与相应之用,以及构成系统质的更可能的要素质,以不断完善和发展中医学理论,是符合学科发展的自然规律的。中医学理论并不排除手术之刀和解剖之刃,排除的是器用分离。如此,从微观层次上发展中医学理论,应当是时代赋予继承者的最基本要求。为此提出水淫玄府和隐性水肿假说,意义在于从结构层次的微观角度,从病变范围的限局角度,来解释一些临床病理现象。承认水淫玄府和隐性水肿,并不否认水淫玄府与显性水肿之间的关系,事实上,无论什么样的水肿,从微观上说,都是水淫玄府的结果。

认识到以上,对于显性水肿和隐性水肿的内涵,可以定义为:所谓显性水肿,是由于肺脾肾三脏功能失调,三焦水道壅滞,引起体内水液潴留,泛滥肌肤,表现以头面、眼睑、四肢、腹背,甚至全身浮肿为特征的一类病证,这种水肿四诊可及,或说望诊可察,切诊可觉;隐性水肿,是由于局部玄府开阖通利功能障碍,津液渗灌失常,导致津停为水,淤滞玄府,水积成浊,引起相应整个或局部组织器官功能减退或丧失的,用传统四诊手段难以察觉的水肿。

水淫玄府,应当强调"水"和"水浊"的区别。"水"在中医学中既是一个生理学名词,即津液之义。如"汗与小便,皆可谓之津液,其实皆水也"(《读医随笔·气血精神论》);又是五行之一。同时也是一个病理学概念,指病证名,如"水始起也,目窠上微肿,如新卧起之状……"(《灵枢·水胀》)。也指"水饮"或"水气",临床也有称为水邪的。作为病因学中的水,为区别于生理学中的水,一般将病因之水称为水气、水饮或水浊。前二者众所周知,至于水浊与病因学中的水,在概念内涵上,是有差异的。主要差异在于水浊强调的是水产生之后,在体内蓄积害清,影响器用。此水淫玄府之"水",实为"水浊"的简称。

另外,上述强调水淫玄府,有学者认为,此时所称的"水",不应称水,应是痰。诚然,水、痰,皆为津液之变,可谓同源而异流。但痰邪在中医学理论体系框架内,其内涵较广,既有有形与无形之分,又有一般与怪异之别。而"水"作为津液之病,有形质可察。所谓流动的津液不是病,而不流动的津液就是"水"——水浊,对此在临床上比较认可。正如《一得集·痰症随宜施治论》云:"人之痰病甚多,全部内经,无一痰字",为何?

提出水淫玄府与隐性水肿,并非理论上的标新立异,实乃从微观的角度,从更深的层面上,来认识津液运行于玄府的病变。从临床来讲,不少疾病的急性期,如SARS引起的肺水肿,进而导致急性呼吸窘迫综合征;急性脑血管病即中医学所言的中风病,大多在急性期出现脑水肿等,实为水淫脏腑内的玄府而引起隐性水肿的结果,此时用传统的四诊方法,虽不能按水肿病进行辨证,但依靠现代医学检查手段,是很容易诊断为脏器水肿的,临床上往往用一些利水解毒之方法进行干预,多可获得满意的效果。

总之,提出水淫玄府与隐性水肿,其理论意义在于,从微观的或利用现代医学方法来认识中医学临床中所常见的临床事件,并依此决策进行合理而积极的干预,以提高中医临床疗效。

（5）略论玄府病变的临床意义：刘河间早在800多年前，以超前的眼光，推测体内必有一种至微至小的微观结构存在。将这种结构借用玄府之名称，赋予其流通气液、运转神机和渗灌气血等功能，拉开了从微观角度，认识疾病的序幕。并以火热立论，认为热郁玄府，玄府闭密或闭塞，是导致疾病的基本病机。谓："人之眼、耳、鼻、舌、身、意、神识，能为用者，皆由升降出入之通利也，有所闭塞者，不能为用也。若目无所见，耳无所闻，鼻不闻臭，舌不知味，筋痿骨痹，齿腐，毛发堕落，皮肤不仁，肠不能渗泄者，悉由热气怫郁，玄府闭密而致气液、血脉、荣卫、精神不能升降出入故也。各随郁结微甚，而察病之轻重也"（《素问玄机原病式·二、六气为病》）。河间玄府闭密学说，为后世不少医家所认同，如《古今医统大全·卷之六十一》《证治准绳·第七册》《玉机微义·卷二十九》《医学入门·外集》《儒门事亲·卷十三》等皆引用河间之说诊疗或论述疾病。但主要集中于目病、耳聋、消渴等少数病种。实际上，玄府作为遍布机体的至微至小的一种结构，任何结构层次发生的病变，都可以归结为玄府病变层次，简称玄病。玄府具有流通气液、运转神机和渗灌气血等功能，气血津液的运行流通发生失调，神机的运转发生失常，也都可以归结为玄府病变。故可以认为，玄府病变——是中医学的最基本病机之一。

1）百病皆因玄府病变的必然性：机体的病理变化和临床上所表现的病证是复杂的。就发生的结构来讲，当有大小之别和宏观与微观之分；就发生的病位层次来讲，当有表里深浅之异。无论发生于何部位、何层次的病变，在迄今为止从祖国医学有关人体结构认识最为细微的层次来讲，其病变的表达应当是一致的，即均可以表达为玄府的异常。玄府的重要生理特性是开阖通利，主要生理作用是流通气液、渗灌血气和运转神机。玄府功能的异常应当主要表现为开阖通利的失常，即流通气液失调、渗灌血气失常和运转神机失灵。一言以蔽之，就是升降出入失调。升降出入的正常生理状态是气、血、津、液、神在机体内运行不息、流通不止，成为脏腑功能活动的基础，维系着机体复杂的生命活动。气血津液的运行流通一旦发生失调，或为气病，或为血病，或为津停水淤简称水病，或为神机异常等，必然导致脏腑组织器官功能活动失常，而发生种种病变。以上病变，可以发生于机体的任何部位、不同结构层次或功能层面。发生于脏腑者，即为脏腑气病、脏腑血病、脏腑水病等；发生于机体的某一局部者，则为局部的气病、血病、水病等。发生气分层次者，则以气病为主；发生于血分层次者，则以血病为多。无论是气之病、血之病、水之病，还是神之病，要而言之，均是玄府病变即"玄病"之义。故"玄病"为包含多层次的，多病理因素的，具有普遍意义的一个基本病机概念，是中医学的最基本病机。该病机的内涵意谓是由于玄府开阖通利障碍，导致升降出入失常而引起的，以气血津液运行失调，神机运转不灵为主要病理变化的总称。引起玄府病变的原因很多，既可以因实而致，实邪直接阻滞玄府，妨碍开阖通利；亦可以因虚而为，导致开阖疲惫、通利涩滞，最终形成所谓虚气留滞、虚血流瘀、津少行迟、虚而神呆等。

2）玄病的基本表现形式：玄病因发生的部位不同，而有脏腑玄病、奇恒之府玄病、五体玄病、五官玄病、九窍玄病等。无论是何部位的玄病，其主要表现形式有两大类：即开阖通利太过和开阖通利不及。玄府开阖通利太过是指玄府的正常开阖通利功能超出常度，导致精、气、血、津液的运行或神机运转亢奋或有余的一种病理状态。玄府开阖通利不及是指玄府的正常开阖通利功能低于常度即处于低值状态，导致精、气、血、津液的运行或神机运转乏力或疲惫的一种病理状态。无论是玄府开阖通利太过或是不及，又可以演化出种种不同的病机,如因玄病而致气病,因玄病而致血病,因玄病而致水病,因玄病而致神志异常等,从而导致临床复杂的病机事件。考察玄病的病因是复杂的。既有因实而病,亦有因虚而为。因实而致者,主要有外感六淫、内伤七情、内生五邪等;因虚而致者,仍以先天不足、大病久病、劳倦内伤等为主。病因虽多,但对玄府的危害,主要有以上两种表现形式,即开阖通利太过和开阖通利不及。大凡因阳邪所致者,主要造成玄府开阖通利太过,引起气液流通加速,血液渗灌加快,神机运转超常;因阴邪或虚所致者,主要造成玄府开阖通利不及,引起气液流通减慢,血液渗灌减弱,神机运转迟滞。需要说明的是,河间强调火热在疾病发生中的作用,认为热郁玄府,玄府闭密或闭塞,是导致疾病的基本病机。火热之邪,属于阳邪,既是热邪,热郁玄府,何以造成玄府开阖通利不及而闭密?盖疾病之初,热邪为害,热则流通,必然造成玄府开阖通利太过,显示出机体或组织器官功能的一时超常,但这种超常是病理性的,不持久的。随后,由于壮热食气,热邪伤津耗液,灼伤血脉,热壅血瘀,很快造成玄府气液流通障碍,玄府阻塞,而由开阖通利太过转入开阖通利不及状态。故热邪导致的开阖通利太过,引起的气液流通加速,功能超常,持续时间短暂,多见于疾病的急性期。

（6）玄府病变举隅:

1）耳聋: 刘河间利用玄府理论解释耳聋的发生是因热邪内壅,听户玄府郁滞所致。由于热邪内盛,热壅气遏,玄府内气机郁滞,进而造成神气不得通泄,即神机运转不利而导致耳聋。如:"所谓聋者,由水衰火实,热郁于上,而使听户玄府壅塞,神气不得通泄也。"为了验证这一观点,还进行了验证实验。如:"其所验者,《仙经》言双手闭耳如鼓音,是谓'鸣天鼓'也。由脉气流行,而闭之于耳,气不得泄,冲鼓耳中,故闻之也。或有壅滞,则天鼓微闻。天鼓无闻,则听户玄府闭绝,而耳聋无所闻也"(《素问玄机原病式·二、六气为病》)。在治疗上强调应开发玄府,以使耳中郁滞得通。临床择药,应打破常规,大胆使用辛香走窜温通类药物,意在开通玄府,重建玄府流通气液、运转神机功能。如:"聋既为热,或服干蝎、生姜、附子、醇酒之类辛热之物,而或愈者,何也? 答曰:欲以开发玄府,而令耳中郁滞通泄也"(《素问玄机原病式·二、六气为病》)。当然,对于因热郁玄府导致的耳聋,刘氏提倡用辛热发之,应注意病机的演变情况。热郁而盛者,应禁用。如 "凡治聋者,适其所宜,若热证已退,而聋不已者,当以辛热发之。三两服不愈者,则不可久服,恐热极而成他病尔!"

2）目病: 玄府理论在目病的辨证诊疗中占有重要地位,有不少目病,用玄府理论诊疗,取得了满意效果,因而为古今医家所重视。

刘河间用玄府理论论治目病,开目病认识之先河: 刘河间最先用玄府理论解释目病,认为目无所见、目微昏、目昏而花等,都是目之玄府病变的结果。且导致目之玄府发生病变的原因,以热邪为主,由于热炎于目,壅遏玄府,使玄府开阖通利功能障碍,气液不通,玄府郁闭,引起目的功能减退或丧失。如:"故知热郁于目,无所见也。故目微昏者,至近则转难辨物,由目之玄府闭小也,隔缣视物之象也。或视如蝇翼者,玄府有所闭合者也。或目昏而见黑花者,由热气甚,而发之于目,亢则害承乃制,而反出其泣,气液昧之,以其至近,故虽视而亦见如黑花也,及冲风泣而目暗者,由热甚而水化制之也"(《素问玄机原病式·二、六气为病》)。针对玄府郁闭的病机,在治疗时应开通玄府,流通气液。选择药物仍可选用热药。虽然是热邪致病,理论上不能选用热药,但热药能辛热开通,有宣郁之力,

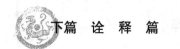

可适当用之。故云:"因热服之,因热而玄府郁结得通,而怫热无由再作,病势虽甚,而不得顿愈者,亦获小效,而无加害耳"(《素问玄机原病式·二、六气为病》)。当然,河间强调"宣郁"之药,非仅辛热,其他类药物亦可。所谓"散结之方,何必辛热而已耶!"

《目经大成》宗河间玄府论观点,扩大玄府理论在目病诊疗中的应用。

目血:《目经大成》认为目血是由于肾元虚惫,虚火上浮,又感风热,两热相合,热灼血脉,血行妄溢于玄府,引起玄府阻滞而出现目血,表现为目中鲜血流出。治疗强调以补肾壮元为主,使肾水足,玄府气旺液充,而火热自消,目血自止。避免枉泻火热,导致苦泻伤阴,睛陷而失明。如谓:"时下眼流血泪,面前人隔烟萝……此症目无病痛,自然鲜血进流……系老年及有心计的人,元神虚备,倏感风热,一脉上游,直血未归元府,因逼而妄泄。泄之至再至三,睛徐陷而失明……总以大补元、人参养荣、归脾、滋阴地黄等汤,与治立效"(《目经大成·目血》)。

妄见症:即云雾移睛。表现为视物如游丝、结发、飞蝇、舞蝶、蛇旗、绦环等物之状,色或青黑、粉白、微黄,看在眼外空中飞扬撩乱,倏灭倏生。仰视则上,俯视则下。发病的基本病机是肝肾津液精血不足,玄府津液亏虚而引起精明之窠元府不用所致。如"本科谓云雾移睛者是。乃酒色财气男儿,其亡血过多、悲泣思忿之妇女……真阴元阳堕败殆尽,致脏腑空虚……胆肾受伤而津液愈竭。万不能升运精华以滋化源,则精明之窠元府不用……"(《目经大成·妄见六》)。《审视瑶函·云雾移睛症》进一步指明了元府即玄府,认为此云雾移睛"乃玄府有伤,络间精液耗涩,郁滞清纯之气,而为内障之患"。

目赤痛肿障症:目赤痛肿障症是由于风热流注元府而引起玄府郁闭所致。投创消风活血汤(荆芥、蔓荆、丹参、白芷、蒲黄、桃仁、防风、芎劳、红花、芍药、石斛、当归、山慈菇、土茯苓)以疏风开玄。如谓:"赤痛肿障合见,盖风热流注元府"(《目经大成·消风活血汤八》)。

《审视瑶函》光大玄府理论,将其充分运用于目病的理、法、方、药中。

神光自现症:神光自现症表现为目外自见神光出现,每如电光闪掣,甚则如火焰霞明,时发时止,与瞻视有色之定者不同。发病的病机是阴精亏损,清气怫郁,玄府太伤,孤阳飞越,而光欲散。内障之重者,非比萤星痰火之轻也。治当补肾水,宁心神,以恢复玄府的流通气液功能为主。

视正反斜症:此"症谓物之正者,而反视为歪斜也。"发生的基本原因乃内之阴阳偏胜,神光欲散之候。阳胜阴者,因恣辛嗜酒怒悖,头风痰火气伤之病;阴胜阳者,色欲哭泣饮味,经产血伤之病。其基本病机是"内之玄府,郁遏有偏,而气重于半边,故发见之光,亦偏而不正矣。"治疗宜"培植其本,而伐其标,久而失治,内障成矣。"选择药物"宜服:补阳汤"(《审视瑶函·视正反斜症》)。

视赤如白症:"此症谓视物却非本色也。因物着形,与瞻视有色,空中气色之症不同,譬诸观太阳若冰轮,睹灯火反粉色,视粉墙转如红如碧者,看黄纸而如绿如蓝等类。"发病的基本病机是"内络气郁,玄府不和之故"。临床择药宜服:"复明汤:黄芪(蜜制)、当归身、柴胡、连翘、甘草(炙)、生地黄(各一钱半)、黄柏(三分半)、川芎、苍术(米泔泡炒)、广陈皮(各五分)"(《审视瑶函·视赤如白症》)。

青盲症:青盲症系目内外并无障翳气色等病,只自不见者,表现为瞳神不大不小,无缺无损,仔细视之,瞳神内并无些小别样气色,俨然与好人一般,只是自看不见,方为此症。若少有气色,即是内障,非青盲也。其病机是:"乃玄府幽深之源郁遏,不得发此灵明耳。

其因有二:一曰神失,二曰胆涩。须讯其为病之始,若伤于七情,则伤于神,若伤于精血,则损于胆,皆不易治,而年老尤难。"在治疗时宜服用:"镇肝明目羊肝丸"或合"复明丸"(《审视瑶函·青盲症》)。

3)中风病:中风的发病与玄府闭塞有关。《医学启源·暴病卒死》云:"肥人腠理致密,而多郁滞,气血难以通利,若阳热又甚而郁结,甚则故卒中也。瘦人反中风者,由暴然阳热太甚,而郁结不通故也。"在中风病发病或病机演变过程中,虚、火、风、痰、气、血作为最常见的病理因素,皆可导致玄府开通障碍、玄府郁滞而引起或加重中风。若因虚所致者,或虚气留滞而造成气运不及,或津亏行迟,环流渗灌减弱,或阴血不足,少而行迟留瘀,均可引起玄府气液流通失常,渗灌不能,影响气血的运行,而最终导致脑脉痹阻或血溢脑脉之外,发生中风病。若因火、因风、因痰、因瘀等邪所致者,可直接阻遏脑之玄府,导致玄府流通气液受阻,渗灌不能,序贯引起脉络干涩,血液不通,脑脉痹阻或风火窜扰,血运失序,溢出脉外,引起中风病。就临床来讲,中风病急性期因火热之邪引起者,较为多见。故《冯氏锦囊秘录·方脉燥门合参》云:"又如瘫痪中风,皆因火热耗损血液,玄府闭塞,不能浸润。"

4)肺痿:肺痿有虚寒肺痿和虚热肺痿两大类。肺虚如蜂窝,动如橐籥,其内玄府甚多。肺痿的发生与肺之玄府发生病变有密切关系。以虚热肺痿论,是由于水少火炽,热灼肺金,热郁肺之玄府,引起肺之玄府内的气耗液伤所致。如"又谓肺痿吐涎沫而不咳。此为……上焦热则冤郁而肺之玄府燥涩"(《轩岐救正论·论诸痿》)。

5)遗精、阳强:遗精、阳强的发生,与玄府开阖通利太过有关。由于相火妄动,热开玄府,气液流通加速,引起阳气亢盛无制,扰动精室而致。如《推求师意》云:"五脏俱有火,相火寄于肝者,善者则发生,恶者为害甚于他火……火从而动则百体玄府悉开,其资生之精尽趋会于阴器以跃出焉,岂肾之所藏者而已!"

总之,玄府病变机制作为重要的病机之一,自刘河间提出以降,虽经不少医家略有发挥,但目前用于临床,指导实践的,远未尽人意。究其原因,主要是认识的差异,未有从根本上认识玄府,或者说,仍未将广义的玄府和作为狭义之汗孔的玄府区别开来,从而更谈不上认识河间玄府说,认识玄府概念的理论价值和玄府病变机制对临床的指导意义。

4.玄府病变的治疗

(1)玄府病变治疗方法溯源:在现存的古今文献中,有关从玄府立论并进行治疗的记载不少,回顾历史,撮其一二,有助于加深理解玄府病变的基本治疗方法。

1)开阖失常,玄府不闭。如《御药院方·卷八》的浥干散(滑石、白芷、寒水石粉、黄丹)"治津液不收摄泄汗,玄府不闭,腠疏汗多不止,宜用;牡蛎散(牡蛎、定粉)治虚汗不止,玄府不闭。"以及《普济方·卷三百一》记载的牡蛎散(牡蛎、蛇床子、川乌、菟丝子、良姜)治男女阴汗湿冷痒疾等,均是针对玄府开阖失常,开而不阖,复其开阖的有效方剂,为临床所习用。

2)燥温相搏,玄府致密。如《普济方·卷一百七十八》记载的"人参白术散(出医方大成,由人参、白术、薄荷、缩砂仁、生地黄、茯苓、甘草、滑石、藿香、石膏组成),治燥温相搏,玄府致密,烦心忪悸,发渴,饮食减少,不生肌肤。"是针对玄府开阖失常,阖而不开,通过益气复运,祛邪宣滞,而达到复其开阖的目的。

3)肠胃燥滞、玄府闭塞。如《普济方·卷二百三十一》记载的紫菀散(出《宣明论方》,

由紫菀、桑白皮、桔梗、续断、甘草、五味子、赤小豆组成)："治劳体热心寒,脉滑短气嗽,妇人多有此疾。口干眼涩,骨瘘短气,皆因肠胃燥滞,营卫不能开发,玄府闭塞,热郁内余。"以此开发阴阳,宣通涩滞,调和营卫,顺行三焦,达到开通玄府的目的。

4)正骨续筋,永通玄府。如《普济方·卷三百九》认为"正骨续筋方法……相当覆涂之药,绵缠水温净息,永通玄府,开舒汗隙,药归肿散痛消,血脉旋流,布周荣卫"。意谓内外治相结合,通过开通玄府,恢复津血渗灌,达到肿散痛消的目的。

5)听户玄府壅塞,重听耳聋。如《奇效良方·卷之五十八》云"夫耳聋者,由水衰火实,热郁于上而使听户玄府壅塞,神气不得通泄也……干蝎、生姜、附子……欲以开发玄府,而令耳中郁滞通泄也。"强调开通玄府,要使用辛热或活血药物。

6)汗多亡阳,玄府不闭。如《古今名医方论·卷二》云:"太阳病,发汗遂漏不止……桂枝汤加附子一枚","汗多亡阳,玄府不闭。"认为汗多亡阳,在调和营卫的同时,应酌情使用辛热温通药物,意在辛热宣通玄府,复其气化开阖功能。但要用之有度。

7)火毒内郁玄府。如《绛雪园古方选注·下卷》用"以六一散外开玄府,宣发火毒,达于阳分"。此法为后世用辛甘通利宣泄火毒,开发玄府,提供了依据。

8)玄府不闭,四肢拘急。如《退思集类方歌注·桂枝汤类》强调用桂枝加附子汤温阳补阳以复玄府运畅:"若形如疟,是玄府反闭,故加麻黄。此玄府不闭,故加附子……此漏不止而小便难,四肢拘急,是阳亡于外,急当扶阳,故用桂枝加附子。"

9)辛甘发散之剂以开玄府之表。如《伤寒论翼·卷下》"上焦得通,津液得下……太阳以心胸为里,故用辛甘发散之剂,助心胸之阳而开玄府之表,不得用苦寒之剂,以伤上焦之阳也。"指明了开通玄府,应用辛甘发散之剂,所谓"辛甘发散为阳",唯有恢复阳气的运化功能,才能重建玄府之开阖作用。

除外,不少医家从不同的角度,论述了玄府为病的治疗方法与药物等。如《本草乘雅半偈·第五帙》强调治水须开玄府。如"先人云:通利水道,原当先开玄府,斯上下通调,水始有用。"《医宗己任编·卷五》则强调"以小柴胡汤养汗以开玄府"与"开玄府以出汗之迥乎不同也。"并指出"养汗以开玄府,犹之参苏饮之人参。"指明用人参可扶正益气,开通玄府。《医方集解·明目之剂第十九》论述了玄府通利可解肝郁,并介绍了临床解郁药物:"肝郁解则目之玄府通利而明矣。"

(2)玄府病变的基本治法探讨:玄府为病的基本病机是通利障碍,开阖失常,玄府郁滞、淤滞、瘀滞或因玄府亏虚而阻滞等,因此,相应的治则即应当是开通玄府,以顺应玄府之"复其开阖,贵于通利"之性,重建正常的开阖流通功能,恢复气血津液的正常流通渗灌和神志的正常转运。由于引起玄府病变的病因不同,病机各异,其开通玄府的具体治疗方法亦必然有别。

开通玄府,这是玄府发生病变后的一个总的治疗原则。前文已经述及,无论何种原因导致的玄府病变,何种病理性质的病邪侵袭玄府,也无论是病机属性的属虚属实,其引起玄府功能失常的一个基本病理状态,都是玄府阻滞。因而,针对玄府发生的病变,必须确立开通玄府的总治则。然而,开通玄府作为一个概念,又与临床上所采用的开通玄府之具体治疗方法,是有区别的。在概念内涵上,前者当属于广义之开通玄府,后者则属于狭义的。所谓广义的开通玄府,是指运用中医药治疗手段,切中引起玄府发生病变的基本病机进行治疗,以恢复玄府正常的开阖通利功能的一个基本治疗原则。在这一原则下,可以衍生出很多具体的治疗方法,譬如理气开玄法、利水开玄法、活血开玄法、祛痰开玄法等。而狭义的开通玄府法,一般是指运用辛窜宣通之品,依靠其辛宣通利作用,直接作用于脏腑组织器官,使病变处的玄府尽快恢复开阖通利功能的一种具体治疗方法。广义和狭义的开通玄府虽然内涵不同,但二者又是密切联系的。首先,广义的开通玄府包括狭义的开通玄府,也就是说,狭义的开通玄府是广义的开通玄府的一种方法。其次,广义的开通玄府所包含的多种具体治疗方法,在临床实施时,常常配合狭义的开通玄府方法或药物进行治疗。

1)开通玄府法:为刘河间所首创。主要是运用辛窜宣通之品,借其辛宣通利作用,使玄府尽快恢复开阖通利功能的一种具体治疗方法。本法是玄府病变最常用的一种治疗方法。原则上说,只要是玄府发生病变,存在玄府开阖通利功能失常的病机,都可以用此法进行治疗,或可以配伍辛窜宣通的药物。关于开通玄府法所常用的药物,据刘河间记载,大致有:磁石、干蝎、生姜、附子、醇酒、麻黄(汤)、桂枝(汤)、乌头或硫黄、钟乳、木香、桂心等,大多是辛温或辛热药物。按刘河间的观点,上述开通玄府药物,原为治疗热郁玄府而设,既是热郁,为何要用热药?刘氏认为,"因热服之,因热而玄府郁结得通,而怫热无由再作,病势虽甚,而不得顿愈者,亦获小效,而无加害耳!此方散结,无问上下中外,但有益而无损矣"(《素问玄机原病式·二、六气为病》)。言外之意,唯有辛热窜猛,方能散结开郁而使玄府开通。但是,本是热性病机作祟,再以热药干预,无异于抱薪救火,烈燃浇油。鉴于此,刘氏认为,可"佐以黄芩、石膏、知母、柴胡、地黄、芍药、栀子、茵陈、葱白、豆豉之类寒药消息用之"(《素问玄机原病式·二、六气为病》)。

针对上述药物,仔细分析,有的属于常用的发汗解表药。如何理解开通玄府法与汗法的关系?所谓汗法,是指能开启汗孔,以使气液流通于体外为汗的一种方法。上面已经述及,广义的玄府包括汗孔,如此,通常所说的汗法,也就是开通玄府法,只不过汗法的使用目的,在于通过发汗,开启汗孔,外解淫邪,内通气液。而开通玄府法的使用目的,不限于发汗,而是针对开通玄府,恢复气液流通而设的。由于机体的整体性,全身玄府的连通性,因而在开通内部玄府的同时,也往往会引起表浅部位玄府的开通,故在机体气液充足的前提下,开通玄府可以出现汗出效应。

2)理气开玄法:即理气开通玄府法。关于此种方法,刘河间并未明确论述,但从玄府作为气机运行的道路门户说,玄府一旦发生郁闭,首当其冲的是造成气机郁结,因而当进行理气开郁,使玄府开通。故理气开玄法是专门针对玄府气郁而进行干预的一种治疗方法。从中医学病机演变的角度来讲,百病生于气,先有气郁,随之会造成其他诸郁。然而,总以气郁为主。在治疗时,可适当照顾兼夹病机一并施治。至于药物选择,可参考《医方集解·明目之剂第十九》所云:"肝郁解则目之玄府通利而明矣。黄连之类,解热郁也,椒目之类,解湿郁也,茺蔚之类,解气郁也,芎归之类,解血郁也,木贼之类,解积郁也,羌活之类,解经郁也,磁石之类,解头目郁也,坠邪气使下降也,蔓菁下气通中,理亦同也。"

3)活血开玄法:即活血开通玄府法。玄府病变,气血渗灌障碍,络脉中的血液瘀滞于玄府,从而妨碍玄府正常的流通渗灌功能。因而在治疗上,应当活血化瘀,使瘀血散开,玄府得以开通。临证择药时可选择活血化瘀类药物。

4)运水开玄法:即运水开通玄府法。玄府作为流通气液的孔隙,一有病变,必然导致"气液昧之"而发生津停为水,淫溢玄府,形成水淫玄府,并裹约络脉,挤压脏腑组织器官。

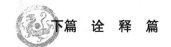

为此,在治疗时,应从速运水泄浊,减轻水浊泛溢,恢复玄府开通。临床上可选择路路通、王不留行、猪苓、泽泻、赤小豆、玉米须、薏苡仁、灯心草、滑石、虎杖、香薷等,并配伍桂枝、生姜等,以开通玄府,水路得畅。

运水开玄法与通常所说的通阳利水法,在临床择药和意义内涵上有相似之处,应注意区别。通阳利水法中所使用的通阳药物,的确能开通玄府,通过开通玄府,恢复或加速气液流通,以达到水消肿退的目的。但此法原用于太阳经腑同病之蓄水证,现主要用于水湿内停、小便不利之证。而利水开玄法的适应证,不限于水湿内停、小便不利的显性水肿之证,对于一些水淫局部玄府而造成的脏器水肿如脑水肿或肺水肿等,亦可使用。

5)清热解毒开玄法:即清热解毒开通玄府法。是指运用寒凉药物,解除热郁玄府之邪,以达到邪去热退,玄府开通的一种方法。刘河间对于热郁玄府曾作了专门的论述,认为即使邪热较盛,也应适当配伍辛温宣通之品,以助散热结,开壅滞。此法的实质,乃使清温并举,寒凉并用。如此,既能祛除邪热,又能直接开通玄府,可谓一方多法,一石多鸟。目前,临床上对于一些邪热壅盛之证,如肺痈等,在临证时,往往径投一派寒凉,希冀寒凉直折。然而,热邪壅盛,热壅气郁血阻,相应的玄府必然为之郁阻,造成正常的气血难以在病处渗灌,从而妨碍了正气祛邪,不利于疾病的恢复。若适当配伍辛热宣通,使局部玄府尽快恢复流通渗灌,对疾病的治疗不无裨益。又如SARS疾病,笔者曾对防治SARS的一些病案和推荐的中药方剂进行分析,发现所用的中药大多是一些或寒凉清解、或甘温补益之类,很少使用辛温之品。纵使用,也仅仅限于疾病的初期。众所周知,SARS危重之时,X线与CT征象示多叶多灶病变,病理观察肺泡形成透明膜,血瘀津液外渗,大量渗出,胸腔积有血水,通气换气障碍,喘憋紫绀症见。此显然是属于热毒壅肺,肺之玄府发生郁闭所致。当在寒凉清解的基础上,必须投用辛热开壅之品,方能化险为夷,救急于顷刻。遗憾的是,临床上对于热毒之证,畏而用热,恐以热助热,反成大错。实际上是不歓玄府理论而已。

因此,对于清热解毒开玄法,在临床上使用时,除选择寒凉之品外,勿忘伍用辛热宣通之品,是其要义。但也要用之合理,不可一方而就,应审时度势,随机权变。

6)凉血开玄法:即凉血开通玄府法。本法主要用于邪热深入血分,累及玄府,序贯发生玄府渗灌流通障碍之证。临床上在选择药物时,除选择咸寒之品以入血分外,应适当配伍辛温发散开结之品,两法并举,冀建奇功。

7)攻下开玄法:即攻下开通玄府法。意谓在泻下大便,荡涤肠胃的同时,应适当配伍一些辛热宣通之品。实际上,就泻下药而言,本身即有开通肠胃玄府之用。因为此类药物的主要作用是排出胃肠积滞、燥屎及有害物质如毒、虫等;或能清热泻火,使实热壅滞之邪通过泻下而清解;或逐水退肿,使水湿停饮随从大小便而排出。凡此种种,均能通过祛除胃肠之邪,使肠胃之玄府得以开通,有利于气液流通,渗灌如常,气机调匀,疾病向愈。不过,在此基础上,稍稍伍之辛温,确能助玄府开通。

8)祛痰开玄:即祛痰开通玄府法。水淫玄府之证,无论是轻证还是重证,若不及时治疗,必然因水淫日久,持续阻遏气机而导致水泛为痰,痰浊一旦产生,会因其随气周流之性,走窜他处,阻玄府,结络道,使病邪弥散,疾病加重或趋于迁延难愈之途。为此,当用祛痰开玄法,在投用祛痰药的基础上,配伍辛温流通之品,以使阴霾散尽,玄府得通。

9)补虚开玄法:即补虚开通玄府法,是针对虚证施补的一种治疗方法。玄府正常的流通渗灌,有赖于气血充盛,阴阳和平。倘若正气虚弱,无力气化,则必造成玄府因虚而滞、因虚而闭。当此之时,应酌情施补。同样,应适当配伍辛温开通之品,以助开通之力。为此,对于阳虚者,在补益的基础上,伍之以辛温,容易理解和把握。对于一些阴血亏虚、津少行迟所造成的玄府通利障碍,若伍之一些辛温走烈之品,岂不是因燥劫阴血而助纣为虐。实际上,按照刘河间的论述,完全不必担心,少用辛温的前提,是在重用甘补滋润的基础之上。生活中每见血虚患者(如西医诊断为慢性缺铁性贫血、功能失调性子宫出血、低血钾患者等),因体虚而缺乏食欲,常常适食辛辣之品以开胃,大抵是以此开通胃之玄府,有利于玄府渗灌,多滋生一些"消化液"而已,焉能因辛辣燥血而因噎废食。

上述就开通玄府所常用的方法分九种(类)作了浅述。由于病因种类繁多,病情复杂,实际上的开通玄府方法远不止此。临证时应明辨兼夹,或一法为主,或多法并用,灵活权变,触类旁通。

总之,通过上述诸法开通玄府,可使分布机体表里内外上下各层次的"玄府",充分开通流畅,达到:毛窍开阖自如,气血流通有序,津液渗灌如常,营卫和合调匀,清阳升降适度,浊阴得降及时,郁结得散,壅闭得开,经络得畅,肠胃得通,五脏有所藏,六腑有所传等治疗效应。从西医学讲,开通玄府,一是有利于排泄体内蓄积的种种致病微生物及代谢毒素,达到了"推陈出新"的作用;二是调节或刺激机体的神经、免疫、内分泌各系统,激动多种效应产生了许多生物活性物质,如神经递质、糖皮质激素、干扰素、白介素、肿瘤抑制因子、脑—肠肽等,通过细胞因子网络和生物反馈调节控制作用,自动化调节、调整、修复、改造了各脏腑器官组织的结构和功能,纠正了机体的阴阳偏颇,增强了机体的细胞免疫和体液免疫功能,提高了机体的抗病力,最终达到了临床干预的目的。

三、玄府的现代医学生理学基础

在21世纪的今天,重新认识玄府,诠释玄府,必然要借助于现代手段,对玄府的结构或其属性进行剖析和反思。伴随着现代医学尤其是西医学对人体结构认识的日益深化,几乎达到了至微至小的程度,对机体脏腑组织器官的功能也深入到因子网络。于这种前提下,作为刘河间于八百年前所认识的一个居于人体结构中至微至小的玄府,在形态结构上,到底是什么?从流通气液、渗灌血气和运转神机的多种功能来说,在西医认识的脏腑组织器官结构框架内,究竟孰能担当?近二十年来,有学者进行了探讨,也发表了相关文章引人深思。总结这些大胆的想象或假说,并结合本人的认识,归纳起来,大致有以下观点:玄府—细胞间隙假说;玄府—细胞膜—离子通道假说;玄府—微循环假说等。

1. 玄府—细胞间隙假说　玄府与细胞间隙,是时代不同的产物。两者为人类所识,其间相差700多年。800多年前,刘河间采用推测的方法,首次提出了微观之玄府;100多年前,人类首次发现了生命的基本单元——细胞。并且在人类深化认识了细胞之后,相继发现了细胞膜的诸多功能,细胞与细胞之间的联系,正是依靠由细胞膜围成的细胞间隙,其内充满着、循环着细胞外液——机体赖以生存的内环境来实现的。缩短历史的差距,将玄府与细胞膜及其间隙联系起来,提出所谓玄府—细胞间隙说,以抛砖引玉,加深对玄府的认识。

(1)玄府与细胞间隙的相似性:玄府与细胞间隙,无论是从结构层次及其特点,还是

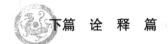

生理功能等,在很多方面都有相同之处。尤其是玄府的流通气液功能与细胞间隙的细胞外液流动及其信息传递相似,更支持这一假说。

①结构的微细性,非肉眼所能看见。发现细胞及其细胞间隙,只是100多年前光学显微镜发明之后的事情。早在800年前,刘河间就猜测体内一定有肉眼难以窥测的微观结构——玄府,开辟了中医学结构学说的新纪元。②结构特点的相似性。玄府是孔隙结构,即带孔的小缝隙、小腔隙。而机体是由细胞组成的。每个细胞的细胞膜上都带有数量不一的小孔——通道、载体等。正是这种带有小孔的细胞膜围成的细胞间隙,才保证了各细胞之间的密切联系以进行信息传递。③功能特点的相似性。组成多细胞生物机体的各细胞之间,存在着紧密的相互联系,通过细胞间的联系,方能达到相互影响和协调,构成一个有机的整体。随着生理学的研究深化,目前认为,细胞间功能联系或信息传递的主要形式是化学性信号。这种化学性信号,主要是在细胞外液进行的。因为,在多细胞机体内,一个细胞周围所能接触到的,主要是细胞间液或广义上的细胞外液;一个细胞与另一个细胞的联系,主要是自己制造和释放的某些化学物质,通过在细胞外液中的扩散和运输,到达相应的细胞,影响后者的功能活动,完成信息传递。这样,特定的化学物质即扩散和运输于细胞间液的化学物质,成了信息或能量的携带者,担负着信息传递或信使的作用。从这个意义上说,由细胞间隙中流通的细胞外液所介导的信息传递和代谢支持作用,与玄府借流通气液来实现各脏腑组织器官的正常生理代谢及彼此间的联系功能惊人地相似。

就神机运转来说,玄府的神机运转功能与细胞间隙的神经信息传递也十分一致。在高等动物,体内出现了体液调节系统和神经调节系统,使细胞间或机体各部分和各种机能之间的相互配合达到了相当精确和完善的程度。体液调节主要是靠一些内分泌细胞产生的激素,通过体液运输,到达相隔较远的特定细胞(靶细胞),改变后者的功能特性和活动水平。在神经调节的过程中,当动作电位在一个神经细胞的范围内传播时,这种以Na^+、K^+通过膜通道的快速移动为基础的电信号,是神经信息的携带者;但在神经元和神经元之间,或神经元和它支配的效应器细胞之间,都有细胞间液把两个细胞分隔开来;这个间隙虽然只有15~25nm的距离,但它们之间要发生联系,也需要某种形式的传递。进一步研究发现,当神经冲动到达神经纤维的末梢处时,首先是引起贮存在该细胞膜(突触前膜)内侧囊泡中的化学物质——神经递质释放出来,神经递质通过在细胞间液中的扩散,到达下一级神经元或效应器细胞的膜表面即突触后膜,再通过镶嵌在膜中的受体,影响下一级神经元或效应器的活动。从细胞水平来看,以激素为信使和以递质为媒介的信息传递联系方式,虽然是化学性联系的两种类型,但都是发生在细胞"间隙",靠细胞间液来实现的。

(2)玄府—细胞间隙说的意义:提出玄府—细胞间隙假说,可能有其重要的理论意义和实用价值。中医学的全部生理病理观是以脏(腑)立论的,通过各脏的功能之表象,即以脏为象——脏象,来认识脏腑;通过各脏腑的表象异常来辨识证候要素,即以象为素;通过各证候要素的动态变化来把握疾病的时空演变,即以素为候;通过具有时空变化的各要素的整合来诊断病证,即以候为证。这种序贯的推测过程,无不在遵守着一个规律——脏象,一个寓于结构与功能有机整合,宜合不宜分的、打不开的灰箱。虽然脏腑是打不开的,但可通过广布各脏腑组织器官的玄府去推测和认识。西医学发展到今天,结构越分越细,对其功能的认识也越来越杂,殊有剪不断,理还乱之嫌。细胞被打开了,可至今无法组合一个最简单的细胞。对细胞的认识也仅仅是粗疏的,带有臆测性的。幸运的是,从细胞整体上,依靠细胞膜上的"小孔",取得了不少关于细胞的认识。一句话,在很大程度上西医学是借助细胞膜来认识细胞的,无疑,对西医学来说,细胞仍然是一个打不开的"黑箱"或有所打开的"灰箱"。承认玄府—细胞间隙假说,有助于中医学从微观的角度来认识脏腑,这正如西医学从相对宏观的角度——细胞膜来认识细胞,是相辅相成的。

需要说明的是,刘河间所说的玄府,毕竟是在特定的历史条件下,以超乎寻常的想象而提出来的,不可避免地带有主观臆测成分。正因为如此,赋予众多功能于一体的玄府,其功能的全部内涵,也并非完全等同于细胞间隙。另外,中医学的玄府,是在中医学整体观念、关系本体论思想指导下的一个集约着功能、结构、信息与能量等综合的产物,而西医学的细胞间隙,是建立在实体中心论下的一个具有日益清晰功能的实实在在的结构。指导思想不同,理论体系不一,因而,对于玄府与细胞间隙,目前尚不能绝对地等同起来。

2. 玄府—微循环假说　玄府—微循环说的依据主要是:①中医学古文献记载。如《形色外诊简摩》谓:"刘河间极论玄府之功用,谓眼耳鼻舌身意,皆借玄府以成其功用者也。上言舌体隐蓝,为浊血满布于细络,细络即玄府也。"认为玄府可能属于中医学经络系统中细小的孙络的进一步分化,而形成的一种细络系统。②功能有相同之处。络脉的主要功能之一是深入脏腑组织器官,将运行于经络血脉中的血液运送到脏腑,并渗灌到相应的靶。这种流动渗灌非单向性,而是双向流动,直接渗灌。对此,似与玄府的流通渗灌功能颇同。③干预手段的近似性。有研究认为,开通玄府的药物能调节微循环。

然而,前文曾述及,络脉的主要功能是流通气血,但这种作用是指将血液运行到相应部位后,最终是通过分布于络脉的玄府来实现渗灌的。同时,微循环的许多思想理论在"玄府"说中早已提出,而"玄府"说的许多思想,微循环理论远未涉及,故微循环不等于玄府。

强调玄府非微循环,并非否定玄府与微循环之间的密切关系。从生理上说,络脉的病变会波及于玄府,络脉运送气血的异常,也将直接影响玄府的流通渗灌;相反,玄府的流通渗灌障碍,也会影响络脉的气血运行。因此,深刻把握二者的关系,甚至在某种程度上建立络脉与玄府同病,络病及玄,玄病及络的思想,于临床治疗是有所裨益的。

3. 玄府—离子通道假说　玄府—细胞膜—离子通道假说认为,玄府作为迄今为止中医学有关人体结构层次中最为细小的单位,其存在的普遍性,形态的微观性,以及进行物质交换、信息交流等特征,均与西医学细胞膜的分子组成和结构,主要是离子通道有许多共性内涵,具体体现在:①存在的普遍性:细胞是人体和其他生物的基本结构,而离子通道是神经、肌肉、腺体等组织细胞膜上的基本兴奋单元。②结构的微观性:由于膜片钳技术的发展,可以观察和记录单个离子通道的功能活动,使膜对离子通道的通透性或膜电导的改变,得到物质的、可推算的证明。③进行离子交换:离子通道实际上是一类跨膜糖蛋白,它们形成的亲水性孔道使离子得以跨膜转运,实现细胞内外的离子交换,产生和维持膜内外的浓度差。④信息交流特征:细胞外液中的大多数化学分子可与细胞膜上特异受体结合,通过配体门控离子通道跨膜信号传递或转换过程,间接地引起

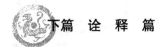

细胞膜的电位变化或其他细胞内功能的改变。⑤通道开放和关闭,离子通道必须能够开放和关闭,才能实现其产生和传导信号的生理功能。对于一种离子通道而言,只有开放和关闭两种机能状态。对于可兴奋细胞,其膜上往往存在两种或两种以上的离子通道,它们的开放和关闭不是同时发生的,因为膜上不同离子通道的开放与关闭,导致膜对离子的选择性通透,而引起跨膜电位的变化,直接关系着细胞的功能状态。上述比较,很容易得出结论,即离子通道很可能就是中医学的"玄府"。然而,玄府集约着"气液、血脉、荣卫、精神"之升降出入的功能,远非上述所论的功能所概括。单就玄府支持血脉的升降出入及血气的渗灌来讲,也并非离子通道所能解释。因而,只能说,离子通道在结构的至小和功能的诸多方面都与玄府相似,但又不能尽括玄府,二者是同中有异,应注意区别。

此外,近代名医陈达夫教授认为,玄府在眼即指房角的微小孔隙,内涵比较模糊,值得进一步研究。

四、实证研究

实验一 利开灵对大鼠实验性脑出血脑水肿的影响

1. 材料与方法

(1)实验动物: 健康雄性Wistar大鼠250只,4~8月龄,体质量250~300g,由维通利华实验动物中心提供。

(2)主要药品和仪器: 戊巴比妥钠,批号020919,德国进口分装,北京化学试剂公司提供; 胶原酶(collagenase type Ⅳ),美国Sigma公司提供; 肝素钠,常州新华活性材料研究所提供; 伊文思蓝,Fluka进口分装,上海化学试剂采购供应站提供; DF205电热鼓风干燥箱,北京西城区医疗器械二厂生产; 微量加样器,规格: 1P1,宁波市镇海玻璃仪器厂生产; 江湾型动物头颅立体定位仪;岛津AEL200型电子分析天平,日本岛津公司生产; 721分光光度计,上海第三分析仪器厂生产; OLYMPUS VANOX显微镜(日本)等。

(3)实验分组与给药方法: 实验动物随机分为假手术对照组(False Operation, FO)、模型对照组(Model)、利开灵组(LKL)、利开组(LK)和安宫牛黄丸组(AGN)。每组再分为脑出血后6h、24h、3d、5d和7d 5个时间点共25组,每组10只,纳入模型制备程序。

FO: 生理盐水2ml/100g灌胃,每日两次。

Model: 生理盐水2ml/100g灌胃,每日两次。

LKL: 利开灵水煎液(1ml相当于生药3.2g),2ml/100g灌胃,每次两次。

LK: 利开水煎液(1ml相当于生药3.0g),2ml/100g灌胃,每次两次。

AGN: 安宫牛黄丸配制成混悬液(1ml相当于安宫牛黄丸0.06g),2ml/100g灌胃,每次两次。上述各组自造模后1h给药,以后每隔12h给药一次。

(4)模型建立: 使用Ⅳ型胶原酶建立脑出血模型的方法参照文献,大鼠术前12h禁食,4h禁水,用0.4%戊巴比妥钠腹腔麻醉,保证手术操作期间大鼠有自主呼吸,俯卧固定于江湾型动物头颅立体定位仪上,头皮丁字切开,取前囟为原点,向右3mm,向后1mm,深度6mm为注射点(尾状核),骨钻钻开颅骨,进针后缓慢注射Ⅳ型胶原酶/肝素钠(collagenase heparin）/生理盐水溶液2.0μl（每1μl含Ⅳ型胶原酶0.2U及肝素2U），留针2min，缓慢退针，骨蜡封闭颅骨钻孔，缝合皮肤。术后常规注射青霉素40万U以防治感染。术中大鼠肛温保持在36.5~37.5℃，手术后动物被送至通风和有空调的动物房饲养。FO只进针，既不注血也不注射胶原酶，其他过程一样。

造模前后，均由北京中医药大学东直门医院脑病实验室用普通大鼠饲料喂养，自由饮水。动物发生死亡，以当时实际存活动物数进行观察和统计。

（5）取材与样品处理：喂养期间，每天采用Longa的四分法进行神经功能评分一次。各时相分批处死大鼠，取各组大鼠脑组织标本，沿桥脑上界水平面切断，以手术针孔为准将左右半球作冠状切开，其中左右前半球部分取出血区周围及对称部位脑组织作脑含水量测定，右前半球皮层脑组织作Na^+、K^+、Ca^{2+}含量测定。各组动物取材前均禁食12h，自由饮水，末次给药1h后取材。

（6）统计学检验方法：实验数据采用$\bar{x} \pm s$表示，采用SPSS 11.5统计软件对结果进行单因素方差分析、样本均数的t检验等，以$P<0.05$或$P<0.01$为有差异性界值的标准。

（7）观察指标：

1）动物行为测定：参照longa评分法进行行为学观察。0分：没有神经功能缺损；1分：左侧前爪不能完全伸展；2分：行走时，大鼠向左侧转圈；3分：行走时，大鼠身体向左侧（瘫痪侧）倾倒；4分：不能自发行走，有意识丧失。

2）脑血管通透性的测定：实验动物均经股静脉缓慢注射2.5%伊文思蓝（EB）生理盐水（0.2ml/100g体重），注射后5小时将动物处死取脑，分别测定不同时相脑血管通透性。将脑组织以手术针孔为准，均匀分成左前、右前、左后、右后四部分后，将左前、右前两块脑组织称取湿重，分别浸泡于3ml甲酰胺溶液中，在45℃恒温箱中温育72h，待脑组织中色素全部浸出，取色素液用721型分光光度计在620nm下测定其OD值，根据标准曲线计算脑内伊文思兰的含量，以μg/g脑湿重表示。

3）脑组织含水量测定：将测脑血管通透性时余下的造模侧后部脑组织块（右后块），当即用滤纸吸取表面液体后，装入称量瓶，取标本全过程在5min内完成。用分析天平称量湿重后，放入电干燥箱105℃烘烤3d至恒重后称取干重。按Elliott公式计算脑组织含水量。

$$water\ contents（\%）=（wet\ tissue\ weight\text{-}dry\ tissue\ weight）/wet\ tissue\ weight \times 100\%$$

4）脑组织Na^+、K^+、Ca^{2+}含量的测定：将上述测定含水量的干重标本，用定量硝酸、高氯酸消化，双蒸水去离子水定容后，原子吸收分光光度计（火焰法）测定电解质含量。

5）形态学观察：病理组织学观察每组第3d时相小组取3只动物，大鼠处死后迅速分离脑区，取海马、大脑皮层置10%甲醛固定，石蜡包埋，HE染色，光镜检查。另各组第3d时相小组取3只动物，大鼠处死后迅速分离脑区，取海马、大脑皮层置2.5%戊二醛固定，在透射电子显微镜下进行超微形态学观察。主要观察脑水肿后神经元、胶质细胞及其细胞间隙的水肿变化情况，并摄像。

2.实验结果

（1）利开灵对急性脑出血大鼠行为学变化的影响：见表7-1、图7-3。术后各模型组神经系统症状评分随时相呈现先高后低的变化，72h达到峰值，至第7d仍未降至正常水平。各模型施加药物干预后，对神经系统缺损均有一定的改善效应，以72h效应最显著。模型内组间比较,以LKL效果最好,在72h与其他两药物组比较,具有显著性差异($P<0.05$ 或 $P<0.01$)。提示LKL具有减轻脑水肿所致肢体活动障碍、改善神经功能的作用。

表7-1 利开灵对急性脑出血大鼠行为学变化的影响(longa评分)(x±s)

组别	时相(n)				
	6h(n)	24h(n)	3d(n)	5d(n)	7d(n)
FO	0.00 ± 0.00(10)	0.00 ± 0.00(10)	0.00 ± 0.00(10)	0.00 ± 0.00(10)	0.00 ± 0.00(10)
Model	2.11 ± 0.60△△(9)	2.67 ± 0.87△△(8)	3.44 ± 0.53△△(9)	2.78 ± 0.67△△(7)	1.56 ± 0.73△△(6)
LKL	1.70 ± 0.48△△※※(10)	1.80 ± 0.79△△※※(9)	2.00 ± 0.67△△※※##★(8)	1.60 ± 0.52△△※※(9)	0.80 ± 0.79△△※(7)
LK	1.78 ± 0.67△△(9)	2.11 ± 0.60△△(6)	2.67 ± 1.00△△※(8)	1.89 ± 0.78△△※(7)	0.89 ± 0.78△△※(7)
AGN	1.89 ± 0.60△△(9)	2.33 ± 0.71△△(7)	2.89 ± 0.78△△(8)	2.11 ± 0.60△△※(6)	1.11 ± 0.60△△(7)

注: 与同时相FO比较△△ $P<0.01$;与同时相Model比较※ $P<0.05$,※※ $P<0.01$;与同时相AGN比较# # $P<0.01$;与同时相LK比较★ $P<0.05$ 。

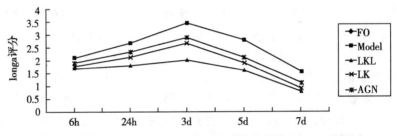

图7-3 利开灵对急性脑出血大鼠行为学变化的影响(longa评分)

（2）利开灵对大鼠实验性脑出血脑水肿脑血管通透性的影响: 见表7-2、图7-4。术后各模型组伊文思蓝含量随时相呈现先高后低的变化,峰值在72h,至第7d仍处于较高水平。各模型组施加药物干预后,对伊文思蓝含量均有一定的降低效应,以72h效应最显著。模型内组间比较,以LKL效果最好,在72h与其他两药物组比较,5d、7d与AGN组比较,具有显著性差异($P<0.05$ 或 $P<0.01$)。提示LKL在脑出血脑水肿状态下对脑血管通透性呈现较强的改善效应。

表7-2 利开灵对大鼠实验性脑出血脑水肿脑血管通透性的影响(x±s, μg/g.湿脑)

组别	时相(n)				
	6h(n)	24h(n)	3d(n)	5d(n)	7d(n)
FO	3.50 ± 1.26(10)	3.61 ± 1.38(10)	3.95 ± 1.46(10)	3.92 ± 1.43(10)	3.86 ± 1.35(10)
Model	8.66 ± 1.60△△(9)	14.80 ± 2.60△△(8)	19.42 ± 5.12△△(9)	14.59 ± 3.21△△(7)	9.87 ± 2.98△△(6)
LKL	7.44 ± 1.13△△(10)	9.74 ± 2.67△△※※(9)	1141 ± 342△△※※##★(8)	10.28 ± 287△△※※#(9)	6.55 ± 1.85△※※#(7)
LK	7.85 ± 2.09△△(9)	10.05 ± 239△△※※(6)	14.59 ± 2.84△△※※(8)	11.71 ± 2.78△△(7)	7.47 ± 2.32△△※(9)
AGN	8.12 ± 2.19△△(9)	11.12 ± 253△△※※(7)	15.65 ± 3.44△△※(8)	13.43 ± 2.61△△(6)	8.77 ± 3.09△△(7)

注: 与同时相FO比较△ $P<0.05$,△△ $P<0.01$;与同时相Model比较※ $P<0.05$,※※ $P<0.01$;与同时相AGN比较# $P<0.05$,# # $P<0.01$;与同时相LK比较★ $P<0.05$ 。

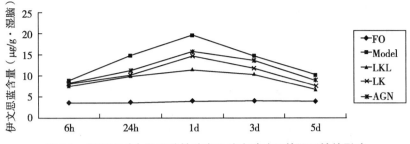

图7-4 利开灵对大鼠实验性脑出血脑水肿脑血管通透性的影响

（3）利开灵对大鼠实验性脑出血脑水肿脑组织含水量的影响：见表7-3、图7-5。术后各模型组脑组织含水量明显增加,且随时相呈现先高后低的变化,峰值在72h,至第7d仍未降至正常水平。各模型组施加药物干预后,对脑组织含水量均有一定的降低效应,以72h效应最显著。模型内组间比较,以LKL效果最好,在3d时点与其他两药物组比较,24h、5d与AGN组比较,具有显著性差异（$P<0.05$ 或 $P<0.01$）。提示LKL在脑出血脑水肿状态下对脑组织含水量变化具有较好的药理效应。

表7-3 利开灵对大鼠实验性脑出血脑水肿脑组织含水量的影响（%）（x±s）

组别	时相（n）				
	6h（n）	24h（n）	3d（n）	5d（n）	7d（n）
FO	75.79±0.94（10）	75.91±0.86（10）	75.77±0.77（10）	75.92±0.81（10）	75.83±0.97（10）
Model	78.40±1.53△△（9）	80.83±1.32△△（8）	82.29±2.15△△（9）	80.73±1.58△△（7）	78.12±1.10△△（6）
LKL	77.31±1.75△（10）	78.38±1.32△△※#（9）	78.90±1.84△△※※##★（8）	77.84±1.66△△※#（9）	76.78±1.27※（7）
LK	77.97±2.18△△（9）	78.68±1.52△△※※（6）	80.51±1.79△△※（8）	78.83±1.97△△※（7）	77.02±1.87（7）
AGN	78.02±1.71△△（9）	79.53±1.06△△※（7）	81.26±1.71△△（8）	79.29±1.56※（6）	77.52±1.43△△（7）

注：与同时相FO比较△$P<0.05$, △△$P<0.01$; 与同时相Model比较※$P<0.05$, ※※$P<0.01$; 与同时相AGN比较#$P<0.05$, ##$P<0.01$; 与同时相LK比较★$P<0.05$。

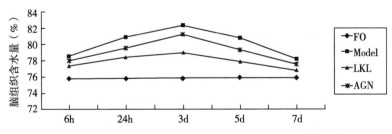

图7-5 利开灵对大鼠实验性脑出血脑水肿脑组织含水量的影响（%）

（4）利开灵对大鼠实验性脑出血脑水肿脑组织 Na^+、K^+、Ca^{2+} 的影响：见表7-4和图7-6、图7-7、图7-8。术后各模型组 Na^+、Ca^{2+} 含量变化随时相轴出现先上升,后下降的变化趋势,其曲线峰顶在3d时点,至第7d仍未降至正常水平。以药物干扰该变化发现,LKL对脑出血脑水肿状态下各时点 Na^+ 含量均有明显改善效应（$P<0.05$ 或 $P<0.01$）, Ca^{2+} 含量除6h、7d时点外,亦有较佳效应（$P<0.05$ 或 $P<0.01$）; LK组仅在3d、5d两个时点对 Na^+ 含量有改善效应（$P<0.05$ 或 $P<0.01$）,各时点对 Ca^{2+} 含量影响均不显著（$P>0.05$）; AGN组在各时点对

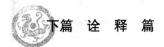

Na⁺、Ca²⁺含量的变化均不明显（$P>0.05$）。模型内组间比较,对Na⁺、Ca²⁺含量变化影响,以LKL效果最好,以3d时点最明显,显著优于其他两药物组（$P<0.05$或$P<0.01$）。提示LKL在脑出血脑水肿状态下对脑组织Na⁺、Ca²⁺含量变化具有较好的药理效应。

上述模型观察发现,脑组织K⁺含量变化走势与Na⁺、Ca²⁺含量变化走势相反,即随时相轴出现先下降后上升的变化趋势,其曲线谷底在3d时点,至第7d仍未升至正常水平。以药物干扰该变化发现,LKL对脑出血脑水肿状态下,除6h、1d两个时点外,对K⁺含量有明显改善效应（$P<0.05$或$P<0.01$）,LK组仅在3d时点有改善效应（$P<0.05$）,而AGN组在各时点

表7-4　利开灵对大鼠实验性脑出血脑水肿脑组织Na⁺、K⁺、Ca²⁺的影响

组别时相		n	Na⁺（μmol/g.dry）	K⁺（μmol/g.dry）	Ca²⁺（μmol/g.dry）
FO	6h	10	205.10 ± 30.31	538.45 ± 40.76	3.40 ± 1.26
	1d	10	206.07 ± 34.26	536.85 ± 39.73	3.23 ± 1.03
	3d	10	204.63 ± 26.45	535.40 ± 36.98	3.32 ± 0.92
	5d	10	207.76 ± 31.35	540.85 ± 32.22	3.37 ± 1.02
	7d	10	206.44 ± 29.31	542.88 ± 35.36	3.34 ± 0.94
Model	6h	9	271.54 ± 35.00△△	464.14 ± 40.57△△	4.09 ± 1.71
	1d	8	315.95 ± 32.08△△	453.78 ± 32.41△△	5.99 ± 1.85△△
	3d	9	348.81 ± 34.40△△	442.29 ± 38.67△△	7.38 ± 1.51△△
	5d	7	295.12 ± 28.79△△	466.90 ± 32.78△△	6.11 ± 1.50△△
	7d	6	246.70 ± 33.85△△	477.60 ± 35.35△△	4.48 ± 0.93△△
LKL	6h	10	237.43 ± 30.50△※	479.97 ± 38.31△△	3.43 ± 1.48
	1d	9	275.48 ± 29.01△△※#	473.93 ± 32.50△△	4.47 ± 1.70※
	3d	8	287.16 ± 27.15△△※※##★	485.65 ± 28.50△△※	5.34 ± 1.60△△※※#★
	5d	9	265.79 ± 22.61△△※	499.75 ± 29.20△△※#	4.62 ± 1.15△※※#
	7d	7	215.26 ± 30.62※	528.10 ± 29.91※※#★	3.61 ± 0.96
LK	6h	9	248.71 ± 34.17△△	475.55 ± 40.46△△	3.73 ± 1.53
	1d	6	295.30 ± 30.32△△	464.95 ± 39.63△△	4.86 ± 1.51△
	3d	8	314.48 ± 30.83△△※	474.22 ± 28.39△△※	6.63 ± 1.39△△
	5d	7	273.06 ± 22.87△△※	483.32 ± 28.84△△	5.17 ± 1.15△△
	7d	7	229.54 ± 30.17	497.55 ± 30.62△△	3.91 ± 1.01
AGN	6h	9	258.80 ± 36.56△△	468.36 ± 34.94△△	3.83 ± 1.51
	1d	7	307.91 ± 38.87△△	456.88 ± 30.01△△	5.19 ± 1.91△
	3d	8	328.70 ± 27.14△△	463.45 ± 29.61△△	7.02 ± 1.20△△
	5d	6	285.81 ± 35.23△△	472.05 ± 28.77△△	5.72 ± 1.03△△
	7d	7	237.96 ± 36.04△	490.74 ± 30.92△△	4.17 ± 1.06

注:与同时相FO比较△$P<0.05$,△△$P<0.01$;与同时相Model比较※$P<0.05$;※※$P<0.01$;与同时相AGN比较#$P<0.05$,##$P<0.01$;与同时相LK比较★$P<0.05$。

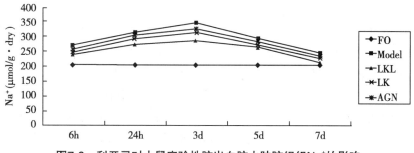

图7-6 利开灵对大鼠实验性脑出血脑水肿脑组织Na⁺的影响

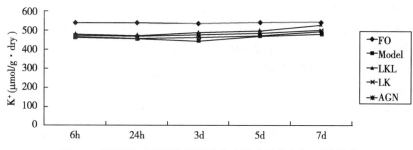

图7-7 利开灵对大鼠实验性脑出血脑水肿脑组织K⁺的影响

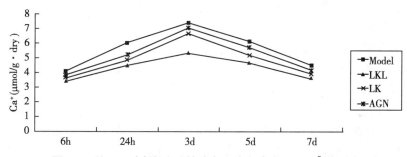

图7-8 利开灵对大鼠实验性脑出血脑水肿脑组织Ca²⁺的影响

对K⁺含量的变化均不明显（$P>0.05$）。模型内组间比较，对K⁺含量变化的影响，以LKL效果最好，以3d、5d两个时点最明显，显著优于其他两药物组（$P<0.05$）。提示LKL在脑出血脑水肿状态下对脑组织K⁺含量变化具有较佳的药理效应。

（5）利开灵对大鼠实验性脑出血脑水肿脑组织形态学变化的影响：

1）光镜观察

FO组：皮质神经细胞层次清晰，锥体层及颗粒层神经细胞核清晰，排列整齐，尼氏染色深而均匀。染色质分布均匀，间质胶质细胞、血管及结缔组织未见异常。细胞边界清晰，胞浆呈均匀紫蓝色，胞核大而圆，染色较浅，核膜边界清晰，核仁深染而清晰。

MODEL组：CA1区神经元几乎完全消失，可见大量细胞吸收后遗留的空泡，且伴有大量胶质细胞增生。灶状出血水肿区伴较多中性多形核白细胞浸润，边缘可见神经细胞胞体明显肿胀，神经细胞周围及血管周水肿，细胞间隙明显增宽，间质疏松呈空网状，胶质细胞大量增生。出现明显的脑组织软化灶，神经细胞消失，软化灶内有中性多形核白细胞浸润，毛细血管充血及管壁肿胀，局部管壁破坏而有点状出血及环状出血，局部小胶质细胞增生。部分大鼠可见化脓性脑膜炎及脑脓肿形成征象。提示脑出血水肿明显，脑细胞严

薪火传承——水炎篇2

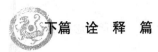

重受损,程度重。

LKL组:可见CA1区神经元,细胞边界模糊,胞浆轻度深染,部分胞核固缩,核仁缩小,少数细胞周围间隙增大,出血损伤程度明显轻于MODEL组。出血水肿明显减轻,中性多形核白细胞浸润减轻,边缘神经细胞胞体肿胀减轻,细胞周围及血管周水肿明显减轻,间质疏松有所紧缩,少量胶质细胞增生。少数大鼠仍有脑组织软化灶,神经细胞消失,软化灶内有中性多形核白细胞浸润,毛细血管充血及管壁肿胀,局部管壁破坏而有点状出血及环状出血,局部小胶质细胞增生。提示中药LKL能明显拮抗脑水肿机制,对脑出血脑水肿压迫下的神经元具有明显而可靠的保护作用。

LK组:也可见到CA1区神经元,但细胞边界明显模糊,胞浆中度深染,胞核固缩,核仁缩小,细胞周围间隙增大,出血损伤程度明显重于LKL组。出血水肿较明显,中性多形核白细胞浸润清晰可见,间质疏松,胶质细胞增生,毛细血管充血及管壁肿胀较明显。提示中药LK亦能拮抗脑水肿机制,对脑出血脑水肿压迫下的神经元具有一定的保护作用,但强度不及LKL。

AGN组:与MODEL组比较,无明显变化。神经细胞周围及血管周水肿明显,细胞间隙明显增宽,间质疏松呈空网状,胶质细胞增生清晰可见,脑组织软化灶仍较明显,神经细胞消失,软化灶内有中性多形核白细胞浸润,毛细血管充血及管壁肿胀,局部管壁破坏而有点状出血及环状出血。提示AGN对脑水肿机制无明显拮抗作用。

2)电镜观察

FO组:细胞超微结构基本正常,细胞核膜清晰,常染色质分布均匀,异染色质均布于核膜周围,电子密度正常;尼氏体发达,粗面内质网无脱颗粒;线粒体双层膜清晰无破坏,线粒体嵴无缺失;高尔基复合体发达,有大小泡组成。

Model组:细胞超微结构严重破坏,细胞核膜不清、有溶解,常染色体明显减少,异染色质凝集,尼氏体破损严重,粗面内质网少而短,大量脱颗粒;线粒体重度肿胀,有絮状沉淀,形成"钙积聚",线粒体双层膜严重破坏,线粒体嵴断裂、消失。

LKL组:神经元超微结构基本正常,核膜清晰可辨,常染色体基本正常,异染色质微有凝集;尼氏体基本正常,偶有脱颗粒;线粒体肿胀基本消失,双层膜清晰如常,偶见线粒体嵴断裂、消失;高尔基体肿胀基本消失。提示中药LKL对脑出血大鼠脑水肿具有较佳效应。

LK组:与Model组比较,细胞超微结构破坏较清,核膜较清晰,常染色体大致正常,异染色质轻度凝集;尼氏体大致正常,少数有脱颗粒;线粒体轻度肿胀,双层膜尚清晰,部分线粒体出现嵴断裂、消失;高尔基体未见明显肿胀。但与LKL组比较,效果仍不及后者。

AGN组:细胞超微结构破坏较Model组有所减轻,细胞核膜欠清晰,常染色体略有减少,异染色质凝集;尼氏体可见破损,有脱颗粒;线粒体中度肿胀,双层膜轻度破坏,少部分线粒体嵴断裂、消失;高尔基复合体中度肿胀。综合情况分析,其效果不及LKL组和LK组。

实验二　利开灵对大鼠实验性脑出血脑水肿AQP4表达的影响

1. 材料与方法

(1)实验动物:健康雄性Wistar大鼠126只,4~8月龄,体质量250~300g,由北京维通利华实验动物中心提供。

（2）主要药品和仪器：多聚甲醛，北京化学试剂公司提供，批号：040312；AQP4单克隆抗体，美国Chemicon公司提供；ABC试剂盒，北京中山公司提供；DAB显色试剂盒，北京中山公司提供；北航（CM-2000B）生物医学图像分析系统；恒冷冰冻切片机及OLYMPUS光学显微镜（日本）等。

（3）实验分组与给药方法：同实验一。

（4）模型建立与取材：模型建立同实验一。各组动物取材前均禁食12小时，自由饮水，末次给药1小时后取材。取材方法：各组动物在规定时点，乙醚麻醉后，打开胸腔，暴露心脏及升主动脉，夹闭降主动脉，将与低压灌流泵（LDB-M型）连通的9号针头插入心尖，通过心室，直达升主动脉，固定针头。同时剪开右心耳，开通灌流泵，逐步升压到适宜压力（100mmHg）。先用4℃肝素化生理盐水（20万u/L）100ml灌流，再用4℃含4%多聚甲醛，pH 7.4，浓度0.02M的磷酸缓冲液灌流固定30分钟，断头取脑，在注射胶原酶位点前后附近2mm切开，冰冻切片，片厚7μm，分别进行苏木精—伊红（HE）染色和免疫组化染色。

（5）免疫组化方法：采用免疫组化二步法。兔抗大鼠AQP4（1∶100，Chemicon公司）、兔免疫组化二步法检测试剂盒均购自中山生物技术有限公司。阴性对照用PBS代替一抗进行孵育。具体操作步骤如下：①脱蜡，水化组织切片；②3%H_2O_2去离子水孵育5~10分钟，阻断内源性过氧化物酶；③据应用一抗的特殊要求，对组织切片进行预处理；④滴加兔一抗，37℃孵育1~2h或4度冰箱过夜，PBS冲洗，2min×3次；⑤滴加兔抗IgG抗体-HRP多聚体，室温或37℃孵育30min，PBS冲洗，2min×3次；⑥选用DAB显色；⑦蒸馏水充分冲洗；⑧必要时可进行复染、脱水、透明，并选择适当的封片剂进行封片。

（6）图像分析：在10×10光学显微镜下，对水肿区进行免疫组化的同一部位的切片各5张进行观察，采用北航（CM2000B）生物医学图像分析系统进行定量分析，分析项目是细胞平均吸光度值。

（7）统计学检验方法：实验数据以x±s表示，采用SPSS 11.5统计软件包对结果进行单因素方差分析、样本均数的t检验，以$P<0.05$或$P<0.01$为有差异性界值的标准。

2. 结果　参见表7-5、图7-9。在FO组大脑半球皮质和尾状核区少数细胞膜淡染，胞浆及胞核未着色，AQP4蛋白呈弱阳性表达。在Model组，AQP4表达呈现低—高—低的变化趋势，峰顶在第3d。即脑出血后6h，血肿周围水肿区的细胞AQP4蛋白表达阳性，随着出血时间的延长其表达明显增强，第3d达高峰，以后逐渐下降，1周后仍未接近正常水平。AQP4阳性反应产物主要位于水肿区的细胞膜上，而胞浆及胞核未见阳性反应产物，因此，光镜下AQP4阳性细胞呈空泡状。

以药物干扰该变化发现，LKL对脑出血脑水肿状态下各时点AQP4蛋白表达均有明显抑制效应（$P<0.05$或$P<0.01$），水肿区AQP4阳性细胞均明显减少，局部表达亦较分散，阳性信号显著减弱，随着干预时间的延长其抑制效果呈增强趋势，第3d抑制效果最为明显，信号减弱幅度最大，但AQP4阳性细胞1周后仍未接近正常水平。

LK虽在3d、5d和7d三个时点有抑制效应（$P<0.01$），但LKL与其比较，在3d时点有显著性差异（$P<0.05$）。而AGN组则在各时点对AQP4蛋白表达的变化均不明显（$P>0.05$）。模型内药物组间比较，对AQP4蛋白表达以LKL效果最好，以3d时点最明显，显著优于其他两药物组（$P<0.05$或$P<0.01$），且在各时点均显著优于AGN组（$P<0.05$或$P<0.01$）。提示LKL在脑出血脑水肿状态下对脑组织AQP4蛋白表达变化具有较好的药理效应。

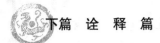
表7-5　利开灵对大鼠实验性脑出血脑水肿周围组织AQP4蛋白表达的变化（吸光度）（x±s）

时相	N	FO	MODEL	LKL	LK	AGN
				组别		
6h	6	0.06 ± 0.02	0.14 ± 0.03△△	0.11 ± 0.02△△※	0.12 ± 0.02△△	0.12 ± 0.02△△
24h	6	0.06 ± 0.02	0.16 ± 0.01△△	0.14 ± 0.01△△※	0.14 ± 0.02△△	0.15 ± 0.02△△
3d	6	0.06 ± 0.02	0.24 ± 0.02△△	0.16 ± 0.02△△※※##★	0.19 ± 0.03△△※※#	0.22 ± 0.04△△
5d	6	0.06 ± 0.02	0.20 ± 0.03△△	0.15 ± 0.03△△※※#	0.16 ± 0.02△△※※	0.18 ± 0.02△△
7d	6	0.06 ± 0.02	0.16 ± 0.04△△	0.09 ± 0.02※※##	0.11 ± 0.03△△※※	0.14 ± 0.04△△

注：与同时相FO比较△△$P<0.01$；与同时相Model比较※$P<0.05$，※※$P<0.01$；与同时相AGN比较#$P<0.05$，##$P<0.01$；与同时相LK比较★$P<0.05$。

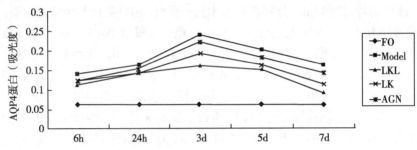

图7-9　利开灵对大鼠实验性脑出血脑水肿周围组织AQP4蛋白表达的变化

五、小结

长期以来，中医学对中风病发病机制的认识过于粗疏或简略，目前基本上仍停留于六端病理因素上，对急性期脑水肿发病机制的认识更是模糊。就以往的认识，或为瘀血化水，或为津液外渗，或为瘀积为痰为水，至于如何瘀血化水或津液外渗，未有深入探讨。因而在治疗上，无论是醒脑化痰通腑法、清热息风化痰法、活血化瘀利水法、祛瘀破血疏导法，还是清热化痰法、益气养阴法、活血化瘀法、息风开窍综合治疗法、破血逐瘀法、化痰祛瘀法等，虽从临床报道来看，都有一定的效果，但效果也是参差不齐，所基于的资料样本偏小，其效果的可靠性最终也难以评价，从而影响了方药和方法的推广使用。

深入了解中风病的发病，就有必要探讨中风病急性期脑水肿的发病机制。欲重新认识中风病急性期脑水肿的病机，就必须了解中医学对"脑水肿"属性的认识。我们认为，在中医学理论体系内，对这种诸如脑水肿、肺水肿等仍属于"水肿"范畴。前文已经述及，此时的脑水肿，当属于隐性水肿范畴。

中风病急性期，尤其是出血性中风，大多系肝阳暴张，阳升风动，风火上扰，气血逆乱犯脑，以致脑脉瘀阻或络破血溢脉外，终致瘀血内留，瘀积为痰为水而闭塞脑窍，使神明失主、肢体失用、七窍失司，临床大多表现为邪盛标实为主。无论是出血性中风还是缺血性中风，其病机的共同点是瘀血已为临床所公认。此瘀血的存在，于机体来讲，属于有碍机体结构和功能活动的有形之占位实邪，为此可称之为"血肿"或"瘀肿"。此血肿的具体部位，随中风的不同而异。对于出血性中风，此血肿以脉外为主，而缺血性中风，此血肿以脉内为主。脉内或脉外的血肿,没有性质之别,只有微甚之异。无论是脉内或脉外的血肿,其持续的存在,就必然影响正常的血液运行和气血津液正常的渗灌交流。在正常状态下,脉内外之气或说是卫、营之气是不断内外交流环运的。卫之气滑疾而入内,以助血液之运行,营之气丽泽于外,以为津液而和匀于卫。当脉内不通而受到瘀血所阻时,受阻的脉管内,由于前有瘀血所阻,后有待流之血,在这种夹击下,脉道必然被撑压而处于高度胀满的状态。持续的胀满,使正常的卫、营之气津内外交流失常,造成卫气难入内以助血液运行,而营津过度外流外渗,变成津停为水,形成水淫之证。进一步需要说明,此水由脉内而到脉外,其运行流出的途径是什么?经考证,文字未有记载,我们认为,其经由的途径便是(广义之)玄府。其病机路径如图7-10所示:

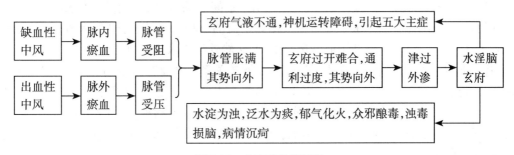

图7-10 玄府病机路径图

上述病机示意说明,中风病急性期的发病,始于血肿,次之气肿,由生水肿,继之演化为泛痰、淀浊、酿毒的系列变化,而变化的基本部位在于玄府,引起玄府气郁、水淤、毒滞是为病机关键,序贯而生其他病邪是为病情复杂和病势旋进的重要因素。简单说,水淫玄府、浊毒损脑乃中风病急性期或脑水肿的基本病机。因而在治疗时,应切中玄府,抓住"水浊"和"毒"这两大病理因素,实施最基本的应急干预。为此,根据王永炎教授防治中风病的经验,结合玄府理论,以开通玄府,利水解毒为法,精心选择药物,创制了专门针对脑水肿的"利开灵"(LKL)用于急性脑出血脑水肿大鼠。实验选用最常用而公认的评价干预脑水肿效应的指标。结果表明,LKL对急性脑出血脑水肿大鼠行为学变化、脑血管通透性、脑组织含水量、AQP4及脑组织Na^+、K^+、Ca^{2+}含量等方面均获较佳效应,且显著优于传统药物安宫牛黄丸(AGN)和单纯利水法为主组方的利开($P<0.05$或$P<0.01$)。微结构学及超微结构学亦获得效应支持。提示对脑水肿的干预,探索并提倡运用开通玄府法是可行的。

LKL主要由泽泻、石菖蒲、半边莲、桂枝等组成。方中泽泻:味甘,性寒,归肾、膀胱经。功效以利水、渗湿、泄热为主。尤其其利水作用,功专力宏,针对水淫玄府之水浊,切中关键。半边莲:味辛,性微寒,归心、小肠、肺经。功善利水消肿、清热解毒。此药不仅能治水,与泽泻之利水相须为用,尚能独具解毒之功。石菖蒲:味辛、苦,性温,归心、胃经。功效主于开窍醒神,化湿豁痰。《本草从新》认为其"辛苦而温,芳香而散,开心孔,利九窍",堪称开通玄府要药,切中脑水肿水淫玄府病机,辅佐上二味甚为重要。桂枝:味辛、甘,性温,归心、肺、膀胱经。功效以发汗、通阳为主。此药于本方效用有二:一是以其辛甘发散作用,直接作用于玄府,使玄府淤滞之水得以开散通利,解除"脑水肿"之压迫症状;二是通过其通阳作用,尽快改善郁结的阳气,重建脑之气化,恢复脑的气液流通和神机运转。由于此药辛热助火,用量偏小,用之不可或缺,失之倍有遗憾。

总之,无论是缺血性中风病还是出血性中风病,一旦发生后,从病变部位来讲,犹如一堆待清理的"垃圾"。此垃圾是什么?毫无疑问,是毒——毒损于脑;是水——水浊淫脑;是瘀——瘀阻于脑;是火热——火热扰脑。当然也有气滞、痰浊等。而急性期最关键的因素是什么?毫无疑问是"水浊"形成的脑水肿;是众邪蕴积、代谢障碍导致的"毒损"。二者互存共害是谓——浊毒,故中风病急性期的主导病机是浊淫毒害于脑。不少学者认为,无论是缺血性中风抑或出血性中风,血瘀当然是形成各种病理变化的基础,各种病因导致血溢脉外形成的离经之血,总属于瘀血范畴,所谓"离经之血,虽是清血、鲜血,亦是瘀血。"瘀血的形成,不仅直接导致气机运行障碍,同时血中之津液成分不能寓于脉内正常运行,便渗透于脉外,导致玄府内水液增多,出现玄府内停水的病理状态。这种状态的出现,就是目前经常被称言的瘀水相关论。早在《素问·调经论》就有"经络水溢,则经有留血"的论述,强调血中津水外渗后生干血乃瘀血的过程。张仲景云"经为血,血不利则为水",则从另一个角度,概括了血液运行不利,必然外渗为水的病机变化。《赤水玄珠·卷一》进一步从生理与病理上,论述了津液与血液的关系:"津液者,血之余,行乎脉外,流通一身,如天之清露。若血浊气滞,则凝聚而为痰,痰乃津液之变,遍身上下,无处不到。"如此,痰水一旦形成,必然充斥玄府,阻遏玄府,压迫脉络,蒙蔽脑神,且日久水积成浊,酿成浊毒。因而脑内玄府痰水壅盛,水浊酿毒是中风病急性期的标急所在,急则治标,消除痰水,解其浊毒是当务之急。

分析近年来的实验研究,多以活血化瘀为根本大法,活血化瘀有利于消除瘀水毋庸置疑,但是否能如期消除脉外瘀血特别是消除水浊,尚无从证实。原因是活血化瘀针对的病机是瘀,而急性期的标急病机是水,正是脑内玄府之水积成浊,浊蕴成毒,才引起了中风病急性期急骤复杂且凶险的病症。因而其基本治疗方法是开通玄府,加速水浊的代谢和浊毒的排出。玄府一开,气液得以流通,血气渗灌恢复,有利于络脉恢复正常的流通气血,神机亦渐渐运转,达到疾病向愈的目的。

(常富业)

参 考 文 献

[1] 曲丽芳.腠理不是结缔组织[J].江苏中医,1996,17(2):44.

[2] 高雪枝.塞因塞用探微[J].陕西中医学院学报,1997,20(4):17-18.

[3] 周小平.《金匮要略》腠理生理病理及微观辨证[J].中国中医基础医学杂志,2001,7(11):10-12.

[4] 王明杰.玄府论[J].成都中医学院学报,1985,(3):1-4.

[5] 王永炎,杨宝琴,黄启福.络脉络病与病络[J].北京中医药大学学报,2003,26(4):1-2.

[6] 陶广正,王杰,柳长华.医论集粹[M].香港:亚洲医药出版社,2004:267-270.

[7] 雷燕.络病理论探微[J].北京中医药大学学报,1998,21(2):18.

[8] 雷燕,黄启福,王永炎.论瘀毒阻络是络病形成的病理基础[J].北京中医药大学学报,1999,22(2):8.

[9] 赵京生.论十五络脉的实际意义[J].南京中医药大学学报,1998,14(5):289-290.

[10] 常富业,王永炎.络病辨证浅[J]析.北京中医药大学学报,2003,26(6):9-11.

[11] 穆腊梅.络脉是附于经脉的立体网状系统[J].湖北中医杂志,1994,16(6):21-22.

[12] 李梢,王永炎. 从 "络" 辨治痹病学术思想举隅[J]. 北京中医药大学学报,2002,25(1): 4345.

[13] 王明杰. 专题笔谈[J]. 中医杂志,1989,(2): 70-71.

[14] 郑国庆,黄培新. 玄府与微循环和离子通道[J]. 中国中医基础医学杂志,2003,9(4): 13-14.

[15] 郑国庆. 玄府与离子通道的比较研究及中风病的分子机制[J]. 浙江中西医结合杂志,2002,12(12): 755-756.

[16] 张艳玲,陈康宁,邵淑琴,等. 采用Ⅳ型胶原酶构建大鼠脑出血模型[J]. 第三军医大学学报,2002,24(12): 1394-1395.

[17] longa EZ, Weinstein PR, Carlson S, et al. Reversible middle cerebral artery occlusion without craniotomy in rats [J]. Stroke,1989,20(1): 84-91.

[18] Elliott KAC, Jasper H. Measurement of experimentally in induced brain swelling and shrinkage. Am J Physiol,1949,,157: 122.

[19] 宫晔,陈衔城,鲍伟民. 大鼠脑出血后脑水肿模型的建立与评价[J]. 中国神经科学,1999,7(3): 140-142.

[20] Kingman T A, Mendelow A D, Graham D I, et al. Experimental intracerebral mass; tiem-ralated effects on local cerebral blood flow [J]. J Neurosurg,1987,67(5): 732-738.

[21] Rosenberg G A, Mun-Bryce S, Wesley M, et al. Collagenase-induced intracerebral he morrhage in rats [J]. Stroke,1990,21(5): 801-807.

[22] 张艳玲,陈康宁,邵淑琴,等. 采用Ⅳ型胶原酶构建大鼠脑出血模型[J]. 第三军医大学学报,2002,24(12): 1394-1395.

[23] Lee K R, Kawai Min M, Kim S, et al. Mechanisms of edema formation after ICH: Effects of thrombin on cerebral blood flow, blood-brain permeability, and cell survival in a rat Model[J]. J Neurosurg,1997,86(2): 272-278.

[24] 宋波. 水孔蛋白-4与脑水肿[J]. 国外医学神经病学神经外科学分册. 2003,30(2): 116-119.

[25] Manley GT, Fujimura M, Ma T, et al. Aqusporin-4delection in mice reduces brain edema after acute water intoxication and ischemic stroke[J]. NatMed,2000,6(2): 159-163.

[26] Taniguchi M, Yamashita T, Kumura E, et al. Induction of aquaporin-4water channel mRNA after focal cerebral ischemia in rat[J]. Brain Res Mol Brain Res,2000,78(1-2): 131-137.

[27] Nico B, Frigeri A, Nice hia GP, et al. Role of aquaporin-4 water channel in the development and integrity of the blood-brain barrier [J]. J Cell Sci,2001,114(pt7): 1297-1307.

[28] 朱明德. 现代治疗学[M]. 上海: 上海科学技术出版社,1994: 942.

[29] 高路,路燕平,许玉玲. 甘油果糖与甘露醇治疗脑水肿的临床评价[J]. 医学理论与实践,2003,16(5): 541-543.

[30] 朱笑萍,罗季安,刘泽东. 脑卒中20例使用甘露醇前后电解质血糖及肾功能改变[J]. 新医学,1999,4: 23.

[31] 杨爱学. 脑化痰通腑法饮治疗中风急性期脑水肿的临床研究[J]. 河南中医药学刊,1994,9(3): 39-40.

[32] 桑海康. 中医治疗脑卒中急性期66例疗效观察[J]. 浙江中西医结合杂志,2000,10(8): 464-466.

[33] 庞鹤,王晓梅,王硕仁,等. 醒脑健神丹合清开灵注射液治疗急性脑出血的实验研究[J]. 中国中医急症,1995,4(2): 69-71.

[34] 胡全穗. 中医治疗出血性中风疗效观察[J]. 中西医结合实用临床急救,1998,5(7): 291-293.

[35] 王爱凤,秦玉花,王惠茹. 血肿消口服液治疗中风病的临床疗效观察[J]. 山东中医杂志,2003,22(9): 534-535.

[36] 晏荣,赵聚凯,谢红梅,等. 加用化痰祛瘀法治疗高血压脑出血临床观察[J]. 中国中西医结合杂志,2003,23(2): 141.

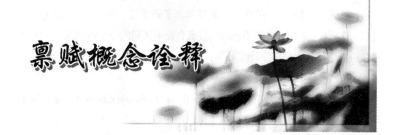

第八章
禀赋概念诠释

一、禀赋概念的现代诠释

1. 禀赋的概念 禀赋的概念,在中医学浩瀚的医籍文献中,记述颇多,诸如:禀质、禀受、禀气、资禀、赋气、资质等,另有胎禀、胎赋、胎肖、胎传及天赋、天授、天年、先天、素体、素质等。禀意接受,是子代承受父代;赋即给予,是父代赋予子代。辞书对于禀赋的解释大体相同,但也有细微差别,《辞源》:"禀赋,称人所禀受的资质。"《辞海》:"禀赋,犹天赋,指人所禀受的天资或体质。"《康熙字典》引"《韵会》:禀受也,给与也。《礼·中庸》:天命之谓性。性者,人所禀受。朱传注曰:气以成形,而理亦赋焉。"在此"气"即可理解为物质,"理"则为功能。即生命的功能依一定的物质基础向下一代传递。《现代汉语词典》释禀赋为:"人的体魄、智力等方面的素质。"《中医大辞典》则把"禀赋"解释为"先天赋予的体质因素"。

中医禀赋理论的起源可以追溯到战国至西汉时代的《黄帝内经》,其《灵枢·天年》篇曰:"黄帝问于岐伯曰:愿闻人之始生,何气筑为基? 何立以为楯? 岐伯曰:以母为基,以父为楯,失神者死,得神者生也。……血气已和,荣卫已通,五脏已成,神气舍心,魂魄毕具,乃为成人。"张景岳《类经》云:"夫禀赋为胎元之本,精气之受于父母者是也。"明·石寿棠《医原》曰:"人身囫囵一个形躯,禀父母之精血凝结而成。"可见,禀赋来自于父母,即是先天人所禀受的"精"与"气"等物质基础,而且还有"神"、"理"等生命功能。然而中医学中禀赋概念尚待研究,应用现代诠释学的原则与方法做初步的探讨,具有一定的现实意义。

(1)禀赋概念溯源:

1)《黄帝内经》禀赋学思想:成书于两千多年以前的《黄帝内经》(以下称《内经》),把当时先进的哲学思想与医疗实践相结合,并广泛吸收了天文学、历法学、气象学、地理学及物候学等研究成果,创立了中医藏象、经络、病因、病机、诊法、治疗、预防及养生等各方面的理论,构建了中医理论体系的基本框架。其中,独具特色的禀赋学思想贯穿于生理、病理、诊断和治疗等各个方面,数千年来指导着人们的医疗实践活动。

禀赋由来:禀赋来源于先天父母,父母既生之后的生长发育,则为后天。《灵枢·经脉》曰:"人始生,先成精,精成而脑髓生,骨为干,脉为营,筋为刚,肉为墙,皮肤坚而毛发长,谷入于胃,脉道以通,血气乃行"。精为何物?《灵枢·决气》曰:"两神相搏,合而成形,常先身生,是谓精"。可见,禀赋的物质基础是父母之精。除此之外,生命还需要灵动的神,正如《灵枢·天年》所说:"人之始生,以母为基,以父为楯;血气已和,荣卫已通,五脏已成,神气舍心,魂魄毕具,乃成为人"。并且"失神者死,得神者生也。"所以,"精"与"神"是构成生命的两大要素,"精"是物质,"神"是功能。"神"以"精"为载体,随着人类的繁衍生息,生命信息穿越时空一代一代向下传递。

禀赋生理:一切由禀赋决定的生命进程,皆属人的正常生理及其变化过程,其生老病死的规律是不以人的意志为转移的。《素问·上古天真论》通过女子的七七之变和男子的八八之变,论述了先天精气在人体生长衰老和生育能力变化过程中的主导作用,"男不过尽八八,女不过尽七七,而天地之精气皆竭矣。"并且在《灵枢·天年》中从"其气之盛衰,以至其死",进一步阐述了人体不同年龄阶段的生理特点,如:"人生十岁,五脏始定,血气已通,其气在下,故好走……百岁,五脏皆虚,神气皆去,形骸独居而终矣"。

既然人的生理皆由禀赋决定,个体间生理是有区别的。《内经》注意到了这个问题,在《灵枢·本脏》中曰:"五脏者,所以藏精神血气魂魄者也;六腑者,所以化水谷而行津液者也。此人之所以具受于天也,无愚智贤不肖,无以相倚也。然有其独尽天寿,而无邪僻之病,百年不衰,虽犯风雨卒寒大暑,犹有弗能害也;有其不离屏蔽室内,无怵惕之恐,然犹不免于病,何也?"回答曰:"五脏者,固有小大、高下、竖脆、端正、偏倾者,六腑亦有小大、长短、厚薄、结直、缓急。"并详尽论述了五脏小、大、高、下、坚、脆、正、偏等八种生理差异及各自的多发病证。正如《灵枢·寿夭刚柔》曰:"人之生也,有刚有柔,有弱有强,有短有长,有阴有阳。"而且说明各种不同的体质是由于先天禀赋差异造成的。禀赋不同,也决定了人的智力存在差别,《素问·上古天真论》曰:"昔在黄帝,生而神灵,弱而能言,幼而徇齐,长而敦敏,成而登天。"

另外,气候和地域不同也是影响禀赋生理差异的因素。《素问·异法方宜论》论述了东、西、南、北、中五方之域的地理、气候、饮食习惯等自然条件的差异,造成人的生理特点各不相同。并且在《素问·五常政大论》中曰:"一州之气,生化寿夭不同,其故何也?岐伯曰:高下之理,地势使然也。崇高则阴气治之,污下则阳气治之,阳胜者先天,阴胜者后天,此地理之常,生化之道也……高者其气寿,下者其气夭,地之小大异也,小者小异,大者大异。"

正是根据个体间不同的禀赋特点,《内经》创立了体质分型理论,如:肥人、瘦人、常人;脂型、膏型和肉型之人;阴阳二十五人等。体质分型理论对于疾病的诊断和个体化治疗具有重要的指导意义。

禀赋病理:《内经》在论述疾病的发生及其病理机转时充分考虑到了禀赋的作用。

其一,禀赋强弱决定个体受病与否。《灵枢·论勇》曰:"有人于此,并行并立,其年之长少等也,衣之厚薄均也,卒然遇烈风暴雨,或病或不病,或皆病,或皆不病,其故何也?少俞曰:黄色薄皮弱肉者,不胜春之虚风;白色薄皮弱肉者,不胜夏之虚风;青色薄皮弱肉,不胜秋之虚风;赤色薄皮弱肉,不胜冬之虚风也。黑色而皮厚肉坚,固不伤于四时之风。"当有所惊变之时,《素问·经脉别论》曰:"勇者气行则已,怯者则着而为病"。

其二,禀赋不同疾病的易感性不同。《灵枢·五变》曰:"一时遇风,同时得病,其病各异",随之通过剖析刀斧砍伐及自然界风、霜、旱、雨等气候变化作用于不同质地树木的表现,说明了疾病的形成不仅同外在因素有关,而且同人的禀赋关系更为密切。"肉不坚,腠理疏,则善病风";"五脏皆柔弱者,善病消瘅";"小骨弱肉者,善病寒热";"粗理而肉不坚者,善病痹";"皮肤薄而不泽,肉不坚而淖泽……积聚乃伤脾胃之间"。

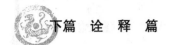

其三,禀赋之疾与父母情绪有关。《素问·奇病论》曰:"人生而有病颠疾者,病名曰何?安所得之? 岐伯曰: 病名为胎病,此得之在母腹中时,其母有所大惊,气上而不下,精气并居,故令子发为颠疾也"。

禀赋诊断: 望诊在四诊中居于首位,望而知之者谓之神,这是诊断疾病的最高境界,因为有诸内,必形诸外,所以司外揣内,可以推测出内在五脏的病变。外在不同的禀赋性状,反应了不同的内在信息,从而可以为临床诊断疾病提供有力的证据。故《素问·经脉别论》曰:"诊病之道,观人勇怯骨肉皮肤,能知其情,以为诊法也"。

望诊中又以望头面部五官的形态气色为主要内容,《灵枢·五阅五使》曰:"五官不辨,阙庭不张,小其明堂,蕃蔽不见,又埤其墙,墙下无基,垂角去外。如是者,虽平常殆,况加疾哉"。即说明通过五官的形态可了解人体的健康情况。《灵枢·五音五味》曰:"圣人视其颜色,黄赤者多热气,青白者少热气,黑色者多血少气。美眉者太阳多血,通髯极须者少阳多血,美须者阳阴多血,此其时然也"。《灵枢·阴阳二十五人》亦曰:"美眉者,是太阳之脉气血多; 恶眉者,血气少; 其肥而泽者,血气有余; 肥而不泽者,气有余,血不足; 瘦而不泽者,气血俱不足。审察其形气有余不足而调之,可以知逆顺矣"。更是指出了可以从观察面色、眉须和肥泽来了解人的气血盛衰。

人体五脏六腑与外在皮肉筋骨等组织器官之间存在着生理病理联系,所以通过观察不同禀赋性状的皮肉筋骨就可以对脏腑的生理差异和病理变化作出诊断。《内经》对此描述甚详,在此仅以肾为例说明之。《灵枢·本脏》曰:"黑色小理者,肾小; 粗理者,肾大。高耳者,肾高; 耳后陷者,肾下。耳坚者,肾坚; 耳薄不坚者,肾脆。耳好前居牙车者,肾端正; 耳偏高者,肾偏倾也"。另外,肾与膀胱相表里,肾在体合骨,所以,"肾应骨,密理厚皮者,三焦膀胱厚; 粗理薄皮者,三焦膀胱薄。疏腠理者,三焦膀胱缓; 皮急而无毫毛者,三焦膀胱急。毫毛美而粗者,三焦膀胱直,稀毫毛者,三焦膀胱结也"。

禀赋诊断一方面在于诊断疾病,另一方面在于度人寿夭。

在《内经》当中,对于先天禀赋与寿夭的关系也有大量论述,并且可以通过观察外在禀赋性状来判断一个人的寿夭。《灵枢·寿夭刚柔》曰:"黄帝问于伯高曰: 余闻形有缓急,气有盛衰,骨有大小,肉有坚脆,皮有厚薄,其以立寿夭奈何? 伯高答曰: 形与气相任则寿,不相任则夭。皮与肉相果则寿,不相果则夭。血气经络胜形则寿,不胜形则夭"。

度寿夭的方法,《灵枢·五阅五使》曰:"五官已辨,阙庭必张,乃立明堂,明堂广大,蕃蔽见外,方壁高基,引垂居外,五色乃治,平博广大,寿中百岁"。《灵枢·天年》亦曰:"使道隧以长,基墙高以方,通调营卫,三部三里起,骨高肉满,百岁乃得终"。如不具备这些特征,则如《灵枢·寿夭刚柔》谓:"墙基卑,高不及其地者,不满三十而死; 其有因加疾者,不及二十而死也"。并且以为这对于临床诊疾非常重要:"此天之生命,所以立形定气而视寿夭者。必明乎此立形定气,而后以临病人,决死生"。

《内经》不仅认识到可以由外表性状判断寿夭,而且认为寿夭的根本因素取决于内在五脏禀赋的坚与不坚。《灵枢·天年》曰:"五脏坚固,血脉和调,肌肉解利,皮肤致密,营卫之行,不失其常,呼吸微徐,气以度行,六腑化谷,津液布扬,各如其常,故能长久"。如果"五脏皆不坚,使道不长,空外以张,喘息暴疾; 又卑基墙,薄脉少血,其肉不石,数中风寒,血气虚,脉不通,真邪相攻,乱而相引,故中寿而尽也"。

虽然以上度寿夭的准确性有待研究,但是通过《内经》的描述可以看出,古代医学家已注意到了人的先天外貌特征及内脏功能强弱与寿夭是有联系的。

禀赋治疗：个体化治疗是临床治疗疾病的最高要求。《内经》开创了因人制宜的先河。其中，禀赋理论得到了充分的应用，即禀赋不一，治疗各异。《灵枢·根结》曰："用针之要……必审五脏变化之病，五脉之应，经络之实虚，皮之柔粗，而后取之也"。《灵枢·经水》在论述针刺治疗时，曰："其少长大小肥瘦，以心撩之，命曰法天之常。灸之亦然"。皆说明临证之时辨禀赋差异的重要性。

具体方法，《灵枢·论痛》曰："胃厚、色黑、大骨及肥骨者，皆胜毒；故其瘦而薄胃者，皆不胜毒也"。所以《素问·五常政大论》曰："能毒者以厚药，不胜毒者以薄药"。

王公大人与布衣匹夫饮食起居不同，后天环境影响了先天禀赋，使其所禀体质发生不同变化，所以治疗也就不同，《灵枢·根结》曰："刺布衣者深以留之，刺大人者微以徐之，此皆因气慓悍滑利也"。

《灵枢·逆顺肥瘦》分别讨论了肥人、瘦人、常人的不同针刺方法，即肥人宜"深而留之"；瘦人宜"浅而疾之"；常人则"无失常数"。《灵枢·卫气失常》论述脂型、膏型和肉型之人的治疗时则曰："必先别其三形，血之多少，气之清浊，而后调之，治无失常经"。对于针刺《内经》所分的二十五人，《灵枢·阴阳二十五人》曰："必先明知二十五人，则血气之所在，左右上下，刺约毕也"。并根据二十五种人的不同特点，提出了不同的治疗原则、取穴标准和操作手法。

血气禀赋不同，对针刺的反应也不同，所以更应该根据不同的禀赋，因人施治。《灵枢·行针》曰："百姓之血气各不同形，或神动而气先针行，或气与针相逢；或针已出气独行；或数刺乃知；或发针而气逆；或数刺病益剧，凡此六者，各不同形"。《灵枢·通天》亦曰："凡五人者，其态不同，其筋骨气血各不等……古之善用针艾者，视人五态乃治之，盛者泻之，虚者补之。"

如果不注意禀赋差异，千篇一律，盲目用针，则可能导致严重的副作用，正如《灵枢·通天》曰："少阴之人，必审而调之，其血易脱，其气易败也"；"太阳之人，无脱其阴，而泻其阳，阳重脱者易狂，阴阳皆脱者，暴死不知人也"；"少阳之人，独泻其络脉则强，气脱而疾，中气不足，病不起也"。

另外，不同地域的人，因其禀赋生理不同，病理变化各异，故"一病而治各不同"，《素问·异法方宜论》曰："东方之域……其病皆为痈疡，其治宜砭石"；"西方者……其病生于内，其治宜毒药"；"北方者……脏寒生满病，其治宜灸焫"；"南方者……其病挛痹，其治宜微针"；"中央者……其病多痿厥寒热，其治宜导引按跷"。

总之，《内经》不仅论述了禀赋的由来，而且其禀赋学思想贯穿于人体生理、病理及疾病的诊断和治疗全过程。中医学用禀赋、先天及后天等概念，真实地反映了常人之间的个体差异，为指导临床诊断和治疗提供了有力的证据，而这正是中医禀赋学说的优势所在。在这方面，《内经》的禀赋学思想为我们今后进一步研究禀赋理论奠定了坚实的基础。

2）历代医籍论禀赋：《内经》虽然论述了大量有关禀赋的内容，但并未明确提出"禀赋"二字，为此，笔者在王永炎教授指导下，搜集整理了650余本古代医籍的电子图书，选择其中直接有关"禀赋"的论述，分类列表于下，以期有助于全面诠释禀赋概念的内涵（书名下数字为"禀赋"二字出现的频次）：

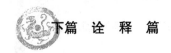

表8-1　古籍中含有"禀赋"论述摘录

医籍(频次)	含义	论医理	举例
《活幼心书》(9)	先天	论生理	禀赋元虚髓不充,六淫之气易来攻
	体质	论生理	婴儿始生,禀赋未完
	体质	论治疗	然南北禀赋不同,施治之法亦当随其虚实冷热用药可也
《婴童百问》(3)	体质	论生理	凡胎气禀赋,有壮有弱
	体质	论生理	受气充足,禀赋得中,而无疾也
《幼科折衷》(4)	先天	论治疗	命门火衰,不能生土者,用八味地黄丸补之,禀赋胃气不足亦用此丸
《本草求真》(6)	先天遗传	论生理	盖人禀赋无偏,则水以附火,火以生水,水火既足,则气血得资,而无亏缺不平之憾矣。惟其禀有不同,赋有各异,则或水衰而致血有所亏,火衰而致气有所歉
《傅青主女科》(1)	体质	论治疗	然国初上元生人,禀赋最壮,或非用两不效
《济阴纲目》(2)	先天	论病因	妇人之不孕……更当察其男子之形质虚实如何,有肾虚精弱,不能融育成胎者,有禀赋元弱,气血虚损者,有嗜欲无度,阴精衰惫者,各求其源而治之
《类经》(17)	先天遗传	论生理	藏气有不齐,脉候有禀赋,或左脉素大於右,或右脉素大於左
	先天遗传	论生理	盖以天禀之纯阴者曰太阴,多阴少阳者曰少阴,纯阳者为太阳,多阳少阴者少阳,并阴阳和平之人而分为五态也
	先天遗传	论生理	儿之寿夭其因有二,盖一则由於禀赋,一则由於抚养,夫禀赋为胎元之本,精气之受於父母者是也
	遗传	论生理	禀赋者出乎天,自作者由乎我
《张氏医通》(19)	体质	论生理	当知北人禀赋虽强……南人禀赋虽薄
	体质	论治疗	若儿禀赋怯弱,五心烦热,作渴引饮而大便难者,六味丸加二冬滋补肺肾
	先天	论治疗	朱济川曰:医以认证为要,凡一入门,必先知其家贫富何如,时月炎冷何如,儿之禀赋何如,……审此数者,随宜而治可也
	先天	论治疗	小儿六阳虚汗者,上至头下至项,乃禀赋不足,保元汤加防风、白术
《诸病源候论》	体质	论生理	尿床候:夫人有于眠睡不觉尿出者,是其禀质阴气偏盛,阳气偏虚者
	体质	论生理	漆疮候:漆有毒,人有禀性畏漆,但见漆,便中其毒
	先天	论病理	齿不生候:小儿有禀气不足者,髓即不能充于齿骨,故齿久不生
	先天	论病理	睿吃候:人之五脏六腑,禀四时五行之气,若阴阳之气不和,腑脏之气不足,而生睿吃。此则禀性有阙,非针药所疗治也
	先天	论病理	惛塞候:人有禀性阴阳不和,而心神惛塞者,亦有因病而精采闇钝,皆由阴阳之气不足,致神识不分明

续表

医籍(频次)	含义	论医理	举例
《本草述钩元》(1)	体质	论生理	酒饮之一石而不乱。有濡輭颠眩者。漆终日搏酒无害。有触之疮烂者。禀赋之异也
《珍珠囊补遗药性赋》(1)	体质	论生理	地气有南北之分,天时有寒暑之更,禀赋有浓薄之别,受病有新旧之差,年寿有老少之殊,居养有贵贱之别
《太平圣惠方》	遗传	论生理	凡人禀形气,有中适,有躁静,各各不同。气脉潮动,亦各随其性韵
《圣济总录》	先天	论生理	凡服药多少,要与病患气血相宜,盖人之禀受本有强弱,又贵贱苦乐,所养不同,岂可以一概论
	先天遗传	论病理	论曰风头旋者,以气体虚怯,所禀不充,阳气不能上至于脑,风邪易入,与气相鼓,致头晕而旋也
《杨氏家藏方》(2)	体质	论治疗	小儿用药丸数、汤剂虽各有约法,临时更量疾势轻重、岁数大小、禀赋虚实加减用
《世医得效方》(1)	先天	论病理	男子方当壮年,而真气犹怯。此乃禀赋素弱,非虚而然
	遗传	论生理	小儿禀父母元气而生成,元气盛则肌肤充实,惊、疳、积、热,无由而生,风寒暑湿,略病即愈。元气虚则体质怯弱,诸证易生,所患轻则药能调治,所患重则可治者鲜
《奇效良方》(6)	遗传	论生理	乃于气形禀赋之始……禀于清者,其子聪明智能,寿而且康;禀于浊者,愚痴不寿。要在节欲以全其真,阴阳配合,得子必寿
《医方集宜》(1)	先天	论病理	肾虚头痛,由体虚之人禀赋素弱,相火妄动,嗜欲无时,以致精滑盗汗,此下虚而上实也
《普济方》(10)	体质	论治疗	当详辨禀赋强弱,临时加减
	体质	论治疗	五味子丸治禀赋弱,小便数亦不禁
	先天遗传	论生理	其禀赋也,体有刚柔,脉有强弱,气有多寡,血有盛衰,皆一定而不易也
《种福堂公选良方》	体质	论生理	林某,色苍形瘦,禀质阴虚火亢,津液不充
	体质	论生理	程某,形瘦肌削,禀质偏热
《医方集解》	先天体质	论生理	人之气禀,罕得其平,有偏于阳而阴不足者,有偏于阴而阳不足者,故必假药以滋助之
《痧疹辑要》(4)	体质	论治疗	禀赋不同,则感因各异,或当正治,或宜从治
	体质	论治疗	地形有南北高下之不同,人身有禀赋强弱之各异,治病之法全在通达之士随机应变
《证治准绳·幼科》(35)	先天	论治疗	禀赋肾气不足,或早近女色,致小便涩滞,或作痛如淋者,急用地黄丸、补中益气汤滋其化源
	先天	论治疗	八味地黄丸(即六味地黄丸加附子、肉桂各一两)治禀赋命门火衰,不能生土,以致脾土虚寒
	先天	论病理	慢惊之证……禀赋不足,或久病脾虚,及常服克伐之药者,多致此证

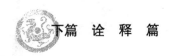

医籍(频次)	含义	论医理	举例
	先天	论治疗	十全大补汤治气血虚弱,或禀赋不足,寒热自汗,食减体瘦,发热作渴,头痛眩晕,最宜用之
	体质	论治疗	禀赋阴虚者,儿服地黄丸
	体质	论治疗	若禀赋阴虚火动,颏间或两耳内生疮,或出脓不止者,宜用地黄丸
	遗传	论病理	胁痛……亦有禀赋母气肝胆之热,恚怒之火而致
《女科要旨》	先天	论生理	病变不一,因人禀有阴阳、体有强弱、时有久暂而分
《女科精要》(3)	体质	论生理	凡女人禀赋旺,则十三岁即行,禀赋怯,则逾二七
	先天	论治疗	凡男子体浓脉沉小,年虽幼而阳不固,是禀元气不足也,宜多服人参膏,或加术
《女科撮要》	体质	论治疗	一妇人禀实性躁,怀抱久郁,左乳内结一核,按之微痛,以连翘饮子二十余剂少退,更以八珍加青皮、香附、桔梗、贝母,二十余剂而消
《小儿痘疹方论》(3)	先天	论治疗	六味地黄丸……治禀赋肾阴不足
	先天	论治疗	八味地黄丸,即钱氏地黄丸,加肉桂、附子、各一两。愚按前方,治禀赋命门火衰
《小儿卫生总微论方》	遗传	论生理	禀受论:人禀父母精血化生
	遗传	论生理	禀受论:阴阳五行,夫妇生化,自然之理也。人之赋禀,自受气至胎化,自成形至生养,亦皆由焉
《幼幼集成》(1)	遗传	论治疗	有小儿生下颈便软者,胎气不足也。由禀父之肾元虚败,峻补先天,其庶几矣,补肾地黄丸与六君汤间服
	胎传	论病理	痘疮:痘禀先天胎元之毒,遇时行而即发
	胎传	论病理	口疮者,满口赤烂。此因胎禀本浓,养育过温,心脾积热,熏蒸于上,以成口疮
	先天遗传	论治疗	八味地黄丸治禀受先天不足,治禀赋命门火衰
《幼科发挥》(2)	先天	论生理	论肾者,元气之主,肾虚则为禀赋不足之病
	遗传胎传	论病理	胎疾:有因父母禀受所生者,胎弱胎毒是也。胎弱者,禀受于气之不足也
	先天	论病理	儿有头破、颅解、神慢、气少、项软、头倾、手足痿弱、齿生不齐、发生不黑、行走坐立、要人扶掖,皆胎禀不足也,并宜六味地黄丸主之
《幼科类萃》(5)	体质	论生理	慎择乳母:凡乳母禀赋之浓薄,性情之缓急,骨相之坚脆,德性之善恶,儿能速肖,大为关系
	先天	论生理	大抵禀赋得中道为纯粹,阴阳得所则柔兼济,气血相和,百脉相顺,精备神全,脏腑充实,形体壮健。其未周之时,颅囟坚合,睛黑神清,口方背浓,骨粗臀满,脐深肚软,茎小卵大,齿细发润,声洪稳睡,此皆受胎气之得中和者也。以故,听其声观其形,则可以知其虚实寿夭矣

续表

医籍（频次）	含义	论医理	举例
	体质	论病因	若小儿在褓褓中,或长成而禀赋怯弱,多因乳母解脱衣服,不避风寒所致也
《保婴撮要》（47）	先天	论治疗	一小儿禀赋虚羸,时常作痢,年十三岁,泄泻不食,手足并冷,诸药不应,余谓命门火衰,六君子汤、八味丸治之寻愈
	先天	论治疗	十全大补汤治气血虚弱,或禀赋不足,寒热自汗,食减体瘦,发热作渴,头痛眩晕,最宜用之
	先天	论治疗	一小儿十四岁,解颅自觉头大,视物昏大。畏日羞明,此禀赋肾气怯弱。用六味丸加鹿茸,及补中益气汤加山药、山茱萸,半载愈;二载而囟合
	先天	论治疗	一小儿鼻衄,两颊赤。余谓:禀赋肾气不足,虚火上炎也。不信。别服清热凉血之药,病益甚。余用地黄丸果效
	先天	论治疗	一小儿十三岁,内热晡热,形体倦怠,食少作渴,此禀赋怯弱之虚热也。用地黄丸、异功散,补之不越月而痊
《麻疹备要方论》（1）	体质	论生理	夫天有非时之气,人即有非时之疾,禀赋强浓者,尚得以元气胜之,惟麻痘两症,尽人不免,每多发于婴儿,则为寰区通病
《慈幼新书》（7）	体质	论治疗	痘疮:况有不必解者,又有不可解者,小儿禀赋强壮,素无疾病,饮食如常,其气血足以运送,变化成功,顺症也,焉用解。若先天禀赋素虚……宜速用温补
《医门法律》	遗传	论治疗	古方治小儿鹤膝风,用六味地黄丸,加鹿茸、牛膝,共八味。不治其风,其意最善。盖小儿非必为风寒湿所痹,多因先天所禀,肾气衰薄,随寒凝聚于腰膝而不解……此治本不治标之良法也
《杂病广要》（9）	先天	论病理	况有禀赋痰证者,婴儿出腹,啼声初出,已有痰涎
《何氏虚劳心传》（1）	体质	论治疗	童子禀赋弱者,幼即填补,亦有可复之天。
《理虚元鉴》（1）	体质	论病理	原序:人之禀赋不同,而受病亦异
《医门补要》（2）	体质	论治疗	医案:一妇大疟,延至体亏,在法当补以六君汤,入腹便昏晕,询其素不受丝毫补益,反与克削药始苏,此禀赋之异者
《徐批叶天士晚年方案真本》	先天	论治疗	父母有病而生属乎先天,即良医妙药,弗能疗疾(先天禀薄,药用清补。)如苗禾秀而不实,树果将成自坠耳
《丁甘仁医案》（1）	体质	论生理	盖人之禀赋各异,病之虚实寒热不一,伤寒可以化热,温病亦能化寒,皆随六经之气化而定
《回春录》（3）	体质	论治疗	孟英谓:执一方以疗百病,无此治法。每以禀赋不齐,证因有别
《医原》（3）	先天	论生理	儿科论:看法,以色诊为第一。凡神充色泽者,天真必浓,易养而少病;神怯神瞪,面色惨淡枯瘁,唇红不泽者,禀赋必薄,难养而多病
	先天	论生理	又有无病而一生见结脉者,此禀赋之异也,不可不知

薪火传承——永炎篇2

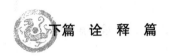

医籍(频次)	含义	论医理	举例
	先天	论生理	滑脉往来流利,如珠走盘,阳也。滑而和缓,为营卫充实,禀赋充浓
《类经图翼》(2)	先天	论生理	天有四时,地有四方,人有四肢……得气之清而正者,为圣为贤;得气之偏而浊者,为愚为不肖……以地有偏正,气有纯驳,禀赋所使,不期然而然……阳禀多者刚而烈,阴禀多者懦而柔
	遗传	论生理	凡吾身于未有之初,便可因之以知其肇基于父母,而预占其禀受之象矣
	遗传	论生理	凡吾身之形体气质,可因之以知其纯驳偏正,而默会其禀赋之刚柔矣
《素问经注节解》(2)	遗传	论病理	人自禀赋以来,气血本应均平,其或父母之气,偏阳偏阴,抑或情识初开,早肆雕琢,更有中年之人,禀素不弱,止因过用乏竭,精血渐少,以致火日盛,水日亏,真阴耗散,而阴为之虚矣
《素问要旨论》	遗传	论治疗	天下地理、方位、节令、气候不同,及人之老幼男女,脏腑禀受所生,大小高下,前后偏侧,浓薄长短,坚脆虚实,各各不同,岂能世人同日得病,而证候皆同,及宜一法治疗,及同日愈者耶
《伤寒论注》	体质	论治疗	治病必求其本,本者,其人平日禀气之虚实
《伤寒括要》	体质	论治疗	此寒凉峻伐。惟禀壮而脉有力者宜之
《伤寒指掌》	体质	论生理	北方地浓天寒,人之禀气亦浓……若大江以南,地势卑,天气暖,人禀薄
《诊家正眼》	先天	论生理	老人脉旺而非躁者,此天禀之浓,引年之叟也,名曰寿脉……壮者脉细而和缓,三部同等,此天禀之静,清逸之士也,名曰阴脉
《三指禅》(2)	体质	论病理	盖人之禀赋,有寒有热,邪热之中人,每从其类而化
《形色外诊简摩》(1)	体质	论生理	凡人身皮肉之温,拊之各有轻重不同,是本于禀赋也
《望诊遵经》	遗传	论生理	夫人之有是身也,资始于天,资生于地,禀精气以成形,藉阴阳而赋命
	遗传	论生理	夫色之同于众人者,气候之常,而不同于众人者,赋禀之变。故夫气质不齐,形色亦异
《医灯续焰》(3)	先天	论治疗	小儿禀赋不足,血气不荣,肌肉瘦瘁,骨节耸露,如鹤膝之节,乃肾虚不生骨髓耳。(宜钱氏地黄丸)
《温疫论》(6)	体质	论病理	狂汗者,伏邪中溃,欲作汗解,因其人禀赋充盛,阳气冲击,不能顿开,故忽然坐卧不安,且狂且躁,少顷大汗淋漓,狂躁顿止,脉静身凉,霍然而愈
	先天	论生理	阳证见阴脉,有可生者,神色不败,言动自如,乃禀赋脉也
《寿世传真》(1)	先天	论生理	常人之壮者有三:一者禀赋原浓;二者保啬精神,不妄丧失;三者志气无所拂郁,则年虽迈而犹壮也
《寿世保元》(7)	先天	论病理	天宦禀赋不足,宗筋不成,故须不生

医籍(频次)	含义	论医理	举例
	先天	论病理	其有禀赋素薄之人,又兼斫丧太早者,真阴根本受亏。肾水一亏,则火必胜
《三因极一病证方论》(4)	体质	论病理	五劳者……是皆不量禀赋,临事过差,遂伤五脏
	先天	论生理	夫以脏腑禀赋不同,亦有将理失宜,遂致偏冷偏热,故方论中,有痼冷积热之说
	先天	论治疗	感而为病,或外邪,或本气,或禀赋,必当推类,随三度而调之
《扁鹊心书》	遗传	论生理(心理)	先天性情虽禀于父母,而后天体局往往多肖乳母
《明医杂著》(1)	先天	论治疗	愚按小儿行迟、齿迟、解颅、囟填、五软、鹤膝、肾疳、齿龈、睛白、多愁,凡此皆因禀受肾气不足,当以六味地黄丸加鹿茸补之
《儒门事亲》	先天	论治疗(心理)	病患禀性怒急者,可辛凉解之;病患禀性和缓者,可辛温解之
	遗传体质	论生理	人之所禀,有强有弱。强而病,病而愈,愈后必能复其旧矣;弱而病,病而愈,愈后不必复其旧矣
《医宗金鉴》(18),其中《幼科心法要诀》(11)	先天	论病理	慢惊风:慢惊多缘禀赋弱,或因药峻损而成
	先天	论治疗	肾疳先用金蟾治,九味地黄继进宜,若逢禀赋气虚弱,调元散进莫迟疑
	先天	论治疗	五软:五软禀赋不足证,头项手足口肉肌,地黄丸与扶元散,全在后天调养宜
	先天	论治疗	鹤膝风:小儿禀赋不充盈,肌肉削瘦少峥嵘,膝骨外露如鹤膝……大防风汤宜先服,地黄继进莫从容
	胎传	论病理	儿吐不止何因生……或缘禀赋胎寒热
	胎传	论病理	痘由禀赋毒气,轻者固顺,然必儿之气血不虚,则始为顺也
	体质	论治疗	妊娠五、六个月,胎萎不长,由于妊母禀赋虚弱,若属气血两虚者,宜用八珍汤
《韩氏医通》(3)	体质	论生理	阅古方,必如亲见其人禀赋与当时运气风土,始可以得作者之意
《医学衷中参西录》(19)	体质	论生理	医论:人之禀赋随天地之气化为转移,古今之气化或有不同,则今人与古人之禀赋,其强弱浓薄偏阴偏阳之际不无差池
	体质	论治疗	自汉季至今,上下相隔已一千六百余年,其天地之气化,人生之禀赋,必有不同之处,是以欲用古方皆宜细为斟酌也
	体质	论生理	询知其素日禀赋及此次得病之由
	体质	论生理	细询其性质禀赋,言生平最畏寒凉,热时亦不敢食瓜果
	先天	论治疗	……东人谓此关于禀赋,不能除根
《医述》(16)	先天	论生理	经络:凡人一生体浓,由禀赋有余,自幼羸瘦,属天真不足

薪火传承——永炎篇2

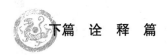

续表

医籍(频次)	含义	论医理	举例
	体质	论病理	一病之虚实,全在有汗与无汗……病之新久,禀之浓薄,脉之虚实以分之。假如病中无汗……病新得,人禀浓脉实有力,此实也。假如病中多汗,……病久,禀弱,脉虚无力,此虚也
	体质	论治疗	人之禀赋不齐,阴阳各有偏胜,药为补偏救弊而设
《类证治裁》(3)	先天	论治疗	禀赋不足,神志虚扰,定志丸、孔圣枕中丹
《医碥》(7)	体质	论生理	脉之形体: 长短有得于禀赋者……大小有得于禀赋者
	体质	论生理	脉之行动: 浮沉有得于禀赋者……迟数有得于禀赋者
《医学真传》	遗传	论生理	婴儿: 人禀天地阴阳之气以生,父母精血之形以成,甫离胞胎,腑脏之形未充,阴阳之气已立
《顾松园医镜》(4)	体质	论生理	然人禀赋有偏阴偏阳之不同,如太阴之人,虽暑月不离复衣
《景岳全书》(25)	先天	论生理	先天后天论: 故以人之禀赋言,则先天强浓者,多寿; 先天薄弱者,多夭
	体质	论生理	若其同中之不同者,则脏气各有强弱,禀赋各有阴阳
	先天	论生理	其有先天所禀原不甚浓者,但知自珍,而培以后天,则无不获寿。设禀赋本薄,而且恣情纵欲,再伐后天,则必成虚损
	遗传	论治疗	安胎: 胎气有虚而不安者……先天虚者,由于禀赋,当随其阴阳之偏,渐加培补,万毋欲速,以期保全
	遗传	论病理	乳病论列总方: 盖不生不毛者,出于先天之禀赋,非可以人力为也
	遗传	论生理	妇人规(下)子嗣类:……于斯得子,非惟少疾,而必且聪慧贤明,胎元禀赋,实基于此
……	……	……	……

由以上历代医籍的描述可以看出,禀赋一词在论述人的生理、病理、心理及疾病的诊断和防治方面已得到广泛应用,其内涵较《黄帝内经》更加详尽具体。虽然有称禀受、天禀、禀性、天真、天禀、受胎气、胎禀、禀质等不同,但总不外乎指先天、遗传、胎传及体质等。

（2）禀赋概念的现代理解

1）禀赋以遗传信息为主: 禀赋之源便是生命之源,生命之源来自父母之精,《素问·金匮真言论》曰:"夫精者,生之本也。"《灵枢·本神》说:"生之来,谓之精。"《灵枢·决气》也说:"两神相搏,合而成形,常先身生,是谓精。"可见禀赋受于父母未生之前,亦即是先天。父母既生之后的生长发育,则为后天。先天与后天共同构筑机体,影响人的生老病死。至于父母之精是什么样的物质?有称"元气"者,如清·徐灵胎《医学源流论》曰:"当其受生之时,已有定分焉。所谓定分者,元气也。视之不见,求之不得,附于气血之内,宰乎气血之先。其形成之时,已有定数。"

当今研究资料表明,父母之精承载着遗传信息,遗传信息的物质基础是染色体和基因,并且只有起源于染色体和基因的变异才能遗传,单纯由环境条件所直接引起的变异则不能遗传。遗传是人们观察到的由亲代将其特征传给子代的一种现象,且表现为垂直传递。现代遗传学提出一个人从他的双亲那里继承下来的全部物质及遗传信息都包含在卵子和精子里面。人类一切遗传性状都是在遗传信息的控制下,在发育过程中,于环境的影响下从受精卵开始直到死亡,经过一系列的演变而形成的。现在证明生殖细胞中的染色体载负着遗传信息。染色体是细胞核里的"线性"结构,并载有直线排列能自我复制的基因,因而有储存和传递遗传信息及控制细胞分化发育的作用。基因的化学本质是具有一定功能的一段DNA(脱氧核糖核酸)序列,其生物学本质就是遗传信息的基本单位,其功能就是决定性状。所以,遗传信息即是受孕以前精子和卵子所携带的信息,遗传信息的传递是时空流、信息流、物质流的结合。

对于万物化生的原理和规律,中国古代《周易》有"一阴一阳之谓道"的著名论断。周敦颐《太极图说》记述:"无极而太极,太极动而生阳,动极而静;静而生阴,静极复动。一动一静,互为其根,分阴分阳,两仪立焉。阳变阴合,而生水火木金土,五气顺布,四时行焉。五行一阴阳也,阴阳一太极也。太极本无极也,五行之生也,各一其性。无极之真,二五之精,妙合而凝……二气交感,化生万物。万物生生,而变化无穷焉。惟人也,得其秀而最灵,形既生矣。"由无极至太极,至两仪,至五行四时,至化生万物,这不仅是对整体生命起源演化的推衍,也是对个体生命孕育生成的阐释。继承先贤学说与现代遗传学原理链接,对生命科学研究具有重要的指导意义。

遗传密码的破译,中心法则的确定,蛋白质和核酸的人工合成,是近代分子遗传学发展的三大成就。研究表明,DNA、RNA(核糖核酸)的复制、转录、翻译和表达有一套严密的信息编码排序原则和体系,决定着遗传信息的传递。中国古代的贤哲用阴阳五行、太极从宏观的角度揭示了遗传的本质和规律,与现代遗传学微观的细胞、分子、基因学说看似相距遥远,但二者都是对生命现象的探索,将宏观与微观研究逆向对接,双方是可以互为借鉴的。有学者用《易经》六十四卦圆图说明生物遗传的三联体六十四密码排列。认为在中医学中,六十四卦图是最早的人体结构与生理功能模型,是自然界大宇宙和人身小宇宙间,物质流、信息流、能量流相互交流、循环、转化的系统理论模型,还是一副用严密数理逻辑语言和遗传密码的生命语言描绘书写出来的美丽画卷。

任继学教授曾指出,禀赋内植"其精甚真,其中有信"和阴阳水火生克之调,"水火木金土之序"以及五行生克即易中消息之能,可知禀赋是生命在时间上和空间上形成调控—排序—编码—信息—表达,而表达于内外者即是象,象是宏观与微观皆可见的,如气血、脏腑、津液等。可见开展对禀赋的深入研究,针对禀赋特征与基因表达的内在联系,则是探索人类生命奥秘的重大课题。

2)禀赋与胎传信息相关:胎传信息是指受孕以后至出生期间胎儿所获得的信息,因其在出生以前已赋予胎儿,并大多将在胎儿出生后伴随其生长发育于一生,所以归属于先天禀赋。胎传信息由母体传给胎儿,但不会再向下一代遗传,所以具有类似传染病水平传递的某些特点。

孕妇及其生存的生态环境是胎传信息的来源,所以母体的内外环境因素对于胎儿先天禀赋的形成具有重要影响。身心健康的母亲加上和谐的生态环境能够赋予子代良好的胎传信息。明《幼科类萃·论小儿受胎禀赋厚薄不同》云:"大抵禀赋得中道为纯粹,阴阳得所,刚柔兼济,气血相和,百脉相顺,精备神全,脏腑充实,形体壮健。其未周之时,颅囟

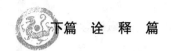

坚合,睛黑神清,口方背厚,骨粗臂满,脐深肚软,茎小卵大,齿细发润,声洪稳睡,此皆受胎气之得中和者也。”

反之,孕妇身体虚弱或身心有疾则会向胎儿传递不良信息,甚至导致各种疾病的产生。陈复正《幼幼集成》云:“如禀肺气为皮毛,肺气不足,则皮薄怯寒,毛发不生;禀心气为血脉,心气不足,则血不华色,面无光彩;禀脾气为肉,脾气不足,则肌肉不生,手足如削;禀肝气为筋,肝气不足,则筋不束骨,机关不利;禀肾气为骨,肾气不足,则骨节软弱,久不能行。此皆胎禀之病。”《景岳全书·小儿则》也有论述:“如母多火者,子必有火病;母多寒者,子必有寒病;母之脾肾不足者,子亦如之。凡骨软行迟、齿迟语迟、囟门开大、疳热脾泄之类,多有由于母气者。”该类病症中医称之为“五迟”、“五软”、“五硬”、“胎怯”、“胎毒”等。西医学也发现孕妇在头三个月感染风疹病毒、巨细胞病毒、弓形虫或接触致畸物质则可能导致胎儿先天性心脏病、先天性白内障等各种先天畸形或出生缺陷等。

关于孕母心理情绪变化对胎儿禀赋的影响,明·万全《妇人秘科》曰:“受胎之后,喜怒哀乐,莫敢不慎。盖过喜则伤心而气散,怒则伤肝而气上,思则伤脾而气郁,忧则伤肺而气结,恐则伤肾而气下,母气既伤,子气应之,未有不伤者也。其母伤则胎易堕,其子伤则脏气不和,病斯多矣。盲聋音哑,痴呆癫痫,皆禀受不正之故也。”《素问·奇病论》亦曰:“人生而有病颠疾者,病名曰何?安所得之?岐伯曰:病名为胎病,此得之在母腹中时,其母有所大惊,气上而不下,精气并居,故令子发为颠疾也”。

3)禀赋以体质的外在表现为其“形”:在中医学中,禀赋与体质的概念源远流长,认识繁多。《内经》为其理论的源头,《伤寒杂病论》则是其理论应用的开端,历代医家对其理论的延伸与应用积累了丰富的认识。特别是近三十年来,针对体质学说开展了很多研究,王琦、匡调元教授对此都有专著问世。然而,禀赋与体质虽然关系密切,都有其先天性一面,但它们是两个不同的概念。笔者认为,禀赋与体质相比,禀赋更强调先天,而体质则偏重于后天既得;禀赋决定体质,体质是禀赋的主要表现形式。

禀赋决定体质:王琦教授认为,在中医体质学中体质是指人体生命过程中,在先天禀赋和后天获得的基础上所形成的形态结构、生理功能和心理状态方面综合的、相对稳定的固有特质,是人类在生长、发育过程中所形成的与自然、社会环境相适应的人体个性特征。可见,禀赋是决定体质形成和发展的主要内在因素。体质差异、个体体质的形成在很大程度上是由禀赋所决定的,不同个体的体质特征分别具有各自不同的禀赋背景,这种由禀赋背景所决定的体质差异,是维持个体体质特征相对稳定性的一个重要条件。

《医原》谓:“降衷之初,有清浊厚薄之不同,则有生以后亦遂有强弱寿夭之不齐,此皆非药石所能治。”可见,父母对于子代具有决定性的影响,男女媾精之初,子代即接受了父母双方的遗传信息。万全《幼科发挥》云:“子之赢弱,皆父母精血之弱也,所谓父强母弱,生女必赢;父弱母强,生男必弱者是也。”并进一步指出:“夫男女之生,受气于父,成形于母,故父母强者,生子亦强,父母弱者,生子亦弱,所以肥瘦、长短、大小、妍媸,皆有父母也。”《景岳全书·小儿则》也有论述:“故凡临诊者,必须察父母先天之气,而母气为尤切。如母多火者,子必有火病;母多寒者,子必有寒病;母之脾肾不足者,子亦如之。凡骨软行迟、齿迟语迟、囟门开大、疳热脾泄之类,多有由于母气者。”

先天禀赋的不同决定了体质差异的存在。禀赋不一,则体质各异。《内经》对此观察十分细致,《灵枢·寿夭刚柔》说:“人之生也,有刚有柔,有弱有强,有短有长,有阴有阳。""形有缓急,气有盛衰,骨有大小,肉有坚脆,皮有厚薄。"王充《论衡》中说:"夫禀气渥则体强,体强则命长;气薄则体弱,体弱则命短。"

先天禀赋的差异,除了导致个体在形态结构方面的"长、短、肥、瘦、大、小"差异和功能方面的强弱差异外,更重要的是表现在个体阴阳气血质与量的差异方面,而先天禀赋对体质差异影响的作用方式即通过气血阴阳的差异表现出来的,因此,体质差异的本质既在于这种由禀赋所决定的体内阴阳气血多少的不同。即所谓"人生有形,不离阴阳","人之所有者,血与气耳"。《灵枢·阴阳二十五人》曰:"二十五种人之形,血气之所在","其肥而泽者,血气有余;肥而不泽者,气有余,血不足;瘦而无泽者,气血俱不足"。又如《灵枢·逆顺肥瘦》篇中对不同体质特征的论述,同样也反映了这种气血方面的差异,即:肥壮人气血充盈,瘦人血清气滑,肥瘦适中之人,血气和调,婴儿则血少气弱。可以说,个体的气血差异,是先天禀赋因素在体质差异方面的一个重要表现。

在阴阳方面,若先天禀赋充足,则体质无偏,若先天禀赋不足,则视其不足的表现,从而导致了各种体质类型的出现,或偏阴不足,或阳不足,或气血不足等,并导致了"素体阴虚者","素体阳虚"或"素体气血俱不足者"的出现。这种先天禀赋差异的存在,成为各种体质形成和发展变化的一个重要内在因素。若禀赋阴不足者,一般多发展为瘦长型的阴虚体质;禀赋阳不足者,则又有成为肥胖型痰湿体质的潜在因素。总之,先天禀赋是决定体质差异的重要内在条件。

体质是禀赋的主要表现形式:一方面,禀赋决定了体质的形成,而另一方面,通过观察正常或异常的体质特征可以判断禀赋充足与否。

正常人所禀受的体质应如《灵枢·天年》所述:"五脏坚固,血脉和调,肌肉解利,皮肤致密,营卫之行,不失其常,呼吸微徐,气以度行,六府化谷,津液布扬,各如其常……使道隧以长,基墙高以方,通调营卫,三部三里起,骨高肉满。"明《幼科类萃·论小儿受胎禀赋厚薄不同》亦云:"大抵禀赋得中道为纯粹,阴阳得所,刚柔兼济,气血相和,百脉相顺,精备神全,脏腑充实,形体壮健。其未周之时,颅囟坚合,睛黑神清,口方背厚,骨粗臂满,脐深肚软,茎小卵大,齿细发润,声洪稳睡,此皆受胎气之得中和者也。"

如果体质虚弱或异常,则可以从不同的外在表现推断出内在脏腑的禀赋情况。陈复正《幼幼集成》云:"胎弱者,禀受于气之不足也。子于父母,一体而分,而禀受不可不察。如禀肺气为皮毛,肺气不足,则皮薄怯寒,毛发不生;禀心气为血脉,心气不足,则血不华色,面无光彩;禀脾气为肉,脾气不足,则肌肉不生,手足如削;禀肝气为筋,肝气不足,则筋不束骨,机关不利;禀肾气为骨,肾气不足,则骨节软弱,久不能行。此皆胎禀之病。"

禀赋之为病,有生而即见者,明《幼科类萃·论小儿受胎禀赋厚薄不同》云:"才生下有身破裂者必死,阴囊白者必死,阴不起者必死,无粪门者必死,股间无生肉者必死,忽如鸦声必死。其周岁之间颅囟开解,齿发未生,手足挛缩如鹤节,身体瘦瘠,或四、五岁不能行立,此皆受胎气之不足者也。"《医宗金鉴·幼科心法要决》不仅详细论述了五软、五迟、鹤膝风、解颅、脑瘫等先天禀赋不足病症,而且列出了治则方药。当然上述"必死"之症,在今天看来有些是可以治愈的。但说明古代医家已认识到先天禀赋致病的严重性。

初生不显,成年后发病者,如明·汪绮石《理虚元鉴》云:"虚症有六因……因先天者,指受气之初,父母或年已衰老,或乘虚入房,或病后入房,或妊娠失调,或色欲过度,此皆精血不旺,致令所生之子夭弱。故有生来而或肾或肝心或脾肺,其根蒂处先有亏,则至二十

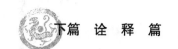

左右易成劳怯。然其机兆必有先现，或幼多惊风，骨软行迟；稍长，读书不能出声，或作字动辄手振，或喉中痰多，或胸中气滞，或头摇目瞬，此皆先天不足之征。"可见，如果能细心观察，禀赋之疾在体质方面是有先兆的。

禀赋学说是体质分型的理论基础：中医学不仅认识到禀赋不足能致体质亏虚，甚至出现疾病，而且根据先天禀赋差异对体质进行了分型。

《灵枢·阴阳二十五人》提出了阴阳二十五人的体质分型，即运用阴阳五行学说的理论，按照人体禀受的肤色、体形、性格、态度和对自然界变化的适应能力等方面的特征，归纳总结出木、火、土、金、水五种不同的体质类型。再根据五音太少、阴阳属性、体态和生理特征等方面，又将每一类型划分为五类，即成为二十五种体质类型。在分型的基础上，进一步阐述了不同类型的个体在生理、病理和治疗上的特异性。上述二十五人分型，在论及体质同时还论述了与心理因素有关的性格、气质等。《灵枢·逆顺肥瘦》则根据不同的体质特征分为肥人、瘦人、常人。

章虚谷《医门棒喝》指出："体有厚薄则用有强弱而寿夭不齐"，并提出了"阳旺阴虚之质"、"阴阳俱盛之质"、"阴盛阳虚之质"及"阴阳两弱之质"四种体质类型的临床特征及其治疗原则，对于后世辨证用药具有指导意义。

另外有分为"金水之质"、"木火之质"者，总不离阴阳二气。诚如《素问·阴阳应象大论》所说："阴阳者，天地之道也，万物之纲纪，变化之父母，生杀之本始，神明之府也。治病必求其本。"

总之，禀赋决定体质，体质是禀赋的主要表现形式，并受后天影响。加深对二者的认识，深入探讨二者之间的关系，有助于对生命现象，尤其是对遗传、健康和疾病的全方位理解。并且，禀赋与基因组学等现代科技前沿领域有很好的结合点，把禀赋学说应用于发病、诊断、个体化治疗及预防等医疗实践中，对于揭示疾病的本质，提高临床疗效具有重要意义。

4）禀赋以先天遗传形成的心理状态为其"神"：中医学不仅是自然科学，而且是朴素的唯物主义哲学，是自然科学与社会科学结合得比较好的一个学科，具有科学与人文的双重属性。中医学对于人的心理活动早有认识，《内经》为其理论的源头，后世医家对其理论代有发展，并且把有关学说应用于养生以及疾病的预防、治疗和调护当中，积累了丰富的经验。有些医家把心理特征归入体质范畴，认为心理活动是体质属性的一部分，有些则把心理和体质并称。笔者认为，无论心理活动的归属如何，心理活动是在先天禀赋和后天环境共同作用下形成的。禀赋是形成心理活动的基础，心理活动是禀赋特征的一个表现方面。

朱熹《朱子语类》中说："气质之禀，各有清浊"。一个人的心理特征，即智力、能力、性格、人格、气质、行为等与其先天禀赋有着紧密的联系。《素问·上古天真论》曰："昔在黄帝，生而神灵，弱而能言，幼而徇齐。"说明其先天智力悟性极高。章虚谷《医门棒喝》云："体有清浊则用有明昧而贤愚不一"，"灵明，则禀气清；灵昏，则禀气浊；灵强，则禀气厚；灵弱，则禀气薄，此贤愚寿夭所由分。"

在《灵枢·通天》中，根据个体禀性不同，明确提出了太阴之人、少阴之人、太阳之人、少阳之人及阴阳和平之人的"五态之人"心理及行为特征。篇名中"天"指先天禀赋，因文中主要论述人体的素质有阴阳气血偏多偏少之分，而这种差异皆出于先天禀赋，所以篇名为"通天"。"太阴之人，贪而不仁，下齐湛湛，好纳而恶出，心和而不发，不务于时，动而后之。""少阴之人，小贪而贼心，见人有亡，常若有得，好伤好害，见人有荣，乃反愠怒，心疾而无恩。""太阳之人，居处于于，好言大事，无能而虚说，志发于四野，举措不顾是非，为事如常自用，事虽败，而常无悔。""少阳之人，諟谛好自贵，有小小官，则高自宜，好为外交，而不内附。""阴阳和平之人，居处安静，无为惧惧，无为欣欣，婉然从物，或与不争，与时变化，尊则谦谦，谭而不治，是谓至治。"均说的是心理特征。

一个人的勇怯与其机体禀赋特征也是有关系的，在《灵枢·论勇》中，明确指出了勇士与怯士的禀赋差别："勇士者，目深以固，长衡直畅，三焦理横，其心端直，其肝大以坚，其胆满以傍，怒则气盛而胸张，肝举而胆横，眦裂而目扬，毛起而面苍，此勇士之由然者也。怯士者，目大而不减，阴阳相失，其焦理纵，骭骬短而小，肝系缓，其胆不满而纵，肠胃挺，胁下空，虽方大怒，气不能满其胸，肝肺虽举，气衰复下，故不能久怒，此怯士之所由然者也。"

现代医学认为，遗传是指父母的形态特征、生理特征、心理特征和行为特征可通过遗传基因传给子代的生物过程。个体的身体特征，如身高、骨骼结构、皮肤颜色和眼珠的颜色等生理特征，主要是从父母那里遗传下来的。研究证明性格、气质、能力等心理特征以及人类行为方式也与遗传有关。

心理学家为了研究心理与遗传的关系，采用寄养儿童（adoptive children）和两种双生子（twins）对比研究。双生子可分为同卵双生子（monozygotic twins，MZ）与异卵双生子（dizygotic twins，DZ）。MZ是从同一个受精卵发育而成的，染色体内的基因完全相同，遗传基础完全相同。DZ是以不同的两个（或三四个）受精卵发育而成的。其兄弟姐妹虽很相似，但不相同。研究MZ的特征，并与不同血缘关系的不同人进行比较，可以推论遗传对心理特征的不同影响。研究表明，在智力方面MZ即使不在同一社会环境中成长，其智力水平也是相近的，DZ次之，同胞再次之，堂兄弟姐妹相关更小。从小分开抚养的MZ在智力、人格、职业兴趣等方面也有明显的相似性。同时心理学家还发现，与养父母比较，孩子在许多方面更像生父母。许多心理和精神疾病都与遗传有关。孤独症的MZ同病率为82%；精神分裂症MZ的同病率高达86.2%。抑郁症具有遗传倾向，调查发现双向性情感障碍的一级亲属同病率为14%，血缘关系越近，患病几率越高。如双亲都患情感性精神障碍，子代患病几率可高达75%。MZ同病率比双卵双生子高，寄养子研究也发现与遗传关系密切，与环境关系不大。此外同性恋、窥阴癖等性心理障碍也有遗传倾向。

气质是表现在心理活动的强度、速度和灵活性方面典型的稳定的心理特征。它是由许多心理活动特征交错综合在一起组成的，属复杂的心理结构。"四液学说"是世界有名的古代经典气质学说，由Hippocrates提出，认为气质有四种，多血质、黏液质、胆汁质和忧郁质，其分型的根据即是体内四种物质基础的多少。

一个近期开展的双生子的研究表明，人格中遗传部分的贡献约占30%~50%，说明先天物质对人格形成的重要，这部分包括早期学者们所定义的气质和现今仍然被关注的智力。然而思维模式，尤其价值观或信念相关的部分则很少受其影响。环境因素对人格发展的影响占到50%~70%，主要指社会环境，如家庭、学校和社会文化环境等。此外，人的体态、体质和容貌，也是影响人格形成和发展的生物因素。例如有些人因容貌出众而自负，有些人因先天不足而自卑。并且，许多研究实例都已证明智力是多基因遗传的，在人群中呈正态分布，其遗传度在50%~60%。由于单基因突变和染色体畸变引起的智力缺陷几乎

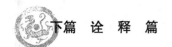

与环境因素毫无关系或关系很小。

一个人行为的形成与内外环境都是有密切关系的,是遗传因素与环境因素共同作用的结果。美国和德国研究表明,自残行为者体内缺少次黄嘌呤和鸟嘌呤核苷酸磷酸转氨酶(HGPRJ),这种酶由一个基因决定,说明这种行为与单基因遗传有关。多基因控制的人的行为报道较少,但从理论上讲,凡是受遗传、环境双重因素影响的行为均属多基因行为。因此,学习、品德、智能均属于多基因行为。染色体的变化引起行为的异常是很明显的,染色体病患者大都有智力低下、行为异常、发育迟缓等特点。例如,Turner综合征患者,核型为45,X,这种人空间感觉力差。又如,核型为47,XYY的人部分有性情粗暴、易冲动、反社会行为等。

辩证唯物主义认为,心理是脑的机能,是客观现实的反映。心理或心理现象具有生物和社会的双重属性,可以从认知过程、情感过程、人格以及心理的脑基础等方面来认识。心理学的神经科学研究在最近20年取得了许多重要的进展,分子神经生物学技术的应用,使许多行为和心理现象在分子水平得到解释。比如,利用转基因技术已经确定了一系列参与学习技艺的生物分子,并初步弄清了这些生物分子在突触可塑性方面的作用。一些神经精神疾病找到了特定的相关基因,并已开始研究基因治疗的可行性。但是,脑科学和心理学中的一些重大的科学问题仍未取得突破性进展,对脑的细节、局部和结构的了解要比对总体、系统和功能了解多一些,21世纪的脑科学将面临更大的挑战。

总之,心理活动是生物、社会和多种环境因素交互作用的产物,先天禀赋是形成心理活动的重要基础,心理活动是禀赋特征的一个主要表现方面。当然,禀赋只是为心理的形成和发展提供了一种生物基础,不能完全决定心理的发展。这为后天培养良好的心理行为以及对异常心理活动施行干预提供了可能。

5)禀赋的先天实质和后天表现: 由上可知,禀赋的先天实质不仅包含了遗传信息在内,同时兼具胎孕期间母体内外环境因素所赋予的胎传信息。其后天表现则主要体现在体质和心理两方面,并且禀赋的先天实质决定后天表现。明确这些基本概念及其相互关系,对于研究禀赋的理论内涵,并进一步探寻其可调控因素、促进人类健康具有重要意义。

2.禀赋的特性

(1)先天性: 俗语曰: 江山易改,本性难移。个体禀赋虽受各种环境因素影响,但其先天性仍然起着主导作用,是其最主要的特性。

《医源》谓:"降衷之初,有清浊厚薄之不同,则有生以后亦遂有强弱寿夭之不齐,此皆非药石所能治。"可见,父母对于子代具有决定性的影响,男女媾精之初,子代即接受了父母双方的遗传信息。万全《幼科发挥》亦云:"夫男女之生,受气于父,成形于母,故父母强者,生子亦强,父母弱者,生子亦弱,所以肥瘦、长短、大小、妍媸,皆有父母也。"《景岳全书·小儿则》也有论述:"故凡临诊者,必须察父母先天之气,而母气为尤切。如母多火者,子必有火病; 母多寒者,子必有寒病; 母之脾肾不足者,子亦如之。凡骨软行迟、齿迟语迟、囟门开大、疳热脾泄之类,多有由于母气者。"

禀赋的先天性,不仅表现在其决定体质之强弱,心理之勇怯,还表现在其决定生命之寿夭。对此,《灵枢·寿夭刚柔》篇专门讲述了如何由禀赋的形体状况、面部特征及形气、皮肉、血气经络情况而判断人的寿命长短。并曰:"形与气相任则寿,不相任则夭。……此天之生命,所以立形定气而视寿夭者。必明乎此立形定气,而后以临病人,决死生。"《内经》

屡云:"天年"、"百岁"等,说明已认识到人的寿命有一定数。《景岳全书·先天后无论》曰:"故以人之禀赋言,则先天强厚者多寿,先天薄弱者多夭。"王充《论衡》中说:"强寿弱夭,谓禀气渥薄也。""夫禀气渥则体强,体强则命长;气薄则体弱,体弱则命短。"都说明先天禀赋与寿命密切相关。

对于禀赋决定体质强弱、寿命长短的物质基础,古代医家也有一定认识,清·徐灵胎《医学源流论》中阐明:"当其受生之时,已有定分焉。所谓定分者,元气也。视之不见,求之不得,附于气血之内,宰乎气血之先。其形成之时,已有定数。"

禀赋也是某些先天疾病的决定因素,《素问·奇病论》曰:"人生而有病颠疾者,病名曰何?安所得之?岐伯曰:病名为胎病,此得之在母腹中时,其母有所大惊,气上而不下,精气并居,故令子发为颠疾也。"明·万全《妇人秘科》亦曰:"盲聋音哑,痴呆癫痫,皆禀受不正之故也。"先天之精充盈,则禀赋足而周全,出生之后体质强壮而少偏颇;先天之精不足,禀赋虚弱,可使小儿生长发育障碍,影响身体素质和心理素质的发展。《医宗金鉴·幼科杂病心法要诀》曰:"小儿五迟之证,多因父母气血虚弱,先天有亏,致儿生下筋骨软弱,行步艰难,齿不速长,坐不能稳,要皆肾气不足之故。"

现代医学研究表明,与遗传相关的疾病达数千种之多。遗传的物质基础是基因,基因主宰着一切生物体生命活动中各种功能的正常运行,其结构和功能发生变异就会导致表型改变和疾病发生。

先天遗传对人体性状有重要影响,个体禀承于父母的遗传信息决定个体在后天的生长发育过程中要遵循某种既定的内在规律,呈现与亲代类似的遗传特征,并且这种特征在个体的生命过程中是不会轻易改变的。人体的体型、相貌、肤色、性格、脏腑经络的功能状态、气血津液的盛衰,以及与之相应的病理变化等,都在某种程度上受到遗传的控制。

研究发现,人的身高似乎表现为显性遗传,双生儿身高无明显差异,遗传因素占75%~80%;体型基本由遗传因素决定,若父母均为瘦长型,则子女身体肥胖的概率为7%,若父母肥胖,其子女肥胖的概率约为一般孩子的10倍;有资料表明心率和血压均为多基因遗传,心率的遗传度可达85%左右,最大吸氧量遗传度为93%左右。另外,人体的身体素质和运动能力,如速度、力量、耐力、灵敏与柔韧性诸方面都有明显的遗传性。

(2)个体性:遗传信息和胎传信息的差别使得世界上没有任何两个人是完全相同的,当然克隆人除外。可见个体的禀赋是千差万别的。禀赋不一,则体质、心理各异。

《内经》对此观察十分细致,《灵枢·寿夭刚柔》篇说:"人之生也,有刚有柔,有弱有强,有短有长,有阴有阳。""形有缓急,气有盛衰,骨有大小,肉有坚脆,皮有厚薄。"《灵枢·五变》则通过剖析刀斧砍伐及自然界风、霜、旱、雨等气候变化作用于不同质地树木的表现,非常形象地说明了疾病的形成不仅同外在因素有关,而且同人的禀赋差异更为密切。

禀赋的差异直接关系到对邪气的易感性及发病的轻重、治疗的难易。《寿世编·痧喉论》曰:"禀气旺者,虽感重邪,其发亦轻;禀气弱者,既感微邪,其发亦重。"禀赋不同也是感邪后病情发展错综复杂的原因之一,《医宗金鉴》谓:"人感受邪气唯一,因其形藏不同,或从寒化,或从虚化,或从实化,故各端不一。"章虚谷《医门棒喝》指出,六气为病"或随人身之气而变,或随时令之气而变,或随感而变,或久郁而变,或竟不变,故无一定,大抵由人之禀质阴阳强弱不同,邪之感受轻重不一,故参差如是也。"徐灵胎《医学源流论》也指出:"天下有同此一病,而治此则效,治彼则不效,反而有大害者,何也?则以病同而人异

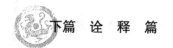

也,夫七情六淫之感不殊,而感受之人各殊,或气体有强弱,质性有阴阳,生长有南北,性情有刚柔……一概施治,则病情虽中,而于人之气体迥于相反,则利害亦相反矣。"

可见中医治病,不仅要辨证,还要辨质。在这里,质包括体质和心理两方面因素。实际上证与质是有联系的,可以认为正是质的差异导致了感邪后证的不同。辨证与辨质相结合,充分体现了中医个体化整体诊疗思想。

《内经》明确提出应根据不同的禀赋分别采用不同剂量的药物和针刺手法来治疗,如《灵枢·论痛》曰:"胃厚、色黑、大骨及肥骨者,皆胜毒;故其瘦而薄胃者,皆不胜毒也。""能毒者以厚药,不胜毒者以薄药"(《素问·五常政大论》)。《灵枢·逆顺肥瘦》则曰:"年质壮大,血气充盈,肤革坚固,因加以邪,刺此者,深而留之,此肥人也。广肩腋项,肉薄厚皮而黑色,唇临临然,其血黑以浊,其气涩以迟,其为人也,贪于取也,刺此者,深而留之,多益其数也……瘦人者,皮薄色少,肉廉廉然,薄唇轻言,其血清气滑,易脱于气,易损于血,刺此者,浅而疾之……婴儿者,其肉脆,血少气弱,刺此者,以毫刺,浅刺而疾拔针。"普通老百姓与达官贵人的体质是不一样的,《灵枢·根结》曰:"刺布衣者深以留之,刺大人者微以徐之。"

禀赋的个体性是由其天性决定的。陈修园《医学实在易》中曰:"素盛之人,由于先天,其脉必长,其人喜劳而恶逸,喜凉而恶热……素禀有余者,别有治法。""素衰之人,亦由先天,其脉必短,其人贪逸而恶劳,喜温而恶凉。"可见,"素盛"与"素衰"皆由先天决定。《诸病源候论·漆疮候》对因接触漆而造成的漆疮有如下描写:"漆有毒,人有禀性畏漆,但见漆,便着其毒……亦有性自耐者,终日烧煮,毫不为害也。""人无问男女大小,有禀不耐漆者,见漆及新漆器,便著漆毒。"这里明确指出对于漆有"自耐者",有"不耐者",而其差异皆由乎"禀性",即感毒与否是由先天禀赋决定的。

现代免疫学证实,机体对某种抗原物质是否产生免疫应答以及应答的强弱程度是受遗传控制的,而且免疫应答的强弱具有个体差异性。现已证明人类免疫应答基因(immune response gene, Ir-gene)存在于第六对染色体的短臂上,即主要组织相容性复合体(major histocompatibility complex, MHC)中。

众所周知,吸烟者易患肺癌,但并非所有嗜烟者均患肺癌,有证据表明,吸烟者是否患肺癌与个体的遗传基础可能有关。烟叶中含有致癌的多环苯蒽化合物,但致癌性较弱,进入机体后通过细胞微粒体中芳烃羟化酶的作用可转变为具有较高致癌活性的致癌环氧化物。此外,苯蒽化合物还有诱导芳烃羟化酶活性的作用。其诱导作用的高低因人而异,受遗传因素决定。人群中可区分为高诱导组,中等诱导组和低诱导组。据调查,如果以低诱导组发生肺癌的易感性为1,中诱导组为16倍,高诱导组则高达36倍。

基因是细胞内遗传物质的功能单位,是代表决定某种蛋白质分子结构的相应的一段DNA(脱氧核糖核酸),即由一定的核苷酸(主要是其中的碱基成分)按特定的顺序排列而成,碱基顺序本身便构成特殊的遗传信息,能通过准确的自体复制,代代相传,控制和影响新一代个体特定性状的发生和发育。但碱基的前后排列次序并不受什么规律的限制,因此,在含有几百万对碱基的DNA分子中,4种碱基可以出现无穷无尽的排列方式。一定结构的DNA(基因),便产生一定结构的蛋白质,由一定结构的蛋白质产生一定的形态结构与生理特征。由4种碱基的无穷无尽的排列方式所决定的无穷无尽的形态结构与心理特征,才使世界上没有两种生物的DNA会有相同的碱基排列次序,世界上也没两个人的DNA会有完全相同的碱基排列次序。这就是人与人之间个体差异的遗传学根据。

另外,每个个体出生前的孕育环境不同,也赋予其不同的胎传信息。所以,不同的遗传信息和胎传信息是造成禀赋个体性差异的根本原因。

（3）地域性:人的禀赋因地域的不同而具有明显的差别,这一点在体质上表现的尤为显著。就整个人类而言,世界各地的不同种系,体质与心理素质是不同的,这是人类长期进化的结果,也是为了适应不同地域的生存条件而自我优化的结果。

中医学认为世界是物质的,生命是自然界发展到一定阶段的必然产物。《素问·宝命全形论》曰:"人生于地,悬命于天,天地合气,命之曰人。""人以天地之气生,四时之法成。"《素问·至真要大论》:"天地合气,六节分而万物化生矣。""万物"当然包括人在内,这是对生命的朴素的唯物主义认识。人生之后,其生命之气与自然界是相互通应的,《素问·生气通天论》曰:"天地之间,六合之内,其气九州、九窍、五脏、十二节、皆通乎天气。"说明人是禀天地之气而生的,"人与天地相应也"(《灵枢·邪客》)。这种通应关系,使不同的地域和气候给禀赋打上了迥异的烙印。

《素问·异法方宜论》说:"东方之域,天地之所始生也……其民皆黑色疏理,其病皆为痈疡。……西方者,金玉之域,其民华食而脂肥,其病生于内。……北方者,天地所闭藏之域也,其民乐野处而乳食,脏寒生满病。……南方者,天地所长养,其民皆致理而赤色,其病挛痹。……中央者,其地平以湿,其民食杂而不劳,故其病多痿厥寒热。"徐灵胎《医学源流论·五方异治论》更加明确地指出:"人禀天地之气以生,故其气体随地不同。西北之人气深而厚……东南之人气浮而薄……若中州之卑湿,山峡之高燥,皆当随地制宜。故入其境,必问水土风俗而细调之。"不同地域的居民禀赋不同,因此在诊断和治疗上都应"因地制宜"。孙思邈在《备急千金要方》中也指出:"凡用药皆随土地所宜,江南岭表,其地暑湿,其人肌肤薄脆,腠理开疏,用药轻省;关中河北,土地刚燥,其人皮肤坚硬,腠理闭塞,用药重复。"

生态学认为生物体中所存在的全部化学物质都来自土壤、空气和水。由于不同地域之地壳中所含的化学成分、微量元素都不同,因此水质与植物成分也随之不同,在该地区长期生活的人群喝当地的水,吃当地产的食物,经受了当地的气候环境,造就了具有该地区特色的体质,即所谓"一方水土养育一方人"。各地域动物与人的体质因此而不同,造成了生物生态明显的地域性差异。《晏子春秋》曰:"橘生淮南则为橘,生于淮北则为枳。叶徒相似,其实味不同。所以然者何? 水土异也。"又如中药材最讲究道地,高原之人耐缺氧等都是人所共知的道理。

在相同的时空背景下,禀赋的地域性会导致某一人群对某些病邪的易感性及其所产生病理过程的相似性。诸如大骨节病、克山病及单纯性甲状腺肿等疾病呈明显的地域性分布,则称其为地方病。《诸病源候论·瘿候》说:"诸山水黑土中,出泉流者,不可久居,常食令人作瘿病",指出瘿病的发生与水土有关。不过,正因为禀赋具有明显的地域性,也使得群体预防和群体治疗成为可能。

（4）种族性:不同的人种、不同的民族其禀赋是不一样的,甚至不同家族间其禀赋也是有区别的,其区别缘于先天遗传与环境条件共同作用的结果。

俗话所谓:"种瓜得瓜,种豆得豆。""龙生龙,凤生凤",都强调的是先天遗传这一方面。人种是一些具有不同基因库(gene pool)的群体,基因库不同,则其性状各异。种族是一个

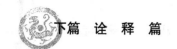

物种下的亚单位。某人的种族取决于他属于哪一种享有共同基因库的遗传类群。一个群体是一群生活在一起的生物。一个群体中的成员都属于同一物种,它们共有许多同样的基因。因此,可以说基因库是由群体所具有的全部基因所组成;在基因库中,每种基因都有一定的频率,称为基因频率(gene frequencies)。遗传平衡定律(Hardy-Weinberg law)指出:如果婚配是随机的,又不涉及各种外部因素,则一个群体中的基因频率和基因型频率将世世代代保持稳定。

可见,种族间的禀赋差异是由于基因库不同造成的。其差异表现(表型)很多,如身高、肤色、发色、眼色、发型、头型以及唇和鼻的形状。另外,心理活动也有很大区别。

肿瘤的发病率有种族差异,不同人种有不同的好发肿瘤。如:白种人患白血病比其他民族多,黑人中多发性骨髓瘤较白人多见,日本人患松果体瘤比其他民族高11~12倍,非洲撒哈拉大沙漠以南地区和亚洲东南部的马来西亚、印尼、菲律宾、新加坡的肝癌较多,中国人鼻咽癌发病率居世界各民族首位,并且世界各地的中国移民发病率比其他人种发病率高十几倍至几十倍。种族差异的基础是遗传因素的差异,因此,肿瘤发生与禀赋有关。

另外,人们早已观察到,人类对酒精耐受性有种族差异性,黄种人中80%为酒精敏感者,白种人中仅5%对酒精敏感。这种差异性是由遗传因素造成的,大多数黄种人在饮酒后产生乙醛速度快,而氧化为乙酸的速度慢,故易产生乙醛蓄积中毒。

如果基因库中某个基因发生变异,则可能导致某种遗传疾病的发生,这种遗传病具有家族性。19世纪英国维多利亚女王家庭就是一个著名的血友病家庭。在女王的后裔中,出现血友病的患者非常普遍,并通过携带致病基因的女儿的联姻,将血友病传给了欧洲的一些贵族,从而产生了一系列的血友病患者和血友病基因携带者。对于一个家族来说,这不能不说是一个大的灾难。

人的寿夭也是禀赋的主要表现方面之一,研究表明,长寿具有家族聚集性,或称家族长寿史。一般双亲寿命长者,子女寿命亦长。

(5)可调性:禀赋与先天因素密切相关,但既生之后,年龄、营养、七情、房劳、疾病、生活习惯、地域气候等内外环境因素都能对个体禀赋产生一定影响。即使同一个人,其禀赋特征也会发生变化。《景岳全书·传忠录》曰:"其有以一人之禀而先后之不同者,如以素禀阳刚而持强无畏,纵嗜寒凉及其久也,而阳气受伤,则阳变为阴矣。或以阴柔而素耽辛热,久之则阴日以涸而阴变为阳矣……故日久而增气,物化之常也。气增而久,夭之由也。"

所以,强调禀赋的先天性,并不否认后天调养对禀赋的作用,即禀赋具有可调性。禀赋的可调性使得调整禀赋、养生增寿、防病治病成为可能。

张介宾《类经》明确指出:"人之气数,固有定期,而长短不齐者,有出于禀受,有因于人为。"继之,在《景岳全书·先天后天论》中曰:"人生于地,悬命于天,此人之制命于天也。栽者培之,倾者覆之,此天之制命于人也。天本无二,而以此观之,则有天之天者,谓生我之天,生于无而由乎天也;有人之天者,谓成我之天,成于有而由乎我也。生者在前,成者在后,而先天后天之义,于斯见矣。……后天培养者,寿者更寿,后天斫削者,夭者更夭。"此段论述对先天与后天的关系分析得非常清楚。

总之,禀赋具有先天性、个体性、地域性、种族性和可调性,先天性是其最根本的特性。其特性之间是有联系的,并且均受后天影响。

3. 禀赋的影响因素 人体禀受的全部性状或称禀赋特征都是遗传和环境条件互相

作用的最后产物。遗传和环境条件任何一方面发生变化都可能导致某种禀性的变异。

（1）遗传因素：禀赋具有先天性，"以母为基、以父为楯"，所以父母基质是子代禀赋的决定因素，并且尤其强调"精"在生命遗传中的作用。如《素问·金匮真言论》曰："夫精者，生之本也"。《灵枢·本神》篇说："生之来，谓之精。"万全《幼科发挥》亦云："夫男女之生，受气于父，成形于母，故父母强者，生子亦强，父母弱者，生子亦弱，所以肥瘦、长短、大小、妍媸，皆有父母也。"

那么，父母基质、父母之精是什么样的物质？当然我们今天已非常清楚，遗传信息的物质基础是染色体和基因，并且只有起源于染色体和基因的变异才能遗传，单纯由环境条件所直接引起的变异则不能遗传。对此物质基础，古代医家有自己的认识，并称其为"元气"、"气"。清·徐灵胎《医学源流论》曰："当其受生之时，已有定分焉。所谓定分者，元气也。视之不见，求之不得，附于气血之内，宰乎气血之先。其形成之时，已有定数。"清·张必禄《医方辨难大成·虚损辨难》曰："如童子宜其精气神色无所不足，而竟有痿黄槁瘦，渐至气息奄奄，莫可救药者，此其病在先天所受可知也。……夫先天受气，气为人之所由生，生之而不能终其生何？莫非生人之父母染于五劳七伤之后，而败精衰血所媾欤？"

正是认识到了父母基质对于子代禀赋具有重要影响，所以历代医家对"基质"的盛衰及其影响因素非常重视。认为男女的婚龄、体质、交合时的气候、情绪、生育的疏密、嗜酒与否等都与其基质有重要关系，进而影响子代的禀赋。

《医宗金鉴》指出："精通必待三十娶，天癸二十始适人，皆欲阴阳充实后，育子坚壮寿偏增。"对此，南齐·褚澄《褚氏遗书》有详细论述："男女交合，二情交畅，父少母老，产女必羸，母壮父衰，生男必弱，良工首察乎此，此疾外所务之本。""合男女必当其年，男虽十六而精通，必三十而娶，女虽十四而天癸至，必二十而嫁。皆欲阴阳充实，然后交而孕，孕而育，育而有子，坚壮强寿。今未笄之女，天癸始至，已近男色，阴气早泄，未完而伤，未实而动，是以交而不孕，孕而不育，育而子脆不寿。"张介宾也强调指出男女交合时的气候、情绪很重要："然惟天日晴明，光风霁月，时合气爽及情思清宁，精神闲裕之况……非惟少疾，而必且聪慧贤明，胎元禀赋实基于此。"

种子忌戒是我国古代优生学的一个重要内容，先贤尤其强调交合时刻恶劣的自然环境因素会影响到下一代，故提出交合禁忌。如唐·孙思邈《备急千金要方》种子法即强调大风大雨、大寒大暑、阴晦日月蚀，皆不可交接，所生男女，痴聋、四体不完。《医心方》中指出的合阴阳"九殃"、"五观"之说，与《玉房秘诀》中的合阴阳"七忌"都是古代医家优生学说的观点，并且对于种子时辰的选择也有不少论述。这些观点有些已被现代遗传学所证实是有其科学道理的，有些则有待于进一步研究。

清·陈复正《幼幼集成》曰："少欲之人恒多子，且易育，气固而精凝也；多欲之人常艰子，且易夭，气泄而精薄也。……所以年少生子者，或多羸弱，欲勤而精薄也，老年生子者，反见强盛，欲少而精全也。"王充《论衡》则从另一个角度阐述了生育的疏密对禀赋的影响："妇人疏字者子活，数乳者子死，何则？疏而气渥子坚强，数而气薄子软弱也。"

现代人的生活方式，节奏快，压力大，且动少坐多，嗜好烟酒，膳食不合理。这些问题都对健康有巨大影响，并且已影响到了生殖系统，进而成为子代禀赋的不利因素。其实《幼幼集成》早有论述："有疾由贪起，利令智昏者，有雪案萤窗，刿心喷血者，有粟陈贯朽，握算持筹，不觉形衰气瘵者，有志高命蹇，妄念钻营，以致心倦神疲者。凡此耗本伤元，胚

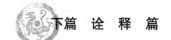

胎之植,安保其深根固蒂也。……若夫怒伤元气,劳役形骸,迅雷烈风,严寒酷暑,日月薄蚀,病体初安,醉饱伤神,落红未净,胎孕之由斯愈薄,实又成于人所不觉者。故今之禀受,十有九虚,究其所因,多半率由于是。"

酒精对父母之精影响严重,好多禀赋异常之病都与父母嗜酒有关,《医心方》曰:"醉饱之子,必为病癫疽痔有疮。"《幼幼集成》曰:"且凡嗜于饮者,酒乱其性,精半非真,无非湿热。"《玉房秘诀》第三之忌曰:"新饮酒饱食,谷气未行以合阴阳,腹中膨厚,小便白浊,以是生子,子必颠狂。"

(2)环境因素:受孕之后至出生之前影响胎儿生长发育的环境因素,可以分为孕妇体内的小环境和体外的大生态环境。当然,二者是有联系的,外部大环境通过母体起作用。

1)母体环境:受孕之后,怀胎十月,胎儿在母体内发育生长,对于胎儿来说,母体就是其生活的小环境。孕妇的饮食起居、身体状态、心理情绪、思想欲念都能对胎儿的禀赋造成影响,正如《幼幼集成·护胎》曰:"胎成之后,阳精之凝,尤仗阴气护养。故胎婴在腹,与母同呼吸,共安危,而母之饥饱劳逸、喜怒忧惊、食饮寒温、起居慎肆,莫不相为休戚。但愿妊娠之母,能节饮食、适寒暑、戒嗔恚,寡嗜欲则善矣。"朱震亨《格致余论》亦曰:"儿之在胎,与母同体,得热则俱热,得寒则俱寒,病则俱病,安则俱安。母之饮食起居,尤当慎密。"

胎毒,是指由于孕母饮食、起居调摄失宜,或情志不畅等,使体内热度偏胜,传于胎儿,引起胎黄、鹅口疮等疮疖痘疹之类的病症。如胎黄又称胎疸,多指新生儿病理性黄疸,以小儿出生后全身皮肤、巩膜发黄为特征。《诸病源候论·胎疸候》指出:"小儿在胎,其母脏气有热,熏蒸于胎,至生下小儿体皆黄,谓之胎疸也。"《医宗金鉴·幼科杂病心法要诀》曰:"胎黄者,遍体面目皆黄,其色如金,乃孕妇湿热太盛,小儿在胎受母热毒,故生则有是证也。"鹅口疮为小儿口腔、舌上布满白屑,状如鹅口而得名,可因先天胎热内蕴,上熏口舌而发病。如《诸病源候论·鹅口候》说:"小儿初生,口里白屑起,乃至舌上生疮,如鹅口里,世谓之鹅口。此由在胎时,受谷气盛,心脾热气熏发于口故也。"

胎弱,又称胎怯,是指小儿出生后,体质虚弱,气血阴阳不足,表现皮肤脆薄,毛发不生,形寒肢冷,面黄肌瘦,筋骨不利,腰膝酸软等,可见"五迟"、"五软"(头软、项软、手足软、肌肉软、口软)、"五硬"(头硬、项硬、手足硬、肌肉硬、口硬)、胎寒、解颅等病症。如小儿脑积水属中医解颅之范畴,以颅缝不合,头颅增大,目珠下垂如落日状为特征,多由孕母多产,或久病气血虚弱,使胎儿肾精亏虚,先天禀赋不足所致。《幼幼集成·头项囟证治》说:"解颅者,谓头缝开解而颅不合也。是由禀气不足,先天肾元大亏。肾主脑髓,肾亏则脑髓不足,故颅为之开解。"《幼科类萃·论小儿受胎禀赋厚薄不同》亦云:"其周岁之间颅囟开解,齿发未生,手足挛缩如鹤节,身体瘦瘠,或四、五岁不能行立,此皆受胎气之不足者也。"

关于孕母心理情绪变化对胎儿禀赋的影响,明·万全《妇人秘科》曰:"受胎之后,喜怒哀乐,莫敢不慎。盖过喜则伤心而气散,怒则伤肝而气上,思则伤脾而气郁,忧则伤肺而气结,恐则伤肾而气下,母气既伤,子气应之,未有不伤者也。其母伤则胎易堕,其子伤则脏气不和,病斯多矣。盲聋音哑,痴呆癫痫,皆禀受不正之故也。"

对于癫疾一症的形成原因,早在《内经》就有记载,《素问·奇病论》曰:"人生而有病颠疾者,病名曰何? 安所得之?"岐伯曰:"病名为胎病,此得之在母腹中时,其母有所大惊,气上而不下,精气并居,故令子发为颠疾也。"《诸病源候论》也说:"又人在胎,其母卒大惊,精气并居,令子发癫。"

同时一些现代医学认识到的母婴垂直传播疾病,如艾滋病、肝炎等均能对胎儿的禀赋造成恶劣影响。

2)生态环境:古代医家对于影响禀赋的生态环境也有认识,《幼幼集成》曰:"然天地之气化有古今,斯赋禀由之分厚薄。上古元气浑庞,太和洋溢,八风正而寒暑调,六气匀而雨晴若,人情敦茂,物类昌明,当是之时,有情无情悉归于厚,非物之厚,由气厚也;及开辟既久,人物繁殖,发泄过伤,攘窃天元,雕残太朴,世风渐下,人性浇漓,故水旱有不时之扰,流灾有比户之侵,生物不蕃,民用目促,值此之际,有知无如咸归于薄,非物之薄,由气薄也。……然则今之受气于父母者,其不能不薄也可知矣。"

可见"古今天地之气化不同"导致了禀赋之厚薄不同,所以构建和谐健康的生态环境对人类禀赋的良性发展有着长远的意义。

孕妇体外的生态环境是影响胎儿禀赋的重要因素,环境中的有害因素主要包括:物理因素、化学因素、生物因素和药物因素等。如电离辐射、噪声、重金属、有机化合物、病毒及细菌感染、抗肿瘤药物、某些抗生素、激素等均会影响胎儿器官的正常发育,诱发畸形,严重时还会引起流产、早产、死胎等。另外,大量饮酒后胎儿发生畸形的危害很大,包括引起胎儿宫内发育迟缓、小头畸形等,吸烟可引起流产、早产、先天性心脏病和新生儿低体重等。毒品对胎儿的正常发育也有严重影响,其危害远大于烟、酒。

从遗传学的角度来看,环境中有害因素对人类遗传物质的危害包括三个方面。一是突变形成:环境中有害因素诱发生殖细胞的基因突变(点突变)和染色体畸变,从而造成子代遗传性疾病发生频率的增加。二是癌形成:环境中有害因素诱发体细胞基因突变或在亲代遗传的突变形成的背景上诱发体细胞突变,体细胞恶化转化为癌细胞。三是致畸效应:环境中有害因素作用于发育中的胚胎细胞,干扰了基因的正常作用,从而影响到胚胎细胞分化和器官系统的发育而导致畸胎的发生,也包括环境因素诱发亲代生殖细胞的基因突变或染色体畸变引起畸胎的作用。

总之,禀赋的影响因素很多,遗传和环境是影响禀赋的主要因素,环境包括体外的大环境和体内的小环境。在生物—心理—社会新的医学模式下,环境因素当然也包括社会环境和心境。只有充分认识这些影响因素,才能一方面远离病因,健康生活,另一方面施与有效干预,避免出生缺陷,使人类禀赋朝向健康方向优化发展。

4. 禀赋的调控　医学理论是为临床服务的,探讨禀赋概念的内涵、分析影响禀赋的因素,归根结底是为了指导临床实践,为人类健康造福。

中医禀赋学说不是宿命论,它并不否定后天调养对禀赋的影响。历代医家对于禀赋的影响因素有充分的认识,并且在优化调控禀赋方面积累了很多经验。如《东汉书·马勒传》中记载:"勒祖偃长不满七尺,常自罪短陋,恐子孙之似也,乃为子伉娶长妻,伉生勒,长八尺三寸。"这是古人利用遗传因素,通过选择父母身高而改变子代身高的一个典型例子。再如张景岳《类经》云:"所谓天定则能胜人,人定亦能胜天也。夫禀受者,先天也,修养者,后天也,先天责在父母,后天责在吾心。"继之在《景岳全书》中曰:"若以人之作用言,则先天强者不可恃,恃则并失其强矣,后天弱者当知慎,慎则人能胜天矣。"那么,如何做到"人定胜天"呢?

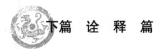

（1）远离病因，朝向健康

①孕之前：男女的婚龄、体质、情绪、生育的疏密、嗜烟酒与否，甚至交合时的气候等都与其生殖之精有重要关系，进而影响子代的禀赋。如《褚氏遗书》所说："合男女必当其年，男虽十六而精通，必三十而娶，女虽十四而天癸至，必二十而嫁。皆欲阴阳充实，然后交而孕，孕而育，育而有子，坚壮强寿。"为父母者应明白其基质的重要性，这是子代所无法选择的，属先天因素。所以应保精养精，特别在种子之前，应做到清心寡欲，劳逸适度，避免接触电离辐射、烟酒、毒品、有害药物等，并积极锻炼身体，防止感邪，拥有一个强健的身体，为种子作好准备。如果已经知道夫妇双方或一方有遗传性疾病或患有母婴传播性疾病，则尽早进行遗传咨询，并做基因检测及基因治疗，甚则放弃生育，不给后代造成终生痛苦。

②孕之后：种子之后即应积极保胎养胎，因为胎儿禀赋与孕妇身心健康紧密相关，孕妇的视听言行与情感思维等，都可影响胎儿的发育。故重视孕妇在妊娠期间的养生调护，避免胎儿遭受不良因素的影响，保证胎儿顺利的生长，是防止禀赋异常的重要途径。如《万氏妇人科·确认胎养数条》说："妇人受胎之后，最宜调饮食，淡滋味，避寒暑，常得清纯和平之气，以养其胎，则胎元完固，生子无疾。"

中医胎育理论非常丰富，并认识到受胎三月之时胎教的重要性。孙思邈《备急千金要方》说："凡受胎三月，逐物变化，禀质未定。故妊娠三月，欲得观犀象猛兽、珠玉宝物；欲得见贤人君子、盛德大师；观礼乐、钟鼓、俎豆，军旅阵设，焚烧明香；口涌诗书、古今箴诫；居处简静，割不正不食，席不正不坐；弹琴瑟，调心神，和情性，节嗜欲。庶事清静，生子皆良，长寿忠孝，仁义聪慧，无疾。"强调了胎妊时期尤其受胎三月时，禀质未定，进行胎育效果最好。《诸病源候论·妊娠候》对此也有详细论述："怀娠一月，名曰始形，饮食精熟，酸美受御，宜食大麦，无食腥辛之物。妊娠二月，名曰始膏，无食腥辛之物，居必静处，男子勿劳。妊娠三月，名曰始胎。形象始化，未有定仪，见物而变。欲令见贵盛公王，好人端正庄严，不欲令见伛偻侏儒，丑恶形人及猿猴之类。无食姜兔，无怀刀绳……欲令子贤良盛德，则端心正坐，清虚和一，坐无邪席，立无偏倚，行无邪径，目无邪视，耳无邪听，口无邪言，心无邪念，无妄喜怒，无得思虑……"所述种种忌宜，皆强调了孕妇的饮食起居、行为举止、思想欲念对胎儿的禀赋都有直接影响。

总之，饮食要营养丰富且易于消化，宜清淡，不宜膏粱厚味、煎烤辛辣；调畅情志活动，保持心情舒畅，给胎儿创造一个安宁愉悦的内环境；生活起居有规律，劳逸适度，节制性欲；谨避寒暑，慎防疾病，还要注意用药宜忌等。忌则远离之，宜则慎行之，使胎儿朝向健康方向孕育生长。

（2）既病防变，注重后天：生之后，如果发现禀赋不足，素体亏虚，甚或有疾，则应重视后天调养，以后天补先天。《医源》曰："肾属天一所生之水，而为人之先天者，此也。其有胎元薄弱，先天不足者，人不得而主之，又恃调摄后天，以补先天之不足。"《何氏虚劳心传》曰："即童子禀赋弱者，幼即填补，亦有可复之天。"并提出治虚三要，一曰补肾水，二曰培脾土，三曰慎调摄。肾为先天之本，脾胃为后天之本，所以历代医家对于禀赋不足之症，皆强调补肾与补脾胃。《医门棒喝》曰："阴阳之气，禀于肾元；生化之权，操乎脾胃。故肾元亏损，禀质不足者，全赖脾胃生化以滋培。"

补肾之方多以六味地黄丸为主，万全《幼科发挥》云："儿受父母之精血以生，凡五脏不足者,古人用生地黄丸主之。或问: 五脏不足而专补肾,何也? 曰: 太极初分,天一生水,精血妙合,先生两肾。肾者,五脏之根本也。"《明医杂著》曰:"小儿行迟、齿迟、解颅、囟填、五软、鹤膝、肾疳、齿豁、睛白、多愁,凡此皆因禀受肾气不足,当以六味地黄丸加鹿茸补之。"并记病例数则以阐明补肾的重要性。例一"一小儿,九岁,解颅,足软,两膝渐大,不能行履,属肾禀不足。用六味丸加鹿茸,三月而能步履。"例二"一小儿,十四岁,肢体倦怠,发热,晡热,口干作渴,吐痰如涌,小便淋沥,或面目赤色,身不欲衣,此亦禀赋不足也。用补中益气汤及前丸而愈。"例三"一小儿,十三岁,内热,晡热,形体倦怠,食少,作渴,或用清热等药治之,虚症悉具。余以为所禀怯弱,用六味丸加鹿茸补之,不越月而痊。"《医宗金鉴》对于小儿五软、五迟、鹤膝风及解颅的调治用的也是地黄丸。

小儿饮食营养对其禀赋的发育至关重要,必须慎调之。乳子之母与小儿都应合理膳食。《格致余论》曰:"至于乳子之母,尤宜谨节。饮食下咽,乳汁便通。情欲动中,乳脉便应。病气到乳,汁必凝滞。儿得此乳,疾病立至。不吐则泻,不疮则热。或为口糜,或为惊搐,或为夜啼,或为腹痛。……夫饮食之择,犹是小可。乳母禀受之厚薄,情性之缓急,骨相之坚脆,德行之善恶,儿能速肖,尤为关系"。此段论述,不但指出了饮食对于禀赋的重要性,而且强调了乳母心理行为因素对小儿的影响。

小儿渐长,及至成人,对于禀赋不足或素禀有疾之人,后天调养仍是一项长期的工作,更应注重养生,以尽其天年。后天调养得当,先天禀赋不足之人也可长寿,后天不懂得调养,自恃其强,本应长寿者也可能短命。正如张景岳《类经》所谓"知之者下可以希中,中可以希上;不知者上仅得其次,次仅得其下矣。"《景岳全书》也说:"其有先天所禀,原不甚厚者,但知自珍而培育后天,则无不获寿;设禀赋本薄而且恣情纵欲,再伐后天,则必成虚损","是故两天俱得其全者,耆艾(古称60岁为耆,50岁为艾)无疑也;先后天俱失其守者,夭促弗卜也。"另外,禀赋调控还应注意调整生活习惯,针对不同的禀赋特征,可以对其进行相应的生活指导,通过建立良好的行为方式和生活习惯使禀赋在潜移默化中得以改善。

(3)燮理阴阳,以平为期:《素问·阴阳应象大论》说:"阴阳者,天地之道也,万物之纲纪,变化之父母,生杀之本始,神明之府也。治病必求于本。"后天对禀赋的调控,其根本目的就在于维护阴阳平衡。只有这样才能如《素问·生气通天论》所说:"阴平阳秘,精神乃治。"养生与治病都是如此。养生是对先天禀赋的保养和调控,是以后天养先天,以改善后天生活环境去增补禀赋之不足,使弱者变强而强者更强。因此,养生不是人到中年以后才应该注意的事,而是从亲代婚配开始,经怀孕、胎教,到出生优育,而青春期、更年期直到老年期,整个人生都存在着养生的问题。

不同禀赋之人,患病特点不同,只有对个体禀赋的阴阳虚实明了于心,临诊之时才能区别对待,损者益之,增者削之。《灵枢·通天》曰:"凡五人者,其态不同,其筋骨气血各不等。……古之善用针艾者,视人五态乃治之,盛者泻之,虚者补之。"治太阴之人应"不之疾泻,不能移之";治少阴之人"必审而调之";治太阳之人"无脱其阴,而泻其阳";治少阳之人"实阴而虚阳";治阴阳和平之人则"谨察其阴阳,视其邪正,审有余不足,盛则泻之,虚则补之,不盛不虚以经取之"。《景岳全书》也说:"禀有阴阳,则或以阴脏喜温暖,而宜姜、桂之辛热;或以阳脏喜生冷,而宜芩、连之苦寒;或以平脏,热之则可阳,寒之则可阴也。有宜肥腻者,非润滑不可也;有宜清素者,惟膻腥是畏也。有气实不宜滞,有气虚不宜破者;有血实不宜涩,有血虚不宜泄者。"

素体阴虚阳亢者,功能活动相对亢奋,感邪后多从阳化火,疾病多向阳热实证演变;素体阳虚阴盛者,功能活动相对不足,感邪后多从阴化寒,疾病多向寒实或虚寒方面转化。因此,治疗之时,合理运用药物的四气五味、升降浮沉等性能,偏阴虚者,宜甘寒、酸寒、咸寒、清润,忌辛热温散、苦寒沉降、温热伤阴之剂;偏阳虚者,宜温补益火,忌苦寒泻火、寒凉伤阳之品。养生食疗时,偏阴虚者,进食宜凉而忌温,宜甘润生津,忌肥腻厚味和辛辣燥烈之品;偏阳虚者,进食宜温而忌凉,应多食温补之品。总之,如《素问·至真要大论》所说:"谨察阴阳所在而调之,以平为期。"

（4）发扬优势,继承创新:现代遗传学目前在基础研究与临床应用方面均达到了较为深入的水平,对个别遗传病,尤其是单基因病已有较为明确的认识。但对于大多数遗传病及遗传相关性机能低下症,尤其是多基因病则显得无能为力。然而,现代难治病如中风病、2型糖尿病、高血压、肿瘤、冠心病等大多是由遗传因素和环境因素共同导致的多基因遗传病。

从目前西医学研究可知,中风病的发生发展是众多基因与环境因素共同作用的结果。与中风病相关的特异性基因的研究目前仍处于探索阶段,目前做得更多的是候选基因遗传多态性与疾病的相关研究,这些候选基因的产物在中风病发生、发展的病理生理机制中起重要的作用,而它们的表达和功能受这些遗传多态性的调控。

2型糖尿病占整个糖尿病人群的90%以上,是目前最主要和增长最快的糖尿病类型。虽然有充足的证据显示2型糖尿病是一种遗传性疾病,但绝大多数2型糖尿病的遗传模式不符合经典的孟德尔遗传模式。因此,2型糖尿病被认为是遗传和环境之间相互作用所导致的复杂遗传病。具有这样病因学特征的疾病还有高血压、肿瘤、冠心病等其他常见病,在人群中这些疾病的发生常呈明显的家族聚集性,在同卵双胞胎中的患病一致率明显增高并有较强的种族特异性。在疾病的遗传模式上,除少数家系外,绝大多数家系疾病性状的家族聚集特征不符合孟德尔遗传病的规律。过去的20年,尽管人类基因组计划在破译人类基因组的遗传编码和鉴定按照孟德尔遗传规律传递的遗传性状和少见的单基因疾病方面获得较大进展,但是,在鉴定与复杂性状相关的基因和与复杂遗传病如糖尿病、高血压、肥胖、哮喘等疾病相关的易感基因方面却进展缓慢。既往按照寻找孟德尔遗传病基因的模式去寻找复杂遗传病的策略面临着巨大的挑战。

β-地中海贫血症是一种遗传性溶血性贫血。该病发病的分子基础是β-基因缺陷,β-珠蛋白不能合成,导致早期造血障碍。对于它的治疗,迄今为止仍是世界医学尚未解决的难题。该病属于中医"童子劳"、"虚劳"等范畴,多因先天禀赋不足、精血不充所致,病机为肾精亏虚、脾肾两虚、精血不足。吴志奎等根据中医肾生髓藏精、精血同源的理论,用中药益髓生血灵治疗β-地中海贫血症取得显著疗效。基因分析结果表明,中药治疗可明显提高患者Hb、HbF水平,提高珠蛋白链γ/β+γ比值,显著提高珠蛋白的mRNA表达和GM-CSFmRNA表达。该研究首次对中医药治疗β-地中海贫血症从理论基础、治则治法、作用特点和可能机制提出明确的理论认识,为传统中医药治疗该病的理论与实践提供了科学依据。

脊髓小脑性共济失调（SCA）是遗传性共济失调的主要类型,属常染色体显性遗传病。《内经》有骨繇之病,《灵枢·根结》云:"枢折即骨繇而不安于地……骨繇者节缓而不收也,所谓骨繇者摇故也。"文中"繇"通"摇",故骨繇即骨摇,是指骨节弛缓不能收缩以致身体动摇不定的样子,共济失调的表现与此类似,因此可将本病归入中医"骨摇"、"颤证"范畴。中医认为,本病由先天禀赋不足,素体肾精乏亏所致。银占魁等采用具有益气养血,滋补肝肾,健脑益智功效的救脑益智胶囊治疗该病,总有效率82.5%,12~50岁是91.3%,疗效明显。

在中国古代医籍中有关遗传性及先天性疾病的记述甚多,记载畸形异胎的约8000例,记载先天性疾病约有400种,记载胎病医案约350例。产生于远古时期的中医禀赋学思想,不是从微观的基因分析入手,而由宏观的、整体的、动态的、综合的时空观念上进行论证,充分体现出中医的两大基本特点——整体观念与辨证论治。这对多因素变量所决定的遗传现象的认识,具有明显的优势。故补先天、治未病及胎教胎养等理论与方法,也就成为中医禀赋学说的特色和优势。发扬这些优势,并与现代遗传学相融合,可望在遗传病的防治方面有所探索和突破。

(5)重视基因,展望未来:在2005年9月12日召开的第二届发展中国家出生缺陷与残疾国际大会上,我国政府决定将9月12日定为"中国预防出生缺陷日",可见出生缺陷已引起全社会的重视。相比之下,胎生因素较易调控,为父母者,只要具备一定的医学常识与人文素质,优生优育是不难做到的。遗传因素的调控是当今生命科学研究的热点与难点。

遗传的物质基础是基因,基因主宰着一切生物体生命活动中各种功能的正常运行,其结构和功能发生变异就会导致表型改变和疾病发生。近年来,随着生命科学技术的飞速发展,特别是人类基因组计划(Human Genomic Project,HGP)的实施和完成,与人类各种疾病相关的基因不断被鉴定和克隆出来。目前已发现的人类遗传性疾病达数千种之多,因此,针对某一遗传病的发生机制,通过基因诊断技术进行携带者检查、产前早期诊断,采取有效措施杜绝患儿出生,降低该遗传病基因的发生频率具有积极的现实意义。

基因治疗是通过适当"靶细胞"中有效表达重组目的基因片段而实现的。采取的策略可以直接补替缺陷基因,或是抑制非正常的基因产物表达,也可以间接方式调节机体本身免疫系统的抗病功能,或是利用外源基因对病变细胞造成特异性杀伤。但是,如何将带有治疗作用的重组载体高效转移到人体内,以及如何保持这些重组载体长期和稳定的高效表达预定的基因产物,而且不引发细胞毒性及危害机体本身,是当前所面临的技术性难题。

禀赋为中医学的概念,与现代医学的遗传有相似之处,遗传的物质基础是基因和染色体。自从人类基因组计划开展以来,当前有关基因的研究方兴未艾。怎样从基因的角度切入到禀赋的研究,还有很多工作要做。不过,禀赋残缺之疾,也许能找到致病基因,或为单基因遗传病或为多基因遗传病,通过基因治疗手段或许能使其得到根除,但更为常见的禀赋不足、气血不充等疾病,未必能在基因层面得到反映。而中医学用禀赋、体质、先天与后天的概念,真实地反映了常人之间的个体差异,为指导临床诊断和治疗提供了有力的证据。人类总是在解决矛盾中前进的,发现问题的本身即是一种进步,通过中西医工作者的共同努力,实现对禀赋及遗传基因的调控,力促积极意义的表达,避免消积意义表达,使遗传性疾病的防治达到一个新的水平,进而促进人类禀赋朝向健康方向发展,将是我们预想的目标。

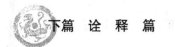

5. 结语　21世纪人类正力求在遗传基因的层面认识生命,并且已从基因组时代、后基因组时代、蛋白质组学时代步入系统生物学与分子生物学相结合的生物信息学时代。然而对于生命的认识还只是冰山一角。生命信息的获得除与遗传信息有关外,还与禀赋不足、气血不充、营养、情绪、生活方式、地域、气候等各种内外环境因素所造成的胎传信息密不可分,而这可能是中医禀赋学说的优势所在。

总之,禀赋是个体在先天遗传的基础上及胎孕期间内外环境的影响下,所表现出的形态结构、生理功能、心理状态和代谢方面综合的、相对稳定的特征。其形成于出生之前,但受后天环境影响。禀赋概念源远流长,论述纷繁。禀赋学说是中医学理论的重要组成部分,应充分认识其本质含义,并进一步从生理、病理、诊断、治疗等各个层面深入研究禀赋和人体健康与疾病的关联,关注生殖健康、母婴保健、预防出生缺陷、远离遗传性疾病,既病防变,重视后天调养。完善中医禀赋学说框架,复习古代医家关于禀赋的论述,联系当今科研成果,从中医基础理论层面继承与创新,对于探索人类的生命奥秘和有效指导临床实践具有一定的理论意义和重大的实用价值。

二、禀赋与中风发病相关性研究

中风病是一种临床常见的急危重症,严重威胁着人类健康。且具有发病率高、致残率高、死亡率高、复发率高的特点,给社会和家庭带来沉重的负担。中医学在中风病的防治方面具有独特的优势,如能把中医禀赋学说引入中风病的研究,将对发展中风病因理论、深化中风证候的认识、实现中风病的个体化诊疗及预防都有重要的推动作用。

《灵枢·通天》基于人的阴阳含量之多少而把人的气质分为五型,即:太阴之人,少阴之人,太阳之人,少阳之人与阴阳和平之人。"凡五人者,其态不同",故又称"五态人"。五种人的性格、举止、体态及体质结构各有不同,而这种差异皆出于先天禀赋,篇名中"天"即指先天,所以篇名为"通天"。

五态人的性格表现:"太阴之人,贪而不仁,下齐湛湛,好纳而恶出,心和而不发,不务于时,动而后之,此太阴之人也。""少阴之人,小贪而贼心,见人有亡,常若有得,好伤好害,见人有荣,乃反愠怒,心疾而无恩,此少阴之人也。""太阳之人,居处于于,好言大事,无能而虚说,志发于四野,举措不顾是非,为事如常自用,虽事败而无悔,此太阳之人也。""少阳之人,諟谛好自责,有小小官,则高自宣,好为外交,而不内附,此少阳之人也。""阴阳和平之人,居处安静,无为惧惧,无为欣欣,婉然从物,或与不争,与时变化,尊则谦谦,谭而不治,是为至治。"

五态人之举止、体态和神情:"太阴之人,其状黮黮然黑色,念然下意,临临然长大,䐃然未偻,此太阴之人也。""少阴之人,其状清然窃然,固以阴贼,立而躁崄,行而似伏,此少阴之人也。""太阳之人,其状轩轩储储,反身折腘,此太阳之人也。""少阳之人,其状立则好仰,行则好摇,其两臂两肘,则常出于背,此少阳之人也。""阴阳和平之人,其状委委然,随随然,颙颙然,愉愉然,暶暶然,豆豆然,众人皆曰君子,此阴阳和平之人也。"

五态人之体质结构:"太阴之人,多阴而无阳,其阴血浊,其卫气涩,阴阳不和,缓筋而厚皮,不之疾泻,不能移之。""少阴之人,多阴而少阳,小胃而大肠,六府不调,其阳明脉小,而太阳脉大,必审而调之,其血易脱,其气易败也。""太阳之人,多阳而少阴,必谨调之,无脱其阴,而泻其阳,阳重脱者易狂,阴阳皆脱者,暴死不知人也。""少阳之人,多阳少阴,经小而络大,血在中而气在外,实阴而虚阳,独泻其络脉则强,气脱而疾,中气不足,病不起也。""阴阳和平之人,其阴阳之气和,血脉调。谨诊其阴阳,视其邪正,安容仪,审有余不足,盛则泻之,虚则补之,不盛不虚,以经取之。"

薛崇成、杨秋莉教授在制订测验表时,依《灵枢·通天》描述及后世医家之解释,本其精神,修正其偏向与不普遍存在的性格,结合现实情况,归纳五态人之性格特征如下:

太阳之人:傲慢,自用,主观,冲动,有野心,有魄力,任性而不顾是非,暴躁易怒,不怕打击,刚毅勇敢,激昂,有进取心,敢坚持自己观点,敢顶撞等。

少阳之人:好社交,善交际,开朗,敏捷乐观,轻浮易变,机智,动作多,随和,漫不经心,喜欢谈笑,不愿静而愿动,朋友多,喜文娱活动,做事不易坚持等。

太阴之人:外貌谦虚,内怀疑虑,考虑多,悲观失望,胆小,阴柔寡断,与人保持一定距离,内省孤独,不愿接触人,不喜欢兴奋的事,不合时尚,保守,自私,先看他人之成败而定自己的动向,不肯带头行事等。

少阴之人:冷淡沉静,心有深思而不外露,善辨是非,能自制,警惕性高,有嫉妒心,柔弱,做事有计划,不乱说,不轻举妄动,谨慎,细心,稳健,有持久能力,耐受性好等。

阴阳和平之人:态度从容,尊严而又谦谨,有品而不乱,喜怒不形于色,居处安静,不受物惑,无私无畏,不患得患失,不沾沾自喜、忘乎所以,能顺应事物发展规律等,是一种有高度平衡能力的性格。

根据《灵枢·通天》篇中"五态之人"的概念及其描述可知,"五态之人"基本反映了个体的后天禀赋特征。所以本课题选择五态性格作为研究禀赋与中风关系的后天指标之一;在中风遗传因素调查中,因为禀赋的先天性主要体现于一级亲属的患病情况,所以本课题选择父亲、母亲、同胞及子女患病情况作为主要研究指标,探讨先天禀赋与中风的关系。同时为了对比后天环境因素对中风发病的影响,增加配偶患病情况为研究指标。

1. 资料与方法

(1)研究对象:病例选自河南中医学院一附院脑病医院2007年6月至2007年12月收治住院的所有中风新发病例(该课题选择脑梗死病人为病例组)。在五态性格与中风发病关系研究中,对照为全国总体常模。在一级亲属中风史调查中,对照组为同期就诊于同一医院泌尿内科的肾炎患者。

(2)样本量的估计:由于目前人群中中风遗传因素暴露率(p_0)没有数据可查,不能用公式法或查表法得出样本量,所以根据样本的匹配组数应为纳入方程中的自变量个数p的20倍以上,即$n \geqslant 20p$,该项研究自变量个数$p=5$,病例组与对照组各选100例患者。

(3)研究对象选择

1)诊断标准:所选病例符合1995年全国第4届脑血管病学术会议制订的脑梗死诊断要点。并参照AHA/ASA卒中定义:突然发生的急性局灶性的神经功能缺损,持续时间大于24小时,CT除外出血。

2)纳入标准:①符合脑梗死诊断标准;②脑梗死首次发病者;③签署知情同意书。

3)排除标准

①除动脉粥样硬化以外其他原因的脑梗死,如:心源性脑栓塞、动脉炎、真性红细胞增多症、血小板增多症、镰状细胞性贫血、血栓栓塞性血小板减少性紫癜、弥漫性血管内凝

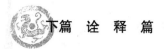

血、脑淀粉样血管病、Moyamoya病、颅内血管畸形等；

②发病时合并有严重的心脏病、心功能不全、肝功能障碍、肾功能不全、呼吸衰竭、恶性肿瘤、消化道出血等预计不能配合问卷调查者；

③合并意识障碍及感觉性失语者；

④精神病患者。

（4）调查方法：根据上述标准，对符合要求的脑梗死患者（病例组），运用中医《五态性格测验表》调查其五态性格类型，并与全国总体常模作对照。同时采用临床流行病学病例对照研究的方法，按照同性别、年龄相差不超过5岁、同民族、婚姻状况相同的原则，将病例组和对照组（肾炎患者）1∶1配对后，运用《一级亲属中风史调查表》调查两组患者一级亲属中风史。两个调查步骤同时进行，分别从禀赋的后天表现即五态性格类型和先天实质即一级亲属中风史两个层面，探讨禀赋与中风发病的关系。中医《五态性格测验表》由中国中医科学院薛崇成、杨秋莉研究员研制，其理论基础即是《内经》五态阴阳理论，并参照了现代人的实际特征。测验表制订了全国总体常模，具有较高的信度和效度。该表共103个题目，据此把人的气质分为：太阳、少阳、太阴、少阴、阴阳和平五种类型。测试员使用该量表对研究对象进行测试，测试员由研究者统一培训。研究对象不识字或有视觉障碍者，可由测试员读题。自行设计的、统一的《一级亲属中风史调查表》，则以直接询问的方式对全部研究对象进行问卷调查，内容包括年龄、性别、民族、职业及家族中脑梗死的发病情况等方面，其中家系调查范围主要包括一级亲属（父亲、母亲、同胞、子女）和配偶，内容涉及其中风病史、患病年龄及中风人数等。

（5）数据的收集、整理与分析：调查获得的原始数据输入计算机，建立数据库。对可疑值、极端值的数据进行复查，确保输入的数据准确可靠。统计分析采用1∶1配比的χ^2检验、t检验等，界值均取a=0.05水平。全部计算过程在SPSS统计软件包上进行。

分析易患中风个体的禀赋特征（即五态性格类型）。并计算一级亲属中风史与脑梗死的关联程度，关联程度用相对危险度（relative risk，RR）的估计值比值比（odds ratio，OR）来说明。采用Li-Mantel-Gart法计算中风病的分离比，用Falconer法计算其遗传度。

2.结果

（1）一级亲属中风史与脑梗死

1）家系的基本情况：病例组与对照组家系中，各有男性58人、女性42人，其中平均年龄和家系平均人口数用均数（$\bar{x}$）±标准差（S）表示，基本情况的均衡性比较结果见表8-2及图8-1，病例与对照组间差异均无显著性（$P > 0.05$），具有可比性。

表8-2 脑梗死病例组与对照组家系均衡性比较结果

分组	平均年龄（岁）		家系平均人口数	性别比
	男	女	（一级亲属）	（一级亲属）
病例组	61.75 ± 7.03	62.56 ± 6.25	9.87 ± 1.13	1.02∶1
对照组	61.25 ± 7.25	62.87 ± 6.47	9.74 ± 2.32	1.04∶1
t值	0.545	0.361	0.379	0.043*
P值	0.657	0.787	0.784	0.836

*检验统计量为χ^2值

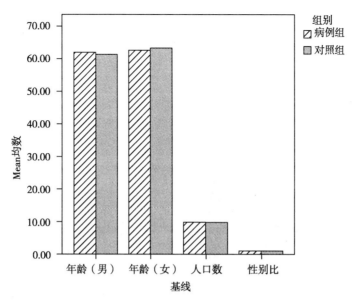

图8-1 脑梗死病例组与对照组家系均衡性比较柱形图

2）病例组与对照组一级亲属及不同性别脑梗死患病率: 脑梗死先证者一级亲属患病率为6.58%,与对照组的1.74%相比,差异有显著性(χ^2=28.664, P=0.000)。在100对先证者配偶的调查中发现: 病例组配偶患病率为4%(4/100),对照组配偶脑梗死患病率为2%(2/100),病例组高于对照组,但二者之间差异无显著性(χ^2=0.687, P=0.407)。两组比较结果见表8-3及柱形图8-2。

表8-3 病例组与对照组脑梗死患者一级亲属、配偶患病率比较结果

亲属	病例组			对照组			χ^2值	P值
	总人数	病例数	患病率（%）	总人数	病例数	患病率（%）		
一级亲属								
父母	200	29	14.50	200	9	4.50	11.631	0.001
同胞	390	33	8.46	388	8	2.06	15.957	0.000
子女	398	3	0.80	387	0	0.00	2.928	0.087
合计	988	65	6.58	975	17	1.74	28.664	0.000
其中男性	499	37	7.41	497	10	2.01	16.165	0.000
其中女性	489	28	5.73	478	7	1.46	12.584	0.000
配偶	100	4	4.00	100	2	2.00	0.687	0.407

四格表概率法计算

将一级亲属中风史两组数据资料整理成四格表如表8-4,并计算一级亲属中风史与脑梗死的关联程度,关联程度用相对危险度(relative risk, RR)的估计值比值比(odds ratio, OR)来说明。

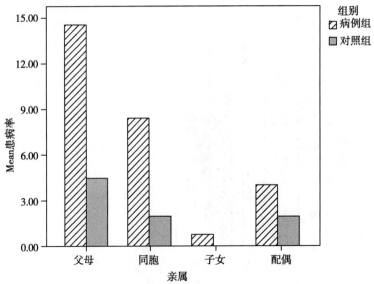

图8-2　病例组与对照组脑梗死患者一级亲属、配偶患病率比较柱形图

表8-4　脑梗死与一级亲属中风史的成组病例对照研究资料

一级亲属中风史	病例组	对照组	合计
有	65	17	82
无	923	958	1881
合计	988	975	1963

$\chi^2=28.664$，OR=3.97，95%CI: 2.38~6.61

以上计算结果表明：OR=3.97＞1，OR值95%的可信区间不包含1（2.38~6.61），可以初步认为一级亲属中风史是脑梗死发生的危险因素。有一级亲属中风史者患脑梗死的危险是没有一级亲属中风史者的3.97倍。

3）脑梗死的分离比估算：将100例先证者的同胞（包括先证者）脑梗死的患病情况列于表8-5。结果显示，本次调查估算得到脑梗死的分离比：P=0.1398，分离比方差：$S_p^2=0.00029$，标准误：SE（P）=0.01702，95%CI: 0.1064~0.1732。

表8-5　脑梗死分离比估算（Li-Mantel-Gart法）结果

每户同胞人数	家庭户数	同胞总人数合计	同胞中病例数合计	同胞中只有1例患者的家庭户数
1	1	1	1	1
2	2	4	2	1
3	11	33	14	8
4	24	96	31	19
5	27	135	36	20
6	26	156	37	23
7	7	49	10	2
8	2	16	2	1
合计	100	490	133	75

4）脑梗死遗传度的估算：由表8-6结果可知，脑梗死患者一级亲属遗传度为47.34%±4.46%。考虑到性别因素可能对脑梗死发病的影响，将其一级亲属按性别进行分层分析，结果一级亲属表现出男性高于女性的趋势。以上结果提示，在脑梗死的发病过程中，遗传因素发挥着一定的作用，尤其对男性作用可能较为明显。

表8-6　脑梗死遗传度估算（Falconer法）及分层分析

人群特征	患病率（%）	b*	$h^2(\bar{x} \pm S_h)$（%）
一级亲属			
病例家系	6.58	0.2367	47.34 ± 4.46
对照家系	1.74		
男性一级亲属			
病例家系	7.41	0.2587	51.74 ± 6.34
对照家系	2.01		
女性一级亲属			
病例家系	5.73	0.2125	42.50 ± 6.67
对照家系	1.46		

*Falconer法回归系数

（2）五态性格与脑梗死：

表8-7　脑梗死组与对照组五态性格得分比较结果（n=100，$\bar{x} \pm s$）

组别	太阳	少阳	阴阳和平	少阴	太阴
病例组	9.65 ± 3.98**	8.98 ± 4.23**	5.41 ± 2.40*	14.21 ± 3.19*	13.03 ± 4.78**
对照组	13.21 ± 3.60	12.33 ± 4.21	6.23 ± 2.55	13.62 ± 3.77	9.80 ± 4.99
P	<0.01	<0.01	<0.05	<0.05	<0.01

（注：对照组为全国常模；病例组与对照组比较，*$P<0.05$。**$P<0.01$。）

从表8-7中看出：病例组与对照组比较，太阳性格维度得分与少阳性格维度得分，病例组明显低于对照组（$P<0.01$）。阴阳和平性格维度得分，病例组明显低于对照组（$P<0.05$）。少阴性格维度得分，病例组明显高于对照组（$P<0.05$）。太阴性格维度得分，病例组明显高于对照组（$P<0.01$）。两组各型性格维度得分比较见柱形图8-3。

3. 讨论

（1）遗传因素（一级亲属中风史）与脑梗死发病的相关性：现有的遗传流行病学资料证实脑血管病有其遗传基础。因为有家族遗传史者的发病率明显高于无卒中史者的发病率。同卵双生发病率为双卵双生的4~5倍。但脑血管病不是符合孟德尔遗传的单基因遗传病，它是环境与基因相互作用而发病的多基因、多因素遗传病。所以，遗传是脑梗死发病的重要危险因素。关于遗传因素在脑梗死发病过程中的作用，目前仍不十分清楚，多数学者认为脑梗死属于多基因遗传，其遗传度受环境因素影响较大。近几年来，随着分子生

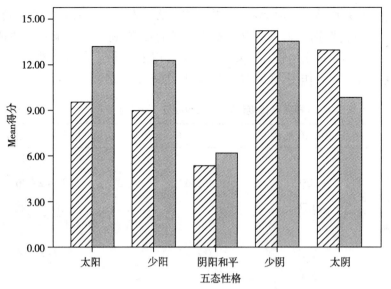

图8-3　脑梗死组与对照组五态性格得分比较柱形图

物学技术的飞速发展及其应用,与脑梗死发病有关遗传物质的分子生物学研究成果也屡有报道。脑梗死的发病存在遗传倾向,但目前仍未能全面地阐述遗传因素在脑梗死发病中的作用机制。

本研究采用遗传流行病学病例对照研究方法,结果显示,脑梗死先证者组的父母、同胞脑梗死患病率均明显高于对照组($P<0.01$),其总的一级亲属发病率(6.58%)明显高于对照组(1.74%),两者比较具有显著性差异($\chi^2=28.664$, $P=0.000$)。并且,有一级亲属中风史者患脑梗死的危险是没有一级亲属中风史者的3.97倍(OR=3.97,95%CI: 2.38~6.61)。通过对脑梗死病例在同胞中的分布研究,发现其分布呈家族聚集性,以Falconer阈值法估计的脑梗死一级亲属的遗传度为47.34%,说明遗传因素在脑梗死的发生中起着相当重要的作用。而两组人群子女间脑梗死患病率差异无显著性($P=0.087$),但在调查的398名先证者子女中有3人发病,而387名对照组子女中无一人发病,考虑到先证者的子女年龄多在45岁以下,脑梗死的发病率极低,因此分析认为两组子女间脑梗死患病率差异无显著性的原因可能是其年龄相对较小,尚未达到脑梗死的发病年龄,并不意味着他们将来真的就不发生脑梗死,并非不受遗传因素的影响。另外,虽然两组人群一级亲属的患病率存在显著性差异,而与先证者有着较为相近生活环境的配偶中,两组患病率差异无显著性($\chi^2=0.687$, $P=0.407$),这也从另一方面提示遗传因素对脑梗死的发生确有一定的影响。

关于脑梗死的遗传方式问题,本次研究计算得到的脑梗死分离比为0.1398(95%CI: 0.1064~0.1732),明显低于孟德尔单基因遗传病的分离比(0.25),符合多基因遗传病的特点,即说明脑梗死的发生是由多个具有微小效应的基因在某些环境因素的综合作用下产生的共同效应,而并非单一基因的作用。

多基因遗传病的形成受遗传基础和环境因素的双重影响,其中遗传因素所起作用的大小用遗传度(heritability)表示。估算多基因遗传病的遗传度的方法,目前较为公认是根据Falconer的阈值理论来计算遗传度,本次研究估算得到的脑梗死一级亲属遗传度为47.34%,低于60%,属中度遗传。在进一步按性别分层分析结果为一级亲属表现出男性高于女性的趋势。从以上分层分析结果来看,遗传因素对脑梗死发病的作用对男性人群影响可能较为明显。本研究阐述了遗传因素在脑梗死病因中的地位,将为有效地预防和控制脑梗死的发生提供新的手段。但由于这只是一次横断面的研究,尚未能对已调查的先证病例及其亲属、子女进行前瞻性随访观察,加之Falconer方法对遗传度的估计有一定的局限性,未能完全剔除环境因素的混杂作用,这有待于今后应用通径分析或综合分离分析等方法,并结合分子遗传学的检测技术,深入探讨遗传因素与环境因素对脑梗死发生的交互影响。

如前所述,禀赋指所有从先天获得的信息,包括遗传信息和胎传信息。近年来,越来越多的证据表明遗传因素是中风发病的重要危险因素。随着分子生物学的发展和人类基因组计划的实施,中风遗传学已成为研究热点之一,并取得了重要进展。已经明确,伴有皮质下梗死和白质脑病的常染色体显性遗传性脑动脉病(CADASIL)是一种由于第19号染色体上Notch3基因突变所致的常染色体显性遗传的全身性的动脉病,是家族性中风和血管性痴呆的原因之一。另外,冰岛的deCODE研究小组发现位于第5号染色体q12的一个基因位点与脑卒中存在连锁,其对数风险值(LOD)为4.40(一般当LOD≥3.6时认为该基因位点与疾病存在连锁)。研究人员表示,他们在这一区域已经鉴定出一个非常有潜力的基因。

不过,从目前研究可知,中风病大多属多基因遗传疾病,其发生发展是众多基因与环境因素共同作用的结果。与中风病相关的特异性基因的研究目前仍处于探索阶段,目前做得更多的是候选基因遗传多态性与疾病的相关研究,这些候选基因的产物在中风病发生、发展的病理生理机制中起重要的作用,而它们的表达和功能受这些遗传多态性的调控。研究表明,中风病可能与血管紧张素转换酶、内皮性一氧化氮合成酶、5,10-亚甲基四氢叶酸还原酶、载脂蛋白E、载脂蛋白脂(a)、纤维蛋白原Bβ、白介素-6、细胞间黏附分子-1、心钠素等的基因多态性相关。加强对中风病相关基因的鉴别及多态性的研究,阐明其在脑血管的生理和病理过程中的作用,了解基因之间相互协同作用及与中风危险因素之间的相互作用在脑血管疾病发生、发展中的内在联系,可以为中风的防治提供依据。随着功能基因组学和蛋白质组学的进一步发展,遗传学研究方法和分子生物学技术的不断进步,该领域的研究将会越来越深入和完善,对中风病发病机制的认识将会更加全面。

人类基因多态性在阐明人体对疾病、毒物的易感性与耐受性、疾病临床表现的多样性以及对药物治疗的反应性上都起着重要的作用。中风病的发病中,不同禀赋特征的患者临床必然表现为不同的中医证候,从与中风病相关的遗传基因多态性来研究禀赋和中风证候的演变规律是一个很好的切入点。由于个体禀赋特征决定中风病的中医证候,该类研究实质上也是从分子遗传学的角度探讨了个体的禀赋特征。

(2)五态性格与脑梗死发病的相关性:《灵枢·阴阳系日月》谓:"阴阳者,有名而无形"。故阴阳两字只代表事物的对立属性,不代表特定之事物。阳代表事物的积极、主动、进取、光明等方面,而阴则相反。中医学认为阴阳是事物对立统一的两个方面,人体是阴阳矛盾的统一体,阴阳平衡是人体保持躯体和心理健康的根本。"阴平阳秘"就是身心健康的最佳状态。这种阴阳观对中医心理学思想的形成有着重要影响,同时也起到了推动作用。不同个体禀赋阴阳气血的偏多偏少是不一样的,因此也就有着不同的个性特征,其突出表现为中医学所说的五态性格。中医学按阴阳学说把人的性格分作五种类型，即五态之人。《灵枢·通天》篇所论的"五态人"基于阴阳含量之多少而把人分为五型，即太阴之人、少阴之人、太阳之人、少阳之人与阴阳和平之人。因为"其态不同"，故称"五态人"，重点在阴阳含量。其对"五态人"之神情、性格、举止、体质及治疗等都有详细记载。并根据五态人的不同体型、素质和性格特征，提出他们各自在什么情况下容易患病。这种行为模式的划分虽然目前尚未能找出其物质基础，但从心身医学的角度出发，个性与疾病的发生、发展确实存在某种联系。

按照阴阳动态变化划分人格类型，既是一个统一的整体，又体现了人格变化中的相互联系、相互依存、相互消长、相互制约等关系，这是五态人格的重要贡献。同时将阴阳作为神经活动两个基本过程兴奋和抑制的同义词，未为不可。从而上述各类个性特征由不同阴阳量组成的论点即为个性特征由不同兴奋与抑制量组成。在正常情况，不应有纯阴纯阳，同理正常情况下，神经系统功能也不是纯兴奋或抑制。据此，五态人之五型是有现代生理学基础的。

通过调查发现，脑梗死组与对照组相比，太阳、少阳、阴阳和平人格纬度得分明显偏低，而少阴、太阴人格得分则明显高于对照组。据此结果我们可以认为，脑梗死属于一种"阴有余而阳不足"的病症。提示脑梗死患者的性格特征趋向于阴阳两极型，即以太阴、太阳型性格为主要外显模式，正是所谓阴不平，阳不秘的现象。表明太阳分偏低而太阴分偏高是脑梗死病人的主要危险因素。即有以上性格缺陷特征及负性情绪的个体，容易患脑梗死。

《灵枢·通天》中对太阴、太阳型性格的描述为："太阴之人，贪而不仁，下齐湛湛，好纳而恶出，心和而不发，不务于时，动而后之，此太阴之人也。""太阳之人，居处于于，好言大事，无能而虚说，志发于四野，举措不顾是非，为事如常自用，虽事败而无悔，此太阳之人也。"可见，太阳之人偏于外向乐观，而太阴之人则偏于内向，心胸相对狭窄，性格柔弱。因而太阳分值偏低、太阴分值偏高说明性格内向，心胸狭窄，性格柔弱，悲观，不易满足，这些均为脑梗死的易患性格因素。具体来看，太阳性格的个体傲慢，自用，主观，冲动，有野心，有魄力，任性而不顾是非，暴躁易怒，不怕打击，刚毅勇敢，激昂，有进取心，敢坚持自己观点，敢顶撞等。在某些方面极具A型行为的特征，如个性强，过分的抱负，为取得成就而努力奋斗，紧张急躁，有紧迫感。而太阴性格的个体，则多表现为外貌谦虚，内怀疑虑，考虑多，悲观失望，胆小，阴柔寡断，与人保持一定距离，内省孤独，不愿接触人，不喜欢兴奋的事，不合时尚，保守，自私，先看他人之成败而定自己的动向，不肯带头行事等。具有疑病、癔症型人格的部分特征。

从生理学角度来看，人的行为模式都是建立在特定的生理基础上的。从中医的整体观来看，"有诸内，必形诸外"，人的外显行为是机体、脏腑机能阴阳之气变化的必然反映，因此，无论是太阴或太阳的脑梗死患者，从现代医学的角度来讲，都存在着高级神经功能障碍的可能性。不同性格的人对外界刺激所作出的情感反应是不一样的。属太阳性格者，是面对社会、环境刺激而表现出超常的兴奋，由于在行为上具有挑战性、竞争、向上、过分的抱负，以至于长期承受较大的精神压力，从而导致高级神经功能障碍；属太阴性格者，则是面向社会、环境刺激而表现出超常的抑制，因其行为趋向保守、内向、孤独，同样也会面临较大的精神压力，而导致高级神经活动功能障碍。所以，不论是超常的兴奋或是超常的抑制,都是建立在内脏活动的基础之上并以复杂的高级神经活动为基础。高级神经活动产生障碍,必然导致脏腑气血的变化,从而引起机体各种机能的改变。

(3)禀赋与中风发病相关性探讨

1)禀赋与中风发病密切相关:中风病是一个缓慢发展由量变到质变的病理过程,其病机复杂,病情顽固。虽然中风病的病因病机研究正日趋完善,但仍有不足之处。

中风的病因病机经历了从外因立论到内因立论的过程。唐宋以前的医家均从"脉络空虚,风邪外侵"的外风立论,金元以后的刘河间、李东垣、朱丹溪等医家则一反前说,分别提出"心火暴盛"、"正气自虚"、"湿痰生热"等内因为主学说。明代张景岳则提出"中风非风"论,而近代医家多认为中风皆由内风动越,气血逆乱所致。总之,中医学认为,中风的发生是在气血阴阳亏虚的基础上,因忧思恼怒、五志过急、劳倦内伤、嗜食肥甘、烟酒、气候、环境等诱因使风火痰瘀等多种因素共同作用于人体,导致脏腑功能失调,气血逆乱于脑而产生的。其病机归纳起来不外虚、火、风、痰、气、血六端,但具体到每个病人到底是因何者发病,这又与不同病人的禀赋特征有密切的关系。阴阳亏虚、气血衰少虽是生命老化的自然规律,但由于存在个体间的差异,而有偏于阴虚或阳虚之别。

中医学非常重视禀赋与中风发病的密切关系,认为禀赋对中风病的性质、临床表现、证候和发展转归均具有内在制约性,在中风的发展过程中,"病人之阴阳,因人而变","邪气之阴阳因人而化",故禀赋是证候产生的重要物质基础。《千金要方·诸风》对中风的变化规律强调指出,"因人动静,乃变其性。"石寿棠《医原》谓:"六气伤人,因人而化,阴虚体质最易化燥,燥因为燥,即湿亦化为燥;阳虚体质最易化湿,湿因为湿,即燥亦必挟湿。"中风病类化或从化的一般规律是素体阴虚阳盛者,机能相对亢奋,病邪作用机体多从热化,表现为阳类证候;素体阳虚阴盛者,机体机能相对减弱,在致病因子影响下多从寒化,表现为阴类证候。

在中风病这一漫长的病理过程中,各种易变的证候相当于一个点或片段,而相对稳定的禀赋特征却贯穿始终。禀赋特征决定了中风证候及其演变规律,是中风病"同病异证"和"同病异治"的基础。

2)禀赋学说在中风病临床中的应用:先天禀赋是指导临床辨证用药的重要依据,《灵枢·卫气失常》云:"必先别其三形,血之多少,气之清浊,而后调之,治无失常经。"《素问·三部九候论》亦云:"必先度其形之肥瘦,以调其气之虚实,实则泻之,虚则补之。必先去其血脉而后调之,无问其数,以平为期。"后世医家在《内经》的基础上,更有阐发。如朱丹溪《局方发挥》说:"血气有浅深,形志有苦乐,肌肤有厚薄,标本有先后,年有老弱,志有五方,令有四时,孰为正治反治,孰为君臣佐使,合是数者,计较分毫,议方治疗,贵乎适中。"

根据中风病人的禀赋特征,因人制宜是非常必要的。辨别禀赋特征是中医辨证论治的拓展,是中医整体观的重要体现,忽视患者禀赋特征的辨证论治有悖于中医整体观念。所以,对中风病的防治措施应建立在对禀赋辨识的基础上,充分考虑到病人的禀赋特征,并针对其禀赋特征采取相应的治疗措施。由于禀赋差异,不同个体、种族、地域的人对药物的耐受性和敏感性不一,因而用药、剂量有差异,药效也有不同。因此,研究不同禀赋特征中风病人的用药特点、饮食宜忌、五态性格、养生保健,将充分体现中医个体化诊疗的思想。同时,对"禀赋论治"的运用规律进行科学、系统、深入探讨,还可以带动中医诊疗体系的创新。

中风病属急危重症,未病先防尤其重要。一旦丧失时机而致中风病发生,病残率与死亡率就非常高。所以,对于中风病而言,治疗固然是重要的,但关键还是针对容易引起中风病的危险因素积极地进行干预,调整人体所处的偏颇状态,从而预防中风病的发生,或减轻病变程度。中医学非常重视未病先防,《内经》就有"上工治未病"、"不治已病治未病"的记载。未病先防实质上就是对患者禀赋特征的调整,通过一系列预防措施,使机体处于并保持一个健康的状态,免受各种致病因素的侵袭,达到"正气存内,邪不可干"的目的。

根据中医阴阳学说,正常人中不能有阴无阳或有阳无阴,但阴阳含量则可有多有少。比数不同,性格随之而异。所以五态性格之不同,可能因阴阳含量不同之故。因为在同一时间内,阴阳是同时存在的,不同含量所构成之某种性格也都具备,但其隐显,则因遗传而异,又因后天之影响而异。故性格有一定的稳定性,但又可以改变。这就为从禀赋角度预防中风病的发生提供了可能。预防医学是未来医学发展的重要领域,中医禀赋学说蕴涵丰富的预防医学内容,提倡科学、积极主动的预防思想,主张和重视对个体禀赋特征的辨析。亚健康是医学研究的前沿领域,健康医学更是把研究领域向前推,其目的即是研究如何使人保持健康状态。中医禀赋学说的发展,不仅为中风病的病前状态的预防提供了指导,还为预防医学和健康医学的发展提供了理论基础。

明确禀赋与中风病的相关性,仅仅是研究工作的第一步,如何确认易患中风个体的禀赋特征,并在此基础上设法改变其禀赋特征从而预防中风病的发生才是问题的关键。还应从现代医学遗传学和基因的角度切入禀赋的研究,以期进一步探讨其外在禀赋特征及其证候特征与内在基因的联系。并设法通过基因调控影响其表达,从根本上预防中风病的发生。这必将是今后研究的热点,也是重点和难点所在。

三、小结

1. 禀赋是个体在先天遗传的基础上及胎孕期间内外环境的影响下,所表现出的形态结构、生理功能、心理状态和代谢方面综合的、相对稳定的特征。其形成于出生之前,但受后天环境影响。

2. 从现代生物学和遗传学的角度来认识,中医禀赋的概念当有狭义和广义之分,狭义的禀赋即遗传信息,广义的禀赋则指所有从先天获得的信息,包括遗传信息和胎传信息。在中医学中,应用更多的是禀赋的广义概念。

3. 禀赋的先天实质包含遗传信息和胎传信息,禀赋的后天表现则体现在体质、心理两方面,其先天实质决定后天表现。

4. 禀赋具有先天性、个体性、地域性、种族性和可调性,先天性是其最根本的特性。禀赋特征都是遗传和环境条件互相作用的最后产物。遗传和环境条件任何一方面发生变化都可能导致某种禀赋特征的变异,这也为禀赋调控提供了可能。

5. 一级亲属中风史与脑梗死的发病具有相关性。

6. 按照《灵枢·通天》篇"五态人"分类,脑梗死患者的性格特征趋向于阴阳两极型,即以太阴、太阳型性格为主要外显模式;太阳分偏低而太阴分偏高是脑梗死病人的主要危险因素。说明五态性格与脑梗死发病具有明显相关性。

7. 先天禀赋与中风发病具有相关性。

由于禀赋概念宽泛,目前还没有某个指标能够包含其全部内涵,本研究仅从遗传流行病学和五态性格的角度对禀赋因素与中风发病的关系做了一些初步探讨,没有涉及其分子遗传学更深的基因层次。另外,有关胎传信息及体质与中风发病的关系有待今后进一步研究。

（刘向哲）

参 考 文 献

[1] 杨力. 周易与中医学[M]. 第3版. 北京: 北京科学技术出版社,2005: 1235.

[2] 任继学. 任继学经验集[M]. 北京: 人民卫生出版社,2000: 344.

[3] 王琦. 中医体质学[M]. 北京: 人民卫生出版社,2005: 2,64.

[4] 王永炎. 中医研究的三个重要趋势[J]. 山西中医,2005,21（1）: 1-2.

[5] 姜乾金. 医学心理学[M]. 北京: 人民卫生出版社,2005: 53,63-64.

[6] 程罗根. 人类遗传学[M]. 南京: 南京师范大学出版社,2005: 251.

[7] 丁显平. 人类遗传与优生[M]. 北京: 人民军医出版社,2005: 68-86.

[8] 马存根. 医学心理学[M]. 第2版. 北京: 人民卫生出版社,2005: 13.

[9] 匡调元. 人体体质学—中医学个性化诊疗原理[M]. 上海: 上海科学技术出版社,2003: 32.

[10] 陈迪,李晓文,程晓丽. 医学遗传学[M]. 北京: 中国人口出版社,1999: 163.

[11] 纪立农. 2型糖尿病遗传病因学研究的现状和展望[J]. 中国医学科学院学报,2006,28（2）: 278-283.

[12] 吴志奎,张新华,方素萍,等. 补肾益髓法治疗β-地中海贫血症临床与分子机理研究[J]. 中西医结合心脑血管病杂志,2003,1（10）: 607.

[13] 银占魁,曹子青. 救脑益智胶囊治疗遗传性共济失调281例临床总结[J]. 北京中医,2001,（1）: 62-63.

[14] 林乔,王米渠. 中医遗传学定义和研究范畴与研究方法及应用[J]. 现代中西医结合杂志,2006,15（9）: 1131-1136.

[15] 王永炎,刘向哲. 禀赋概念的理解与诠释[J]. 浙江中医杂志,2006,41（10）: 561-563.

[16] 杨秋莉,薛崇成. 中医学心理学的个性学说与五态人格测验[J]. 中国中医基础医学杂志,2006,12（10）: 777-779.

[17] 孙振球. 医学统计学[M]. 北京: 人民卫生出版社,2002: 269.

[18] 中华神经科学会. 各类脑血管疾病的诊断要点[J]. 中华神经科杂志,1996,29（6）: 379-380.

[19] Ralph L. Sacco, Robert Adams, Greg Albers, et al. Guidelines for prevention of stroke in patients with ischemic stroke or transient ischemic attact [J]. stroke,2006,37: 577-617.

[20] 江三多. 医学遗传数理统计方法[M]. 北京: 科学出版社,1998: 54-144.

[21] 代亚美. 缺血性脑血管病的遗传研究[J]. 神经疾病与精神卫生,2002,2（6）: 371.

[22] AlbertsMJ. Genetic aspects of cerebrovascular disease [J]. Stroke,1991,22: 276-279.

[23] 史宝林,张勇,武艳华,等. 脑梗死的遗传流行病学研究[J]. 中华流行病学杂志,2003, 24（8）: 719-721.

[24] Pak Sham. Genetic epidemiology [J]. British Medical Bulletin,1996,52: 408-433.

[25] 沈靖,姚才良,钮菊英,等. 脑梗塞遗传病因的流行病学系列研究(Ⅱ)[J]. 中国公共卫生,1998,14(7): 391-393.

[26] 王拥军,崔丽英,卢德宏,等. 现代神经病学进展(3)[M]. 北京: 科学技术文献出版社,2004: 421-422.

[27] Gretarsdottir S, Sveinbjornsdottir S, Jonsson HH, et al. Localization of a susceptibility gene for common forms of stroke to 5q12 [J]. Am J Hum Genet,2002,70(3): 593-603.

[28] 尤劲松,黄培新. 从体质学说及遗传基因多态性研究中风病证候浅析[J]. 中医药学刊,2004, 22(8): 1494-1496.

[29] 郑开梅,薛蕾,甄红旺,等. 抑郁症的五态人格研究[J]. 天津中医药大学学报,2007,26(2): 61-62.

[30] 冯明清,林平,徐丹慧,等. 脱发与阴阳五态性格关系的探讨[J]. 中国中医基础医学杂志,1998,4(9): 46-48.

[31] 薛崇成,杨秋莉. 五态性格测验表手册[R]. 北京: 中国中医研究院,1988.

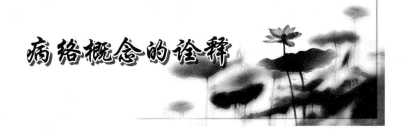

第九章 病络概念的诠释

一、络脉及病络的概念疏理及历史源流

1. 络脉

（1）络脉的含义：络脉是与经脉相对而言的，经脉是经络系统的主干，纵行人体上下，沟通脏腑表里；络脉是经脉的分支，横行经脉之间，从经脉别出后愈分愈多，越分越细，网络全身，无处不到。题名徐大椿的《洄溪脉学》说："十二经者，经脉之常度也。其原各从脏腑而发，虽有支别，其实一气贯通，曾无间断。其经皆直行上下，故谓之经。十五络者，经脉之联属也。其端各从经脉而发，头绪散漫不一，非若经脉之如环无端也。以其斜行左右，遂名曰络。"

络，有联络、缠络、网络之义。杨上善在《黄帝内经太素·脉度》中说："人之血脉，上下纵者为经，支而横者为纬……十五络脉及孙络见于皮表，横络如纬，名曰络脉。"滑伯仁《十四经发挥·手足阴阳流注篇》说："络脉者，本经之旁支，而别出以联络于十二经者也。本经之脉，由络脉而交他经；他经之交，亦由是焉。"《针灸问对·卷上》亦云："旁出者，谓之络。"明代翟良《经络汇编·脏腑联系分合详说·经有十二络有十五》曰："盖'经'者，径也。经脉之行，以气血之流行周身，经常而不断者言也，如川流之不息矣。'络'犹兜也，如人横线为络，以兜物也。络脉之行，以气血之分布一身，无微而不周者言也，如川流之分派而不泄矣。"清代喻嘉言《医门法律·明络脉之法》也说："经有十二，络亦有十二，络者兜络之义。"

1）络脉的别称：络脉是所有支脉的总称，不同层级络脉的名称也不相同，构成了一个颇为繁杂的名称系统。

①大络：即较大的络脉，一般是指十五络，如《素问·缪刺论》云："今邪客于皮毛，入舍于孙络，留而不去，闭塞不通，不得入于经，流溢于大络，而生奇病也。"新校正引"全元起云：大络，十五络也。"这应该与《灵枢·九针十二原》所论有关："经脉十二，络脉十五，凡二十七气，以上下所出为井，所溜为荥，所注为腧，所行为经，所入为合，二十七气所行，皆在五腧也。"

②横络：即由经脉支横别出的分支。《灵枢·脉度》说："经脉为里，支而横者为络，络之别者为孙。"杨上善注云："夫经脉随身上下，故为纵也。络脉旁引，故为横也。"（《黄帝内经太素·五邪刺》）。张志聪也说："横络者，经脉之支别也。"（《黄帝内经灵枢集注·刺节真邪》）。

③孙络：孙络也称"小络"，一般指细小的络脉。张介宾在《类经》中有较准确的解释：

"凡络脉之细小者,皆孙络也"(《疾病类·二》);"络之小者为孙,即络脉之别而浮于肌肤者也"(《脉色类·二十五》);张志聪则形象地比喻说:"络脉者,如江河之支流。孙络者,如支流之更有支流也"(《黄帝内经素问集注·缪刺论》)。完整的解释见于《素问直解·脉解》:"孙脉,孙络脉也。"

④浮络:指体表可见的络脉。《素问·皮部论》曰:"阳明之阳,名曰害蜚,上下同法,视其部中有浮络者,皆阳明之络也,其色多青则痛,多黑则痹,黄赤则热,多白则寒,五色皆见,则寒热也,络盛则入客于经。"《类经·经络类·三十一》说:"浮络见于皮。"

⑤鱼络:即手鱼际之络,指手大鱼际部络脉,是重要的诊察部位。《灵枢·邪气脏腑病形》云:"鱼络血者,手阳明病。"《灵枢·经脉》曰:"凡诊络脉,脉色青则寒且痛,赤则有热。胃中寒,手鱼之络多青矣;胃中有热,鱼际络赤。"《黄帝内经太素·腑病合输》注云:"手阳明脉行于鱼后,故鱼络血见,手阳明病候也。"《类经·经络类·六》说:"此诊络脉之色可以察病,而手鱼之络,尤为显浅易见也……手鱼者,大指本节间之丰肉也,鱼虽手太阴之部,而胃气至于手太阴,故可以候胃气。"

⑥五脏六腑之络:首见于叶天士的《临证指南医案》,认为络脉不仅见于循行于体表肌肤的部分,还有潜行于人体深部的络脉,"凡人脏腑之外,必有脉络拘拌,络中乃聚血之地。"五脏六腑都有络,如"肺络"、"肝络"、"脾络"、"肾络"、"胃络"、"心包络"、"少阳之络"等。叶天士所说的五脏六腑之络在解剖结构上指人体脏腑器官深部的络脉,是重要的生理病理表现部位。

2)络脉的数量:传统认为络脉主要有十五条,故又称为十五络或十五别络。《针灸集成》说:"十五络之络,乃阴经别走阳经,阳经别走阴经,而横贯两经之间,所谓支而横者为络是也。"据《灵枢·经脉》的记载,这十五络是十二经脉各一络,任、督脉各一络,再加上脾之大络。此论一出,历代聚讼纷纭,争论的焦点在于任、督之络及脾之大络的入数上。

首先,《难经》对《内经》之说提出了异议。《难经·二十六难》曰:"经有十二,络有十五,余三络是何等结也? 然。有阳络,有阴络,有脾之大络。阳络者,阳跷之络也。阴络者,阴跷之络也。故络有十五焉。"可见,《难经》是将脾之大络及阴跷、阳跷之络入数的。

其次,明代马莳等提出了十六络之说。《黄帝内经素问注证发微》说:"人但知十二经及任、督二经,共十五络穴,以脾有公孙、大包二络故也。然脾以大包为大络,而不知胃络丰隆之外,亦有大络曰虚里者,则不止于十五络,而当谓十六络矣。"说明马莳以十五络加上胃之大络而为十六络的。

继后,清代喻嘉言又提出了以脾胃之大络及奇经之大络入数的观点。《医门法律·络脉论》说:"阳跷、阴跷二络之名原误,当是共指奇经为一大络也。盖十二经各有一络,共十二络矣。此外,有胃之大络,繇胃下直贯膈肓,统络诸络脉于上;复有脾之一大络,繇脾外横贯胁腹,统络诸络脉于中;复有奇经之一大络,繇奇经环贯诸经之络于周身上下。盖十二络以络其经,三大络以络其络也。"

上述争论,各有其理,亦各有偏执。根据"经脉为里,支而横者为络"的概念,十二经及奇经八脉当均有大络别出,也就是说,大络之数远远不止十五、十六了。若从"别络"的特定含义,即从经脉上的络穴别出以为名来看,则实际上只有十四络,脾胃之大络从体内经脉发出,均不应计算于其中,正如王冰注《素问·气穴论》所说:"十四络者,谓十二经络,兼任脉、督脉之络也。脾之大络起自于脾,故不并言之也。"

（2）络脉的生理特点：经脉在人体,内连六脏六腑,呈线状沟通肢体,譬如河流,具有直、大、深、长、少的特点；络脉在人体,外络四肢百骸,呈网状联络周身,譬如溪沟,具有横、小、浅、短、多的特点。

络脉无论是在肢体,还是在脏腑,均循行于浅表部位,呈横向分布,覆盖面较广。有些浮现于皮肤表面,视而可见。正如《灵枢·脉度》所说："支而横者为络。"《灵枢·经脉》也说："诸脉之浮而常见者,皆络脉也。"

络脉组织结构细小,形如树枝,在十二经脉分出的大络脉基础上不断分化,越分越多,越分越细,越分越小。除了十四大络之外,其他细小的孙络、浮络,数以万计,数不胜数,四通八达,无处不到。

此外,络脉在气血流注及分布规律上还具有自己独特的一些生理特点。

1）络脉气血流注的特点：十四大络无论是从本经分出,还是进入相表里的经脉,都与十四经的气血循环融会贯通。但是,络脉流注与经脉循环不同,它具有如下特点。

①双向流通：十二经之络从四肢肘、膝关节以下的本经腧穴分出后,分别走向相表里的阴经或阳经,呈双向交通。例如手太阴之络从列缺分出后入走手阳明经,手阳明经之络从偏历分出后入走手太阴经。络中气血呈双向流通,这是完成经络运行气血生理功能的重要前提之一。

所谓双向流通,是指络脉中的气血既能离经脉方向流动而布散于脏腑组织,又可向经脉方向流动而注入经脉。《素问·四时刺逆从论》说："经满气溢,入孙络受血,皮肤充实。"《灵枢·脉度》说："阴脉荣其脏,阳脉荣其腑……其流溢之气,内溉脏腑,外濡腠理。"即是经脉中的血气流溢于络脉,并布散脏腑组织之例,相反,布散于脏腑组织的血气,又能渗入孙脉,注于经脉。故《灵枢·痈疽》说："中焦出气如露,上注谿谷,而渗孙脉……血和则孙脉先满溢,乃注于络脉,皆盈,乃注于经脉。"

②满溢贯注：所谓满溢贯注,是指络脉流注的正常状态和前提而言的。换言之,即络中的气血只有达到满溢的程度才能正常双方流动,贯注不已,以维持其生理功能。如上所述孙脉满溢"乃注于络脉",络脉皆盈"乃注于经脉",均反映了络脉满溢贯注的特点。《医述》引余傅山之言说："人身有经、有络、有孙络,气血由脾胃而渗入孙络,由孙络而入各经大络,而入十二经。譬之沟涧之水流入溪,溪之水流入江河也。"《冯氏锦囊秘录》也说："经脉者,行血气,通阴阳,以荣于身者也。络脉者,本经之旁支而别出,以联络于十二经者也。本经之脉,由络脉而交他经,他经之脉亦由是焉。人身之气,经盛则注于络,络盛则注于经。得注周流,无有停息,昼夜流行,与天同度,终而复始。"

2）络脉分布规律的特点：尽管络脉众多,纷繁复杂,然而它在全身的分布却并不是杂乱无章,而是以经脉为纪,井然有序,具有一定的规律性。

①广泛分布性：在经络系统中,经脉是其主体,络脉则是其必不可少的补充,络脉广泛分布,内外上下无处不到,弥补了经脉线状分布的不足。在络脉系统中,十二经脉之别络均起于四肢,并走向其相表里的经脉；任脉之别散于腹,督脉之别散于头,并别走足太阳经；脾之大络散布于前后胁肋,胃之大络出于左乳下。孙络的分布更为广泛,它自络别出后,愈分愈多,弥散全身各部,只不过体内的络脉无法直接见到罢了。正如张介宾所说："凡人遍体细脉,即皆肤腠之孙络也。"

②沿经分布性：络与经其气相通，络自经别出后，多沿本经分布，或内达脏腑组织，或外布于皮肤肌腠。首先，在大络中，如手太阴之别，"并太阴之经，直入掌中"；手少阴之别，"循经入于心中，系舌本，属目系"；手心主之别，"循经以上，系于心包络"等。其次，孙络亦多是以经脉为纪内外布散的。《素问·气穴论》说："孙络三百六十五穴会。"张介宾注云："孙络之云穴会，以络与穴为会也。穴深在内，络浅在外，内外为会，故云穴会。"经穴是经气会通之处，又是孙络所过之地，孙络沿经分布，其气并与经穴相会。所以张志聪明确指出："盖络乃经脉之支别，如肺之经脉，循鱼际尺泽臑腋之间，即其间所见之络脉，乃肺之络，而络外之皮，即肺主之部矣。"

③表里相对性：一般认为，经脉在里，络脉在外，是否络脉只布于表呢？不是。《素问·经络论》依络脉颜色变化的应经或应时，而将其分为阴络、阳络两大类，并认为阳络远经布于表，阴络近经布于里，指出了络脉的分布有表里的不同。清代医家唐容川对阴络、阳络作了较明确的解释："阴络者，谓躯壳之内，脏腑、油膜之脉络"；"阳络者，谓躯壳之外，肌肉、皮肤之脉络。"亦说明表里均有络脉分布。具体来说，如脾胃之大络及其他脏腑之大络起于里而布于表，十二经之别络则起于表而多联络于里。《灵枢·百病始生》所谓"阳络伤则血外溢"之络，即在上在表之络；"阴络伤则血内溢"之络，即在下在里之络。所以张介宾说："合经络而言，则经在里为阴，络在外为阳。若单以络脉为言，则又有大络、孙络、在内、在外之别，深而在内者是为阴络……浅而在外者是为阳络。"

由此可见，从总体上确认的经里络外的分布概念，只是一个阴阳表里的相对概念，实际上络脉既散于表又布于里，既行于上又达于下，上下左右，周身内外，无处不到。

（3）络脉的生理基础

1）络脉与脏腑的关系：脏腑是精气血律液化生之源，又是精气血津液贮藏之所，络脉通过经脉而与脏腑间接相通，不仅络中的血气根源于脏腑，而且络脉本身亦靠脏腑化生的血气来充养。

另一方面，脏腑化生的气血等营养物质又赖络脉输布全身，从而发挥营养作用，而且脏腑组织本身也需要络中气血的滋养，才能保证其功能的正常进行。所以，体内的脏腑组织，除有经脉及脏腑之大络以供给营养外，体表十二经脉之别络亦有向里联系脏腑，以加强脏腑组织营养的作用。

虽然络脉主要循行、分布于体表，但也有深入体内、网络脏腑的。例如心、肺、胃、肠的浅层都布满了细小的络脉，只是与脏腑没有络属关系而已。据《灵枢·经脉》所记载，手少阴之络"入于心中"；手厥阴之络"系于心包，络心系"；手少阳之络"注胸中"；足太阴之络"其别者入络肠胃"；足少阴之络"其别者，并经上走于心包"《灵枢·百病始生》将络脉分为阴络、阳络、肠胃之络。叶天士也将络脉分为脏络、腑络。

此外，前人多偏重于体表经脉所发出的"别络"，而对于从体内经脉上发出的"大络"则认识不足。实际上，体内也各有"大络"从脏腑的经脉发出。

《灵枢·经脉》说："脾之大络，名曰大包，出渊腋下三寸，布胸胁。"《素问·平人气象论》说："胃之大络，名曰虚里，贯膈络肺，出于左乳下。"这两段经文，专论脾、胃之"大络"，一曰"出渊腋下三寸"，一曰"出于左乳下"，显然它们均是从体内别出的。具体从体内的何处别出，王冰作了回答："脾之大络，起自于脾。"意思是说，脾胃之大络是从近脾胃的经脉上别出，这是与十二经"别络"不同的第一点。另外，胃之大络"贯膈络肺"，脾之大络原文虽未明言,但亦可推知它主要是与在里的脏腑组织相联系,这是与十二经"别络"不同的第二点。

《灵枢·逆顺肥瘦》说:"冲脉,其下者,注于少阴之大络,出于气街。"这里的"少阴之大络",很容易与发于体表的"足少阴之别"相混淆。然而从其"出于气街"来看,此处的"少阴之大络"断然不是"足少阴之别络",而是从体内足少阴经脉另行发出的"大络"。

《灵枢·玉版》说:"胃之所出气血者,经隧也。经隧者,五脏六腑之大络也"。这段经文明确指出,除十四经的"别络"外,五脏六腑在体内均还有"大络"别出,并且是胃腑所出气血营养脏腑组织的通道。

从体内经脉别出的"大络",是经脉气血营养体内外组织器官的重要通道,说明络脉与脏腑之间具有十分密切的关系。

2)络脉与经脉的关系:经脉与络脉,合称为经络。是沟通内外、联系上下、运行气血、输布营养、协同完成脏腑功能、维持机体生命活动的通道。既是躯体各部的联络系统,运行气血的循环系统,主束骨而利关节的运动系统,又是疾病传变的反应系统,抗御外邪的防卫系统,调节阴阳平衡的调整系统。

经脉和络脉合为一体分布于全身,二者之间既有紧密的联系,不可分割;又有明显的区别,各有特点。

①经深络浅:《灵枢·经脉》云:"何以知经脉之与络脉异也? 黄帝曰: 经脉者,常不可见也……脉之见者,皆络脉也……经脉十二者,伏行分肉之间,深而不见……诸脉之浮而常见者,皆络脉也。"张介宾《类经》注释说:"脉有经络,经在内,络在外……经脉深而直行,故手足十二经脉皆伏行分肉之间,不可得见……络脉支横而浅,故在表而易见。"马莳说:"浮而易见者为络,深而不见者为经"(《黄帝内经灵枢注证发微·百病始生》)。张志聪也说:"经脉宽大,孙络窄小,故有阔数之度也。浅深者,络浅而经深也"(《黄帝内经灵枢集注·本输》)。由于经脉在体内深伏难见,络脉在体表浅显易察,在病理状态下,经脉为病一般从体表也是难以察觉的,只能借助于脉诊来了解经脉的虚实情况;而络脉为病则常常可以在体表络脉的分布区见到一些不同的病理变化。所以《灵枢·经脉》说:"经脉者,常不可见也,其虚实也以气口知之……十五络者,实则必见,虚则必下。"

"经深络浅"只是相对而言的。经脉本身又有深有浅,如阴经较深,阳经较浅。即或是深伏的经脉,也有浅出体表,起交接传递作用的。络脉本身也有浅有深,如阳络较浅,阴络较深。浅表的络脉也有深入体内,网络内脏的。但就每一个脏腑、每一个组织而言,经脉和络脉的配布形式仍是经脉在深层,络脉在浅表。正如杨上善在《黄帝内经太素·痈疽》中所说:"经络及孙络有内有外,内在脏腑,外在筋骨肉间。谷入于胃,精液渗诸孙络,入于大络,大络入经,流注于外。外之孙络,以受于寒温四时之气,入络行经以注于内。令明水谷津液,入于孙络,乃至于经也。内外经络行于脏腑,脏腑气和乃得生也。"

②经直络横: 经脉是经络系统的主干部分,呈线状纵行人体上下,循行路线较长。《医学入门》说:"径直者为经。""脉之直行者为经。"经脉在直行的过程中,能越过大小关节并与相应的脏腑、组织、器官发生规律性联系。络脉是经络系统的分支部分,呈网状横行于经脉之间,循行路线较短。在横行的过程中,一般不能越过较大的关节,与脏腑、组织、器官的联系也不如经脉那样有规律。所以《灵枢·脉度》说:"支而横者为络。"《灵枢·经脉》也说:"诸络脉皆不能经大节之间,必行绝道而出。"

③经粗络细：经脉譬如树干，是经络系统的主干，较为粗大，《内经》称之为"大经"；络脉譬如树枝，是经络系统的分支，结构细小，《内经》称之为"小络"。尤其是孙络、浮络更为细小（所谓"十四大络"之称，只是与孙络、浮络相对而言）。《类经》对经脉与络脉的粗细之别作了较为形象的描述："络有大小，大者曰大络，小者曰孙络……络之别者为孙，孙者言其小也。凡人遍体细脉，即皆肤腠之孙络也。""经即大地之江河，络犹原野之百川。"

④经少络多：经脉包括十二经脉、奇经八脉和十二经别，它们都有固定的数目。经脉的附属结构十二经筋、十二皮部也是以"十二"为数来划分的。络脉包括十四大络、孙络、浮络。除十四大络有固定的数目外，孙络、浮络都是数以万计、数不胜数的。《针经指南》曰："络有一十五，有横络三百余，有丝络一万八千，有孙络不知其纪。"《人镜经》曰："十二经生十五络，十五络生一百八十系络，系络生一百八十缠络，缠络生三万四千孙络。"所谓横络、丝络、系络、缠络是指介于十四大络与孙络、浮络之间的络脉，而"一百八十"、"一万八千"、"三万四千"等均是虚数，为数目巨大众多之义。

（4）络脉的生理功能：络脉自经脉别出，其气源于经脉，并与经脉之气相通，然而，由于络脉的特殊组织结构以及在脏腑组织中的特殊地位，致使络脉在生理功能上除了具有经络所共同的通行血气、沟通表里、卫外抗邪的作用外，还有一些独特的生理功能。

1）加强联系，网络全身：络脉分支细小，遍及周身，比经脉的分布广博致密，可以说是四通八达，无所不及。这就进一步强化了经络系统之间的联系。正如张介宾所说："络脉所行，乃不经大节，而于经脉不到之处，出入联络以为流通之用。"在整个络脉系统中，十六大络是起主导作用的。任脉统任一身之阴，其络脉也与诸阴脉相连，沟通胸腹部经气；督脉总督一身之阳，其络脉也与诸阳脉相通，沟通腹背经气。任、督之络互相配合，加强身体前后的密切联系。脾之大络与胃之大络既加强躯干侧面的联系，又统率其他络脉、孙络、浮络。既在经脉与络脉之间起联系作用，同时又深入浅出，网络周身组织。

2）输送气血，灌注周身：《灵枢·本脏》说："经脉者，所以行血气而营阴阳，濡筋骨，利关节者也。"运行气血，营养周身，是经脉的一个重要作用，而络脉则是协同经脉完成这一任务的重要途径。经脉的循行分布范围有一定局限，只能将气血精微物质输送到一定的部位。络脉在肌体支而横行，从大到小，形成一个网状结构，遍布全身，故能将气血、津液转输、渗灌到周身各个部位，使经脉中的气血由线状流行扩展为面状弥散，按经脉—大络—小络—孙络—浮络之序灌注全身，使整个机体充分得到气血的濡养和津液的滋润。正如《灵枢·小针解》所云："节之交，三百六十五会者，络脉之渗灌诸节者也。"张介宾《质疑录·脏腑经络》说："十二经脉……外通络脉，则合孙络而渗皮毛。"孙一奎《赤水玄珠·中风》亦说："人身之血，内行于脉络，外充于皮毛，渗透肌肉，滋养筋骨，故百体平和，运动无碍。"

络脉是经络系统中血气营养脏腑组织的枢纽、津液转输的桥梁。络脉接受经中"流溢之气"，而将其血气渗透灌溉全身，以"内溉脏腑，外濡腠理"（《灵枢·脉度》），从而内则脏腑得养，外则皮肤充实。所以，《灵枢·卫气失常》说："血气之输，输于诸络。"《灵枢·动输》也说："冲脉，其别者，斜入踝，出属跗上，入大指之间，注诸络，以温足胫。"

3）贯通营卫，互生津血：气血在经络中运行，周而复始，环流不休。在这个过程中，营、卫二气无时不在通过络脉互相贯通，津血二液也无时不在通过络脉相互化生。

中医学认为，营气与卫气都来源于水谷精微。营、卫生成以后，营行脉中，卫行脉外，共同担负着"温分肉,充皮肤,肥腠理,司开合"的营养、濡润、调节、防御重任。《素问·气穴论》说:"孙络三百六十五穴会……以通营卫。"张介宾注云:"表里之气,由络以通,以通营卫。"张志聪释云:"大络之血气,外出于皮肤而与孙络相遇,是以脉外之卫、脉内之营,相交通于孙络皮肤之间。孙脉外通于皮肤,内连于经脉,以通营卫者也。"可见,营气虽然行于脉中,但盛满之后必然通过络脉而渗出脉外;卫气虽然行于脉外,但游走窜透也可进入血脉之中。二者通过络脉(主要是孙络、浮络)可以互相转化。对此,《灵枢·经脉》说:"饮酒者,卫气先行皮肤,先充络脉,络脉先盛,故卫气已平,营气乃满,而经脉大盛。"张介宾注释说:"卫气者,水谷之悍气也,其气剽疾滑利,不入于经,酒亦水谷之悍气,其剽疾之性亦然。故饮酒者,必随卫气先达皮肤,先充络脉,络脉先盛,则卫气已平,而后营气满,经脉乃盛矣。"现代医家赵锡武通过临床实践亦认识到了这一点,他在《赵锡武医疗经验》中强调指出:"脉外虽以卫气为主,但卫营和偕,偕行于孙络,布散于皮肤。脉内虽以营气为主,但也存在卫气,即张隐庵说的卫随营行,营卫各主走其道,而复汇合于皮肤肌腠,可见营气与卫气不能分离。"

中医学还认为,津血也由水谷精微所化,与营、卫同源而异流,且在运行输布过程中,血渗脉外而为津,津入络内则为血。《灵枢·痈疽》说:"肠胃受谷,上焦出气以温分肉而营养骨节,通腠理。中焦出气如露,上注溪谷而渗孙脉,津血和调,变化而赤为血。血和则孙脉先满溢,乃注于络脉,络脉皆盈,乃注于经脉。"张志聪注云:"水谷入胃,其津液随三焦出气以温分肉,充皮肤,复渗于孙络,与孙络之血和合,变化而赤为血。"可见,津与血可以通过孙络互渗互化,即血渗络外而为津,津还络中而为血。血液在经络中运行,从孙络渗于脉外,与脉外之津液化合,以濡润脏腑组织及皮肤肌腠为津液。同样,脏腑组织及皮肤肌腠的津液,亦可由孙络渗入于经络之中,与经络中运化的血液化合,并在心气的作用下化赤为血。

(5)络脉的病理机制:络脉是经络的有机组成部分,其病理机制往往与脏腑经络密切相关。但是,就其络脉本身而言,其基本病理机制不外络脉阻滞、络脉空虚、络脉损伤三个方面。

1)络脉阻滞:络脉是营卫气血津液输布贯通的枢纽,且络体较细,分支多,分布广,所以一旦邪客络脉则容易影响络中气血的运行及津液的输布,从而出现一系列的病理变化。

①气机郁滞:《灵枢·脉度》说:"气之不得无行也,如水之流,如日月之行不休。"气在络中运行不息,若络道壅塞便会导致气行不利而气机郁滞,简称气滞,其久者在《内经》中属于"菀陈"的范围。《灵枢·阴阳二十五人》说:"其菀陈血不结者,则而予之。"菀陈,马莳注为"气郁陈",丹波元简则直曰:"有菀陈而不结者,指积气言。"因此,可以认为这是《内经》提出络中气滞的伊始。

②血行瘀滞:经络有运行血气的功能,若邪壅络道,血气运行受阻,则可滞留为瘀。瘀血,《内经》称为"留血"、"恶血"等,其久者亦属于"宛陈"的范围。《素问·调经论》说:"血气未并,五脏安定,孙络外溢,则经(经,据前后文义当为'络')有留血。"《素问·针解》说:"菀(同'菀')陈则除之者,出恶血也。"均是络中血行不畅,留而为瘀的例证。

③津液停滞:津液出入于络脉内外,赖络脉以布散,因阳气而流行。若邪客络脉,气血不行,阳气失煦,则津液失渗,聚于络之内外而为病,如《灵枢·百病始生》便有因于寒或内伤于忧怒等,阳气不化而"汁沫迫聚不得散"及"津液涩渗,着而不去"的记述。《内经》

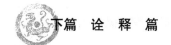

虽无"痰"字,但痰、沫均为津液停聚而成,故可以认为沫即同痰之类,徐大椿注《灵枢·周痹》曰:"经中无'痰'字,沫即痰也"(《兰台轨范·卷二·痹历节》)。

2)络脉空虚:络脉具有加强联系、网络全身,输送气血、灌注周身,贯通营卫、互生津血的功能,完成这些功能的前提,除了络道通畅、络气无阻外,络中气血的充实亦是其重要条件之一。也就是说,只有保持络中气血的充足,其流注才能正常进行。一旦络中的气血不足,络脉空虚,便会影响其气血流注的正常进行,致使气血运行迟滞,或停留于局部而为瘀血。

张锡纯《医学衷中参西录》说:"因气血虚者,其经络多瘀滞。"明确指出了络脉空虚的病理多有虚中夹实的情况。其中,尤其是络气不足,最易导致络中出现瘀血和痰凝。故王清任《医林改错》说:"元气既虚,必不能达于血管,血管无力,必停留而瘀。"叶天士从治疗上阐发了这一观点,他认为对于络脉空虚之证,治用"通补最宜"。所谓补是补益络中的血气,通是化其痰瘀以疏通络道,从治法上反映了络脉空虚的病理特点。

3)络脉损伤:脉为血之府,假若遇到跌损劳伤,或郁怒气逆,或热灼脉络,或起居不节、饮食无度等因素,均可导致脉络损伤。《灵枢·百病始生》说:"卒然多食饮则肠满,起居不节、用力过度则络脉伤。阳络伤则血外溢,血外溢则衄血;阴络伤则血内溢,血内溢则后血。"说明络脉损伤则络失主血之职,而使血溢络外。溢于络外之血,若不能及时排出体外,就会留滞体内形成瘀血,即叶天士所谓"离络留而为瘀也"(《临证指南医案·吐血》)。

跌损堕坠更是损伤脉络造成瘀血的常见因素之一。《素问·缪刺论》说:"人有所堕坠,恶血留内,腹中满胀,不得前后,先饮利药,此上伤厥阴之脉,下伤少阴之络。"《温热经纬·方论》章虚谷亦说:"络伤则血不能循行,随阴阳之部而溢出,其伤处即瘀阻,阻久而蓄积,无阳气以化之,乃成死血矣。"此外,络脉损伤之时,络中血气受到振动,部分"已动之血,有不能复还故道者"(《血证论》),残留络脉之中,亦可成为瘀血。

2. 病络

(1)络脉理论的形成与发展:"络脉"一语,首见于《史记·扁鹊仓公列传》:"《脉法》曰:脉长而弦,不得代四时者,其病主在于肝。和即经主病也,代则络脉有过。"其后,经过历代医家在临床实践中的不断充实与提高,逐步得到了完善与发展。

1)肇始于《黄帝内经》:《内经》认为络脉从经脉支横别出,直接从经脉分出的络脉称为十五别络,最细小的络脉称为孙络,分别于体表的称为浮络。就像树枝一样逐层细化,形成遍布全身的网络系统,实现气血向内在脏腑和外在肌腠的渗濡灌注。

络脉除具有经络所共有的通行气血、沟通表里等作用之外,还具有渗濡灌注作用、沟通表里经脉作用、贯通营卫作用、津血互渗等独特功能,是经脉中气血营养脏腑组织的桥梁和枢纽,在人体具有十分重要的意义。

络脉的基本病理变化是络脉阻滞等,其病证则涉及多个方面,如疼痛、积聚、出血、痹证、尸厥等。《灵枢·经脉》及《素问·缪刺论》等篇中,还对十五别络的虚实病证及其他有关病证进行了讨论。

在诊断与治疗方面,《内经》记载的望络、扣络诊断法与刺络放血、缪刺等治法,显示了脉络形态改变在络脉相关疾病诊治中的实体结构特点。

《灵枢·经脉》云:"凡诊络脉,脉色青则寒且痛,赤则有热。胃中寒,手鱼之络多青矣;胃中有热,鱼际络赤,其暴黑者,留久痹也;其有赤有黑有青者,寒热气也。其青短者,少气也。"提示络脉病变,常表现为外在浮络形态的改变。此外《内经》记载的血络、盛络、结络、横络、虚络等"病理性络脉"不仅具有形态学特征,还为针刺及相应治疗提供了理论依据。

在治法方面,《素问·调经论》提出"病在脉,调之血;病在血,调之络"的络病治法。《素问·三部九候论》指出:"经病者治其经,孙络病者治其孙络血,血病身有痛者治其经络。其病者在奇邪,奇邪之脉则缪刺之。留瘦不移,节而刺之。上实下虚,切而从之,索其结络脉,刺出其血,以见通之。"这为后世祛瘀通络、以通为治的络脉疾病疗法提供了重要启迪。

总之,《内经》初步阐述了络脉的分布与循行、生理功能、病理变化及临床表现,也记载了病络治疗法则及具体治络方法,初步形成了较系统的络脉理论体系。

2)发展于张仲景《伤寒杂病论》:汉代医家张仲景在其专著《伤寒杂病论》之《金匮要略》中,论述了肝着、黄疸、水肿、痹症、虚劳等络脉病证的发生与络脉瘀阻有关,展示了"初病在气,久病血伤入络"的证治思路。《金匮要略》有关"积聚"的论述则更明确揭示了疾病日久不愈,由气至血,血伤入络的一般演变规律。《金匮要略·五脏风寒积聚病脉证并治》曰:"积者,脏病也,终不移;聚者,腑病也,发作有时,展转痛移,为可治。"并首创活血化瘀通络法和虫蚁搜剔通络法,发前人之所未发,对络病理论的发展起到了承前启后的推动作用。

仲景关于"络病证治"的方药,特别是虫类入络的应用,开后世"虫类药物缓攻通络"之先河,一直受到后世医家的推崇。在《金匮要略》18首化瘀方剂中,其中大黄䗪虫丸、鳖甲煎丸、抵当汤、下瘀血汤、土瓜根散等6方应用动物药,特别是虫类药以活血化瘀通络。

叶天士对仲景虫类通络药物的应用给予了极高评价:"结聚血分成形,仲景有缓攻通络方法可宗",并深得其中奥妙,曰:"考仲景于劳伤血痹诸法,其通络方法,每取虫蚁迅速飞走诸灵,俾飞者升,走者降,血无凝著,气可宣通,与攻积除坚,徒入脏腑者有间。"可见络病治疗和一般活血化瘀、攻积除坚不同,突出强调了络病辨证及通络治疗的独特临床价值。仲景旋覆花汤被后世尊为治络病祖方。

3)集大成于叶天士《临证指南医案》:仲景之后很长的一段历史时期内,络病学说未有重大发展。迄至清代,涌现出了一大批络病学说的倡导者和实践者。喻嘉言在《医门法律》一书中慨叹道:"十二经脉,前贤论之详矣,而络脉则未之及,亦缺典也。"喻嘉言主张用砭射刺络及内服引经透络药来治疗邪客络脉病证。王清任勇于创新,于《医林改错》一书中,将补气与活血通络法相结合创益气活血通络法,是对络病治法的又一重大发展。唐容川擅治血证,在《血证论》中提出了"血积既久,亦能化为痰水"和"凡血证,总以祛瘀为要"的著名论点,从血证方面对络病理论进行了阐发,亦为治疗络伤出血证指明了方向。而对络病学说贡献最大者首推叶天士,创造性地继承和发扬了前代的学术成果,将《内经》中有关"络"的生理认识加以深化,引入到内伤杂病的病理阐释中,明确提出了"久病入络"和"久痛入络"的科学命题,叶氏强调"初为气结在经,久则血伤入络",从全新的角度揭示了一般疾病(多属内伤、脏腑病变)由浅入深、由气及血的演变规律,认为络病分虚实,总以络脉阻滞为特点,其主要病变为络中气滞、血瘀或痰阻,并创立了辛味通络诸法,从而形成了较系统的络病理论,堪称是络病学说的集大成者。叶氏"久病入络"说和"久痛入络"说及其理、法、方、药,是对内伤杂病理论和治疗学上的一大发展,也为后世活血化瘀疗法的研究提供了重要的借鉴,启发了新的辨证思路和用药规律,予后世医家以巨大影响。

综上所述,络病学说源远流长,代有阐发,自《内经》开其端,《金匮要略》血痹诸方见其用,至叶天士的《临证指南医案》形成较完整的理论体系。叶氏的络病治疗常用于中风、痹证、癥积等内伤疑难杂病,其温病卫气营血辨证论治显然也吸取了络病学说的学术思想,从而使络病学说既指导内伤疑难杂病又指导了外感重症的辨证和治疗,使络病学说的发展取得重大突破与进展。

（2）历代医家论病络

1）《内经》:《内经》虽然没有明确提出“病络”的概念,但“血络”、“结络”、“盛络”、“横络”、“虚络”等诸多的术语已经蕴涵有“病络”的意义了。

①血络:《灵枢》有“血络论”专篇,云:“刺血络而仆者,何也? 血出而射者,何也?”“黄帝曰: 相之奈何? 岐伯曰: 血脉者,盛坚横以赤,上下无常处,小者如针,大者如箸,则而泻之万全也,故无失数矣。”由此可知,血络是指体表显现的充盈的络脉。

《内经》对血络有着较为详细论述。《素问·调经论》曰:“视其血络,刺出其血,无令恶血得入于经,以成其疾。”《灵枢·经脉》曰:“凡刺寒热者,皆多血络,必间日而一取之,血尽而止,乃调其虚实。”《素问·缪刺论》曰:“视其皮部有血络者,尽取之,此缪刺之数也。”《灵枢·癫狂》曰:“短气息短,不属,动作气索,补足少阴,去血络也。”《灵枢·热病》曰:“风痉身反折,先取足太阳及腘中及血络出血。”《灵枢·禁服》曰:“调其虚实,虚实乃止,泻其血络,血尽不殆矣。”《灵枢·寿夭刚柔》曰:“久痹不去者,视其血络,尽出其血。”《灵枢·水胀》曰:“先泻其胀之血络,后调其经,刺去其血络也。”《灵枢·邪客》曰:“凡此八虚者,皆机关之室,真气之所过,血络之所游,邪气恶血,固不得住留,住留则伤筋络骨节,机关不得屈伸,故拘挛也。”综观这些论述,血络即是有气血瘀阻或怒张的小血管,颜色青紫,显于皮下,可以被肉眼所见。无论是外因,或内因引起血络寒、热、虚、实之演变,导致气滞血瘀,皆可出现络脉怒张,颜色变青或紫,常见于癫狂、腹胀、鼓胀、心痛、痉病、瘤、久痹、疼痛等病,成为经络诊断指征之一。同时也是进行针灸治疗时,作为操作的主要对象。

导致血络这一病理状态的机制,《灵枢·卫气失常》作了说明:“血气之输,输于诸络,气血留居,则盛而起。”《奇经八脉考·跷为病》:“血络者,视其处有络脉盛满者,出其血也。”张志聪说:“血络者,外之络脉孙络,见于皮肤之间,血气有所留积,则失其外内出入之机”（《黄帝内经灵枢集注·血脉论》）。

②结络: 结谓结聚,指脉中血行滞涩,结而不通之络。其形坚紧,或形如黍米,或陷下。如《素问·刺腰痛》所说腘窝处结络:“在郄中结络如黍米,刺之血射以黑。”《类经·经络类·六》说:“凡刺络脉者,必刺其结上,此以血之所聚,其结粗突倍常,是为结上,即当刺处也。”

结络的形成,乃由血寒行缓而壅聚,致小络脉上有绳结之形,明显可见或按之坚紧,宜用刺络放血或艾灸温通脉络,使血运正常。《灵枢·阴阳二十五人》云:“切循其经络之凝涩,结而不通者……其结络者,脉结血不和,决之乃行。”《灵枢·官能》曰:“结络坚紧,火所治之。”《素问·三部九候论》也说:“上实下虚,切而从之,索其结络脉,刺出其血,以见通之。”

因脉络郁结,血行不畅,致瘀血停滞而产生痛痹、腰痛、寒厥、寒邪凝滞阴络等各种病证。如《灵枢·经脉》曰:“故诸刺络脉者,必刺其结上,甚血者虽无结,急取之以泻其邪而出其血,留之发为痹也。”《灵枢·逆顺肥瘦》曰:“别络结则跗上不动。”可见,结络是络脉的一种特殊病理状态,是一种形态十分异常的血络,但是病理程度上更为严重,出现血络结聚现象,如颗粒状突起,用手触摸有一定的硬度且部位固定。临床已到了瘀血的程度。结络既是刺络放血的对象,又是艾灸和烧灼等治疗方法的适用范围。《灵枢·官针》云:"经刺者,刺大经之结络经分也。"《灵枢·禁服》曰:"盛则泻之,虚则补之,紧则先刺而后灸之,代则取血络而后调之,陷下则徒灸之。陷下者,脉血结于中,中有著血,血寒故宜灸之。"

③盛络:指充盛的络脉。《灵枢·根结》论根溜注入时说:"此所谓十二经者,盛络皆当取之。"杨上善《黄帝内经太素·经脉根结》注云:"循此十二正经,旁有络脉血之盛者,皆当其部内量而取之。""阴阳内经盛溢,必注于络,故候坚横盛络泻之,万全者也。"(《黄帝内经太素·量络刺》)。《灵枢·经脉》曰:"故诸刺络脉者,必刺其结上,甚(通"盛")血者虽无结,急取其邪而出其血,留之发为痹也。"《灵枢·脉度》曰:"络之别者为孙,盛而血者疾诛之。"由此可知,盛络是"血络盛而无结"的一种病理状态。具体是指络脉异常充盈、胀起者,但无结聚现象,也是一种形态异常的特殊血络,是由邪气所聚、气滞致病的。

④横络:横络,正常情况下是指由经脉支横别出的分支,即水平走向的小血脉。但在《内经》中,有时是指经脉气血不通的一种病理状态。《灵枢·刺节真邪》针对经络不通,出现横络时说:"六经调者,谓之不病,虽病,谓之自已也。一经上实下虚而不通者,此必有横络盛加于大经,令之不通,视而泻之。此所谓解结也。"

与"横络"相类似的还有"横脉"。《灵枢·血络论》曰:"血脉者,盛坚横以赤,血脉盛满。"说明横脉乃经络邪聚,瘀血十分明显之征象。

横络可见于腰痛、疟疾等疾病,亦常作为刺络疗法操作对象之一。《素问·刺腰痛论》曰:"衡(通"横")络之脉令人腰痛。衡络绝,恶血归之。""解脉令人腰痛⋯⋯刺解脉,在膝筋肉分间郄外廉之横脉出血。"《素问·刺疟》曰:"胃疟者⋯⋯刺足阳明、太阴横脉出血。"

"横络"直接提示了相应经脉的不通,经脉循行部位上可能有某种疾病的发生,也是一种分布异常的血络,是经络循行线路上有了阻滞和不通。但通常情况下,这种提示是间接的。

⑤虚络:是指络脉虚陷,气血严重不足的状态。《素问·调经论》曰:"神不足者,视其虚络。按而致之,刺而利之,无出其血,无泄其气。"《素问·通评虚实论》还提到"经虚络满"、"经满络虚"等。说明"虚络"也是肉眼可见、触摸可及的。"视其虚络,无出其血,无泄其气",即对于虚络的治疗不可刺血或泄气,可采用灸法。如《灵枢·经脉》曰:"陷下则灸之。"

"虚络"是指络脉发生了下陷,呈一种气血严重不足的状态,在临床上相对较为少见,需要细致耐心地检查才能发现。

2)《伤寒杂病论》:张仲景在《伤寒论》及《金匮要略》中,论述了部分络脉病证及与络脉有关病证的病机、治法以及方药,对后世颇具启发。

《伤寒论·辨太阳病脉证并治中》云:"太阳病六七日,表证仍在,脉微而沉,反不结胸,其人发狂者,以热在下焦,少腹当硬满,小便自利者,下血乃愈。所以然者,以太阳随经,瘀热在里故也。抵当汤主之。""太阳病,身黄,脉沉结,少腹硬,小便不利者,为无血也。小便自利,其人如狂者,血证谛也,抵当汤主之。""伤寒有热,少腹满,应小便不利,今反利者,为有血也,当下之,不可余药,宜抵当丸。"

以上三条论述了蓄血证的证治。蓄血证系热与血结于下焦,阻滞脉络而形成。其症状主要表现为三个方面,一是局部症状,如少腹满或硬满;二是神志症状,如发狂、如狂;

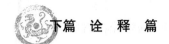

三是小便症状,如小便当自利。由于血蓄积于下焦脉络之中,故仲景拟抵当汤或抵当汤丸破瘀通络以治疗之,方中桃仁、大黄破瘀下血通络,水蛭、虻虫直入血络,搜剔络中瘀结。对于血络瘀阻下焦之重证,非此莫属。而将虫类药物用于破瘀通络,则是仲景对络脉病治疗的一大贡献。

《金匮要略·黄疸病脉证并治》说:"脾色必黄,瘀热以行。"此"瘀热"乃指湿热瘀阻于血分经脉和络脉之中,正如清代医家唐容川所说:"瘀热以行,一'瘀'字便见黄皆发于血分,凡气分之热不得称瘀"。

《金匮要略·水气病脉证并治》还提出了"血不利则为水,名曰血分"的论点。所谓"血不利则为水",实质上是瘀血阻滞络脉,致脉内之津液不能输布,脉外之津液不能还流络中所致。

《金匮要略·血痹虚劳病脉证并治》中的"五劳极虚羸瘦,腹满不能饮食","肌肤甲错,两目黯黑"之证,亦是瘀血阻滞脉络,导致津血失濡而成。

3)《丹溪心法》:至金元时代,痰瘀阻络、互结互病的病理关系被医家所重视,各大医家在临床实践中,以活血化瘀通络法、化痰活血通络法及补益活血通络等法,治疗各种奇难杂证,如中风、积聚、痹证及血证等。

朱丹溪在《丹溪心法·中风》中说:"治风之法,初得之即当顺气,及日久即当活血,此万古不易之至理,惟可以四物汤吞活络丹。愈者正是此义。"明确提出中风日久,治宜活血通络。

朱丹溪提出了一种特殊的化痰通络法——吐法。他认为吐可以开泄经脉和络脉,使经络之痰从上从外而去,如《丹溪心法·痰》说:"痰,在经络中,非吐不可,吐法中就有发散之义焉。"证之临床,对于痰阻窍络之癫、狂、痫,辨证运用吐法可以收到一定的疗效。

金元时期,其他注重治络的医家亦不少,正如周学海《读医随笔》所说:"刘河间力发玄府之功用,滑伯仁每谓用补剂,参入活血通经之品,其效更捷,史载之方之多用三棱、莪术等,不皆治络之络耶。"

4)《医门法律》:喻嘉言在《医门法律》一书中有"络脉论"一篇,云:"络中邪盛,则入于营矣,故曰络盛则入于经,以营行经脉之中故也。然风寒六淫外邪,无形易入,络脉不能禁止,而盛则入于经矣。若营气自内所生诸病,为血,为气,为痰饮,为积聚,种种有形,势不能出于络外,故经盛入络,络盛返经,留连不已。"说明风寒六淫之邪均可成为络病之因,因其无形,既易入于络中,也易出于络外,因此治疗上比较容易。但是,对于"营气自内所生诸病",即血瘀、痰浊等有形之部阻于络中之病,则治疗比较困难,原因是有形之邪"势不能出于络外",而且"经盛入络,络盛返经",经邪与络邪相互影响,"留连不已",增加了病邪痼结难解之势。针对这种病情,提出了两种治疗措施:一是用"砭射"刺络出血,直接"决出其络中之邪",二是加用引经透络之药,以引诸药入络中,攻击其络邪。对于我们认识、治疗络脉病证具有较大指导意义。

另外,喻昌在论治中风时,虽然强调"真中"、"内风",但在处方用药时,主张半身不遂,病在经络肌表筋骨之间,尚未入脏腑者,选用和荣汤,以补血活血,健脾燥湿消痰,清热疏风通络,开通腠理。可谓内固根本,外散病邪。并特别指出:"凡风初中经络,不行外散,反从内夺,引邪深入者,医之过也。"

5)《临证指南医案》:叶天士首先明确提出"久病入络"、"久痛入络",认为邪气袭入后,其传变途径"由经脉继及络脉",又说"初为气结在经,久则血伤入络",指出了多种内伤杂病随着病程的进展,病邪由经入络、由气及血、由功能性病变发展为器质性病变的慢性病理过程。

《灵枢·百病始生》云:"阳络伤则血外溢,血外溢则衄血;阴络伤则血内溢,血内溢则后血;肠胃之络伤,则血溢于肠外。"这一论述给叶天士以很大的启发,在《临证指南医案》中多处加以引用,并有自己独到的见解。结合辨证,将络脉的概念更具体化了。他认为"经几年宿病,病必在络。"但病在哪一部分的络,则还要根据病情作出具体分析。如中风为"内风袭络";伏暑为"暑风久入营络";癥瘕、疟母为"正虚邪留,混入血络";脓疡为"瘀热入络"。他还细分"脏络"和"腑络"。如胁痛,有由于"肝络凝瘀";大痛、大吐,或为"悬饮流入胃络";"痛而纳食稍安,病在脾络";经疏肺降气不效者,为"病在肾络"等。叶天士不但以"络"来辨证,同时也是以"络"来施治。如对"中风"一证,以往常认为,风从外来,因而多用祛风一类药。叶氏创立了"内风袭络"说,用滋液息风、濡养营络等法取效,就改变了这一情况,在中风辨证施治方面前进了一大步。对温热病,叶氏提出"吸入温邪,鼻通肺络,逆传心包络中"的说法,这是《温热论》中"温邪上受,首先犯肺,逆传心包"的张本。

叶天士学习仲景《金匮要略》"五劳"用大黄䗪虫丸、"疟母"用鳖甲煎丸、"肝着"用旋覆花汤的经验,认为"与攻积除坚徒入脏腑者有间",对"散之不解,邪非在表;攻之不去,邪非著里;补正却邪,正邪并树无益"之病,主张按久病入络处理,凡脉涩、胀、痹、麻、痞、癥、痛不已者,可服辛温、香窜通利药物,忌投咸、苦、酸、甘滞腻之品,仿效《伤寒论》当归四逆汤,予活血通络疗法,不开过寒、极燥方剂,常用桃仁、乳香、泽兰、安息香、老苏梗、延胡索、新绛、没药、川芎、小茴香、薤白、鹿角、麝香、阿魏、漏芦、川椒、青蒿梗、韭根、当归须、苏木、旋覆花、细辛、郁金、香附、芜蔚子、嫩桂枝、公丁香、桑枝尖、青松针、姜渣、绿葱管;见效不佳者,可参照《绛雪园古方选注》应用虫蚁搜剔之经验,取水陆"血肉飞走诸灵",升腾通阳、潜下行阴,如地龙、全蝎、䗪虫、水蛭、穿山甲、露蜂房、鳖甲、鼠妇、蜣螂虫,令"血无凝着,气可宣通",松透深伏病根,追拔"沉混之邪"。夹气、湿、痰者,加苏子、半夏、天南星、苍术、苡仁、橘红、蜀漆、白芥子、降真香。以攻浊为重点,加晚蚕砂、五灵脂、两头尖,开隧破坚。《临证指南医案》用虫蚁者约80则,秦天一称道,欲求"金针暗度,全凭《叶案》搜寻",的确大开思路。

此外,叶天士还对"血络"有所论述。《临证指南医案·吐血》曰:"左升属肝,右降属肺,由中焦胃土既困,烦蒸灼热,并无口渴之状,病情全在血络。"《临证指南医案·幼科要略》曰:"小儿单胀数月,百治无功,余谓气分不效,宜治血络。所谓络瘀则胀也。"《临证指南医案·湿证》曰:"著而不移,是为阴邪聚络,大旨以辛温入血络以治之。"《临证指南医案·头痛》曰:"气血瘀痹而为头痛者,用虫蚁搜逐血络,宣通阳气为主。"还对"虚络"也有所论及。《临证指南医案·肩臂背痛》曰:"脉芤、汗出、失血、背痛。此为络虚。"《临证指南医案·腰腿足痛》曰:"脉涩、腰髀环跳悉痛,烦劳即发,下焦空虚,脉络不宣,络虚则痛是也。"同时记述了因虚风、相火、咳逆、失血、外感客邪等使络脉变动失常而致的"动络";相火燔炎、用药苦辛热燥致络脉受创而致的"伤络"等,为临床辨识络病提供了重要参考。

但需指出的是,叶天士所说"病久入络"和"久痛入络"之"络",不是指外部的浮络,而是指内部的络,是关于脏腑经脉的深层概念。

6)《医林改错》:《医林改错》中对"络"的论述,除"经络"外,所述"气管"、"血管"均为气血运行通道,与"经络"异名而同义。首先提出了气虚络瘀致半身不遂、口眼歪斜、口噤不开的论点。他说:"元气一亏,经络自然空虚,有空虚之隙,难免其气向一边归并……无气则不能动,不能动名曰半身不遂","元气既虚,必不能达于血管,血管无气,必停留而瘀","或曰:君言半身不达,亏损元气,是其本源,何以亏至五成方病?愿闻其说。余曰:夫元气藏于气管之内,分布周身,左右各得其半,人行坐动转,全仗元气"(《医林改错·半身不遂本源》)。"若盛壮之人,无半身不遂,忽然口眼歪斜,乃受风邪阻滞经络之症。经络为风邪阻滞,气必不能上达,气不上达头面,亦能病口眼歪斜,用通经散风之剂,一药而愈"(《医林改错·口眼歪斜辨》)。"忽然口噤不开,乃风邪阻滞经络,气不上达所致,用疏通经络之剂即愈"(《医林改错·辨口噤咬牙》)。中风病半身不遂、口眼歪斜、口噤不开等症状以络病论治,究其原因乃气不达,或由元气亏虚而不达,或有风邪阻滞而不达,治疗强调通络,并将补气与活血通络法相结合,创益气活血通络法,是对络病治法的重大发展。

7)《类证治裁》:林珮琴是一位注重实践的医学家,在络脉理论上受叶天士的影响较深,他十分推崇叶天士提出的"久病入络"及"久痛入络"的观点,并将此理论用于指导多种病证的治疗。《类证治裁》指出:积聚初起,"惟先理气,气行则脉络通","然初为气结在经,久则血伤入络",积聚日久,则"必理血分","兼通络瘀";"虚痛久,痛必入络,宜理营络","积聚由渐而成,治必由渐而去,故缓攻通络,勿峻用吐下。"其他如痛证、噎膈、久疟、痫证等病证的辨证治疗,他亦主张参用通络之法,如胃脘痛"治法须分新久,初痛在经,久痛入络,经主气,络主血也。初痛宜温散以行气,久痛则而血络亦痹,必须辛通以和营,未可概以香燥例治也"。

8)《张聿青医案》:张聿青毕生勤于临床,业医善取各家之长,融会贯通,对前人的治络之法心领神会,灵活运用,颇有发展。张聿青扩大了通络法的应用范围,《张聿青医案·中风》载"直者为经,横者为络,邪既入络,易入难出,势不能脱然无累",道出了络病痼结难愈的特点。并将通络法推广用于治疗中风、半身不遂、久疟、胃脘痛、黄疸、久咳、血证、痹证、麻木、惊风、跟背四肢痛、瘰疬等病证,扩大了通络法的运用范围。

9)《中风斠诠》:《中风斠诠》是张山雷在《雪雅堂医案·类中秘旨》的基础上,引证古籍,并参考部分西医学知识,进一步阐发而成。该书对中风进行了深入详尽的研究,为中风专著。书中列中风治疗八法,通经宣络法即为其中之一,并指出:"猝暴昏仆,多兼手足不仁,半身不遂或刺痛瘫痪,其平居无病而忽然不用者,皆是气血上菀,脑神经被其扰乱而失功用……惟在数日之后,其势少息,其气少和,而肢体之瘫痪如故,经络隧道之中已为痰浊壅塞,气机已滞,血脉不灵,可用此法","内风暴仆而忽然肢体不遂,经络掣痛,皆气血上菀,脑神经忽然不用之病,此非通经宣络、活血疏风之药所可妄治者……惟在旬月之后,大势已平,而肢节之不用如故……大率皆为此设法,则通络行径。"既指出该法的治疗时机也道出其治疗禁忌,即中风数日之后,气火上升之势少息,而肢体偏废如故,则知经络隧道之中已为痰浊壅塞,气机已滞,血脉不灵,为偏废之痼疾,可用宣经通络法治疗。然中风初期,治其肢节则走窜行经,反扰动其气火,激之上升,有大害无小效,故禁用此法。具体用药可选用独活寄生汤、桑枝煎、大活络丹等,常用药物有独活、羌活、桑寄生、秦艽、防风、杜仲、桂枝、桑枝、萆薢、牛膝、木瓜等。

二、病络学说的现代诠释

1. 诠释方法概说　概念的诠释具有创新意义，诠释已超越了语言学的范畴，当今已将数理科学的数据评价、利用与发掘，信息科学的计算机语言涵盖其中。可将中医学对病络的描述性语言，通过人体实验或动物实验，利用整体模型与细胞模型等工具所取得的科学数据，求证诠解出病络的新概念，寻找病络的理论依据。

并明确指出了当前病络研究的不足，即病络理论概念尚需廓清，见解尚不成熟，故急需继承，在继承的基础上，深入研究证候类型与治络法，落脚到提高疗效上来。

目前，尽管吴以岭的《络病学概要》（北京：中国科学技术出版社。ISBN：7504638927）对络病进行了深入的研究，但鉴于络病和病络理论有所不同，而且目前新文献、新认识和新见解不断涌现，加之中医"病络"内涵仍缺乏全面系统的诠释，这方面尚有待于进一步的归纳研究和总结。本文拟采用文献检索，专家论证、文献计量学和文献训诂等方法，来系统整理并研究诠释理论和实践中的中医病络内涵，并拟以王教授治疗心脑血管病的临床医案加以阐述。

2. 运用诠释方法对病络学说的解析

（1）王教授对络脉的诠释

1）络有广义、狭义之分：广义的络，包涵"经络"之络与"血络"之络，经络之络是对经脉支横旁出的分支部分的统称，血络之络系指血脉的分支部分。狭义的络，仅指经络的络脉部分。病络学说所涉及的络，一般是指广义的络。

2）络有阴络、阳络之别：《素问·经络论》云："黄帝问曰：夫络脉之见也，其五色各异，青黄赤白黑不同，其故何也？岐伯对曰：经有常色，而络无常变也。帝曰：经之常色何如？岐伯曰：心赤，肺白，肝青，脾黄，肾黑，皆亦应其经脉之色也。帝曰：络之阴阳，亦应其经乎？岐伯曰：阴络之色应其经，阳络之色变无常，随四时而行也。"可见络脉之阴阳之分是依据经脉的阴阳以及四时气候变化。《素问·水热穴论》亦曰："帝曰：水俞五十七处者，是何主也？岐伯曰：肾俞五十七穴，积阴之所聚也，水所从出入也……凡五十七穴者，皆脏之阴络，水之所客也。"杨上善在《太素·经脉皮部》卷九注释说："阴络随于阴经，色亦不改，阳络虽属阳经，以是阳脉之阳，故随时变也……络有阴阳，阴络是阴之阴，故随经色不变；阳络是阳之阳，故随时变也。"张介宾以内外深浅理解络之阴阳："故合经络而言，则经在里为阴，络在外为阳。若单以络脉为言，则又有大络孙络在内在外之别，深而在内者，是为阴络，阴络近经，色则应之，故分五行以配五脏而色有常也；浅而在外者，是为阳络，阳络浮显，色不应经，故随四时之气以为进退，而变无常也。观《百病始生篇》曰：阳络伤则血外溢，阴络伤则血内溢。其义可知。何近代诸家之注，皆以六阴为阴络，六阳为阳络。岂阳经之络必无常，阴经之络必无变乎？皆误也"（《类经·脉色类·三十五》卷六）。

《难经》中关于阴络、阳络另有所指，《二十六难》曰："经有十二，络有十五，余三络者，是何等络也？然。有阳络，有阴络，有脾之大络。阳络者，阳跷之络也。阴络者，阴跷之络也。故络有十五焉。"显然，此处阴络阳络与《黄帝内经》有别，当指跷脉之络，作为"十五络"的内容。对于《难经》的观点，后世医家亦有传承者，如《子午流注针经·针经指南·络说》言："络穴辨……一十二经，每经络各有一络穴，外有三络穴：阳跷络在足太阳经,阴跷络在足少阴经,脾之大络在足太阴络,此一十五络穴之辨也。"滑伯仁在《难经本义·二十六难》中甚至认为此"络"即指奇经,也就是跷脉本身,"谓之络者,盖奇经既不拘于十二经,直谓之络,亦可也"。清代喻昌在《医门法律·络脉论》中亦对于滑氏观点表示认同,他认为:"经有十二,络亦有十二。络者,兜络之义,即十二经之外城也。复有胃之大络、脾之大络及奇经之大络,则又外城之通界","阳跷阴跷,二络之名原误,当是共指奇经,为一大络也";其作用"盖十二络以络其经,三大络以络其络也"。可视奇经八脉为大络的道理,喻昌在《医门法律·明络脉之法》还认为:"设阳跷阴跷可言二络,则阳维阴维更可言二络矣,督任冲带俱可共言八络矣。《难经》又云奇经之脉,如沟渠满溢,流于深湖。故圣人不能图,是则奇经明等之络。夫岂有江河大经之水,拟诸沟渠者哉?《难经》又云人脉隆盛,入于八脉而不环周,故十二经亦不能拘之,溢蓄不能环流灌溉诸经者也。全是经盛入络,故溢蓄止在于络,不能环溉诸经也。然则奇经共为一大络,夫复何疑?"其实,与《难经》观点不同的很多,如《古今医统大全·经穴发明·十五络脉穴辨》卷六:"十五络脉者,十二经之别络而相通焉者也。其三络者,为任督二脉之络,脾之大络,总统阴阳诸络,灌溉于脏腑者也。《难经》谓三络为阳跷阴跷二络。愚尝考之,无穴可指,且二跷亦非十四经之正也。"明代注家马莳在《灵枢注证发微·经脉》中明确提出:"还以《灵枢》为的也";徐大椿《难经经释·二十六难》对此亦表疑义:"按:十五络,《灵枢·经脉篇》明指十二经之别与督脉之别及脾之大络,共十五络,皆有穴名及病形治法。此以二跷当之,未知何出。"

3)络有气络、血络之异:血络多指异常充盈的络脉,《内经·灵枢》中有"血络论"专篇,其中云:"刺血络而仆者,何也?血出而射者,何也?岐伯曰:血脉者,盛竖横以赤,上下无常处,小者如针,大者如箸,则而泻之万全也,故无失数矣。"由此可知,《内经》此处所言血络是指体表显现的充盈的络脉,也即脉管。关于这种血管形成机制,《灵枢·卫气失常》也做了说明:"血气之输,输于诸络,气血留居,则盛而起。"《奇经八脉考·二跷为病》中亦有:"血络者,视其处有络脉盛满者,出其血也。"张志聪《灵枢集注·血脉论》言:"血络者,外之络脉孙络,见于皮肤之间,血气有所留积,则失其外内出入之机。"张景岳在《类经·四卷·藏象类》中云:"血脉在中,气络在外"此处已经明确指出络脉分为气络、血脉(络)。而在病理上,湿热、瘀血、痰饮以及其他一些病理因素影响,均可导致气络不舒或气络受阻而发病,比如《形色外诊简摩·卷下·外诊杂法类》云:"凡人胃中与前阴,病湿热腐烂或瘀血凝积作痛者……知其气络有相应也。"为此,在研究《素问·营卫生会》"营行脉中,卫行脉外"理论的基础上,结合现代研究,认为络脉在运行气血功能上面,应该包括气络和血络,且气络与血络相伴而行,共同成为气血运行的载体。

4)络脉的特性:络脉具有数量众多,在分布上广泛性,结构上的复杂性和功能上的多维性三大特性。

其中分布上广泛性是指络脉是无处不在的,正如杨上善所言:"经络及孙络有内有外,内在脏腑,外在筋骨肉间。谷入于胃,精液渗诸孙络,入于大络,大络入经,流注于外。外之孙络,以受于寒温四时之气,入络行经以注于内。令明水谷津液,入于孙络,乃至于经也。内外经络行于脏腑,脏腑气和乃得生也"(《太素·痈疽》卷二十六)。皮、肉、筋、脉、脏、腑、骨、髓均各有自己的所属络脉,以支持其功能活动。

结构上的复杂性主要体现在络脉是所有支脉的总称,简称"络",与"经"相对;络脉还有分支,即《灵枢·脉度》所说:"经脉为里,支而横者为络,络之别者为孙。"杨上善《太素·邪传》卷二十七中亦言:"孙络大络,皆称络脉也。"不同层次分支的名称不同,如大络(十五络)、小络(孙络)等。可见,络脉概念术语多而复杂,可以称为一个小系统,所谓"……皇络、孙络、横络、丝络,未取尽名"(《扁鹊神应针灸玉龙经·注解标幽赋》)。

络脉的功能是多方面的,人体是多层次,多功能的有机体。与此相应,络脉也表现出其功能的多维性,首先络脉是人体气血运行的通道。络脉在从人体主干经脉脏腑分出后,将运行于主干经脉脏腑的气血,不断地渗灌注于全身,从而更好地保障了气血营阴阳,濡筋骨,利关节的作用。其次,起始于四肢远端肤浅的络脉,会呈向心性伸延分散,以运行气血,排泄污浊。另外,因为"血气者,人之神"(《素问·八正神明论》),"血者,神气也"(《灵枢·营卫生会》),所以络脉在运行气血的同时,也必然将神机进行运转传递,是人体神机运转的重要途径之一。

5)络脉的功能: 络脉从属于经脉,其生理功能,与经脉的生理功能息息相关,络脉的生理功能除了具有与经脉相同的运行气血的作用外,其重点的生理功能还在于加强了十二经脉中表里两经之间的联系,以及加强血络主干与主干之间,主干与分支之间,分支与分支之间的气血联系,输送营卫气血,渗灌濡养周身,保证经气周流不息,运行于五脏六腑,四肢百骸,成为具体联系的纽带和效应的信使。认为,络脉正常生理功能应当充盈满溢,出入自由。否则络脉虚,络脉瘀,导致病络,可见缠络,结络等由络脉功能异常而发生结构的病变。

6)络脉是功能结构载体:《临证指南医案》指出:"凡经脉直行,络脉横行,经气治于络,络气还于经,是其常度",形象地描述了络脉的流通运行状态。通过对于络脉功能结构的研究,不难理解络脉不仅是经脉的浅表分支,而当是所有支脉的总称,是与经脉有关,而又独立存在的运行人体上下表里内外气血的主要通道,是人体功能结构载体,具有功能和结构密不可分的特征。比如就结络而言,是指体表异常充盈突出的小血管,这种血管异常就预示着人体某方面功能和结构的问题,《素问·刺腰痛》所言腘窝处结络异常:"在郄中结络如黍米,刺之血射以黑"用来治疗腰腿疼痛。《类经·经络类·六》卷七张介宾言:"凡刺络脉者,必刺其结上,此以血之所聚,其结粗突倍常,是为结上,即当刺处也。"事实上,中医多认为结络的形成,乃由血寒行缓而壅聚,导致小络脉上有绳结之形,明显可见或按之坚紧,宜用刺络放血或艾灸温通,即《灵枢·阴阳二十五人》所言:"切循其经络之凝涩,结而不通者……其结络者,脉结血不和,决之乃行。"《灵枢·官能》言:"结络坚紧,火所治之。"《素问·三部九候论》:"上实下虚,切而从之,索其结络脉,刺出其血,以见通之。"高士宗注:"索其络脉之结也"(《素问直解·三部九候论》)。其实,不仅结络如此,其他表浅络脉,乃至内部络脉,均可见络脉功能异常,必有相应的结构异常,络脉是功能结构的载体。

（2）对病络概念的理解

1)病络的概念:"病络"一词首先见于《金匮要略浅注·卷七·惊悸吐衄下血胸满瘀血病脉证第十六》,云:"以由病络而涉于经,亦从治络血之法。"在总结中风病和脑病所涉及络病研究时候,首先对于病络概念进行了明确诠释,病络是络脉的病理过程,病机环节,病症产生的机理所在。络脉有常有变,常则通,变则病,病则必有"病络"产生。"病络"生则"络病"状态成,"络病"状态既可以是一种疾病状态,也可以是一种亚健康状态,干预这种"络病"状态就涉及治疗疾病和防止疾病状态发生。"病络"过程主要表现在络脉虚

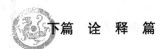
和络脉瘀两种病机状态。两种表现多因为火郁、内风、浊毒、痰浊等病邪所致,人体内与相应络脉相关的脏腑阴阳气血津液发生病理改变的病络病机状态。此病络病机状态即可简称病络,其概念的外延是络脉的某种具体的非正常的状态,其内涵是以证候表达为核心的联系病因病机的多维界面的动态时空因素,直接提供诊疗干预的依据。

2)病络的病理生理学基础:病络的病理生理学基础是与前面所提到的络脉的生理病理功能紧密结合在一起的,"病络"可以被看作一种能够引起中医多种疾病的病理机制,是一种概念术语,就像现代医学中的"血栓"、"炎症"、"水肿"等之类概念,现代医学运用这些概念去解释认识各种疾病发生机制,深化了疾病发生学的认识,有助于指导临床。结合络脉在中医学的生理功能,运用"病络"这个概念可以很好地解释中医学临床上所面临的不少疑难病症。

3)病络的理论与实践意义:病络是络脉的非正常状态,以络脉非正常状态所表现出的基本症候因素表达,因此将常见的证候因素应证组合则可直解制订治法方药。提出病络,并强调病络这一疾病病机状态,对于深入研究各种临床疾病,特别是各种急危重疑难病和现代社会流行的亚健康状态,均有其重要现实意义。首先病络作为一个表达临床各种疾病病机状态的概念,标志着临床各种疾病的轻重变化。《中风论·论奇经八脉》从外感病机发展方面总结:"凡病,惟络病最轻,经病稍重,腑病又重,脏病最重。此审病轻重之大法。"《金匮玉函要略述义·卷上·血痹虚劳病脉证并治第六》亦认为:"经络病可以引年,脏腑病难于延岁也";《金匮翼·中风统论》亦就中风病轻重从经络入手加以区分,"口眼歪斜,络病也,其邪浅而易治;手足不遂,身体重痛,经病也,邪差深矣,故多从倒仆后见之;卒中昏厥,语言错乱,腑病也,其邪为尤深矣。大抵倒仆之候,经腑皆能有之。其倒后神清识人者在经,神昏不识人者在腑耳。"事实上,古人从临床角度思考病络,并非全如上面所言疾病初期,邪气侵袭表浅之阳络所致络病轻症,随着病情加重,病程延长或者毒戾温热之邪侵袭络脉,此时之病络则表示病邪深入,病情危重。比如叶天士《临证指南医案·卷三·肿胀》所言:"已属络病,难除病根"。其次,病络是一种认识并解释疾病变化的理论工具,为中医临床确定各种疾病诊疗方案所不可或缺。通过对病络概念的重新认识和强调,在中医临床上,很容易用病络概念去理解各种疾病所发生病证的病络病机情况,比如将络脉分为气络和血络,在对于各类疾病病机分析时候,亦可从病气络和病血络两方面加以区分。趋于病气络者,多偏于功能的变化和丧失,少有形质异常,在治疗时候,当以治气为主,兼顾及血;而病血络者,则在功能变化同时,多伴有形质的改变,或者表浅血管颜色形态的变化,在治疗时候,当以治血为主,兼顾及治气。再次,病络作为一种病机概念,涉及对于络病的病机的系统研究概括,主要是针对各种临床疾病的络脉病变状态,其病因可有外感六淫,内生七情;病变涉及脏腑、阴阳、气血津液和神志等功能与形质的变化。并根据所包含的基本病理变化,按照郁、滞、瘀、虚、毒、痰、水、湿、风、寒、热、火等实证因素和阴虚、阳虚、气虚、血虚等虚性因素两类基本证候因素进行应证组合,衍生出多种病络模式,以把握络病。

(3)对病络与络病关系的认识

1)病络与络病涵义比较:"病络"是一种中医学病机,是指邪气侵袭络脉或正虚以及络脉本身病变,导致络脉的形质改变,或功能异常,造成相应脏腑组织器官损伤病变,从而引起种种疾病或病症的一个基本病机。叶天士认为"久病入络"或"久痛入络",意思是言,不少疾病或病症都可以波及络脉,导致络脉功能或结构失常,此时的功能状态失常是否称为"络病"?产生此状态的过程是否也被称为"络病"?显然这与"络病"表面上涵义一个病或一类病相差很远,叶氏所言"久病入络"或"久痛入络"更倾向于介绍络脉的病理过程,以及络脉非正常状态有关的病机,也即"病络"过程。显然提出病络,并强调病络这一病机概念,对于正确认识,辨析和深入研究络病,及相关急危疑难杂病有着重要意义。

2)病络与络病的关系:结合现代医学方法对于络脉进行研究理解,络脉在很大程度上,其结构定位与西医学的微循环(包括血液微循环和淋巴微循环)甚为相似。临床上不少医家(甚至古代医家),则更直接将络脉看作微小的血管。对于西医学范围内病位以小血管为主的一类疾病,主要指周围血管病,如闭塞性周围动脉粥样硬化,雷诺综合征、血栓性静脉炎;风湿病如变应性肉芽肿血管炎、超敏性血管炎及白塞病,目前中医学对于这类疾病尚无明显归类和恰当的命名,但从这些疾病出现疼痛、麻木、局部皮肤色泽变化和病程较长等症候表现,可以归为"络病",可见这类疾病是发生于络脉,以络脉为主要病变部位,以络脉的功能和结构异常为主要病机,也即以病络为主要病机的络脉病变,简称络病。可见络病与病络不同,络病可以限定为一个病或一类病,属于病的范畴;病络则不局限于一种病,属于中医学病机范畴。由于络脉具有分布广泛性特点,任何疾病都可以可能波及络脉,从而引起病络病机,导致相应疾病或病症,这类疾病或病症,可能被称为络病,但多数未必被称为络病。任何疾病都可以可能出现病络病机,这种病机往往又跟其他病机夹杂出现。

三、病络的病机演化规律

1. 络病病机的总体特性及其演化规律概述　十五络脉呈"线"或"束"状分布,构成并加强十二经脉中表里经之间的联系,及人体前、后、侧面的统一联系,并统率全身细小络脉,而这些细小络脉则呈网状"面"的弥散。

络脉中运行的也是营卫、气血、津液等物质。不过经脉的主要作用为输送,故其中的物质运行较快,而络脉,特别是细小络脉之主要作用在于渗濡灌注,故运行较慢。

络脉的生理特点,决定了它具有以下的病理特点:

第一,络脉系统的各分支,既有十五别络、孙络、浮络和血络之分,又有阴络、阳络、脏络、腑络及系络和缠络之异,彼此形成复杂的网络,纵横交错,遍布全身,内络脏腑,外联肢节,成为沟通机体内外、保障脏腑气血灌注、协调机体内外环境统一和维持机体内稳态的重要结构。因大络有沟通表里经脉的作用,所以其病候不仅与十二经中本经之病候相通,而且还同其相为表里的经脉之病候相关联。

第二,络脉既是气血运行的通道,也是病邪传变的通道。因此,既有病起于阳络,进而传至经脉的浅层次传变,也有邪由经脉传至脏腑阴络的深层次传变。同时,络脉本身发生病变后,络脉作为邪气与正气共存的场所,正邪之间可在其中发生种种寒热虚实的病机演变。

第三,络病实质均为邪气侵入络脉,或络脉虚损。指出,凡络脉无病而受邪,或他处患病而迫及络脉者,皆谓之"入络","入"指由外而内、由旁及里,可有渐入、直入、攻入、缓急等区分。"新病入络"为新病即起、不待久病而入络者,其病因有外来、内生两端,尽管有"初

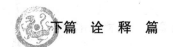

病在络"和"久病入络"的说法不同,但实质相同:均为邪气侵入络脉。此属实证,而另外,络脉本身因虚损导致者,则属于虚证范畴。"邪之所凑,其气必虚",则部分体现了邪气入络与正气不足之间的重要关系。

第四,因络脉绝大部分呈网状"面"弥散,所以其病灶往往比较局限;又因络脉之间的相互吻合处在体表(《灵枢·经脉》谓"其会皆现于外"),而浮络又分布于体表,所以络脉的病变可在体表通过浮络的色泽、浮沉、隆陷等表现出来;同时还因大络统率小络,小络的病变一旦影响到大络,其临床特征即为局限之病变再加上大络之病变,即可出现大络所联络的表里两经之病变。

第五,络脉本身的生理病理特点决定了络病病机的多元性。因绝大部分络脉中的物质运行较为缓慢,所以容易发生瘀滞现象。主要表现为瘀血、痰饮、水湿、气滞等,这几者之间常相互为患,只不过是有主次之别罢了。同时络脉为正邪共行之路,逐层细分、网状分布、其径窄细,其运缓慢而易造成相关疾病倾向,即"易郁易滞"、"易入难出"和"易积成形"等特点,进而形成"络损自病"和"络病传变"两大类病机演变规律。

2.络损自病

(1)正邪演络

1)病机内涵:"演"在《释名·释言语》中意为"蔓延而广也";在东汉·许慎《说文》中释为"长流"。意指从观察者的角度上所看到和理解的事物的发展变化。"络"是此发展变化的场所和对象。"正邪演络",顾名思义,表示正气和邪气在络脉中发展变化的种种表现。即可理解为被医生所观察到的,络脉中的邪正盛衰、阴阳失调、气血失常、津液代谢失常等的变化,即主要指的是在人体疾病状态下,发生的多种正气和邪气在络脉中相互斗争相互作用及其引发的病机演变状况,这包括络气郁滞、络脉瘀阻、络息成积、邪壅络脉。

①络气郁滞:络脉联络脏腑,气血精微行于其中,形成了"如环无端"的结构模式,气在其中发挥着重要的推动作用。《医学真传·气血》所说:"五脏六腑十二经脉,上下内外,游行环绕,无非一气周流而健行不息。"络脉运行,以气为本,则气病也就成为络病的基础。

②络脉瘀阻:叶天士在《临证指南医案》提出"经主气,络主血","久病入络"和"邪与气血两凝,结聚络脉";张介宾指出"表里之气,由络以通,故以通营卫者"。络病就是指多种因素导致络中营卫气血津液运行输布及运化失常,最终出现络脉瘀滞、痹阻不通的一类病症。

③络息成积:关于积的形成,《灵枢·百病始生》说:"虚邪之中人也,始于皮肤……留而不去,传舍于肠胃之外,募原之间,留著于脉,稽留而不去,息而成积,或著孙脉,或著络脉",指出邪气久聚络脉,稽留不去,息而成积的病理变化。

④邪壅络脉:文献记载《灵枢·痈疽》记载:"营卫稽留于经脉之中,则血涩而不行,不行则卫气从之不通。"除前述的寒气和瘀血之外,热、浊、痰、湿等更多的邪气均可壅塞于络脉,引发病证。

2)病理变化:络气郁滞即络气输布运行障碍,升降出入之气机失常。六淫外侵,七情过极,或痰瘀阻滞,均可使络脉气机升降出入变化失常而致络气郁滞。络脉瘀阻即邪气侵入络脉,影响络中气血的运行和输布,易致络脉瘀滞状态,引起不同程度的络中气滞、血瘀或津凝等病理变化。络息成积指络脉瘀阻或瘀塞日久,瘀血与痰浊凝聚成形的病变。邪壅络脉涉及的病邪种类多。如SARS在病理演变过程中,普遍存在着"肺络瘀滞"的病理变化。需要注意的是,以上各种病机之间相互联系,相互影响,相互转化,如气滞血瘀或其他邪气壅滞于络脉之中,甚至可能郁积成积;而邪气积聚还可以可引进一步引起气滞血瘀,形成恶性循环。

3)临床应用:络气郁滞是络脉病变由功能性病变向器质性病变发展的早期阶段。这对于早期防治心血管系统及血液运行障碍相关疾病具有重要意义。络脉瘀阻,故"去邪为先,通络补络"为脉管病的治疗大法。络息成积,如西医学多种脏器病变的治疗均依照此理论来设计治疗大法。如器官纤维化、脏器肿大、风湿性关节炎、肿瘤等不仅包括了脏腑之阴络瘀阻、瘀塞络息成积的病理变化,也包括了由于络病引起的继发性病理改变如细胞外基质增生沉积等,同时包括发生在五脏组织内的占位性病变,其中典型的是将"健脾补肾、散结通络、解毒抗癌"作为恶性肿瘤的有效治法。邪壅络脉应用广泛,如在SARS、血管性痴呆和糖尿病血管病变的病机认识和治疗思路方面有着重要的影响。

（2）络脉应动

1)病机内涵:所谓"络脉应动","应"为"当"(《说文》和《尔雅》),"随"和"顺合(《国语》)"之义,即本身对影响因素所做出的相应变化;"动"的渊源则出自《灵枢·经脉》,里面叙述了大量的各经络"是动则"出现多种病证之说。其主要内涵指的是络脉本身受外界影响而发生的自身变化,并由此产生临床病证,如络脉失于濡养,而造成络脉的绌急;或络脉寒凝,导致小络急引,导致卒痛;或由于外伤导致络脉本身受损,而引起血肿、疼痛等症。其具体表现主要包括络虚、络脉损伤和络脉绌急。具体包括,络虚主要指的是不荣则痛或麻木不仁或痒等病证的病机。如《素问·举痛论》说:"脉泣则血虚,血虚则痛"。如《诸病源候论·虚劳体痛候》"劳伤之人,阴阳俱虚,经络脉涩,血气不利。若遇风邪与正气相搏,逢寒则身体痛,值热则皮肤痒"。络脉损伤:《医宗金鉴》说:"伤损之证,血虚作痛。"络脉绌急:《素问·举痛论》说"寒气入经而稽迟,泣而不行,客于脉外则血少,客于脉中则气不通,故卒然而痛","寒气客于脉外则脉寒,脉寒则缩踡,缩踡则脉绌急,绌急则引小络,故卒然而痛。"后世医家在不荣则痛理论、舒筋和络理论,以及中医外科治法方面均有所发展,使之不断完善。

2)病理变化:络脉具有环流经气,渗灌血气,互化津血,贯通营卫等功能,络中气血充沛、输布渗灌正常则五脏六腑、四肢百骸皆得其养,故络虚不荣可导致脏腑百骸和络脉自身的失养状态,如络气虚、络阳虚、络阴虚和络血虚统称络虚。跌伤损伤,络脉受损,血行脉外,积存体内,阻滞脏腑经络,使之血行不畅而形成各种麻木不仁或疼痛证均为络脉损伤。寒气入于络脉,可以引起络脉拘挛,气血不畅,也可以引起肢体的不适;或由于络脉虚损,导致筋脉失于气血的濡养而出现肢体的痉挛麻木疼痛等病症均属络脉绌急。在病机演变方面,此三种情况均可相互影响,如络脉损伤既可以引起络虚,也可以引起绌急,即所谓"不荣则痛";而长期的络脉绌急,也可造成络脉损伤和络虚。

3)临床应用:络虚、络脉损伤和络脉绌急这三种络病病机主要被应用于包括神经病变和周围外周动脉疾病(血栓闭塞性脉管炎、肢体动脉硬化性闭塞症、糖尿病足等)、皮肤血管疾病(各种皮肤变应性血管炎)、神经性血管疾病(雷诺病、红斑性肢痛症等)、静脉疾病(静脉曲张、静脉血栓等)、淋巴疾病(丹毒、慢性淋巴肿等)近五十种疾病的辨证论治中,病变涉及内分泌、代谢、免疫风湿、感染、遗传等诸多学科领域。

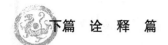

3.络病传变

（1）新病入络

1）"新病入络"的历史源流：新病或初病能否入络？长期以来并没有人给出明确的回答，但穷本溯源，其实《内经》的很多论述已经蕴含着新病入络的思想。

各种络脉组成的络系统在人体营卫、气血、津液等各种营养物质的代谢中起着的重要作用，并与人体的五脏六腑、经脉、腠理、肢节等结构有机地联系在一起，成为一个不可分割的整体，在保障人体正常的生理功能和防御外邪侵入上发挥着重要的作用。

《素问·皮部论》云："凡十二经络脉者，皮之部也……邪中之则腠理开，开则入客于络脉……其入于络也，则络脉盛，色变……百病之始生也，必先于皮毛。邪客于皮则腠理开，开则邪入客于络脉，络脉满则注于经脉，经脉满则入舍于腑脏也。"指出了病邪侵犯机体的方式是由浅入深、由表及里。传入途径是先皮毛、腠理，次络脉、经脉，最后殃及五脏六腑。

孙络是大络之别者，是经络系统中分布范围最广者，又能运携营卫之气散布流通至全身各处，所以当病邪侵入人体时，最先与网络外层的孙络接触。此时，营卫——特别是卫气，通过孙络而发挥其防御功能，力图使病邪局限于体表，故孙络在疾病情况下有抗御病毒邪气、反映证候的作用，正如《素问·调经论》所说："风雨之伤人也，先客于皮肤，传入于孙脉，孙脉满则传入于络脉，络脉满则输于大经脉。"

《灵枢·百病始生》指出外邪侵袭，先由皮毛至络脉，再由络传经的病理传变过程："是故虚邪之中人也，始于皮肤，皮肤缓则腠理开，开则邪从毛发入，入则抵深，深则毛发立，毛发立则淅然，故皮肤痛。留而不去，则传舍于络脉，在络之时，痛于肌肉，其痛之时息，大经乃代。留而不去，传舍于经，在经之时，洒淅喜惊。留而不去，传舍于输，在输之时，六经不通，四肢则肢节痛，腰脊乃强。留而不去，传舍于伏冲之脉，在伏冲之时，体重身痛。留而不去，传舍于肠胃，在肠胃之时，贲响腹胀，多寒则肠鸣飧泄，食不化，多热则溏出糜。留而不去，传舍于肠胃之外、募原之间，留著于脉，稽留而不去，息而成积。或著孙脉，或著络脉，或著经脉，或著输脉，或著于伏冲之脉，或著于膂筋，或著于肠胃之募原，上连于缓筋，邪气淫泆，不可胜论。"说明感受外邪多从皮毛而入，逐渐传至孙络、络脉、大经、腧脉、伏冲之脉，最后传入肠胃内脏，病久不愈还可以形成瘀积。

络系统在人体脏腑经络结构中处于最外层，病邪必然会从某一个局部的络系统处侵入，外病初起，邪从毛发入而传舍于络脉，进一步再传舍于经脉。而在经脉，久留不去，又可著于深层之脏腑和相应的所属之络，并且再沿着脏腑—经脉—外部的络系统的途径广泛影响到全身的外在络脉。《素问·缪刺论》云："夫邪之客于形也，必先舍于皮毛，留而不去，入舍于孙脉，留而不去，入舍于络脉，留而不去，入舍于经脉，内连五脏，散于肠胃，阴阳俱感，五脏乃伤，此邪之从皮毛而入，极于五脏之次也，如此则治其经焉……巨刺之，必中其经，非络脉也。"这段叙述明确提及了病邪先侵犯孙络，并在正虚邪盛的情况下，不断通过经络由表及里、由浅入深的疾病传变规律。"舍于皮毛"、"舍于孙脉"、"舍于络脉"，可谓是"新病入络"的经典论述，即是指疾病之初，邪气即侵袭部位较浅之浮络、孙络，导致络脉运行营卫气血失常，出现络脉功能性改变的状态。

外邪侵入人体，首先当责之于卫外功能的低下或失常。如果病邪较轻，机体正气尚能抗争或者治疗及时的话，外邪就可能只在表浅的皮毛和络脉之间传导（外传外）。如果病邪较重,机体正气已经丧失抗争能力,治疗又不及时,外邪就会按以上次序由浅入深、由表及里,进入体内(外传内)。临床所见风寒袭表引起的感冒咳嗽就是病邪由皮毛经过络脉、经脉而传至肺的病变。腹部受寒引起的肠鸣、泄泻,也是病邪由皮毛经过络脉、经脉而到肠道的病变。正如徐大椿在《医学源流论》中所说:"病之从外入者,必由于经络……肢节有病,反见于脏腑。"

张仲景在《金匮要略》中说"经络受邪入脏腑",所著《伤寒论》系统总结了热性病的传变规律,病情加重则由浅入深传变: 太阳证传入少阳,再传入阳明; 身体较强的,疾病传变大多局限在三阳经; 身体较弱者,则传入三阴经。

疾病初期起始阶段,由外邪侵入身体外层的络脉,这时的络病病程短,病位浅,通常病情亦较轻。而其病因、病性亦不同于久病入络,前者以痰、瘀、虚为主,后者以外感六淫、疫疬之邪、外伤等为病因,其病理多为瘀滞不通。

2)病机内涵: 络病是广泛存在于各种急、慢性疾病中的病理状态,但是大多数医家都着眼于"久病入络"、"久痛入络"理论研究,而对于新病络病重视不够,首要的学术团队认为"新病入络"是机体体表皮部之络脉感受外邪,或外邪引动伏邪导致的某些病证;络脉的病理生理功能是"新病入络"的先决条件;"新病入络"所致病变的主要渠道与枢纽在于"病络",并有"络道亢变"等形态与功能的异常变化。

"入",是由外而内、由旁及里之谓。"入络"与"中络"亦有所不同,简单地说,即是"入缓而中急"。"入络"可有渐入、直入、攻入等不同,凡络脉无病而受邪,或他处患病而损及络脉、络血者,均谓之"入络"。络脉在部位上有深浅阴阳之异,性质上有属气属血之别,任何原因侵袭人体,从理论上讲,都可以侵袭络脉,伤及络血,碍及络气,引起病络机制而疾病。

络病产生之关键,不在于时间之长短,而在于病变是否在于络脉。新病和久病,一旦损及了络脉,便有着共同的病理基础。所谓"新病入络",是指疾病初起,邪气即侵袭阳络,即部位较浅之浮络、孙络,导致络脉运行营卫气血的功能失常,出现络脉功能性改变的潜病态、前病态。"初病入络"这个提法,在理论上完全合乎传统中医理论,在临床上也完全经得起反复验证。

3)病理变化: 络脉可以感受新邪,这是由其病理生理之特点所决定的。络脉之血气具有"双向流动"、"满溢灌注"的特点。气是推动血液循环的动力,血络与气络相伴而行。血络是营气的载体,气络是卫气的载体,无论营卫、脉内与脉外的载体,均具有功能与结构的一致性。营卫为机体御邪抗病的屏障,当二者失于调和固密之时,外感六淫、疫疬之邪则乘虚从肌肤、皮毛侵入人体,或兼与内生之邪相合,均可袭及络脉气血而入络。

"新病入络"之病因有外来、内生两端。外来之邪包括六淫时邪、疫毒(戾气)杂感以及细菌、病毒、环境毒素等所引发的损害;内伏之邪则既有脏腑气血功能运行失常所导致的无形之虚邪,如血虚生风、阳虚生寒、阴虚生热等,又有内生继发之病理产物,如痰、湿、瘀等。"络道亢变"为痹病等疾患中邪毒传变的传播途径与功能载体,即肢节脉络之体、络脉的脉道增生无制,亢变为害,同时邪毒为有形之病理产物,邪毒内蕴阻迫,亦可阻迫络道恣行,并与络道增生相并导致"络道亢变"之象。

4)临床特点:"新病入络"的易感倾向、证候特征、发病态势等,与外邪、伏邪、体质等因素关系密切。外邪乘经络气血亏虚侵袭,伏邪复又乘络虚或夹新邪而发,于是诸疾逢外感、疫毒、内伤、劳倦乃至气候变化等时机,伏邪易于引动,从而导致病情骤急恶化(如SARS),或疾病活动与缓解交替、病势缠绵难愈,逐渐演化为痼疾(如类风湿关节炎)。前驱症状多为外邪留着营卫,络中血气阻遏之征象;病成之后则多归于络中气滞血瘀而邪毒留聚,或络中血气不足兼有留瘀,络体及组织败坏。如此内外相合、正邪交争,又可因时、因地、因人而变化,遂导致疾病亦呈现出多样的态势,并且机体的整体功能反应亦有所区别。如类风湿关节炎"新病入络"的证候特点在早期相对单纯,病变以络实为主,并主要依邪毒的不同性质而主要分为寒湿阻络、湿热阻络两证,中、晚期则病势转为缠绵,证候表现则日趋复杂。

5)治疗原则:预防截断、发于机先是治疗"新病入络"的重要原则之一。清代赵学敏《串雅》正式提出"截法":"截者,绝也,使其病截然而止。"现代名老中医姜春华多次强调,对于温病的治疗,应根据病因性质,不必拘于卫气营血而采用"截断扭转"之法,即在温病治疗中重用清热解毒,早用苦寒攻下,及时凉血化瘀,迅速去除病因,救危截变,扭转病势。其次,提炼证候基本的共性因素则为"新病入络"证治之要义,通过降维、升阶,可执简驭繁,既能把握群体的共性证候特征,又可体现辨证论治的个体化诊疗特点,从而适应不同疾病、不同个体的灵活辨证与干预。最后,疏通络脉和透达毒邪为络病的重要治法,比如痹病,"通畅络脉"为其治疗大法。早期针对证候特点,分别予以祛除寒毒、热毒等RA病态链的始动因素,阻止继发的痰瘀津凝,阻抑络道亢变,防止骨质侵蚀为主。

(2)久病入络

1)"久病入络"的历史沿革:"久病入络"之说,可以说是萌芽于《内经》。如《灵枢·终始》曰:"久病者,邪气入深,刺此者,深内而久留之,间日而复刺之,必先调其左右,去其血脉,刺道毕矣。"明确指出久病可以使病情进一步发展,久病邪气入深有在经和入络之别,其入络者,邪气阻滞络道,便可出现络中血气阻滞等病理变化。因此,治必先缪刺左右之络,去其血脉,以涤除邪瘀,疏通络道。《素问·调经论》说:"病在血,调之络。"气有行血之职,经气乃络气之源,经气不足或经气郁滞,均可影响血分而络脉先有瘀阻,因而血病当调之于络。这可以说是最早的"久病入络"理论的体现。《素问·缪刺论》"今邪客于皮毛,入舍于孙络,留而不去,闭塞不通,不得入于经,流溢大络而生奇病",则论述了久病入络的原因,说明人体病变可通过络脉而达全身,继生百病。基于上述思想,《内经》对于久病的治疗,多考虑从络脉入手。如《灵枢·终始》说:"久病者……必先调其左右,去其血脉。"《灵枢·寿夭刚柔》亦说:"久痹不去身者,视其血络,尽出其血。"

《难经·二十二难》曰:"气留而不行者,为气先病也;血壅而不濡者,为血后病。"指出人的生命依赖于气血的周流,以维持其活动,如果气留而不行的气先病,气为阳主外,若久不治,则病势蔓延入于阴分,影响血的壅而不濡,故为血后病,并首先阐明了气病入血的病机,亦可谓是"久病入络"思想的源头之一。

《金匮要略·疟病脉证并治》指出,疟病日久不愈,邪气便会入络结为疟母:"病疟以月一日发,当以十五日愈,设不瘥,当月尽解;如其不瘥,此结为癥瘕,名曰疟母。"《金匮要略·水气病脉证并治》亦认为,"黄汗之病……久久其身必甲错",此乃病久湿热入络之证。张仲景的这一思想,给后世医家以重大的启迪,特别是从临床上验证并发展了"久病入络"的思想,可谓是"久病入络"思想的承前启后者。

隋代巢元方在《诸病源候论》中论述"久心痛候"时说:"其心痛者,是心之支别络脉",

认识到久病心痛,累及心之络脉,进一步丰富了"久病入络"的思想。

迨至清代,叶天士在前人有关思想的启发下,结合其临证经验,明确指出"初为气结在经,久则血伤入络","百日久恙,血络必伤",从而提出了"久病入络"的科学命题。同时,还将此原则运用于阐明痛证的发展规律,又提出了"久痛入络"的论点,并将"久病入络"的理论广泛运用于临床,取得了良好的治疗效果。

2)病机内涵:"久病入络",语出清代名医叶天士《临证指南医案》一书。叶天士在《临证指南医案》中多次提及:"初病在经,久病入络","初为气结在经,久则血伤入络","病久痛久则入血络。"说明随着疾病由表入里、由浅入深,邪气将会沿着表浅之络脉传入深隐之络脉,即由表浅之部位传入到纵深的脏腑组织器官,呈现出较为严重的传变态。

"久病入络"表明络病顽疾的形成往往是一个慢性过程,是慢性病、疑难病的共同病理机制,经历了由络—经—络的发展阶段,形成由气及血、由功能性病变发展到器质性损伤的慢性传变过程,突出体现了络病难治性与缠绵性的病理特点。

"久病入络"之"久",其义为病程较长,又可引申指疾病发展过程中病变深入、病情加重、病位扩大的一种重要转变规律,如经、脏久病,均有传变、扩散入络的可能。《素问·缪刺论》曰:"今邪客于皮毛,入舍于孙络,留而不去,闭塞不通,不得入于经,流溢大络而生奇病。"论述了久病入络的原因,说明人体病变可通过络脉而达全身,继生百病。《灵枢·终始》云:"久病者……去其血脉。"《灵枢·寿夭刚柔》亦云:"久痹不去身者,视其血络,尽出其血。"这些理论可视为"久病入络"之滥觞。"阴络之色应其经,阳络之色变无常,随四时而行也"(《素问·经络论》),将络脉分为阴络和阳络两大类。"中焦出气如露,上注溪谷而渗孙脉……血和则孙脉先满,溢乃注于络脉,皆盈乃注于经脉"(《灵枢·痈疽》),则反映了络脉具有满溢灌注、渗布血气于全身的生理功能。此后,在《金匮要略》中,张仲景论述了肝着、黄疸、水肿、痹证、虚劳等与"络脉瘀阻"病机有关的病证,并用辛润通络之旋覆花汤、辛温通络之大黄䗪虫丸、虫类通络之鳖甲煎丸等治疗,从临床上验证并发展了"久病入络"的思想。隋·巢元方在《诸病源候论》中论及久心痛候"其心痛者,是心之支别络脉",认识到久病心痛累及心之络脉,丰富了"久病入络"思想。明·喻嘉言在《医门法律》中云:"十二经生十二络,十二络生一百八十系络","至络中邪盛,则入于营矣,故曰络盛则入于经……经盛入络,络盛返经。"主张采用砭射刺络及内服引经透络药来治疗邪客络脉病证。温病大家吴瑭,对于久病痼结,尤其如积聚、痹证等,常从治络入手。王清任在《医林改错》中将补气与活血通络法相结合,创立益气活血通络法,是对络病治法的又一重大发展;王旭高在《西溪书屋夜话录》论及肝气证治之疏肝通络法,对肝气郁久、络脉瘀阻者,注意"参入搜络方法"。余听鸿认为"久病入络,气窜入络,被瘀阻不通则痛","久痛伤络,累及奇经带脉之隧道被气血阻滞",当从虫蚁搜剔之法,更有所谓"以络治络"之法。何廉臣则"推其理以治肿",将叶天士"久病入络"学说引入到水肿的治疗中。王孟英在伏气温病中亦论及"久病入络"。唐容川在《血证论》中提出了"血积既久,亦能化为痰水"和"凡血证,总以祛瘀为要"的著名论点,从血证方面对络病理论进行了阐发。

3)病理变化:络脉本身分布广泛,管径较为细小,具有灌注、运行气血缓慢的生理特点,所以在病理上络脉易于出现瘀滞,可进一步导致气滞、瘀血、痰凝,形成恶性循环。叶天士在汲取诸多医家经验的基础上,总结出络脉可发生气滞、血瘀或痰凝等病理变化,络脉瘀阻是络病的总病机。《临证指南医案》曰:"经年宿病,病必在络。"提示络病病程缠绵,病位深固；又云："久发、频发之恙，必伤及络。"提示络病多病根深伏，病情顽缠，久发频发，正邪交着，不易速愈。吴以岭认为，若邪气犯络或久病不愈，皆可致络中气机瘀滞，血行不畅，津凝痰结，顽痰死血瘀阻于络脉，疾病缠绵难愈，相当于红细胞变性、血小板凝聚、血脂增高、血栓形成和动脉硬化。通常疾病初起时，人体正气尚旺，多能拒邪于表浅，而病久则正气日衰，邪气入深，进而伤及脏腑肌肉、四肢百骸经络。如风、寒、湿、热之邪，久居不去，皆可由浅入深，搏结气血，损伤络脉及经脉。而血溢络外，离络留而为瘀，是络脉损伤的基本病理变化。

4）临床特点：清代叶天士将"久病入络"理论广泛应用于中风、胃脘痛、噎膈、癥瘕、痹证、淋证、便血、疟疾及诸痛证，收到了良好的效果。

"久"，提示了络病病程漫长、缠绵，经久不愈的特点，临床所常见的心脑血管疾病、慢性肾病、肝纤维化、肺纤维化、糖尿病性血管病等，就突出体现了络病难治性与缠绵性的特点；络病具有进展性的特点，如心脑血管病，从血管自身的内皮功能紊乱到动脉粥样硬化是一个逐渐发展的过程，由功能性病变到器质性改变，其间是不断发展的；络病一旦形成，必然存在络脉的器质性病变，以中风、胸痹为主的心脑血管病往往反复发作，经久不愈，他如短暂性脑缺血发作、冠心病心绞痛也都具有复发性特点。

5）治疗原则：基于络病的病机特点，祛邪疏通络脉是其治疗大法。但此时病证多日久缠绵难愈，邪气胶结于里，故速祛无效，只能缓图。因此，"缓通络脉"是"久病入络"病证治疗的基本原则。补气活血通络应是治疗"久病入络"不可忽视的重要一环，正如《素问·至真要大论》所说的"疏其血气，令其调达而致和平"。贾氏在临床上，根据"久病入络"思想，治疗慢性原发性血小板减少性紫癜在辨证论治基础上常加活血化瘀之品，如川芎、丹参、红花、当归、赤芍等，配合西药治疗，疗效显著；另外，肝病日久，必有瘀血，在辨证论治的同时，加入丹参、当归、川芎、赤芍等活血化瘀之品，以改善肝内微循环，增加肝内供血，从而改善肝细胞营养，有利于肝脏的病理恢复；久病血行不畅，瘀血阻络是引起疼痛的原因之一，即所谓"不通则痛"，因此对于慢性疼痛性疾病，常需活血通络，如慢性神经性头痛、慢性胃及十二指肠溃疡等，在辨证基础上加活血通络之品常能根除疾病。

络脉在空间上承接经脉而呈三维网状结构通达全身，在功能上承接经脉行血气、通阴阳、荣全身。后世医家普遍认同叶天士"宣通络瘀"、"通补入络"、"勿事速达"等治疗原则。对于一些慢性出血性疾病，久用止血疗法不见好转，应想到活血通络法，如慢性原发性血小板减少性紫癜、崩漏、脑溢血康复期、咳血、吐血等；辛香通络，治疗慢性胃病；祛邪清络，治疗面瘫；化瘀通络，治疗中风；化瘀解毒通络，治疗白塞病；化瘀通络，治疗慢性肝病；活血通络，治疗糖尿病微血管并发症等。

6）"新病入络"与"久病入络"的联系及内涵延伸：创造性地提出络脉之病，既可以是"久病入络"（如肺、肝、肾纤维化、心肌硬化等），亦可为新病即起、不待久病而入络者。新病入络、久病入络的区别在于，叶天士的"久病入络"之"络"主要是指脏腑深部的络脉。其原因在于络脉有阴阳之别、表浅之分、大小之序。清·唐容川《血证论》即指出："阴络者，谓躯壳之内，脏腑、油膜之脉络"，"阳络者，谓躯壳之外，肌肉、皮肤之脉络。"叶天士的医案中，多见"肺络"、"肝络"、"脾络"、"肾络"、"胃络"、"心包络"、"少阳之络"等脏腑深部络脉名称。"新病入络"与"久病入络"也存在有机的联系，由"新"至"久"，反映出病变由浅入深、由皮部络脉至经脏络脉、由络实至络虚、由局部累及整体的过程与机转。

"新病入络"与"久病入络"在病变阶段、病位上互有倚重。"新病入络"为新病即起，便侵袭络脉，由病络而成络病，并循络传变至腠理、筋膜、骨节、脏腑等；"久病入络"则为病变由他处传变入络；且"新病入络"多见于急性、发作性病变；"久病入络"多见于慢性、迁延性病变。如SARS后期的肺纤维化，RA导致神经内分泌免疫功能失调等。

中医经络学说认为，疾病的发展是由浅表之络到经再入脏腑之经络的过程，提示"初病在络"和"久病入络"中包含着中医"治未病"的思想。外邪侵犯人体，由于位置表浅，故通过观察浅表的浮络、孙络相应部位的皮肤色泽、形态，络脉的扭曲盈亏，测量皮肤温度、皮肤电阻、红外热象，循经触摸和按压以探查结节、条索等反应物，及早判断"潜病未病态"或"前病未病态"，已成为临床上诊察疾病的重要途径之一。对于"久病"之疾，中医强调应当防治结合，树立防重于治的"不治已病治未病"的临床指导思想。强调扶助正气，祛除邪气，重在多级预防，注意健康饮食，调畅情志，合理运动。提倡早期治疗，积极治疗原发病，阻断其"久病入络"的传变途径，防止并发症的发生，是慢性迁延难治性疾病的最佳对策，对临床防治以络病病机变化为主的多种慢性难治性疾病具有重要的指导意义。

"温邪上受，首先犯肺，逆传心包。"叶天士明知此时虽有热伤血络之重证，但不从络论治，而是"直须凉血散血"。因为血与络本为统一个整体，无论病之久、初，治络先治血，则血和络自通。无论是血热还是血瘀，血都是疾病能伤及络的中介，新病、久病都必须通过血病才能病络。

丁氏研究络病的病机后发现，六淫外侵，先犯阳络，留而不去，传入经脉，迁延不愈，阻滞阴络。散布在某一脏腑区域的阴络病变，集中体现该脏腑功能失常，如心络病变则为胸痹心痛、脑络病变则为卒中、肝络病变常表现为癥瘕积聚等。

四、病络的证候诊断

1. 五脏病络

（1）理论基础：《内经》虽未明确提出"脏络"的概念，但《灵枢·百病始生》有"阳络伤则血外溢，阴络伤则血内溢"之语，叶天士在《临证指南医案·便血》中解释说："阴络即脏腑隶下之络。"并且在其他疾病的相关论述中多次使用"心络"、"肝络"、"脾络"、"肺络"、"肾络"等词目。

心主血，藏神，主血脉，是人体的生命中枢。一旦心脏发生病变，既会影响血液、精神情志的功能活动，又必累及心脉经络。《素问·六节脏象论》指出："心者，生之本，神之变也，其华在面，其充在血脉。"说明心脏与血脉是息息相关的。张锡纯在《医学衷中参西录·医论》中概括为："心者，血液循环之枢机也。"而心脏的病变主要表现在心脉经络上，心脉与心络难以截然分开，心脉包括了心络，它们是心血循环、输布的通路。《素问·痿论》云："心热者，色赤而络脉溢。"杨上善《太素·五脏痿》注释说："赤是心色，络脉，心之所主也。络脉胀见为溢也。"心主血，心脏心络受邪，则血失所行，血瘀心络，因此心络痹阻以血瘀为主。其次，由于津血互化，津血同行脉中，血瘀有形亦可阻碍津行而致使津液停化成为痰浊，所以痰滞心络亦是其络痹的重要原因之一。

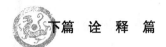

肺主气,相傅心脏推动血液循环。心所主的血液能在血脉经络循环不息,与肺气休戚相关,因"血为气之母,气为血之帅。"《素问·灵兰秘典论》指出:"肺者,相傅之官,治节出焉。"明代皇甫中《明医指掌》云:"夫肺为五脏华盖,主持诸气,所以通荣卫统脉络,合阴阳,升降出入,营卫不息,循环无端。"总之,肺脏有病,气病生焉。不论是肺气虚弱,还是肺气郁滞都会直接影响到血脉经络,而致血液循环异常,从而发生病变。《素问·逆调论》云:"夫起居如故而息有音者,此肺之络脉逆也,络脉不得随经上下,故留经而不行,络脉之病人也微,故起居如故而息有音也。"肺主气,司宣降,肺络是指联系整个肺系的络脉,肺脏肺络受邪,则肺失主气,肺不布津,而气滞津停,因此肺络痹阻以气滞痰凝为主。其次,由于肺为相傅之官,朝百脉,若肺失朝脉则血脉易瘀,所以血瘀肺络亦是其络痹的重要原因之一。《临证指南医案·吐血》云:"痰嗽失血,百日来反复不已,咳呕而汗出。此属气伤失统,络血上泛。"

脾属土,为万物之母,主运化水谷,生化气血,所以《素问·灵兰秘典论》说:"脾胃者,仓廪之官,五味生焉。"明代朱橚在《普济方·脾脏门》中指出:"夫脾者,位居中央,旺于四季,受水谷之精气,化气血以荣华,周养身形,溉灌脏腑者也。"把脾脏的功能作了精辟概括,说明了脾脏在五脏中所占的重要地位。明代李中梓对脾脏在人体功能活动中的作用更有独特的见解,他在《医宗必读·肾为先天本脾为后天本论》中指出:"后天之本在脾,脾为中宫之土,土为万物之母。"总之,人身脏腑组织、器官血脉赖以维持生理功能所需的气血都来自脾脏所化生。一旦脾脏有病,气血生化之源缺乏,既影响到脏器组织的功能,又使血脉经络血液不得充盈,而功能减弱。张志聪说:"夫脾之有大络者,脾主为胃行其津液,灌溉于五脏四旁,从大络而布于周身。"脾主运化,脾络系指沿脾经分布深延于里的与脾的功能相关的络脉,脾脏脾络受邪,则脾失运化,水津失布,因此脾络痹阻以痰凝气滞为主。其次,由于脾藏营,营行脉中,能行血生血,若营失行血,则血行易滞,所以血瘀脾络亦是其络痹的重要原因之一。《临证指南医案·痛、痉、厥》云:"面青、脉濡、神呆、舌缩不伸、语寂寂然。痫证,四肢皆震、口吐涎沫。此阴风已入脾络矣。"《临证指南医案·中风》曰:"厥后右肢偏痿,口喎舌歪,声音不出,此阴风湿晦中于脾络,加以寒滞之药,蔽其清阳,致清阳无法舒展。"

肝体阴而用阳,主藏血。《素问·五脏生成》云:"故人卧,血归于肝,肝受血而能视,足受血而能步,掌受血而能握,指受血而能摄。"《素问·阴阳应象大论》也指出:"肝之精气,生养筋也。"然而,供应脏器组织所需的血液精微都要通过血管经络的输送,其之间的关系是息息相关的。肝主藏血,肝络指沿肝经分布深延于里的与肝的功能相关的络脉。肝脏肝络受邪,则肝失藏血。血失藏则易瘀易滞,因此肝络痹阻以血液瘀滞为主,故有"瘀血必归于肝"之说。其次,由于肝主疏泄,调畅气机,若肝失疏泄,则气机郁滞,所以气滞肝络亦是其络痹的重要原因之一。《临证指南医案·便血》云:"脉小左数,便实下血,乃肝络热腾,血不自宁。"《临证指南医案·胁痛》曰:"肝络凝瘀,胁痛须防动怒失血,旋覆花汤加归须、桃仁、柏仁。"

肾为先天之本,主水而藏精,是生命之源,代谢与免疫功能的中枢。人的健康与否、人的寿命长与短、危重病人的预后吉与凶,都与肾脏至关重要。正如明代李中梓《医宗必读·肾为先天本脾为后天本论》中所说:"肾为脏腑之本,血脉之根,呼吸之本,三焦之源,而人资之以为始者也。"肾藏精主水,肾络主要指沿肾经分布深延于里的与肾功能密切相关的络脉,肾脏肾络受邪,则肾失气化,水津内停,因此肾络痹阻以水津郁滞为主,故《内经》谓"肾者水脏,主津液。"其次,由于肾之气化不仅能促进水液代谢,而且还能推动血行,且水停亦可病血,所以血瘀气滞亦是肾络痹阻的重要原因之一。《临证指南医案·痰饮》云:"秋冬受冷,冷气深入,伏饮夹气上冲,为咳喘呕吐,疏肺降气不效者,病在肾络中也。"

（2）临床诊断疾病的运用:首先,络脉于体表可见,因此常被认为在外邪侵犯人体的由浅入深过程中,络脉先于经脉受邪,《灵枢·百病始生》言:"是故虚邪之中人也,始于皮肤,皮肤缓则腠理开,开则邪从毛发入,入则抵深,深则毛发立,毛发立则淅然,故皮肤痛;留而不去,则传舍于络脉,在络之时,痛于肌肉,其痛之时息,大经乃代;留而不去,传舍于经,在经之时,洒淅喜惊……或著孙脉,或著络脉,或著经脉,或著输脉……"可见古人将肌肉痛,在临床上诊断为肌肉之"病络"。《素问·逆调论》:"夫起居如故而息有音者,此肺之络脉逆也,络脉不得随经上下,故留经而不行,络脉之病人也微,故起居如故而息有音也。"此处言及肺络损伤之症候特点——"起居如故而息有音者。"

其次,络脉应用不仅指外在络脉,而且涉及内在络脉,《素问病机气宜保命集·泻痢论第十九》卷中:"泻痢不止者,为难治,宜升麻汤或小续命汤以发之。注云:谓表邪缩于内,故下痢不止。当散表邪于四肢,布于络脉,外无其邪,则脏腑自安矣。"此处泻痢不止由于"表邪缩于内",而伤相应内在"络脉",故当"散表邪于四肢,布于络脉。"《医学纲目·刺虚实》卷七:"十五络病至浅在表也,十二经病次之,六腑病又次之,五脏病至深在里也,故治法有难易焉。至于络又各不同,十五络之络,乃阴经别走阳经,阳经别走阴经,而横贯两经之间。所谓横者,为络与经相随上下者也。缪刺之络,乃病邪流溢大络,不得入贯经俞,而其痛与经脉缪也,乃络病经不病者也。血络之络,及皮肤所见或赤或青或黑之络,而小者如针,大者如筋也。以浅深言之,血络至浅,缪刺者次之,十五络近里而贯经俞也。"此处不仅涉及表浅络脉的运用和认识,而且涉及"缪刺之络"、"近里而贯经俞"的"十五络"。

最后,古人根据络脉可见而经脉不可见,故二者诊法也就不同,一为望诊,一为切诊。《灵枢·经脉》:"何以知经脉之与络脉异也?黄帝曰:经脉者常不可见也,其虚实也以气口知之。脉之见者皆络脉也……凡诊络脉,脉色青则寒且痛,赤则有热。胃中寒,手鱼之络多青矣;胃中有热,鱼际络赤;其暴黑者,留久痹也;其青短者,少气也。"杨上善《太素·经络别异》卷九中更明确提出:"经脉不见,若候其虚实,当诊寸口可知之也。络脉横居,五色可见,即目观之,以知虚实也。"古人根据络脉这些特点,决定了病在络脉的治疗方法:①刺络脉出血,具体方法如赞刺、豹文刺、缪刺等,《素问·缪刺论》言:"故络病者,其痛与经脉缪处,故命曰缪刺。"杨上善《太素·阴阳大论》卷三言:"谓以缪刺,刺诸络脉。"②刺相应络穴。③四季取穴方法中,专门提到春季取络脉,治皮肤。也即《灵枢·寒热病》所言:"春取络脉,夏取分腠,秋取气口,冬取经输,凡此四时,各以时为齐。络脉治皮肤,分腠治肌肉,气口治筋脉,经输治骨髓、五脏。"

2. 经脉病络

（1）肌肤不仁。元代罗天益在《卫生宝鉴·中风篇》指出:"凡人初觉大指、次指麻木不仁或不用者,三年内必有大风之疾也。"此处,提示如果出现不明原因的手指麻木不仁,要防止中风病的发生。

明代张三锡强调"中风症必有先兆。中年人但觉大拇指作麻木或不仁,或手足少力,

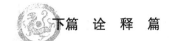

或肌肉微掣,三年内必有暴病。"此处所谓"暴病",就是指前面罗天益所言的突然昏仆、不省人事的中风病。

清代李用粹《证治汇补》也记载:"平人手指麻木,不时眩晕,乃中风先兆,须预防之"。

上面三条均涉及手指头的麻木不仁,也即中风先兆。实际上,肌肤不仁,多指皮肤肢体感觉障碍,尤其以偏身麻木不仁为主,按中医文献记载,麻木即是不知痛痒的症状。麻指非痛非痒,肌肉内如有虫行,按之不止,搔之愈甚;木指不痛不痒,按之不知,掐之不觉,如木厚之感。临床上麻与木很难区分,故常常并称为麻木。麻木可见于全身,也可见于局部。总观不仁的形成,中医认为营气虚则不仁,卫气虚则不用,营卫俱虚则不仁且不用,这里所说的营气虚是指血不足,卫气虚是正气虚,不仁不用即麻木,由于气血不足,络脉失养,从而失去了对筋肉肌表温煦濡养的职能,就会导致麻木不仁的发生。金元医家李东垣、朱丹溪主张气虚不行、湿痰内阻而生麻木。还有些医家认为肌肤不仁的产生是由于经络凝滞,气血循行涩滞造成的。概括肌肤不仁的原因,不外两个方面,一是气血俱虚,络脉失养;另一方面是外风、寒湿、痰浊、血瘀留于脉络,因气血行涩而络脉失养。

(2)局部包块:局部包块在中医上多称为积聚,正如秦伯未《内科纲要·积聚》"积者,推之不移,成于五脏,多属血病。聚者,推之则移,成于六腑,多属气病。治积聚者,当按初中末之三法焉。邪气初客,积聚未坚,宜直消之而后和之。若积聚日久,邪盛正虚,法从中治,须以补泻相兼为用。若块消及半,便从末治,即住攻击之药,但和中养胃导达经脉,俾营卫流通,而块自消矣。"从中可以看出,积聚多属"血病"、"气病",离不开气血营卫,也即实为病络所致。

而《临证指南医案卷四·积聚》记载:"王七三骑射驰骋。寒暑劳形,皆令阳气受伤,三年来,右胸胁形高微突,初病胀痛无形,久则形坚似梗,是初为气结在经,久则血伤入络,盖经络系于脏腑外廓,犹堪勉强支撑,但气钝血滞,日渐瘀痹,而延癥瘕,怒劳努力,气血交乱,病必旋发。故寒温消剋,理气逐血,总之未能讲究络病工夫,考仲景于劳伤血痹诸法,其通络方法,每取虫蚁迅速飞走诸灵,俾飞者升,走者降。血无凝著,气可宣通,与攻积除坚。徒入脏腑者有间,录法倍参未议。蜣螂虫,蟅虫,当归须,桃仁,川郁金,川芎,生香附,煨木香,生牡蛎,夏枯草。用大酒曲末二两加水稀糊丸无灰酒送三钱",更是从病络角度思考局部包块的典型例证。

(3)出血症:《灵枢·百病始生》言:"卒然多食饮则肠满,起居不节,用力过度,则络脉伤,阳络伤则血外溢,血外溢则衄血;阴络伤则血内溢,血内溢则后血。"杨上善在《太素·邪传》卷二十七中早就指出其阴络阳络均当为"内络脉","盛饮多食无节,遂令脉满,起居用力过度,内络脉伤。若伤肠内阳络,则便衄血;若伤肠内阴络,隧则便血。"《临证指南医案·吐血》卷二亦认为:"《内经》分上下失血为阴络阳络,是腑络取胃,脏络论脾。"

《伤寒论·辨太阳病脉证并治中》云:"太阳病六七日,表证仍在,脉微而沉,反不结胸,其人发狂者,以热在下焦,少腹当硬满,小便自利者,下血乃愈。所以然者,以太阳随经,瘀热在里故也。抵当汤主之。""太阳病,身黄,脉沉结,少腹硬,小便不利者,为无血也。小便自利,其人如狂者,血证谛也,抵当汤主之。""伤寒有热,少腹满,应小便不利,今反利者,为有血也,当下之,不可余药,宜抵当丸。"

以上三条论述了蓄血证的证治。蓄血证系热与血结于下焦,阻滞脉络而形成。其症状主要表现为三个方面,一是局部症状,如少腹满或硬满;二是神志症状,如发狂、如狂;

三是小便症状,如小便当自利。由于血蓄积于下焦脉络之中,故仲景拟抵当汤或抵当汤丸破瘀通络以治疗之,方中桃仁、大黄破瘀下血通络,水蛭、虻虫直入血络,搜剔络中瘀结。对于血络瘀阻下焦之重证,非此莫属。而将虫类药物用于破瘀通络,则是仲景对络脉病治疗的一大贡献。

《金匮要略·黄疸病脉证并治》说:"脾色必黄,瘀热以行。"此"瘀热"乃指湿热瘀阻于血分经脉和络脉之中,正如清代医家唐容川所说:"瘀热以行,一'瘀'字便见黄皆发于血分,凡气分之热不得称瘀。"

《扁鹊心书·失血》卷下言:"失血之证……或起于形体之劳,或成于情志之过,由于外感者易治,出于内伤者难痊。络脉与经隧有异,经隧重而络脉轻。"此处,医家认为由于外感失血者病伤络脉,较由于内伤失血者病伤经隧者病情轻。

(4)疼痛:络脉失于濡养,而造成络脉的绌急;或络脉寒凝,导致小络急引,导致卒痛;或由于外伤导致络脉本身受损,而引起血肿、疼痛等症。其具体表现主要包括络虚、络脉损伤和络脉绌急。具体包括,络虚主要指的是不荣则痛或麻木不仁或痒等病证的病机。如《素问·举痛论》说:"脉泣则血虚,血虚则痛。"如《诸病源候论·虚劳体痛候》"劳伤之人,阴阳俱虚,经络脉涩,血气不利。若遇风邪与正气相搏,逢寒则身体痛,值热则皮肤痒。"络脉损伤:《医宗金鉴》说:"伤损之证,血虚作痛。"络脉绌急:《素问·举痛论》说"寒气入经而稽迟,泣而不行,客于脉外则血少,客于脉中则气不通,故卒然而痛","寒气客于脉外则脉寒,脉寒则缩踡,缩踡则脉绌急,绌急则引小络,故卒然而痛。"《临证指南医案·诸痛》中华玉堂言:"络中气血,虚实寒热,稍有留邪,皆能致痛。"后世医家在不荣则痛理论、舒筋和络理论,以及中医外科治法方面均有所发展,使之不断完善。可见引起疼痛的原因虽然有感受外邪,血瘀痰阻,阳虚内寒等不同,但总归因于络中气滞血瘀而气机不通,或络中血气不足兼有留瘀而络脉及相关组织失养所致。

(5)水肿:《金匮要略·水气病脉证并治》还提出了"血不利则为水,名曰血分"的论点。所谓"血不利则为水",实质上是瘀血阻滞络脉,致脉内之津液不能输布,脉外之津液不能还流络中所致。水液运化转输代谢与血密切相关,慢性肾病,阳虚阴盛水泛,脾胃受损,正气虚衰,气虚不能帅血,血虚不能载气,气滞而致血瘀,每致水湿停滞。

秦伯未《内科纲要·水肿》言:"水肿症有表里寒热肾胃之分。大抵四肢肿,腹不肿者,表也。四肢肿,腹亦肿者,里也。烦渴口燥,溺赤便闭,饮食喜凉,此属阳水,热也。不烦渴,大便自调,饮食喜热,此属阴水,寒也。先喘而后肿者,肾经聚水也。先肿而后喘,或但肿而不喘者,胃经蓄水也。经云:肾者,胃之关也。关闭则水积,然胃病而关亦自闭矣。"此处所提到的"肾经"和"胃经"倘若用"肾络"和"胃络"去理解,似能更好理解脏腑病络对于水肿形成之重要意义。

五、病络学说的临床应用研究

1.治疗方法

(1)化瘀活血通络法:主要由化瘀药与活血通络药配伍组合而成,适用于瘀血阻滞络脉的病证,如积聚、痛证、干血痨等。瘀血阻滞络脉,是络脉病证中最主要的基本病理变化,故本法的应用最为广泛。活血通络药物可选用当归、川芎、赤芍、丹参等;化瘀通络药物可选用桃仁、红花等。代表方剂如桃红四物汤、血府逐瘀汤、膈下逐瘀汤、身痛逐瘀汤、通窍活血汤、桂枝茯苓丸、鳖甲煎丸、桃核承气汤、复元活血汤、大活络丹、小活络丹、活络效灵丹、化癥回生丹等。

（2）理气活血通络法：主要由理气药与活血通络药配伍组合而成，适用于气滞而致络脉瘀阻的病证，如积聚、痛证等。因气与血关系密切，而气血往往互结同病，故本法的临床应用比较广泛。理气通络药物可选用香附、柴胡、枳壳、乌药等；活血通络药物可选用当归、川芎、红花、赤芍、郁金、降香、丝瓜络、元胡等。代表方剂如柴胡疏肝散、越鞠丸、通窍活血汤、复元活血汤、金铃子散、橘核丸等。

（3）化痰活血通络法：主要由化痰药与活血通络药配伍组合而成，适用于由痰致瘀或由瘀致痰而络脉瘀阻的病证，如半身不遂、痛证、黄疸、痞证等。由于津血之间能够互渗互化，而痰瘀更容易互结互病，故本法的临床运用亦非常广泛。化痰通络药物可选用橘红、橘络、白芥子、旋覆花、杏仁、瓜蒌、贝母等；活血通络药物可选用当归、川芎、红花、赤芍、泽兰、地龙、丹参、鸡血藤等。代表方剂如枳实薤白桂枝汤、瓜蒌薤白半夏汤、旋覆花汤、桃红四物汤、小金丹等。

（4）祛风活血通络法：主要由祛风药与活血通络药配伍组合而成，适用于风阻络脉而致络脉瘀滞和络脉绌急的病证，如口眼歪斜、半身不遂、痹证、痛证等。风邪致病广泛，为"百病之长"（《素问·风论》），临床应当区分外风、内风分别施治。活血通络药物可选用当归、丹参、川芎、鸡血藤等；虫类祛风通络药物可选用穿山甲、全蝎、蜈蚣、白花蛇、僵蚕等。代表方剂如蠲痹汤、牵正散、止痉散、大秦艽汤、身痛逐瘀汤、羌活胜湿汤等。祛风通络药物可选用防风、桂枝、秦艽、羌活等。

（5）祛寒活血通络法：主要由祛寒药与活血通络药配伍组合而成，适用于寒邪阻络而致络血瘀滞的病证，如痹证、胸痹、胃痛、腹痛等。络以血为主，由于"血气者，喜温而恶寒"（《素问·调经论》），"血得寒则凝"，所以寒凝血瘀络痹证临床较为常见，祛寒活血通络法的应用亦较广泛。祛寒通络药物可选用川乌、草乌、麻黄、桂枝、细辛、附子等；活血通络药可选用当归、川芎、乳香、没药、地龙、全蝎、五灵脂、蜈蚣等。代表方剂如桂枝附子汤、乌头汤、温经通痹汤、少腹逐瘀汤等。

（6）化湿活血通络法：主要由化湿药与活血通络药配伍组合而成，适用于湿邪瘀滞络脉而致脉络痹阻的病证，如痹证、淋证、水肿、黄疸等。水湿之气壅阻络脉，可使血气痹阻不通而发生血瘀湿阻络痹之证。化湿通络药物可选用薏苡仁、半夏、茵陈、桑枝、橘红、橘络、杏仁等；活血通络药物可选用当归、赤芍、桃仁、红花、丹参、泽兰、益母草、牛膝等。代表方剂如平胃散、当归芍药散、益肾汤等。

（7）清热活血通络法：主要由清热药与活血通络药配伍组合而成，适用于热邪灼血阻络而致络脉瘀滞的病证，如咯血、淋证、便血等。火热之邪损伤络脉而扰动血分时，会导致一系列血热、血瘀、络痹的病理变化，需用清热凉血入络之品祛除络中血热，结合活血药起到凉血活血、清热通络的目的。清热通络药物可选用金银花、连翘、大黄、栀子、黄连、黄芩等；活血通络药物可选用当归、赤芍、川芎、桃仁、红花、丹皮、丹参、茜草等。代表方剂如四妙勇安汤、仙方活命饮、大黄牡丹汤等。

（8）益气活血通络法：主要由益气药与活血通络药配伍组合而成，适用因气虚而致络脉气血瘀阻的病证，如半身不遂、四肢麻木、痿证、胸痹等。由于络中气虚，无力推动络血的运行,致使气血瘀滞,络脉痹阻,治疗上当给予益气药与活血通络药相伍。益气通络药物可选用党参、黄芪、人参等;活血通络药物可选用当归、赤芍、川芎、红花、地龙、穿山甲、全蝎、蜈蚣、丝瓜络等。代表方剂如补阳还五汤、黄芪桂枝五物汤等。

（9）养血活血通络法:主要由养血药与活血通络药配伍组合而成,适用于血虚而致络中血行不畅而瘀痹的病证,如半身不遂、四肢麻木、眩晕、头痛等。此类病证之络瘀乃络中血虚所致,其病机以血虚为本,络瘀为标,故治疗当以养血为主,兼以活血通络。养血通络药物可选用当归、白芍、鸡血藤等;活血通络药物可选用赤芍、川芎、丹参、地龙、路路通等。代表方剂如四物汤、桃红四物汤、胶艾汤等。

（10）滋阴活血通络法:主要由滋阴药与活血通络药配伍组合而成,适用于阴虚血瘀而致络脉痹阻的病证,如痿证、消渴、虚劳等。机体阴虚累及络道,络道失于润通,络中气血运行涩滞而瘀,或阴虚化风,扰动络脉,络中气血运行不畅而生瘀滞,宜用酸甘化阴柔润络脉之品,以治络脉失润,并结合活血通络药达到养阴通络的目的。滋阴通络药物可选用生地、熟地、玄参、白芍、龟板、鳖甲、牡蛎等;活血通络药物可选用当归、川芎、桃仁、红花、赤芍等。代表方剂如吴氏三甲散、通幽汤等。

（11）温阳活血通络法:主要由温阳药与活血通络药配伍组合而成,适用于阳虚络中津血不行而瘀阻的病证,如头痛、胸痹、胃脘痛、月经不调、不孕等。络脉中的气血运行通畅,除了要有充足的气血以充盈络脉外,还要依赖于络中的阳气充足以温通络道,推动血行,才能维持正常。若络中阳气不足而无以温养络脉,推动血行,则血为寒凝,络脉痹阻,治以温阳散寒、祛瘀通络。温阳通络药物可选用吴茱萸、桂枝、麻黄、附子、人参、干姜、细辛、羌活、独活、秦艽、桑寄生、黄芪、补骨脂、防风等;活血通络药物可选用当归、川芎、地龙、丹参、赤芍等。代表方剂如温经汤、急救回阳汤、生化汤、阳和汤、独活寄生汤、当归四逆汤等。

2. 治疗用药 《医论三十篇》云:"人身三百六十五窍,窍通则气顺,气顺恒与天地流通,而往来相应,美在其中,畅于四肢,发于事业。故治病以理气为先,而用药以通络为主。盖人之经络不通,则转输不捷,药不能尽其功。泻剂之通络不待言,而补剂如四君子必用茯苓,四物必用川芎,六味地黄必用丹皮、泽泻,皆以通为补。且人知泻剂之能通络,而病在某经,必以某经之药引之,庶络通而病解,否则诛伐无过,而渠魁未歼。"

叶天士云:"医不知络脉治法,所谓愈究愈穷矣。"治络之法,总以祛邪通络和扶正通络为主,根据病情的深浅轻重之不同,而辨证用药施治。病络的本质是络脉瘀滞,其病机有络脉失养、血行不畅、气滞血瘀、痰瘀凝结的演变过程,故其治法有调气、活血、滋阴、补阳之别。

病络之初,多属气机失调,尚可用草木类药物以调理,以理气药为主,如辛香之品、藤类之属。前者如麝香、降真香、丁香、沉香、郁金、葱韭之属。叶天士认为"络以辛为泄","久病在络,气血皆窒,当辛香缓通"。后者如鸡血藤、络石藤、海风藤、忍冬藤等。《本草便读》云:"凡藤类之属,皆可通经入络。"而病久不愈,血伤入络,凝痰败瘀,混处络中,则草本类药物之调理已难以获效,非活血通络之品不可为,如水蛭、虻虫、地龙、蛴螬、蜂房、穿山甲、土鳖虫之属。

虫类搜剔通络首创于张仲景,盖虫类药物虽为血肉之质,但多有动跃攻冲之性,体阴用阳,深入隧络。故吴鞠通说:"以食血为虫,飞者走络中气分,走者走络中血分,可谓无微

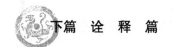

不入,无坚不破。"络病日久,营卫失常,气血津液失其渗化,络道亏虚,则当补益气血,平衡阴阳,但络脉以流畅滑利为本,故补阴者不宜过于滋腻,补阳者勿过于温燥。填补络道,多用血肉有情之物,如鹿角胶、阿胶、龟板、鳖甲之属,专补络阴;鹿茸、紫河车、羊肾之属,擅补络阳,必要时可配合桂枝、细辛、附片及川乌之属,以温阳通络。

（1）以辛味之药疏散瘀滞:《素问·阴阳应象大论》云:"气味辛甘发散为阳,酸苦涌泄为阴。""味厚则泻,薄则通。""肝欲散,急食辛以散之。""肾苦燥,急食辛以润之,开腠理,致津液,通气也。"可以认为是辛味通络的伊始。辛主散,辛味之品在阳络可以开泄透邪外出而疏通瘀滞,在阴络可以直接散瘀化滞而通络,既通阳络,又疏阴络。后世则明确提出通络以"辛味"为主,或必佐以"辛"。明·缪希雍在《神农本草经疏·续序列上》云:"血瘀宜通之……法宜辛温、辛热、辛平、辛寒、甘温,以入血通行。"叶天士亦提出"络以辛为泄"、"辛以润之"、"以辛润为主"、"辛香可入络通血"等著名论点,故治病络者应以辛为主味,非此无以入络。临床习用辛温通络之品,如桂枝、小茴香、羌活、独活等与活血药配伍,既能引诸药直达病所而发挥药效,又可借其辛香理气、温通血脉的作用,推动气血运行,有利于瘀阻络脉等病证的消除。对络脉细急因寒而致者则加辛温散寒之品如川乌、草乌、附子、细辛等温阳散寒,其疗效更佳。

辛味药用于病络中有以下两个方面的作用: 一是辛能通能行,行气通血络,能使络中结者散,瘀者行。二是辛能散能透,入络搜邪,透邪外达,能使络邪外透外散。然而,必须注意的是,在运用辛味通络药时,必须将入络之"辛"味与走表发散之"辛"味区别开来,即叶天士所谓"辛气最易入表,当求其宣络者宜之"(《临证指南医案·调经》)之意。当然,也不可一概而论,若病在肌腠之络,辛味发散即有宣通脉络的作用。但是,此种辛味对于里络之病,特别是"久病入络"之证,则不相宜。

（2）以虫类药物搜剔络脉: 病络之初,多属气机失调,尚可用草木类药物加以调理,而宿疾沉饮,凝痰败瘀,混处络中,汗、吐、下法难以奏效,又非草本类药物攻逐可获效,虫类走窜,擅入络脉,能搜邪剔络,无血者走气,有血者走血,灵动迅速,擅长搜剔络中瘀浊,气可宣通,从而祛除络中宿邪,药如全蝎、蜈蚣、地龙、穿山甲、水蛭、虻虫、蝉蜕、僵蚕等。虫类搜剔,佐以补剂,则可达到祛邪而不伤正的效果。

将虫类药物运用于治疗病络,始于张仲景,发展于叶天士等医家。仲景在《伤寒论》及《金匮要略》两书中,自创抵当汤、大黄䗪虫丸、鳖甲煎丸及下瘀血汤等方,用䗪虫、虻虫、水蛭等虫类药通络逐瘀,以治疗蓄血证、虚劳瘀血证、疟母等病证,取得了宝贵的经验。叶天士在仲景运用经验的基础上,扩大了虫类药物通络的适应证,将虫类药物广泛地应用于积聚、痹证、淋证、痛证等多种络脉病证之中,提高了治疗效果,受到了姚亦陶的好评:"初为气结在经,久则血伤入络,辄仗蠕动之物,松透病根,是又先生化裁之妙,于古人书引伸触类而得"(《临证指南医案·积聚》)。

虫类通络药,体阴用阳,升降迅速,能入体内病邪瘀积潜伏之脉络,以搜剔邪瘀,松透病根,其愈病之力远非一般草木之品所比。但临床上运用虫类通络药,须注意以下三点:

第一,虫类通路药,搜剔血络之力甚强,一般宜用于"久病入络"之证或络痹之实证、重证。如络血瘀结成有形之坚结,而用一般草木之品通络治疗无效者,则非此莫属。

第二,虫类药物多数性较峻猛悍烈,若运用不当容易损伤正气,因此在临床上应当严格掌握用量,做到中病即止,切不可孟浪从事,酿成大变。

第三,根据前人的经验,虫类药物多入丸剂而少入煎剂应用,否则影响治疗效果。如水蛭,破瘀通络之力甚强,但服用时忌炙煎,正如张锡纯《医学衷中参西录·医论》中说:"总论破瘀血之药,当以水蛭为最。然此物忌炙,必须生用之方有效……当于服汤药、丸药之外,每用生水蛭细末五分,水送服,日两次。"

(3)以藤类药物畅通络滞:藤类药物,缠绕蔓延,犹如网络,纵横交错,无所不至,恰似络脉,故在"取类比象"思想指导下,认为这类药物可以疏通络脉。《本草汇言》云:"凡藤蔓之属,皆可以通经入络。"《本草便读》亦曰:"凡藤类之属,皆可通经入络。"

络脉是气血运行的通道,也是病邪侵入的通路,各种邪气伤及络脉最易影响其运行气血的功能而致病络,表现为疼痛、痹证、麻木、瘫痪、出血、水肿等。病络的治疗原则为"以通为用",藤类中药擅长祛风除湿、清热解毒、活血止痛、通经活络、利水消肿,对于久病不愈,邪气入络,络脉瘀阻者,可加以藤类药物以理气活血、散结通络。

疼痛是病络最常见的临床表现,气血瘀滞不通是导致疼痛的主要原因。藤类中药有的活血止痛,有的行气止痛,有的祛风止痛,有的消肿止痛,有的通络止痛,有的除湿止痛,有的散寒止痛,有的温经止痛,对风湿疼痛、跌打伤痛、脘腹疼痛、腰膝疼痛、关节筋骨疼痛,以及西医学的心绞痛、胆绞痛、神经痛等有十分广泛的治疗作用。如鸡屎藤、野木瓜、大血藤、南藤、蛇藤善活血止痛,单面针、海风藤、小血藤、山蒟善行气止痛,地锦、宽筋藤、百解藤、通城虎善祛风止痛,百足藤、丁公藤、穿根藤、蝙蝠藤善消肿止痛,钩吻、穿根藤、西番莲可用于神经性疼痛,雷公连、大叶南苏可用于心绞痛。

痹证也是病络常见的临床表现,是由外受风寒湿热之邪,闭阻经络,气血运行不畅所致,表现为关节、肌肉、筋骨等处的酸痛、麻木、重着、屈伸不利、肿痛等。藤类中药或可祛风除湿、或可清热利湿、或可活血止痛、或可补养气血。如南藤、丁公藤、清风藤、海风藤等用于风寒湿痹,关木通、川木通、盾翅藤、忍冬藤等用于风湿热痹。

藤类中药对麻木、瘫痪、出血、水肿等络病病症也有比较广泛的作用。一些藤类药活血通络,可用于麻痹、中风瘫痪等病症,如鸡血藤、黑血藤、穿根藤等用于手足麻木、肢体瘫痪,楹藤、肾子藤、寻骨风等用于肢体麻木,丁公藤、对叉疔药、木天蓼、腥藤等用于中风半身不遂。一些藤类中药功善各种出血症,如白叶藤、金瓜核藤、上树瓜、上树鳖用于咳血,乌蔹莓、淮通、五爪龙、对叉疔药用于尿血,秋葡萄茎、双肾藤、蝴蝶藤用于吐血,双肾藤、番薯藤、蝴蝶藤用于便血,滇一匹绸、番薯藤、白花九里明用于崩漏,海南蒟、酸藤木、买麻藤用于溃疡出血,蛇葡萄、山牡丹、滇一匹绸用于内伤出血等。一些藤类中药除湿利水,可用于水湿内停、小便不利、水肿等病症,如五爪龙、金丝木通等清热利水,球果藤、毛果鱼藤、南天藤、山木通等利尿通淋,可用于小便不利、水肿、淋病等症。一些藤类中药性味平淡,具有通经催乳之功效,如催乳藤、无叶藤、大奶藤等。一些藤类中药对癥瘕等病症也有功效,如石柑子、青竹标可用于肝脾肿大,南山藤、通光散、尖槐藤等用于癌肿。

(4)以血肉之品通补络道:脉为气血汇聚之处,具有贯通营卫、濡养脏腑组织等生理功能。络病日久,营卫失常,气血不充,络道失养。大凡络虚,通补最宜,血肉有情之物,皆通灵含秀,擅于培植人身之生气,如鹿茸、龟板、紫河车、猪脊髓、阿胶、海狗肾、羊肾之属。以阳气生发之物壮阳气,至阴聚秀之物补阴精,培补络道,当有其功,故叶天士云:"余以柔济阳药,通奇经不滞,且血肉有情,栽培身内之精血,但王道无近功,多用自有益。"盖病入络多兼正气虚弱,治疗之时予以血肉有情之品,有事半功倍之效。

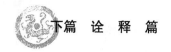

六、病络学说的实践应用研究

1. 古代医案溯源　络脉，现存古籍中始见于《黄帝内经》，查找古代明确提出关于"病络"的医案，似乎有一定难度，但关于络脉去分析病情的记载（医案）却随处所见，《史记·扁鹊仓公列传》引《脉法》曰："脉长而弦，不得代四时者，其病主在于肝。和即经主病也，代则络脉有过。"《素问·三部九候论》也载有"其脉代而钩者，病在络脉"，"上实下虚，切而从之，索其结络脉，刺出其血，以见通之。"这两处虽然不能称得上古代医案，但却能算得上最早用络脉去分析病情，诊断疾病，且分别提出"络脉有过"和"病在络脉"，与"病络"意义相近之语，似开了"病络"病机分析之先河；另外，两处均涉及当时古人运用脉诊确定病变部位在经还是在络，也非常值得今天"病络"病机研究者深思。

病络学说首先应用于针刺医案方面，特别是刺络放血方面，应用颇广，如《灵枢·官针》中提到："络刺者，刺小络之血脉也。"

《新唐书·则天武皇后传》详细记载唐代侍医张文仲、秦鸣鹤，针刺百会及脑户穴出血，治愈唐高宗李治的头目眩晕急症经过："帝头眩不能视，侍医张文仲、秦鸣鹤曰：风上逆，砭头血可愈。后内幸帝殆，得自专，怒曰：是可斩，帝体宁刺血处耶？医顿首请命。帝曰：医之议疾，乌可罪？且吾眩不可堪，听为之！医一再刺，帝曰：吾目明矣！"

宋代著名医家陈自明《外科精要》一书中记载针刺放血治疗背疽获效显著的医案："一男子，患背疽肿痛，赤晕尺余，重如负石。其势当峻攻，其脉又不宜。遂砭赤处，出紫血碗许，肿痛顿退。"

金元时期，张子和认为刺络放血攻邪最捷，十分推崇刺络疗法，对此他还有切身的体验，如《儒门事亲》一书中记载："余（张子和）尝病目疾，或肿或翳，作止无时。……病目百余日，羞明隐涩，肿痛不已。忽眼科姜仲安云：宜上星至百会，速以排针刺四五十刺，攒竹穴、丝竹（空）穴上兼眉际一十刺，反鼻两孔内，以草茎弹之，出血三处。出血如泉，约二升许。来日愈太半，三日平复如故。余自叹曰：百日之苦，一朝而解，学医半世，尚阙此法，不学可否？"

《名医类案·卷二·火热篇》记载："东垣治参政年近七十，春间病面颜郁赤，若饮酒状，痰稠粘，时眩晕，如在风云中，又加目视不明。李诊，两寸洪大，尺弦细无力。此上热下寒明矣。欲药之寒凉，为高年气弱不任。记先师所论，凡治上焦，譬犹鸟集高巅，射而取之。即以三棱针于巅前眉际疾刺二十余，出紫黑血约二合许，时觉头目清利，诸苦皆去，自后不复作。"

从上述几个有关刺络放血的医案，不难理解，刺络疗法自古就有，主要针对皮肤表面病络，更加直接明了。而中医在用药方面涉及病络病机，多涉及气血，痰湿等其他病理因素，则更为抽象，说理方面更多，当是今天病络学说运用关键所在。

《名医类案·卷一·中风》记载："元罗谦甫治太尉忠武史公，年近七十，于至元戊辰十月初，侍国师于圣安寺丈室中，煤炭火一炉在左侧边，遂觉面热，左颊微有汗，师及左右诸人皆出，因左颊疏缓，伤热故也。被风寒客之，右颊急，口喝于右。脉得浮紧，按之洪缓。罗举医学提举忽君吉甫，专科针灸，先于左颊上灸地仓穴（胃穴）一七壮，次灸颊车穴（胃穴）二七壮，后于右颊上热手熨之，议以升麻汤加防风、秦艽、白芷、桂枝，发散风寒，数服而愈。(琇按:非真中风,故但升散火邪自愈。)或曰:世医多治以续命等汤,今用升麻汤加四味,其理安在? 曰:足阳明经胃起于鼻交頞中,循鼻外入上齿中,手阳明经大肠亦贯于下齿中,况两颊皆属阳明。升麻汤乃阳明经药,香白芷又行手阳明之经,秦艽治口噤,防风散风邪,桂枝实表而固荣卫,使邪不能伤,此其理也。夫病有标本经络之别,药有气味厚薄之殊,察病之源,用药之宜,其效如桴鼓之应。不明经络所过,不知药性所主,徒执一方,不惟无益,而反害之者多矣。学者宜深思之。"读此医案当注意三点:①古代中医灵活运用经络理论进行病情分析并且综合多样性的治疗手段;②经络理论在古代中医思辨中的重要地位;③倘若将病络概念引入该医案当中,对于正确理解"足阳明经胃起于鼻交頞中,循鼻外入上齿中,手阳明经大肠亦贯于下齿中,况两颊皆属阳明。升麻汤乃阳明经药,香白芷又行手阳明之经,秦艽治口噤,防风散风邪,桂枝实表而固荣卫,使邪不能伤,此其理也。"似乎会更有帮助。

《临证指南医案卷四·积聚》记载:"王七三骑射驰骋。寒暑劳形,皆令阳气受伤,三年来,右胸胁形高微突,初病胀痛无形,久则形坚似梗,是初为气结在经,久则血伤入络,盖经络系于脏腑外廓,犹堪勉强支撑,但气钝血滞,日渐瘀痹,而延癥痕,怒劳努力,气血交乱,病必旋发。故寒温消剋,理气逐血,总之未能讲究络病工夫,考仲景于劳伤血痹诸法,其通络方法,每取虫蚁迅速飞走诸灵,俾飞者升,走者降。血无凝著,气可宣通,与攻积除坚。徒入脏腑者有间,录法倍参未议。蜣螂虫,䗪虫,当归须,桃仁,川郁金,川芎,生香附,煨木香,生牡蛎,夏枯草。用大酒曲末二两加水稀糊丸无灰酒送三钱","某,伏梁病在络,日后当血宁凝之虑,脉数左大是其徵也(伏梁)。厚朴一钱,青皮八分,当归一钱,郁金一钱,益母草三钱,茯苓一钱,泽泻一钱","脉数坚伏梁病在络,宜气血分消。桃仁炒研三钱,郁金一钱,茺蔚子一钱,枳实七分,厚朴一钱,茯苓三钱,通草五分";从叶氏医案不难看出其虽然只是提出络病,并没有直解提出病络,但却非常善于将"病络"应用于临床实践,对于后世医家,特别是对提出"病络"学说不无影响。

2. 王教授运用病络学说的实践举隅　王永炎教授从事中医内科学研究、教育、医疗工作40余年,主要研究方向是中风病与脑病的临床研究。对于中风病的研究,他遵循中医理论体系,继承历代各家学说之长,从临床实践出发,擅于运用病络学说,阐发古蕴,融会新知,引入与应用医学计量学、影像诊断学、生物化学、生物物理学、病理学等现代科学技术手段,进一步阐明病因病理,总结证候特征,探讨证候演变规律,力求揭示治疗方案,制定与验证了诊疗、预防、康复、护理等的规范,提高中医防治中风病水平。现就王教授在中风病及痹病防治方面运用病络学说的临床实践经验说明如下:

(1)"病络"与中风:中风病居风、痨、臌、噎四大难证之首,具有发病率高、病残率高的特点,是一种常见病,所以中风病的预防、治疗与康复的研究是当今中医学界瞩目的重大课题。中风病大体相当于西医脑血管病,又有称为脑卒中的。本病是由各种原因,主要是由高血压和动脉硬化所引起的脑血管损害的一种常见疾病。这种病根据病变性质的不同,又可分为出血性脑血管病和缺血性脑血管病两大类,前者由于血管破裂出血而发病,后者是由于血管狭窄或堵塞而引起的,然而无论是哪一种,都与脑部血管损伤相关,都常常表现出突然的意识障碍、半身不遂或言语不利等症状,病情严重的可以迅速恶化,甚至无情地夺去病人宝贵的生命。

由于年老体衰,或久病气血亏损,元气耗伤,则脑络失养,气虚运血无力,血流不畅,而

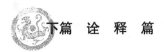

致脑络瘀滞不通,阴血亏虚,则阴亏于下,阳亢于上,阳亢化风,夹痰浊、瘀血上扰清窍;或气与血并逆于上,壅滞脑络,这就形成了络气瘀滞,脑络瘀阻之病络。

脑络为网络交错于头窍的络脉,为气血最盛之处,充实脑髓,营养脑神。气血对于脑的温煦、充灌、濡养作用通过经络的传输,最终由纵横交错的脑络的渗灌作用而实现。中风后脑络调和营卫、渗灌气血、津血互换的功能异常,即为脑部"病络"。

中风是由于脑部络脉处于病络病机状态下,导致脑部气血渗灌异常,脑神失养,津血互换功能障碍,络气的自稳作用降低,卫气失于固摄,营气失于濡养,气化失常,水湿停滞,则血渗脉外,形成脑水肿等;或引发脑部毒损脑络,脑部络脉的稳态调节机制功能障碍,脑络中气血瘀滞,不能正常发挥作用,反而成为病理产物。

脑中络脉具有其独特的生理结构功能,从现代脑部生理学方面认识,脑部络脉的部分生理功能极其类似于现代医学上面的血脑屏障,能调和营卫,沟通经脉,渗灌气血,实现津血互换。缺血性脑卒中发生过程中,脑会发生缺血再灌注,造成大量释放的氧自由基对于基底膜有损伤作用,激活的蛋白水解酶对基底膜组成蛋白具有水解作用,造成能量代谢障碍,内皮细胞和组成血脑屏障的胶质细胞功能损害,从而最终导致血脑屏障的结构和功能的完整性损害,通透性改变,处于一种病理性开放状态,也即脑部"病络"。而纠正这种脑部"病络"状态是治疗中风的重要思路。

对于出现了中风先兆症状和发生过小中风的病人,王教授认为那是中风的预报信号,都应尽早地应用中药、针灸做预防性治疗。参考王教授专著《中风病防治要览》可知,在具体治疗时候主要采用三个方面:

1)辨证论治:常见有三类证候,据证治疗即可。

①阴虚阳亢,肝风内动

主症:眩晕,耳如蝉鸣,耳内有风声,肌肉跳动,一手或两手颤抖,指趾无故自动,手脚肢体无故抽筋等症,也有以眩晕为主要发作表现的小中风。舌象、脉象可以无特殊表现。也可见舌质黯红,舌苔薄白,脉细弦者。

治法:育阴潜阳,平肝息风。

选方:镇肝熄风汤加减。常用钩藤、菊花、生地、白蒺藜、生龙骨、生牡蛎、赤白芍、丹参等药。如兼上下唇相凑发紧,手指曲而难伸等症,为血虚发痉之象,可合入四物汤养血柔肝之剂。丸药可选用杞菊地黄丸、归芍地黄丸、知柏地黄丸、清眩丸等。可见其中赤白芍、丹参等药均为入络之药。

②气虚血瘀,痰浊阻络

主症:一侧手足肢体麻木,眼裂变小,甚至睑废,鼻中攒冷气,卧睡口流涎沫,手指甲缝、腿膝缝间出冷气,或有偏身麻木、半身不遂、口眼歪斜、言语謇涩等表现的小中风,舌质黯淡,舌苔白腻,脉弦滑或沉弦。

治法:益气活血,健脾化痰。

选方:补阳还五汤、六君子汤加减。常用黄芪、赤芍、川芎、当归尾、地龙、桃仁、草红花、半夏、茯苓、党参、威灵仙、伸筋草等药。成药可服用人参健脾丸、香砂六君子丸、散风活络丸。

③风痰血瘀,干扰神明

主症:平素聪明忽然无记性者,忽然说话少头无尾,语无伦次,无故眼睛一阵发直,舌象、脉象无特殊表现。

治法：祛风痰，活血络，通窍隧为主。

选方：《医学心悟》解语丹加减。常用天麻、全蝎、胆南星、天竺黄、远志、菖蒲、郁金、丹参、鸡血藤、赤芍等药。也可用本方蜜制为丸，每丸9g，每次1丸，每天两次。经常服用。

2）活血化瘀治法的运用：王教授认为中风半身不遂，偏身麻木诸症总与血瘀阻滞脉络，也即病络有关。老年人虽未发中风，但有正气内虚，血行滞涩，故有先兆症状，或曾发过小中风。这类人群常服活血化瘀制剂确有预防作用。有学者用小中风患者血液流变学指标的明显增高，来预测不久可能会发生缺血性脑血管病或心肌梗死。按中医理论来认识，血液的浓、黏、凝、聚的增高，说明血瘀阻滞的程度加重。因此，当发现血液流变学指标增高时，说明血瘀阻滞的程度加重。因此，当发现血液流变学指标增高时，可及时给予活血化瘀的治疗。如采用丹参注射液静脉注射的方法进行预防性治疗，就能减少中风的发生，控制先兆症状。在平时，我们常推荐口服丹七片，或者丹参片，每次服3~5片，每天3次，做预防性治疗。

3）针灸疗法用于预防：如遇到中风先兆出现者，可针刺或艾灸风市、足三里等穴，每日艾灸3分钟，或隔日针刺风市、足三里穴，有预防中风的功效。显然这是应用针灸通经络、调气血的作用预防中风。

从王教授防治中风先兆三个方面思考病络学说，几乎伴随中风病治疗整个过程。

（2）"病络"与痹病：除了中风病，王教授在痹病方面亦擅长运用病络学说，具有独特的中医临床学术思想，他从"病络"病机角度审视痹病，首倡"新病入络"观点，认为肌体体表皮部之络脉感受邪气，新病即起，不待久病入络。这是对于病络理论"久病入络"的有益补充。他认为宿疾久病，必皆入络，此为叶天士所提出并在临床上经常运用的"久病入络"学说，但这种学说的产生有一点的历史背景和社会根源，叶天士是清代大医，延请不易，如华云岫所言："病家初起，必先请他医诊视，殆至罔效，始再请先生。"因此导致叶氏诊得大量的久病案例，乃创"久病入络"学说。虽然叶氏对于"新病入络"未曾强调，可能与其诊治病例的普遍特点有一定关系，但其对于病络的着意运用，不难给后世医家思过半矣之叹！王教授也就是在这基础上结合今天临床上所经常遇到的一些实际问题，特意补充"新病入络"之说。新病与久病入络的区别在于，叶天士"久病入络"之络更加强调脏腑深部的络脉，也即以脏腑"络"为主，为更好地运用病络理论辅助脏腑辨证，诊治疾病。对于痹病，他认为病络学说，不仅适用于五体痹，同时也适用于五脏痹。如吉兰—巴雷综合征、支气管肺炎等其征象主要是通过浮络，缠络等可反映于体表，可引发肺痹，进而多脏衰即属中医"新病入络"。而痹病里面的类风湿关节炎则属于"新病入络"的五体痹。"新病入络"学说对于痹病早期治疗理论的拓展具有重要意义，它与"久病入络"、"久痛入络"学说同时存在，有机联系，对于痹病整个治疗过程起到举足轻重的指导作用，反映出痹病病程病变从浅入深，由皮部络脉至经脏络脉、由络实至络虚、由局部累及整体的过程和机转。

参 考 文 献

[1] 杨上善. 黄帝内经太素[M]. 北京：科学技术文献出版社，2013.

[2] 滑寿. 十四经发挥[M]. 北京：中国中医药出版社，2011.

[3] 汪机. 针灸问对[M]. 南京: 江苏科学技术出版社, 1985.

[4] 余曾撰, 翟良纂. 经络全书[M]. 北京: 中医古籍出版社, 2007.

[5] 喻昌. 医门法律[M]. 北京: 中国中医药出版社, 2002.

[6] 张隐庵. 黄帝内经灵枢集注9卷[M]. 上海: 上海卫生出版社, 1957.

[7] 张介宾. 类经[M]. 北京: 中国中医出版社, 1997.

[8] 高适宗, 吴昆. 素问直解[M]. 北京: 学苑出版社, 2001.

[9] 叶天士. 叶天士医学全书[M]. 太原: 山西科学技术出版社, 2012.

[10] 马莳. 黄帝内经素问注证发微[M]. 北京: 人民卫生出版社, 1998.

[11] 喻昌. 医门法律[M]. 北京: 中国中医药出版社, 2002.

[12] 程杏轩. 医述[M]. 安徽: 安徽科学技术出版社, 1983.

[13] 冯兆张. 冯氏锦囊秘录[M]. 北京: 中国中医药出版社, 1987.

[14] 唐宗海. 血证论[M]. 北京: 人民卫生出版社, 2005.

[15] 孙一奎. 赤水玄珠[M]. 北京: 人民卫生出版社, 1986.

[16] 中医研究院西苑医院. 赵锡武医疗经验. 北京: 人民卫生出版社, 1980.

[17] 丹波元简. 灵枢识[M]. 北京: 人民卫生出版社, 1984.

[18] 徐大椿. 兰台轨范[M]. 北京: 人民卫生出版社, 2007.

[19] 张锡纯. 医学衷中参西录[M]. 石家庄: 河北科学技术出版社, 2002.

[20] 王清任. 医林改错[M]. 北京: 人民卫生出版社, 2005.

[21] 王孟英. 温热经纬[M]. 北京: 人民卫生出版社, 2005.

[22] 李时珍. 濒湖脉学·奇经八脉考[M]. 北京: 中国医药科技出版社, 2012.

[23] 朱丹溪. 丹溪心法[M]. 北京: 中国中医药出版社, 2008.

[24] 周学海. 读医随笔[M]. 北京: 中国中医药出版社, 1997.

[25] 叶桂. 温热论[M]. 北京: 人民卫生出版社, 2007.

[26] 林佩琴. 类证治裁[M]. 北京: 人民卫生出版社, 2005.

[27] 张乃修. 张聿青医案[M]. 北京: 人民卫生出版社, 2006.

[28] 张山雷. 中风斠诠[M]. 福州: 福建科学技术出版社, 2007.

[29] 阎明广. 子午流注针经·针经指南[M]. 上海: 上海科学技术出版社, 1998.

[30] 滑寿. 难经本义[M]. 北京: 中国中医药出版社, 2009.

[31] 徐大椿. 难经经释[M]. 江苏: 江苏科学技术出版社, 1985.

[32] 周学海. 形色外诊简摩[M]. 江苏: 江苏科学技术出版社, 1984.

[33] 陈修园. 金匮要略浅注[M]. 福州: 福建科学技术出版社, 1988.

[34] 熊笏. 中风论[M]. 南昌: 江西科学技术出版社, 1995.

[35] 尤怡. 金匮翼[M]. 北京: 中国中医药出版社, 1996.

[36] 高世栻. 医学真传[M]. 江苏: 江苏科学技术出版社, 1983.

[37] 巢元方. 诸病源候论[M]. 北京: 人民军医出版社, 2006.

[38] 吴谦. 医宗金鉴[M]. 北京: 中医古籍出版社, 1995.

[39] 皇甫中. 明医指掌[M]. 北京: 中国中医药出版社, 1997.

[40] 朱橚. 普济方[M]. 北京: 人民卫生出版社, 1959.

[41] 李中梓. 医宗必读[M]. 太原: 山西科学技术出版社, 2006.

[42] 刘完素. 素问病机气宜保命集[M]. 北京: 中医古籍出版社,1998.

[43] 楼英. 医学纲目[M]. 北京: 人民卫生出版社,1987.

[44] 罗天益. 卫生宝鉴[M]. 北京: 人民卫生出版社,1963

[45] 李用梓. 证治汇补[M]. 北京: 中国中医药出版社,1999.

[46] 秦伯未. 内科纲要·验方类编[M]. 北京: 人民卫生出版社,2008.

[47] 窦材. 扁鹊心书[M]. 北京: 中国医药科技出版社,2011.

[48] 吴瑭. 温病条辨[M]. 北京: 人民卫生出版社,2005.

[49] 缪希雍. 神农本草经疏[M]. 北京: 中国中医药出版社,1997.

[50] 张子和. 儒门事亲[M]. 北京: 人民卫生出版社,2005.

[51] 江瓘. 名医类案[M]. 北京: 人民卫生出版社,2005.

薪火传承——永炎篇 2

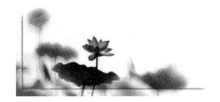

中医药学学术方向的变革与发展

随着21世纪科学技术的发展,"以人为本"健康理念的逐步形成,中医药学的学科方向也必须变革,这是当代中医药界学人的历史责任。当今学术发展的方向是在自然哲学引领下实施医学健康行动。将"人"放在天地之间来看人的健康和疾病,精气神一体、象与形融通、科学与人文互补互动。重在中医临床优势病种,以辨证论治为主体的个体化诊疗体系构架的完善、获得共识性的循证证据、基础理论概念的诠释,研究思路由"还原性分析"朝向"系统化研究"转变的探索,逐步建立规范的中医药行业国内外通行的标准,不断提升中医药学的国际学术影响力。

首先讨论一下自然哲学与中医学术方向变革的关联性。自然哲学是哲学的一个分支,它以人的一切对象为对象,是自然对象整体的本源或存在方式。从人类学本体论视角看它绝不是个别现象的描述学。人的存在与自然相关,人的自然化与自然化的人,《论语》讲"逝者如斯夫,不舍昼夜",山川河流及万物都在变化之中,人也需要认知变化,顺应自然而演变及适变,这是美学的论题。而实践美学是人类学历史本体论的哲学,它以外在一内在的自然的人化为根本理论基础,美的根源在于外在自然与人的生存关系的历史性改变,而美感的根源在于内在的自然,即先天生理心理和后天文化教育经验的渗透,也是心理性向社会性融合的过程。联系中医药学的理论是现象理论、非线性理论,是巨系统的复杂理论。它的理论价值体现了中华文明的哲学底蕴,体现了华夏民族崇尚"以美启真"、"以美储善"、"以美立命"的道德风范。另一重要方面,自然哲学对中医学人倡导"象思维"的模式,以形象思维为基础,重视观察和体悟,审视人的健康和疾病的状态,将形象、具象、意象的主体认知,落实到临床医护诊疗工作中,以维护健康与提高疗效水平。显然"象思维"是动态的整体,是中医学原创思维与原创优势,有望推进整体医学思想与力行多维恒动的关系本体认识论的自觉性。

随着国家的医疗卫生体制改革已进入深水区,广大中医药界学人以惠及民生为己任,提高为广大民众服务的公平性和社会可及性,成为中医药学术方向变革的动力。关于中医药学学科总体目标的设定,先要认清全球科学格局正在变化之中,重要的在于科学概念的更新和宇宙观的深化。21世纪科技界对黑洞的观测与发现,其中有90%的是暗物质,即那些不发射任何光及电磁辐射的物质,而黑洞的物质运动是不规则的、非线性的、具有不确定性的,对宇宙天体的观测研究,无疑影响着中医药学的理论基础,确切地说中医学不是唯唯物的,而是以唯"象"为主体的,是非线性和不确定的,应强调实体本体与关系本体的整合,注重能量与信息的时空转换,显然中医学现象理论与现代大科学的宇宙观相吻合。

　　当前,大科学时代是由信息时代逐渐向高概念与大数据技术演变。笔者理解的高概念首先是科学人文的融合,科学求真、人文求善,科学人文互补互动;二是要研究复杂系统的相关性,要敢于突破原有学科的边界,提倡整合;三是对不同民族、地域的优秀文化中的科学概念进行诠释辐射与创新。大数据是针对复杂系统多学科多元化研究的海量数据,包括非线性、不确定性数据的综合集成技术。可见高概念大数据技术将为中医药学学科理论框架与临床实践指南的构建更新创造良好的机遇。纵观20世纪医学科学发展的轨迹是以二元论和还原论为中心展开的纯生物性理论与技术的发展,代价是医学人文的失落,眼中只有"病"而忽略了主体的"人",过度追逐"科学化"。以生物学的指标作为判别疗效的唯一标准的医学,虽然在传染病和感染性疾病方面取得了重大成绩,但同时也发现了医学主体的人的复杂性、能动性与非线性、不确定性等特质,如何求解? 新的自然哲学观引领下的健康新理念,主要突出"以人为本"的价值目标,注重关系本体论的研究设计思路,注重人文关怀、人的道德和人的社会适应性与医生患者成为道德共同体的培养。

　　有一个问题必须讨论,即在科学人文融合的大科学理念引导下,当今的中医学与西医学能以互补互动向趋同方向发展,能为构建统一的新医药学奠基吗? 有学者认为中西医之间从具体研究对象、研究方法以及两种医学的基础理论都具有不可通约性。先说具体对象中西医学依自然哲学原理应是"人",人的存在的一切对象。只是产生于西方工业文明基础上的西医学在一段历史中将对象侧重在"病人"的病,追求的是生物学的指标,重技术重实证,必须可重复可复制。在还原论盛行的20世纪,对人类物质文明的提高功不可没。笔者作为中医学人对西医学出现的问题不言自明。晚近十数年间亲身观察医学方向在逐渐转变,重视人文关怀,由"人的病"到"病的人"的情绪、感情、心理变化,逐步渗透出现叙事医学,发展医学心理学科,有学者明确提出循证医学叙事化。医学科学研究面对复杂系统的临床难治病,从"单疾病、单靶点、单药物"的医疗模式,正经历着多学科多元化多层面整合集成探索调控疾病的转变,研究思路上正发生从"还原性研究"转为"系统性研究"、从"描述性研究"转为"预测性研究",其中一个重要标志就是从网络这一整体的视角来认识生命活动与药物治疗机制。尤其是以人类健康为主要研究内容,朝向个体化医学、预测医学、预防医学、参与医学做出调整以适应转化医学与网络医学的发展。中医药学的研究对象经三千年的历史始终是人,"以人为本",以农耕文明为基础,上溯孔孟仁学、老庄"重生"顺其自然的哲学,一贯以儒释道主体的国学为指导,国医国药不断融入外来医药又不断向外辐射传播,从来都是开放的系统。有鉴于21世纪二元论与还原论逐渐被多元的大科学的革新所取代,同时一元论与系统整体论的兴起,将"人"放在天地之间来看人的健康、来看人的疾病,物我一体,知行一体,精气神一体,象意形融通;历来主张科学人文互补互动,是具有生命科学与人文科学双重属性的学科。综合上述,从中西医学研究对象受农耕文明与工业文明的影响和近代研究发展趋势看,是从不同质不通约而朝向整合方向迈进。

　　回首21世纪初叶,我承担了国家"973"与自然基金委重大科研项目对中医方剂配伍着手研究,组建了多学科的团队,不仅有中西医药专家,还广泛吸收引进了化学、物理学、数学计算、信息与天文专家的参加与指导。中医方剂有中药配伍组合的物质基础又体现治疗效应,是中医理论的载体。届时,我提出"方剂的潜能蕴藏于整合之中,不同饮片、不同组分、不同化合物的不同配伍具有不同的效应,诠释多组分与多靶点的相关性,针对全息病证,融合对抗、补充、调节于一体,发挥增效减毒与减毒增效的和谐效应。"整合效应包括药效物质与生物效应的整合,药物实体与表征信息的整合,药物功效与人体功能的整合。通过实验认识到"网络"可以看作整体与系统的构建基础和关键技术。譬如"网络药理学"中的网络,在宏观与微观的基因组、转录组、蛋白组、代谢组、表型等不同层次,有基因调控网络、蛋白质相互作用网络、信息传导网络、代谢网络、表型网络等各种生物网络,"网络"作为复杂系统分析的关键,代表了一种符合中医药整体特色的研究新理念与新方法,我国学者无分中西展开的复方网络药理学研究与国际基本同步,有望中医方药研究跻身当代科技前沿,为源头创新提供强有力地支撑。

中医药学历来以临床医学为核心,在具体的内容上首先朝向个体化医学。由于人类基因组计划的顺利完成,以及分子生物学技术和生物信息学的快速发展,如何基于药物遗传学的发现而发展个体化医学,已受到医药科技界的重视。中医诊疗从整体出发,如治疗同一种病,因遗传背景体质禀赋的差异等,出现"证候"不同而治疗方药与剂量亦不相同。当然,还有医学模式中心理情感与社会、环境等,也是个体化医学体现人文关怀的重要方面。显然辨证论治的理念与技术将在个体化医学发展的时空中发挥主导的作用。未病先防、既病防变,践行预测医学与预防医学,应将重点放在病前的早期监测。中医治未病与五运六气学说是其代表,积极辨识健康状态及演变趋势,适应各种气候、物候、各种环境的变化,又要调心身、怡情养性。

中医作为整体系统医学有明确的内在标准,如"气脉常通"、"积精全神"、"阴平阳秘"等;具体干预方法如饮食有节、起居有常、恬淡虚无、法于阴阳和于术数等为实践证实有效的身心调摄的理念和方法。至于参与医学,倡导每个人主动参加到对自身健康的认知和维护健康的全过程中去。历来重视人的智慧和能力,以"志闲而少欲、心安而不惧、形劳而不倦","气从以顺、各从所欲、皆得所愿",以承制调平,做到"正气存内,邪不可干"。

转化医学要作为重点的变革之一,凸显个体化医学的中医中药优势,同时要参与到全球卫生信息化工作中。中医药学讲转化医学是"以人为本",从临床实践中凝聚科学问题再做基础研究与新复方的开发研究,是基础科研成果转向临床应用,进而提高维护健康防治疾病的水平。因此转化医学研究的模式必须是多学科联合体的密切合作,医院要向院前转化,成熟技术向产业转化,科研成果向效益转化,面向基层医教研产要向人才培养转化,总之其"模式"具有普适价值。无需讳言,我们在推动转化医学与运用网络医学作为调整变革的重点时,面对多因素、多变量、多组织器官复杂性现代难治病诊疗的过程中体悟到还原论与系统论,中医学与西医学基础整合的可能性是存在的。

从东西方科学的差异与交融的大背景看,中医与西医的整合是历史的必然。目前已呈现的是一种趋势,处于起步的阶段。从医疗体制改革的需求出发,中医学科发展面临的困难更多。为实现中医药学学科总体目标的愿望,科学人文互补互动,东学西学兼收并蓄,我主人随,弘扬原创优势,来构建统一的新医药学任重而道远。我希望学术团队的每个成员谦逊地向社会贤达学者志士学习,尤其要细致倾听与研究不同见解,培养敬畏的品德,以求异而求真,不断修正完善自己的观点。人类学的历史将会证实,整合医学可能是医学发展的方向,或许未来将否定我们的观点,仅仅存留下些痕迹。但在今天每个人都要发挥先天的潜力和后天的才能,学习积淀,组建积淀而又打破积淀,使积淀常新而"意足"矣!

王永炎

2016年8月22日